患者満足度を高める

審美歯科のQ&A32

美しさと機能性の共存を目指して

[編集委員]
藤澤政紀　明海大学歯学部 機能保存回復学講座　歯科補綴学分野
新海航一　日本歯科大学新潟生命歯学部 歯科保存学第２講座
渡辺隆史　福島県・小滝歯科医院

JN153588

刊行にあたって

審美歯科治療に対する患者の関心は高く、また要求も多岐にわたることから、そのニーズに応えるため、われわれは新しい技術、機器・材料をつねにアップデートしなければならない。また、科学的根拠に基づく医療の必要性もますます高まっていることから、知識や情報の収集、整理にもエネルギーを割くこととなる。

そのようななか、審美歯科治療を安全・確実に行うための基本を、臨床上の疑問に答えるかたちで提示するQ&A方式でまとめられた一冊で理解することは、その後の研鑽にもおおいに役立ち、また歯科医師としての生涯学習を継続させるモチベーション形成にも寄与するものと考える。このような趣旨でデンタルダイヤモンド社から出版された『審美修復 ここが知りたいQ46』が好評を博し、14年が経過した。この間に、CBCTがインプラント治療の強力なパートナーとなり、補綴では光学印象が登場し、MIの概念の根幹をなす接着が飛躍的に進歩を遂げ、審美的な矯正装置によって動的処置期間もQOLの維持に配慮されるようになった。こうした背景から、日常臨床に関する新たな疑問もまた増えているなか、審美歯科治療に関する疑問や質問をピックアップし、「補綴」、「修復」、「インプラント」、「矯正」それぞれの分野のなかで、焦点を絞った解説を試みたのが本書である。

加えて、超高齢社会を迎えた現在、高齢者への審美歯科治療をどう捉えるかといった課題もある。もちろん、健康寿命の延伸に伴い、大がかりな補綴治療、インプラント治療、矯正治療を希望するケースが増えることも考えられる。なかには治療に対する時間と費用に制約があるが、素敵な微笑みで生活したいと、歯科治療を求める方がおられることも事実である。さまざまな点を踏まえ、MIコンセプトに基づく歯科治療を意識しながら、本書全体を構成した。

かつて保険外診療の代名詞であった審美歯科治療は、徐々に保険診療の枠組みにも入るようになり、超高齢社会における審美歯科治療にも対応が求められる時代を迎えている。審美歯科治療はインターディシプリナリーアプローチが必要とされることから、本書で取り上げた内容を入口として、さらに守備範囲を拡大することが必要となる。その道先案内役を担うことができればと、切に願う次第である。

2019年9月

編集委員一同

CONTENTS

刊行にあたって……5

第1章 補綴

Q01「シングルリテーナーを用いた接着ブリッジの適応症例を教えてください」……10
竹市卓郎　愛知学院大学歯学部　冠・橋義歯学講座

Q02「ファイバーポストコアの直接法と間接法の使い分けを教えてください」……14
新谷明一　日本歯科大学生命歯学部　歯科補綴学第2講座

Q03「ラミネートベニア形成の注意点を教えてください」……18
三浦賞子・藤澤政紀　明海大学歯学部　機能保存回復学講座　歯科補綴学分野

Q04「口腔内スキャナで読み取りやすい形成のコツを教えてください」……22
丸尾勝一郎　東京都・三軒茶屋マルオ歯科

Q05「審美領域に適応されるオベイトポンティック作製時の注意点を教えてください」……28
佐藤洋平　鶴見大学歯学部　有床義歯補綴学講座

Q06「プロビジョナルレストレーションの形態を最終補綴に反映させる際のコツを教えてください」……32
藤田崇史・橋戸由希子・藤澤政紀　明海大学歯学部　機能保存回復学講座　歯科補綴学分野

Q07「審美性に配慮した義歯の人工歯排列法を教えてください」……36
鱒見進一　九州歯科大学　顎口腔欠損再構築学分野

Q08「ノンメタルクラスプデンチャーの適応症例を教えてください」……40
谷田部 優　東京都・千駄木あおば歯科

Q09「モノリシックレストレーションとレイヤリングレストレーションはどのように使い分ければよいでしょうか？」……44
小峰 太　日本大学歯学部　歯科補綴学第Ⅲ講座

Q10「CAD/CAM 冠の形成や接着操作のコツを教えてください」……48
峯 篤史・矢谷博文　大阪大学大学院歯学研究科　クラウンブリッジ補綴学分野

Q11「修復材料の摩耗や対合歯のダメージへの対処法を教えてください」……54
鈴木司郎　アラバマ大学歯学部客員教授／東京都・鈴木歯科医院

第2章 修復

Q12 「2級窩洞をコンポジットレジン修復する際、隣接面コンタクトを確実に付与する方法を教えてください」……60
秋本尚武 神奈川県・秋本歯科診療所

Q13 「機能と審美を兼ね備えた形態を作るダイレクトボンディングのポイントを教えてください」……67
田代浩史 静岡県・DRC.Hamamatsu／田代歯科医院

Q14 「正中離開の直接修復に用いる隔壁法と審美的な形態付与の方法について教えてください」……74
保坂啓一 東京医科歯科大学大学院 医歯学総合研究科 医歯学専攻 口腔機能再構築学講座 う蝕制御学分野

Q15 「間接法ラミネートベニア修復のテンポラリーベニアの作製法と仮着のコツを教えてください」……78
髙山祐輔 東京都・新百合ヶ丘南歯科／大河雅之 東京都・代官山アドレス歯科クリニック

Q16 「コンポジットレジン修復に観察される褐線を少なくする方法を教えてください」……82
新海航一 日本歯科大学新潟生命歯学部 歯科保存学第2講座

Q17 「シングルステップ接着システムで確実な接着が得られる使い方を教えてください」……86
高見澤俊樹 日本大学歯学部 保存学教室修復学講座

Q18 「破損したセラミックインレーの補修修復について教えてください」……92
柵木寿男・前野雅彦 日本歯科大学生命歯学部 接着歯科学講座

Q19 「間接修復で用いるレジンコーティング法について教えてください」……96
亀山敦史 松本歯科大学 歯科保存学講座

Q20 「セレクティブエッチングの適応と有効性について教えてください」……100
辻本暁正・宮崎真至 日本大学歯学部 保存学教室修復学講座

Q21 「マイクロスコープ下で行うコンポジットレジン修復のコツを教えてください」……104
菅原佳広 日本歯科大学新潟病院 総合診療科

Q22 「最新のホワイトニングについて教えてください」……108
椿 知之 東京都・TEETH ART

Column ホワイトニングのクーリングオフ……111

ブックデザイン・奥定泰之

第3章 インプラント

Q23 「審美領域におけるインプラント埋入のタイミングと術式の選択について教えてください」 114
鈴木玲爾 明海大学歯学部 機能保存回復学講座 オーラル・リハビリテーション学分野

Q24 「垂直的な骨吸収が著しい審美領域でのインプラント治療の選択肢を教えてください」 122
龍田恒康 明海大学歯学部 病態診断治療学講座 口腔顎顔面外科学分野1

Q25 「前歯単歯欠損症例に対して、歯頸線の不揃いを改善する方法はありますか?」 126
渡辺隆史 福島県・小滝歯科医院

Q26 「審美性と清掃性を考慮したアバットメントの形態と上部構造について教えてください」 130
南 清和 大阪府・ミナミ歯科クリニック

Q27 「ガイデッドサージェリーを用いた理想的なインプラントの埋入ポジションを教えてください」 134
小川洋一 東京都・東京ステーション歯科クリニック

第4章 矯正

Q28 「審美性を評価するための矯正歯科的な診断基準を教えてください」 142
遠藤敏哉 日本歯科大学新潟生命歯学部 歯科矯正学講座

Q29 「審美的な矯正装置にはどのようなものがあり、また、どのように使い分ければよいでしょうか?」 146
中納治久・槇 宏太郎 昭和大学歯学部 歯科矯正学講座

Q30 「審美性と機能性を兼ね備えた垂直的・水平的な前歯位置の決定方法を教えてください」 152
松崎浩成 茨城県・松崎歯科

Q31 「上顎前歯フレアーアウト症例に対する矯正的な改善方法と留意点を教えてください」 156
土居幸一郎 大阪府・土居歯科クリニック

Q32 「正中離開やブラックトライアングルに対して、矯正的なアプローチをする際のポイントを教えてください」 160
田上浩三 埼玉県・たのうえ歯科医院

第 1 章

補綴

Question 1

「シングルリテーナーを用いた接着ブリッジの適応症例を教えてください」

Takuro TAKEICHI
竹市卓郎
愛知学院大学歯学部　冠・橋義歯学講座

接着ブリッジの適応症・禁忌症

1．接着ブリッジの適応症

公益社団法人日本補綴歯科学会の接着ブリッジのガイドライン改訂版[1)]によると、接着ブリッジの適応症は、原則的に1歯ないし2歯までの少数歯欠損である。また、支台歯のエナメル質が十分に残存した生活歯であることが望ましいとされている。さらに、接着面に象牙質の露出が認められる場合、接着の観点からリスクが考えられる。接着ブリッジの脆弱性を考慮して、咬合接触部位をエナメル質に設定する必要がある。

2．接着ブリッジの禁忌症

禁忌症としては、隣在歯に健全なエナメル質が存在しない、ロングスパン、支台歯の動揺が著しいなどが挙げられる。接着ブリッジは外力に対して脆弱である。強い咬合力が予測される症例（クレンチングやブラキサー）も、接着ブリッジの適応外である。

また、臼歯部に欠損が認められ、咬合が不安定で咬合関係の是正が必要な症例、側方滑走運動時における接触状態が強い症例、支台歯の動揺が歯列全体として問題がある症例、歯根膜面積の顕著な減少が認められる症例、すでに修復がなされており、健全なエナメル質の面積が狭い症例、口腔清掃状態が不良な症例が挙げられる。

支台装置と支台歯の界面にはプラークが付着しやすいため、プラークコントロールしにくい部位、とくに支台歯とポンティック間の鼓形空隙部が不潔になりやすく、口腔清掃状態は重要である。

支台装置（リテーナー）の設計

1．接着ブリッジのガイドライン改訂版では

「支台装置（リテーナー）の設計に際して、両側性のリテーナーと片側性のリテーナーのどちらが推奨されるか？」というクリニカルクエスチョンについて、「推奨：側切歯または小臼歯1歯欠損症例の支台装置（リテーナー）の設計に際して、両側性のリテーナーの使用を行うことを弱く推奨する（GRADE 2D：弱い推奨、とても弱い根拠）」と記述されている。

ガイドラインにおいては、両側性のリテーナーを推奨している。一方、近年シングルリテーナーによる接着ブリッジの報告数は少ないが、良好な臨床成績の報告がある。

2．文献検索では

Koutayas ら[2)]は、アルミナのフレームワークを作製し、チューイングシミュレーターを用いて実験した結果、シングルリテーナー（カンチレバー）の接着ブリッジは両側性と同等の破壊強度を示すと述べている。

Wei ら[3)]は、両側性のリテーナーとシングルリテーナーによる接着ブリッジについて、システマティックレビューのなかでメタ解析を行っている。失敗率について、両側性のリテーナーを有する接着ブリッジは、シングルリテーナーを有する接着ブリッジと比較して有意に失敗すると述べている。本システマティックレビューの対象に

は、In ceram alumina、In ceram zirconia、IPS Empress e.max、メタルセラミックスが含まれている。また、対象をメタルセラミックスに限定した場合、両者の失敗率について統計学的有意差はないと述べている。さらに、IPS Empress e.max、メタルセラミックスに限定した場合およびメタルセラミックスに限った場合においても、両者の脱離率について統計学的有意差はないと述べている。

このように、少なくともシングルリテーナーを有する接着ブリッジは、両側性のリテーナーを有する接着ブリッジと同等かそれ以上の臨床成績である。

また、最近Kernら[4]は、シングルリテーナーによるジルコニア接着ブリッジの臨床成績について報告している。それによると、10年の生存率は98.2%、成功率は92.0%である。さらに、Kern[5]は、アルミナ接着ブリッジについて10年の生存率は95.4%、18年の生存率は81.8%であると報告している。

このように、シングルリテーナーによる接着ブリッジについては、良好な臨床成績の報告がある。しかし、報告数は少なく、さらなるエビデンスの蓄積が待たれるところである。近心もしくは遠心カンチレバーによる違いが成功率や生存率に影響を及ぼす可能性については、エビデンスが不足しているためあきらかではない。さらに、部位および歯種による違いについても、同様にあきらかではない。

シングルリテーナーの利点

1．脱離

両側性のリテーナーを有する接着ブリッジでは、一方の支台歯だけ脱離していることがあるが、そうした場合にはう蝕が進行するリスクが心配される。したがって、定期的なメインテナンスで早期に脱離を発見することが重要である。

しかし、シングルリテーナーを有する接着ブリッジでは、早期に部分的な脱離を発見できれば再装着できる可能性が高いと考えられる。また、脱離したブリッジと支台歯に異常が認められず、適合状態にも問題がないことを確認したのち、再装着が可能と判断された場合は再装着する。

2．支台歯の動揺

支台歯の動揺が少なく（生理的動揺の範囲内）、歯列全体として問題がない症例では、シングルリテーナーを有する接着ブリッジは支台歯と一体となって動く。両側性リテーナーの場合は、両側の支台歯の負担する力のベクトルの違いから、どちらか一方から脱離する。したがって、シングルリテーナーを有する接着ブリッジのほうが脱離しにくいものと考えられる。

3．患者の心理的な面

歯の切削に対する恐怖心が大きい患者にとって、接着ブリッジは支台歯の削除量が少なく、切削面積も狭いことが心理的負担の軽減に繋がる。さらに、インプラント治療に対しても恐怖心が大きい患者にとって、心理的負担の軽減に繋がり、治療を受け入れやすくなるという利点がある。

シングルリテーナーの適応症

冒頭に示した接着ブリッジの適応症に該当したうえで、下記のような症例に該当した場合、シングルリテーナーを用いた接着ブリッジの適応症と考えられる。

1．インプラント治療を希望しているが、年齢や経済的な問題などで、すぐに治療を開始できない若年の患者

インプラント治療を開始できるまでの間が装着に適している。インプラント治療後には必要なくなり、切削されたエナメル質についてダイレクトボンディングにより修復する。

2．矯正治療後に空隙が生じた患者

矯正治療後に空隙が生じた場合、健全歯を削除することは患者、歯科医師の両者にとって可能な

補綴

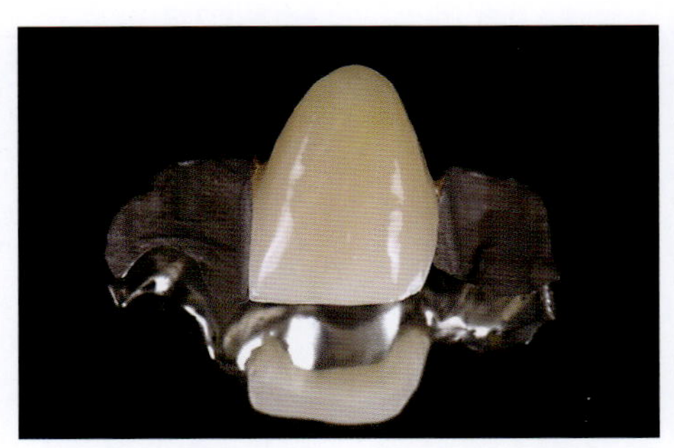

図❶ 両側性リテーナーを有する接着ブリッジ（メタル）

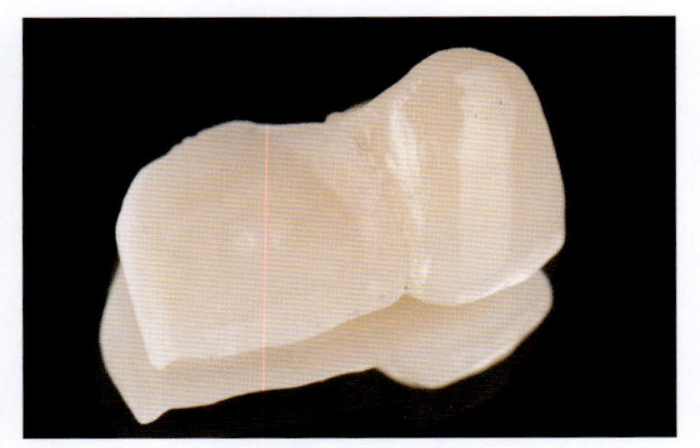

図❷ シングルリテーナーの接着ブリッジ（ジルコニア）

かぎり避けたい。そこで、舌側のエナメル質を1歯のみ切削する本術式は適している。

3．永久歯が欠損の若年患者

永久歯が先天的および後天的に欠損している患者、とくに若年患者が適している。

4．歯の切削に対する恐怖心が大きい患者

5．歯の切削に抵抗感が大きい患者

6．前歯部の垂直的被蓋関係が浅い症例

接着ブリッジの脆弱性を考慮して、前歯部の垂直的被蓋関係が深い症例より浅い症例が適してる。

7．インプラント治療でハイリスクな症例

インプラント治療後に歯肉退縮のおそれがある患者には、インプラント治療以外の選択肢として適している。

8．治療時間が十分にない患者

支台歯形成から装着までの治療回数と時間が少なく、治療時間を十分にとれない患者に適している。

シングルリテーナーの注意点

1．アンテの法則

ブリッジの設計に際して、アンテの法則は周知されている[6]。アンテの法則は、Anteにより1926年に提唱された法則である。固定性ブリッジにおいて、支台歯の歯根の表面積の総和は補綴される欠損歯の歯根表面積と同等以上でなければならないとされている。

2．咬合力の歯根膜負担能力の観点から

Leempoelら[7]は、アンテの法則に依存するか否かでブリッジの生存率を比較している。その結果、アンテの法則に依らないブリッジは生存率が有意に低下しており、アンテの法則に合わない支台歯の選択を行うと、ブリッジの生存率に影響すると述べている。したがって、シングルリテーナの接着ブリッジを設計する際、アンテの法則を遵守する必要があると考える。

シングルリテーナーによるジルコニア接着ブリッジ

従来、フレームワーク材料としてメタルが使用されているが、前歯部においてリテーナーウィングが唇側から透過して支台歯の明度を低下させ、コネクター部に金属が露出することにより審美性を低下させる懸念がある（**図1**）。

近年、海外においてはメタルに代わってジルコニアをフレームワーク材料として使用するジルコニア接着ブリッジが臨床応用され、その臨床成績が報告されている[4]。ジルコニアは、優れた審美性、生体親和性、機械的強度を有している。このような高い審美性や生体親和性の観点から、従来のメタルを用いた接着ブリッジの問題点を解決する新たな治療法の選択肢として、ジルコニア接着ブリッジは、適切な知識と理解があれば臨床上の選択肢を増やす一助になると考える（**図2**）。

また、審美性に関する利点以外に、生体親和性の高さはとくに金属アレルギーを有する患者にとって大きな利点である。

さらに、Blatz ら[8]は、シングルリテーナーによるジルコニア接着ブリッジの臨床において、適切な接着操作が長期的に良好な臨床経過を導くために非常に重要であると指摘している。

患者教育とメインテナンスの重要性

1．患者教育

患者に対して、術後のトラブルとして最も起こりやすい脱離や破折のリスクについて、治療法の提示の段階から十分に説明することは、治療を成功させるためにたいへん重要である。脱離を繰り返した際の対応についての説明が不足している場合、術者と患者の信頼関係を大きく損ねる危険性があり、慎重かつ丁寧な説明を心がけることが重要である。

2．メインテナンス

慎重に経過観察を行い、咬合のチェックおよび調整、支台歯の歯周ポケット検査、歯根部のX線撮影（歯根および歯槽骨の確認）、動揺度の検査、口腔衛生状態の確認および口腔衛生指導が必要である。

患者にとって優しい補綴装置

「歯を削られるのがとても不安で怖かったが、本当に少しだけで驚いた。治療を安心して受けられた。どこを治療したのかわからないくらいきれいに治って、この治療を受けられてうれしい」

これは筆者が治療後に患者から聞いた感想の一部である。

エナメル質は、歯にとって言わば鎧のようなもので、シングルリテーナーを有する接着ブリッジは、その鎧を最大限に温存することが可能であり、患者にとって優しい補綴装置であるといえる。

【参考文献】

1）公益社団法人日本補綴歯科学会　診療ガイドライン委員会（編）：接着ブリッジのガイドライン改訂版　2017．http://hotetsu.com/s/doc/bridge_guideline2017.pdf（2019年８月13日閲覧）

2）Koutayas SO, Kern M, Ferraresso F, Strub JR: Influence of framework design on fracture strength of mandibular anterior all-ceramic resin-bonded fixed partial dentures. Int J Prosthodont, 15: 223-229, 2002.

3）Wei YR, Wang XD, Zhang Q, Li XX, Blatz MB, Jian YT, Zhao K: Clinical performance of anterior resin-bonded fixed dental prostheses with different framework designs: A systematic review and meta-analysis. J Dent, 47: 1-7, 2016

4）Kern M, Passia N, Sasse M, Yazigi C: Ten-year outcome of zirconia ceramic cantilever resin-bonded fixed dental prostheses and the influence of the reasons for missing incisors. J Dent, 65: 51-55, 2017.

5）Kern M: Fifteen-year survival of anterior all-ceramic cantilever resin-bonded fixed dental prostheses. J Dent, 56: 133-135, 2017.

6）内山洋一：ブリッジの適応症と設計．補綴誌，38：929-936, 1994.

7）Leempoel PJ, Käyser AF, Van Rossum GM, De Haan AF: The survival rate of bridges. A study of 1674 bridges in 40 Dutch general practices. J Oral Rehabil, 22: 327-330. 1995.

8）Blatz MB, Vonderheide M, Conejo J: The Effect of Resin Bonding on Long-Term Success of High-Strength Ceramics. J Dent Res, 97: 132-139, 2018.

Question 2

「ファイバーポストコアの直接法と間接法の使い分けを教えてください」

Akikazu SHINYA
新谷明一
日本歯科大学生命歯学部　歯科補綴学第２講座

ファイバーポストコアとは、成形充塡材料であるコンポジットレジンに補強材料としてグラスファイバーを主原料とした既製ポストを併用する支台築造法をいう（**図１**）[1]。ファイバーポストコアにはデンティンボンディングを応用した直接法とセメント接着を用いた間接法があり、両者に利点・欠点が存在する。術者は患者の口腔内に合わせてその術式を選択する必要があり、本項ではその選択基準について紹介する。

ファイバーポストコアの特徴

ガラス繊維を収束させ、既製ポストの形態に加工されたファイバーポスト（**図２**）は、適切な表面処理を行うことで、レジンセメントや各種コンポジットレジンと良好に接着する。色調は透明、または白色であるため、金属のように審美性を阻害せず、金属イオンの流出もないことから、金属アレルギーやメタルタトゥーも起こりにくい。さらに、弾性率が象牙質に近いため、荷重時の応力集中が起こりにくく、歯根破折時には骨縁下に至るような壊滅的な破折を予防すると考えられる。

しかしながら、繊維強化材料の宿命として、ポストコアの設計によっては十分な補強効果が得られない場合がある（**図３、４**）。

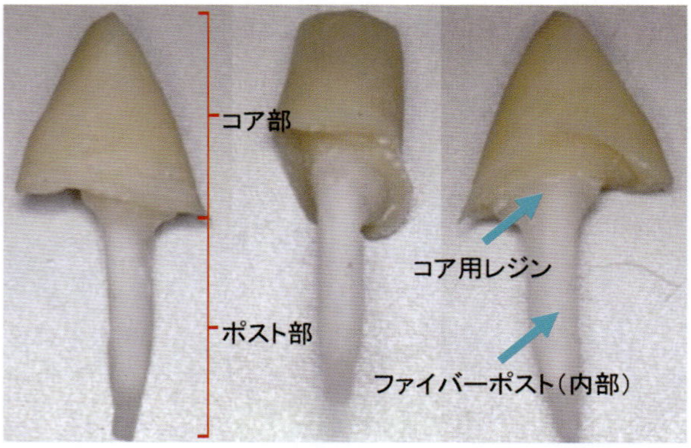

コア部
ポスト部
コア用レジン
ファイバーポスト（内部）
遠心面観　唇側面観　近心面観

図❶　ファイバーポストコアの一例

ファイバーポストコアの術式

ファイバーポストコアはその術式によって直接法と間接法が存在する。**表１**にそれぞれの利点と欠点を示す。ファイバーポストコアは脆性材料であるコンポジットレジンを既製ファイバーポストで補強した支台築造である。そのため、直接法・間接法にかかわらずこの臨床の最大のポイントは“接着”となる[2,3]。

直接法であれば、デンティンボンディングによるハイブリッドレイヤー表層の未重合レジンとの結合、つまりコンポジットレジン修復と同じ接着理論の獲得がポイントとなる。間接法であれば、セメントを介した補綴装置の接着理論と同様といえる。

１．直接法ファイバーポストコアの選択

ファイバーポストコアを直接法で用いる最大の利点は、アンダーカットが許容できるため、健全歯質をより多く残せることである。残存歯質が多ければ、接着面積や嵌合効果の増加が見込め、二次的効果として、歯根自体の剛性も担保される。直接法は、デンティンボンディングを利用した接着であるため、相対的にセメント接着の接着強さ

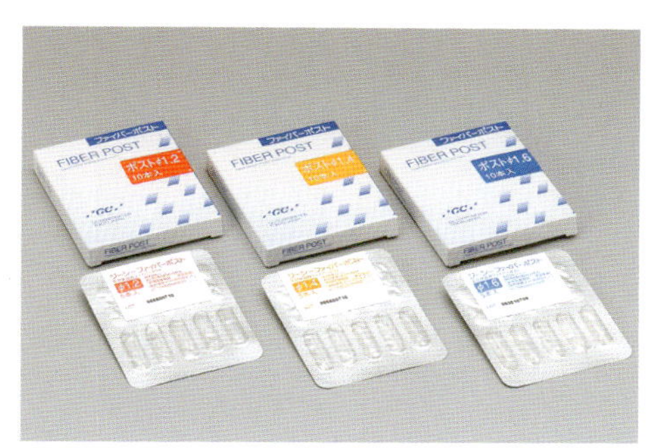

図❷　ファイバーポストの一例。ファイバーポスト（ジーシー）

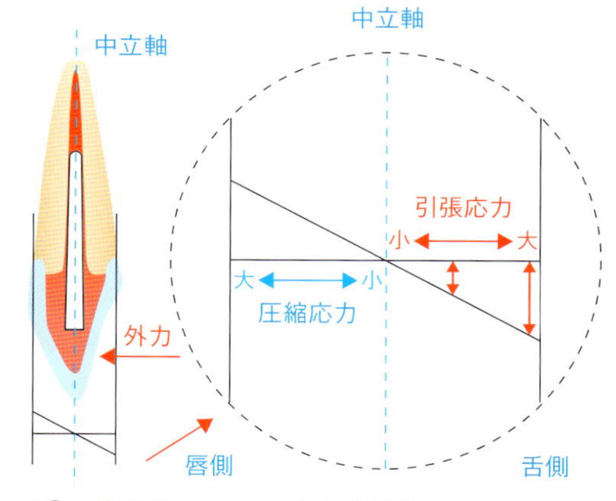

図❸　単根歯に生じる力学的挙動

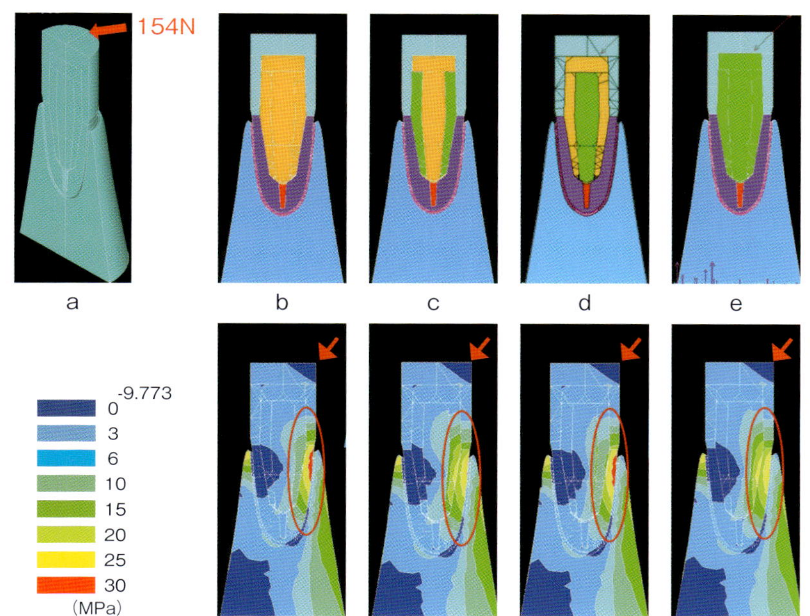

図❹　ファイバーポストコアの設計が歯根に及ぼす影響と引張応力の分布。水色：歯冠用レジン、橙色：コア用レジン、緑色：ファイバーポスト、紫色：象牙質。
a：ベースモデル、b：コア用レジンのみ、c：外側ファイバーポスト＋コア用レジン、d：外側コア用レジン＋ファイバーポスト、e：ファイバーポストのみ。b、dでは歯根に高い引張応力が認められるが、c、eでは認められない

表❶　ファイバーポストコアの直接法、間接法の利点・欠点

	利点	欠点
直接法	・来院回数の減少 ・アンダーカットの利用 ・同日に支台歯形成、印象採得ができる ・歯質削除量の減少 ・仮着材による汚染がない	・チェアータイムの増加 ・治療ステップが多く、接着阻害因子による汚染に注意が必要 ・コア用コンポジットレジンが完全に重合する前の支台歯形成 ・コア用コンポジットレジンの重合収縮と低い重合率 ・ポスト孔内への光の到達度が不確実 ・未・低重合レジン層の残留
間接法	・チェアータイムの減少 ・高い重合度と材料物性 ・治療ステップが少ない ・形態付与が容易 ・設計に多様性がある ・使用できるコンポジットレジンが多い	・来院回数の増加 ・印象採得、技工操作が必要 ・仮着材による接着阻害 ・仮着期間中のポスト内汚染の可能性 ・アンダーカットの除去による歯質の減少 ・完全硬化したレジンへのセメント接着の困難さ

に比較して安定した象牙質への接着強さが得られやすいが、ポスト孔先端部の光到達性には不安が残るため、注意深い光照射が求められる（図５）。

また、チェアータイムは長くなるものの、即日に支台築造が終了するため、支台歯形成・印象採得を同日に行い、次回来院時に上部構造の装着も可能となる。さらに、ポスト付きテンポラリークラウンなどを使用しないため、ポスト孔内部への仮着材やプラークによる汚染も起こらない。つまり、ポスト形成に先立ち、感染歯質を除去した際、

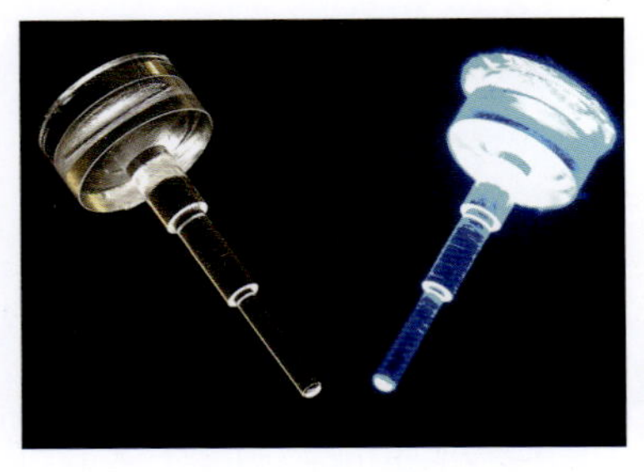

図❺　光照射補助器具であるルーシーポスト

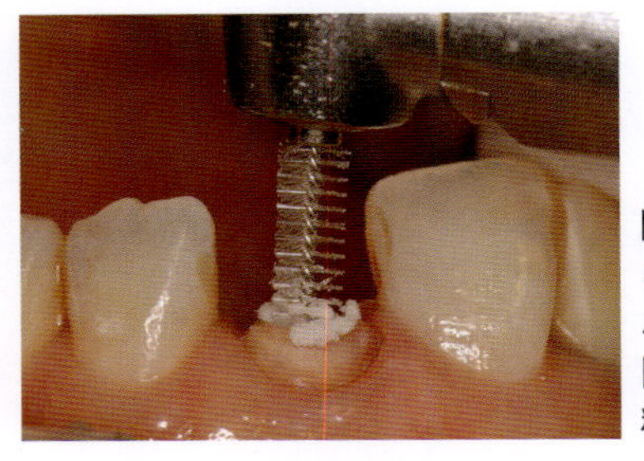

図❻　接着阻害因子となる切削片やガッタパーチャポイントを、回転ブラシとアルミナ粉を用いて除去する

多くのアンダーカットが存在するような症例では、直接法の利点を活かすことができる。

直接法の術式では、コア用コンポジットレジンを口腔内で重合しなければならない。とくに前歯部のような単根で細く長いポストスペースを有する症例などでは、ポスト先端部まで十分に光が届くか不安が生じる。一般的に多くのコア用コンポジットレジンは光・化学によって重合するデュアルキュア型となっているが、光の到達が不十分であれば、デュアルキュア型であっても未重合モノマーが多く残留し、接着強さや物性に悪影響を与える可能性がある。光を伝達すると考えられるファイバーポストにしても、頼りの光透過性は材料間で大きく異なる。光ファイバーと同じガラス繊維といえども、まったく異なる性質をもつファイバーであるので、安心は禁物である。

次に、直接法においては、重合直後に支台歯形成や印象採得、テンポラリークラウンの製作・装着などを行う必要がある。レジン系材料は、重合に24時間必要であるといわれている。そのため、規格試験での物性や接着強さは24時間後に計測され、その値がそれぞれの材料の性質として扱われる。しかし、直接法では、光照射直後の重合が不十分で脆弱なコア用レジンに、支台歯形成の振動や印象・テンポラリーによる外力が加えられ、理論に即した物性が得られない可能性がある。これは、ファイバーポストコアのコア用コンポジットレジンの量が多ければ多いほど影響が大きくなる。既製ファイバーポストとポスト孔の適合がよければ、間に介在するコア用コンポジットレジンの量も少なくなり、ネガティブな影響を最小限にできる。そのため、直接法においては、可能なかぎり専用ドリルによるポスト形成を行い、既製ファイバーポストとポスト孔の適合を高め、ポスト孔内のほとんどをファイバーポストになるよう努めることがポイントとなる。

2．間接法ファイバーポストコアの選択

間接法では、印象採得から装着までに技工操作が必要となるため、来院回数の増加が懸念され、さらにテンポラリーが必要となるため、仮着材による接着阻害も懸念される。したがって、ファイバーポストコアの接着前には仮着材の除去が必要となるが、ポスト孔内の清掃は狭く細長い環境であることから困難を極める。一般的には、コントラアングルにポストブラシを装着し、アルミナ粉を併用した清掃法（**図6**）が効果的である。

間接法では作業用模型上での製作となるため、熱による重合を行うことができる。したがって、コア部に光重合型のみならず、より高強度で多くの色調をもつ光・熱重合型の硬質レジンが使用でき、材料選択の幅が広がる。また、二ケイ酸リチウムのような透光性の高い材料を上部構造に選択した場合、内部からの色の“抜け”を防止するために、コア部から明度を上げることができる。

まとめると、再根管治療症例やアンダーカットの少ない症例、ポストコアに高い強度が求められる症例および高い審美性の獲得が必要な症例に対しては、間接法が適しているといえる。

審美性への影響

直接法と間接法で使用されるコンポジットレジンコア部の色調が、３種の材料にて製作されたクラウン外観の色調に及ぼす影響について検討した症例を紹介する。

本症例では、直接法を想定して、デュアルキュア型コア用コンポジットレジン（ユニフィルコア

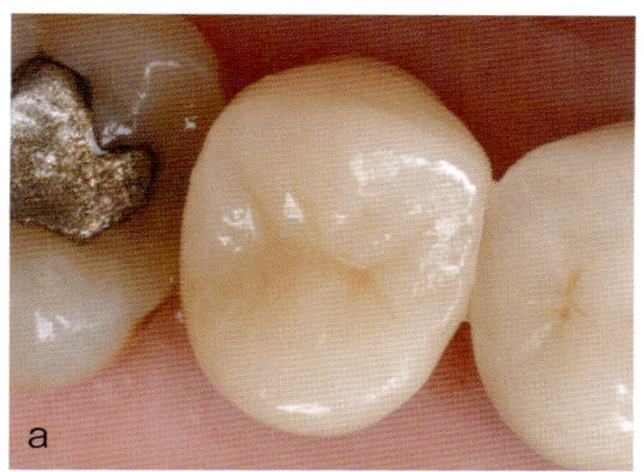

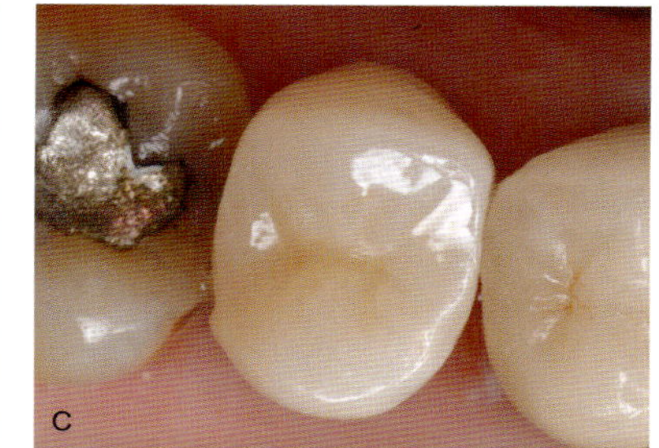

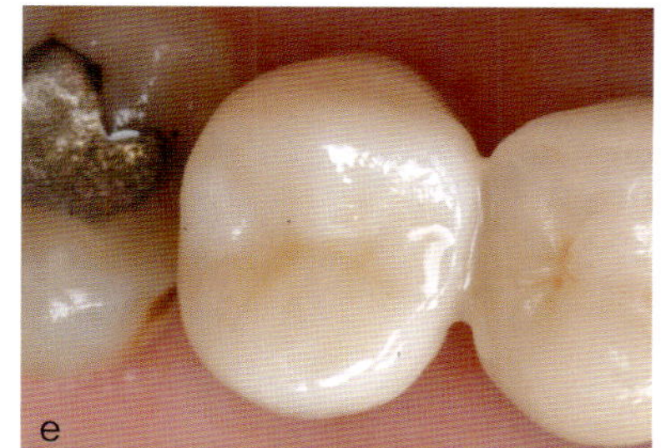

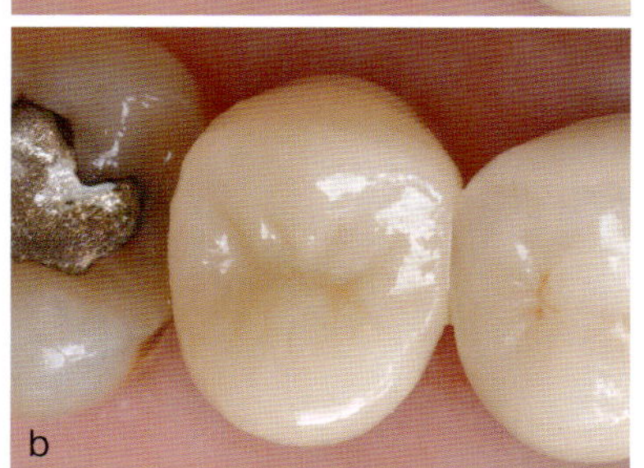

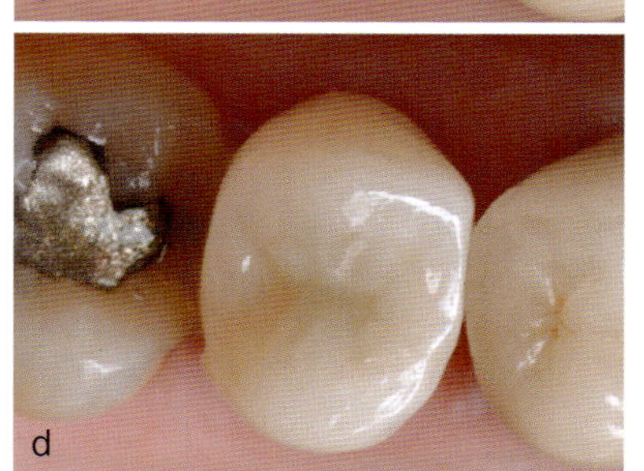

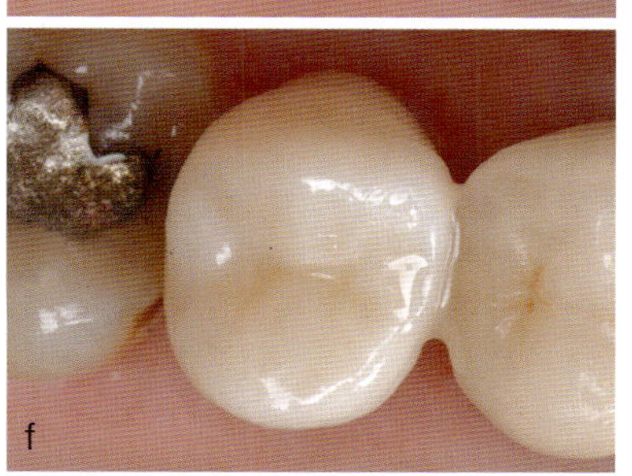

図❼　それぞれのコアとクラウンによる組み合わせの比較。a:LiSi クラウンとグラディアコア、b:LiSi クラウンとユニフィルコア、c：アドバジルコニア NT クラウンとグラディアコア、d：アドバジルコニア NT クラウンとユニフィルコア、e：アドバジルコニア EI クラウンとグラディアコア、f：アドバジルコニア EI クラウンとユニフィルコア

補綴

／ジーシー）と間接法を想定した光・熱重合型硬質レジン（グラディアフォルテ／ジーシー）にて２種類のファイバーポストコアを製作した。クラウンには二ケイ酸リチウム（イニシャル LiSi プレス／ジーシー／以下、LS)、高透過ジルコニア(アドバジルコニア NT ／ジーシー／以下、NT）および中透過ジルコニア（アドバジルコニア EI ／ジーシー／以下、EI）の３種類の異なる材料にて製作し、シェードテイキング時に決定された A3 となるよう、それぞれのブロックの色調を決定した。**図7**に結果を示す。なお、試適時の口腔内写真はクリアーのトライインペーストでそれぞれの間を満たして撮影した。

ユニフィルコアと LS（図７b）との組み合わせでは、咬合面中央部クラウンの明度の低下が観察され、グラディアコア（図７c）と比較してクラウンの厚みが最も薄くなる中心窩付近で大きく異なる色調を示した。高透過ジルコニアの NT（図７c、d）においても、同様の色調の変化が認められた。しかし、その変化は LS と比較すると少なく、裂溝部に限局されていた。最も透過性の低い中透過ジルコニアの EI（図７e、f）では、ほとんど色調の差は感じられず、中透過ジルコニアより透過性の低いジルコニアではコア部の色調に影響されないことがわかった。以上の観察結果から、透過性の高い材料を上部構造に使用する場合、間接法を用いてコア部の色調から明度のコントロールを行うことで、クラウンの明度の低下を防ぐ必要がある。また、中透過ジルコニアよりオペーキーな材料であれば、コア部の色調がクラウンの色調に影響しないため、残存歯の状態に合わせて術式の選択をすればよいと思われる。

まとめ

本項では、ファイバーポストコアという同じ材料で構成された装置に対して、直接法と間接法との異なる術式で製作した際の利点と欠点を詳しく紹介した。ファイバーポストを臨床で上手に使うためには、一つの症例に対して十分な診査・診断を行い、最も適した術式を選択することにある。本項が多くの歯を救う道標となれば幸いである。

【参考文献】

1）中村善治，小川 匠：支台築造．矢谷博文，他（編）：クラウンブリッジ補綴学 第５版，医歯薬出版，東京，124-132，2014.
2）田中昌博，藤井孝政，橋本和佳：ファイバーポストを用いた支台築造の術式．冠橋義歯補綴学テキスト第３版，永末書店，京都，90-92，2019.
3）日本接着歯学会（編）：接着歯学 ２版，医歯薬出版，東京，129-140，2015.

Question 3

「ラミネートベニア形成の注意点を教えてください」

Shoko MIURA　Masanori FUJISAWA
三浦賞子　藤澤政紀
明海大学歯学部　機能保存回復学講座　歯科補綴学分野

ラミネートベニアの基礎

1．ラミネートベニアとは

ラミネートベニアは、陶材やハイブリッド型コンポジットレジンで製作した、薄いシェルを歯質に接着性レジンを用いて装着する部分被覆冠であり、おもに前歯唇側面の審美的修復を目的に適用される。

ラミネートベニアの支台歯形成は、シェルと支台歯の強固な接着を得るとともに、二次う蝕や知覚過敏などの不快症状を防ぐためにエナメル質内に留めることを原則とする。そのため、通常は生活歯でも局所麻酔を行う必要はない。さらに、支台歯の削除量が少ないため、患者の負担が少なく、形成および印象が容易である。また、舌側面はそのまま保存されるので、アンテリアガイダンスも保存される（**表1**）。

2．ラミネートベニアの形成手順（1|の例：図1～6、表2）

1）必要に応じて、唇側歯頸部の歯肉圧排を行う。

2）深さ0.3～0.5㎜の横ガイドグルーブを唇側面に付与する（**図1**）。

3）ガイドグルーブを目安に、切縁側、中央、歯頸側の三面に分けて形成を行う（**図2**）。

4）辺縁部の厚みが一定となるように、辺縁歯肉に対してポイントを垂直にする（**図3**）。

5）隣接面の形成は接触点の手前に留め、下部鼓形空隙の部分は側方から見たときに、歯質との境界が見えないようにフィニッシュラインを舌側寄りとし、マージンを見えない位置に設定する。

6）隣接面上部鼓形空隙の形成を、下部鼓形空隙の形成と同様に行う。

7）形成により薄くなった切縁の歯質を保護するために、歯軸に対して45°の角度でわずかに削除する。陶材を支持して破折を防ぐために、切縁部を可能なかぎり温存する。ただし、歯冠長を延長する場合は、形成を舌側面まで拡大する。

8）陶材の応力集中を防ぐため、フィニッシュラインをスムーズに仕上げる。水平方向からの装着が可能になるようにアンダーカットを削

表❶　ラミネートベニア修復の適応症と禁忌症（参考文献[1]より引用改変）

適応症	禁忌症
• 表在性う蝕 • 歯間空隙、正中離開 • 形態異常歯（斑状歯、矮小歯など） • 変色歯（テトラサイクリン変色歯など） • 形成不全歯（先天性エナメル質形成不全症など） • 破折歯	• 深在性う蝕 • エナメル質の接着面積が少ない歯 • 広範囲のコンポジットレジン修復がある歯 • ブラキシズム • 歯冠全体にわたるエナメル質形成不全歯

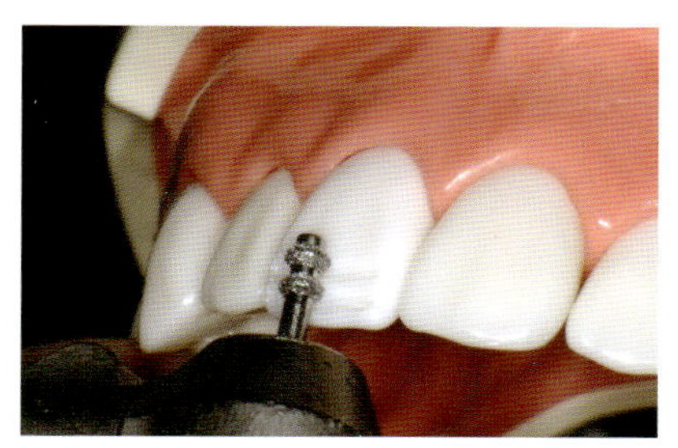

図❶　横ガイドグルーブを付与する

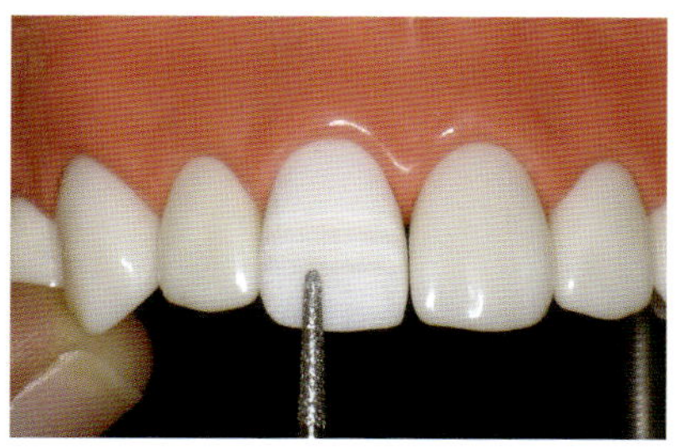

図❷　切縁側、中央、歯頸側の三面に分けて形成を行う

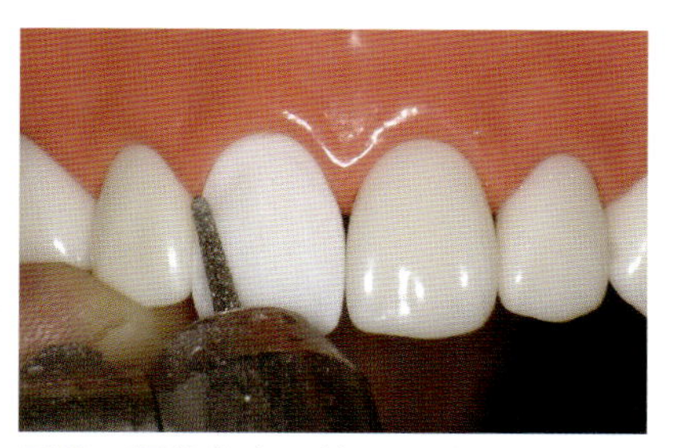

図❸　辺縁歯肉に対してポイントを垂直にする

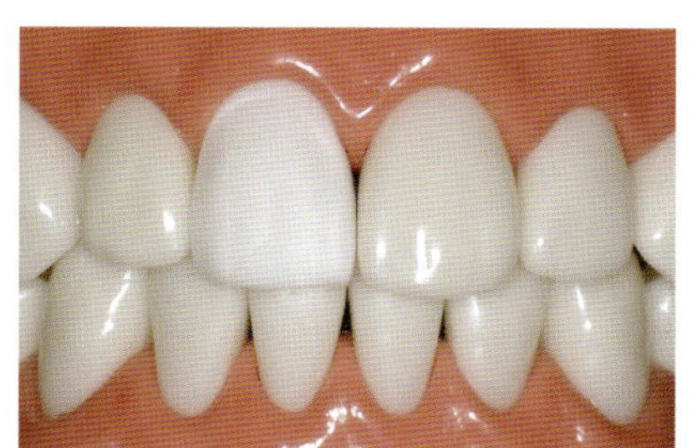

図❹　支台歯形成終了時

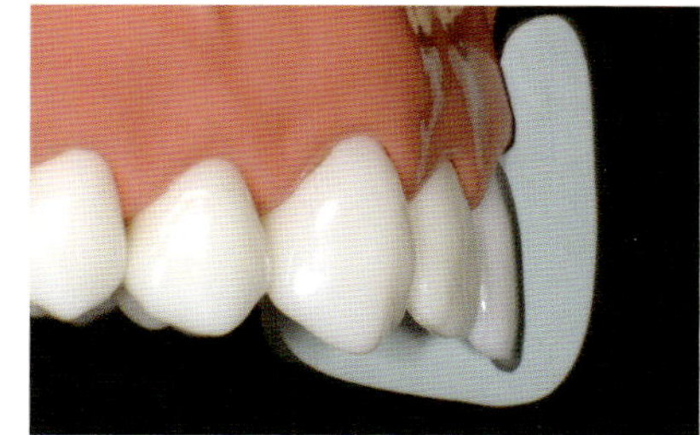

図❺　シリコーンインデックスを用いた削除量の確認（側方面観）

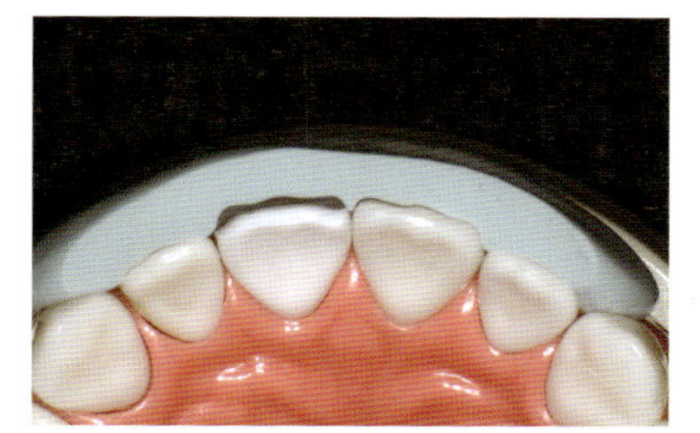

図❻　シリコーンインデックスを用いた削除量の確認（咬合面観）

表❷　形成ステップのまとめ（参考文献[2]より引用改変）

形成ステップ	推奨されるポイント（図７）	形成基準・形成のポイント
ガイドグルーブ	深さ0.5㎜のガイドグルーブ形成用ダイヤモンドポイント	・深さ0.5㎜の横ガイドグルーブを唇面に付与する
唇側面	ラウンドエンドのダイヤモンドポイント	・ガイドグルーブを目安に、切縁部、中央部、歯頸部の３面に分けて形成する ・歯頸側はエナメル質が薄いため、削除量は0.3㎜程度に留める
隣接面	ラウンドエンドのダイヤモンドポイント	・下部鼓形空隙の部分は、側方から見たときに歯質との境界が見えないよう舌側寄りに形成する ・複数歯の形成の場合は、隣接歯のフィニッシュラインを損傷しないように接触点は削除する
切縁	ラウンドエンドのダイヤモンドポイント	・切縁の薄くなった歯質保護のため、歯軸に対して45°でわずかに削除する
舌側面	ラウンドエンドのダイヤモンドポイント	・歯冠長延長や舌面の厚みが必要な場合に行う
辺縁部	ラウンドエンドのダイヤモンドポイント	・シャンファー形態にする ・ラミネートベニア辺縁の厚みが一定となるように、辺縁歯肉に対してポイントを垂直にして形成する
フィニッシュライン	ラウンドエンドのスーパーファインのダイヤモンドポイント	・歯肉縁またはわずかに歯肉縁下のレベルで、エナメル質内に設定する ・アンダーカットは削除し、形成面が丸みを帯びるように仕上げる

除し、形成面が丸みを帯びるように仕上げる（図４）。診断用ワックスアップから製作したシリコーンインデックスを使用し、各ステップにおける削除量を確認する（図５、６）。

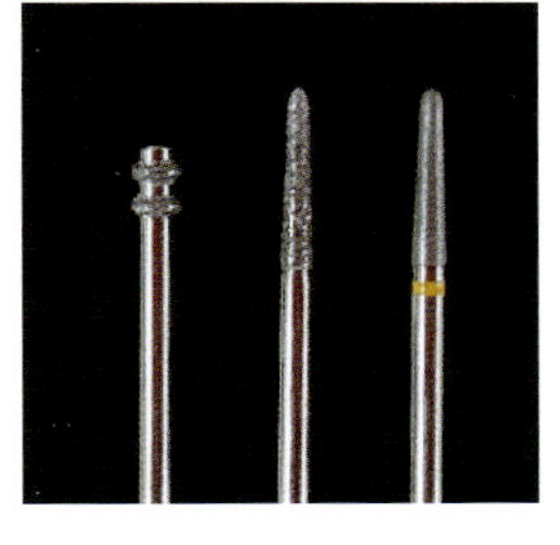

図❼　形成に使用したダイヤモンドポイント。深さ0.5㎜のガイドグルーブ形成用ダイヤモンドポイント、ラウンドエンドのダイヤモンドポイント、ラウンドエンドのスーパーファインのダイヤモンドポイント

補綴

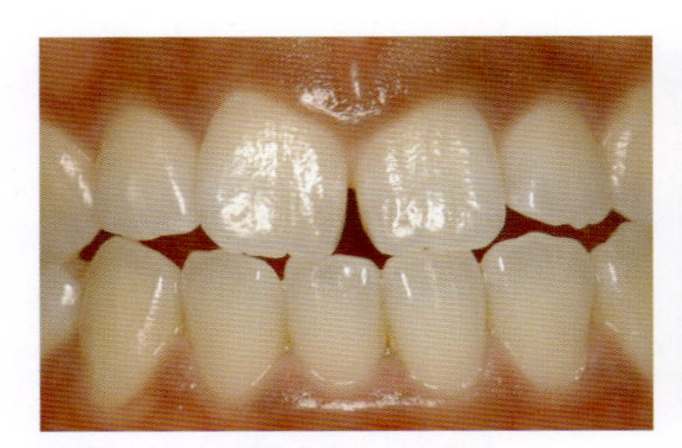

図❽　正中離開症例。初診時

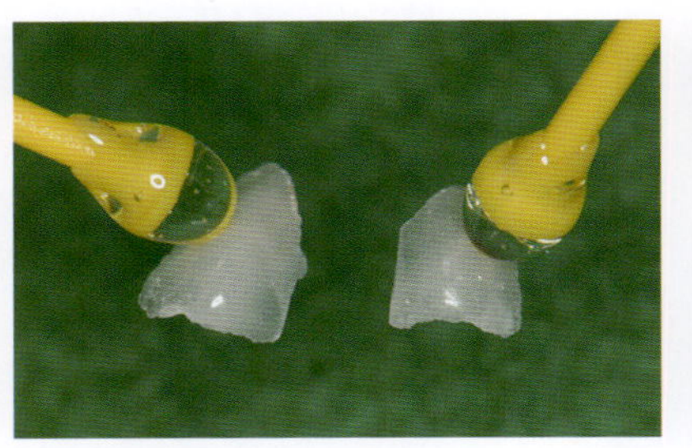

図❾　製作したラミネートベニア

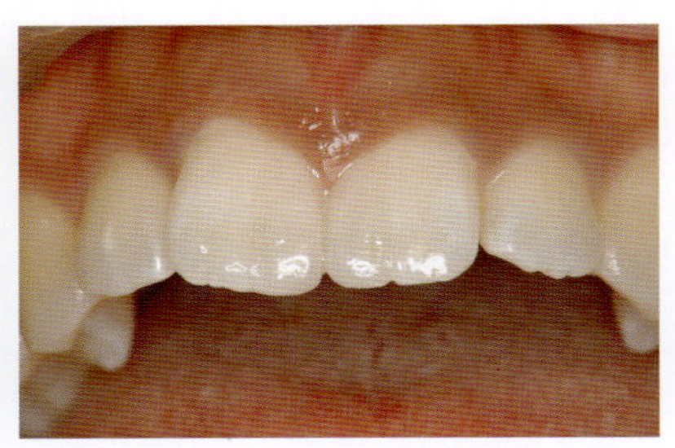

図❿　ラミネートベニア装着後

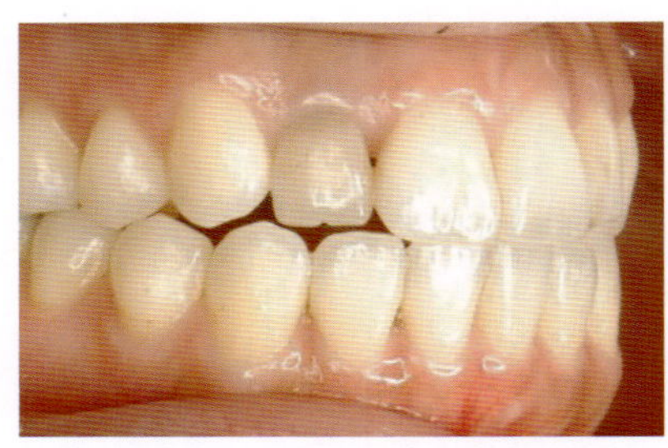

図⓫　形態および色調不良を訴えた症例。初診時

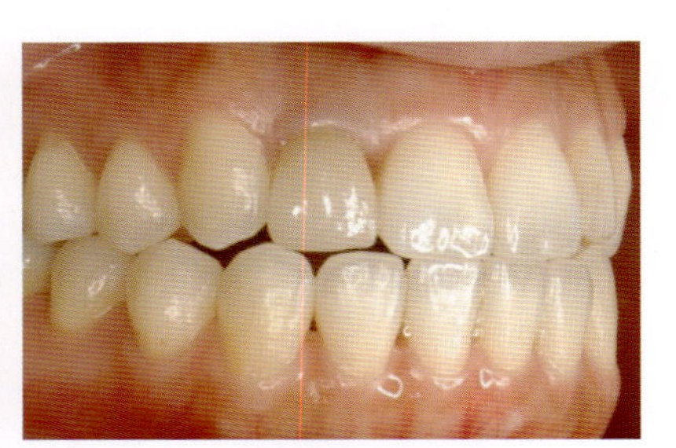

図⓬　ラミネートベニア装着後

ラミネートベニアの臨床

ラミネートベニア修復は、健全歯質に対する侵襲を最小限に抑えることが原則となる。正中離開、歯間空隙、円錐歯などの症例では、形態が欠損している部分に歯冠外形を付与するため、歯質の削除量を最小限に留めることが可能である。一方で、症例によっては、支台歯形成を必要としない場合もある。

1．支台歯形成を行わなかった症例

1）正中離開症例（図８〜10）

25歳、女性。主訴は上顎正中離開による審美障害。正中離開により、修復材料で補える程度の歯間空隙があるため、支台歯形成を行わずに印象採得し、歯冠外形を回復した。

2）形態と色調を改善した症例（図11、12）

30歳、女性。主訴は2|の舌側転位および変色による審美障害。2|に漂白治療を行ったが、色調は改善されず、形態不良も気になることから、ラミネートベニアによる修復を希望した。2|は舌側転位しており、両隣在歯との調和を図るためのスペースがあったため、支台歯形成は行わなかった。隣接面の接触点は、ラミネートベニアにて回復した。

2．支台歯形成を行った症例

1）形態異常歯症例（図13、14）

42歳、女性。主訴は$\frac{1|1}{1|1}$および$\frac{2|2}{2|2}$の形態異常歯による審美障害。下顎前歯部の歯間空隙、|2の円錐歯などの形態不良を訴えた症例である。歯冠形態の調和を得るために、接触点および切縁はラミネートベニアによって回復している。隣接面および切縁部の削除、水平方向からの装着を可能にするため、アンダーカット部の削除を行った。

2）変色歯症例（図15、16）

46歳、女性。主訴はテトラサイクリン変色歯による審美障害。歯質の削除量は、象牙質を露出しないように最小限とすることが基本であるが、カラーマスキングをするためには、ある一定の修復物の厚さが必要になる。隣接面の接触点を確保したまま唇側面の削除を行い、低透明度の二ケイ酸

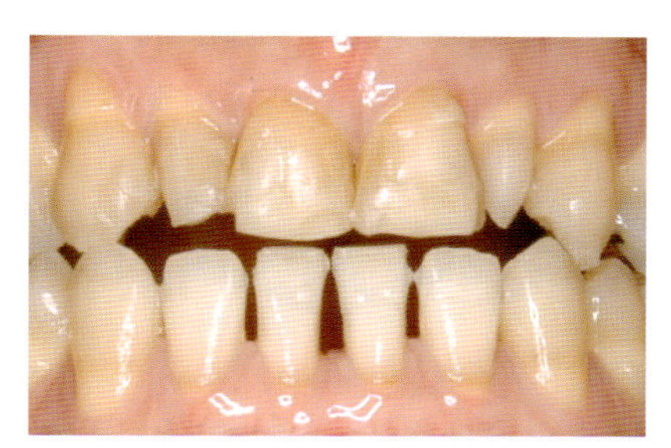

図⑬　歯間空隙および円錐歯症例

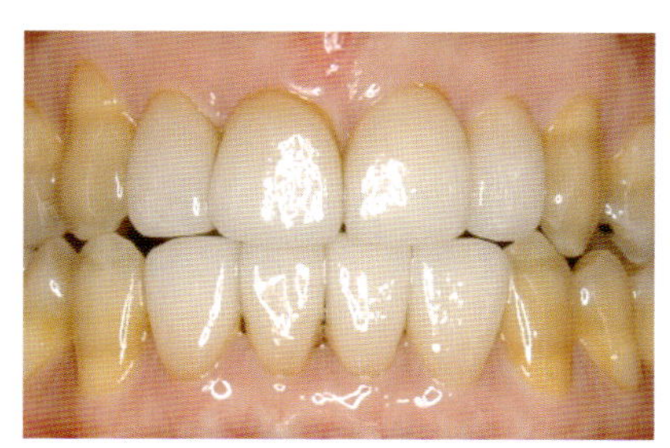

図⑭　ラミネートベニア装着後

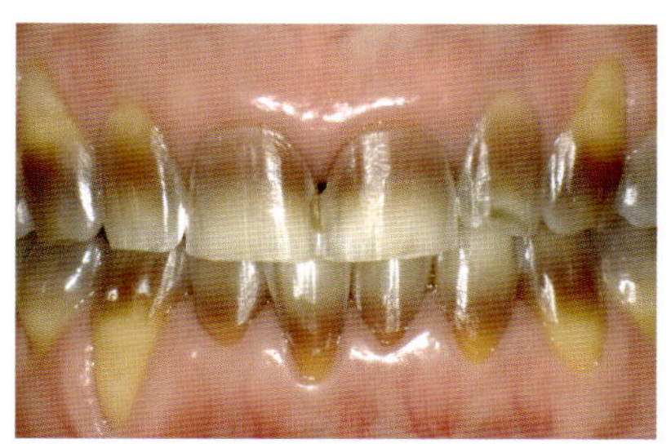

図⑮　テトラサイクリン変色歯症例

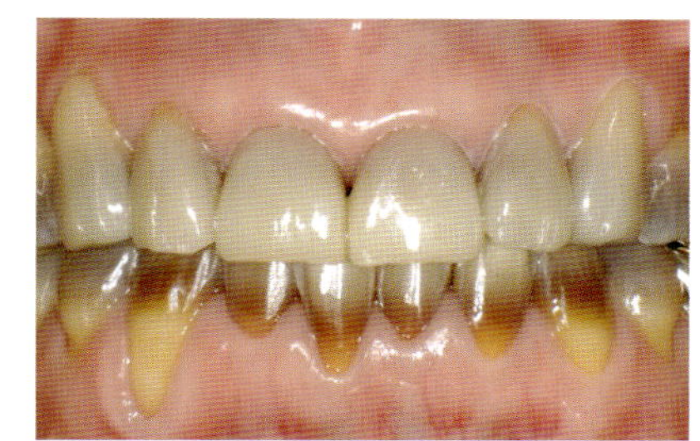

図⑯　上顎前歯部ラミネートベニア装着後

リチウムガラスセラミックスにより修復を行った。

ラミネートベニア修復の予後

ラミネートベニア修復は10年以上の臨床成績が82.9～94.4%と良好な経過が報告されており、臨床で確立された修復方法の一つである[3, 4]。最も多かった失敗は、破折やチッピングであったと報告されている[3, 5, 6]。

切縁部を被覆するか否かの形成デザインの違いによる生存率の比較では、両者に有意な差はみられなかったとの報告[5]がある。一方で、切縁部を被覆した場合は、被覆を行わなかったものと比較して有意に失敗の危険性が高かったとの報告もある[7, 8]。

失敗の危険性の少ない、また長期予後を得られるラミネートベニア修復を行うためには、症例に応じた適切な支台歯形成が当然必要である。加えて、適切な症例選択、修復する材料およびそれに対応した確実な接着技法、そして安定した咬合関係の構築が重要となる。

【参考文献】

1）松村英雄，小峰 太：ポーセレンラミネートベニア．冠橋義歯補綴学テキスト 第2版，會田雅啓，他（編），永末書店，京都，2017：191-195.

2）Rosenstiel SF, Land MF, Fujimoto J: Tooth preparation for all-ceramic restorations. Contemporary Fixed Prosthodontics. 4th ed., Elsevier, Netherland, 2006: 329-335.

3）Fradeani M, Redemagni M, Corrado M: Porcelain laminate veneers: 6- to 12- year clinical evaluation- a retrospective study. Int J Periodontics Restorative Dent, 25: 9-17, 2005.

4）Beier US, Kapferer I, Burtscher D, Dumfahrt H: Clinical performance of porcelain laminate veneers for up to 20 years. Int J Prosthodont, 25: 79-85, 2012.

5）Morimoto S, Albanesi RB, Sesma N, Agra CM, Braga MM: Main clinical outcomes of feldspathic porcelain and glass-ceramic laminate veneers: a systematic review and meta-analysis of survival and complication rates. Int J Prosthodont, 29: 38-49, 2016.

6）Chai SY, Bennani V, Aarts JM, Lyons K: Incisal preparation design for ceramic veneers: a critical review. 149: 25-37, 2018.

7）Albanesi RB, Pigozzo MN, Sesma N, Lagana DC, Morimoto S: Incisal coverage or not in ceramic laminate veneers: a systematic review and meta-analysis. 52: 1-7, 2016.

8）Hong N, Yang H, Li J, Wu S, Li Y: Effect of preparation designs on the prognosis of porcelain laminate veneers: a systematic review and meta-analysis. E197-E213: 42-46, 2017.

Question 4

「口腔内スキャナで読み取りやすい形成のコツを教えてください」

Katsuichiro MARUO
丸尾勝一郎
東京都・三軒茶屋マルオ歯科

口腔内スキャナで光学印象した場合の修復材料

シリコーンやアルギン酸といった印象材を用いた従来の印象（以下、従来法印象）では、印象から模型製作をした後に２通りの補綴装置製作方法があった。すなわち、ロストワックス法を用いた鋳造による製作と、作業模型を技工用スキャナでデジタル化した後に加工機によって製作する、いわゆるCAD/CAMによって製作する方法である。最終補綴装置に用いる材料によって製作方法は異なる。補綴装置製作法の変遷を図１に示す[1)]。

では、口腔内スキャナによる光学印象は、従来法印象と何が異なるのだろうか？　答えは、形成・スキャン（印象）・修復材料である。口腔内スキャナは、従来法印象採得→模型製作→技工用スキャナによるデジタル化の３つのステップを一度で遂行できるため、必然的にCAD/CAMによる補綴装置の製作となる。現在、CAD/CAMによって製作可能な修復材料は、おもに二ケイ酸リチウム、ジルコニア、ハイブリッドセラミックといったモノリシック（一体型ブロックから削り出す）なセラミックス材料である。

したがって、本項では二ケイ酸リチウムやジルコニアに代表されるオールセラミックおよび、今後、光学印象として保険収載されることが予想されるハイブリッドセラミックを用いたCAD/CAM冠、そしてセラミック材料を用いたインレー・アンレーの形成および光学印象のポイントを解説する。

オールセラミックまたはCAD/CAM冠の形成のポイント

基本的には、いずれの修復材料であっても形成

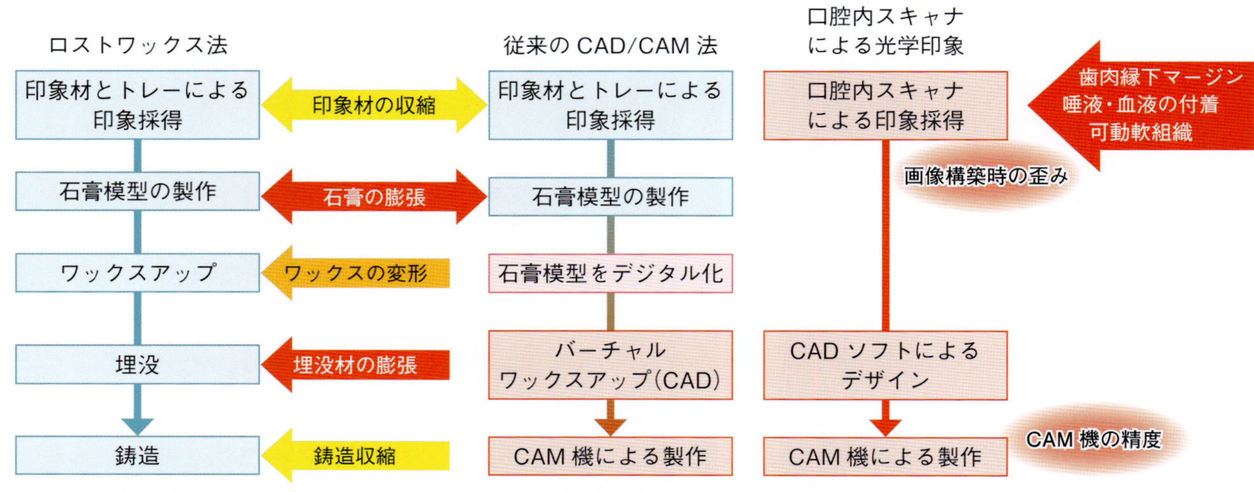

図❶　補綴装置製作の変遷。デジタル化によって、製作工程が短縮された

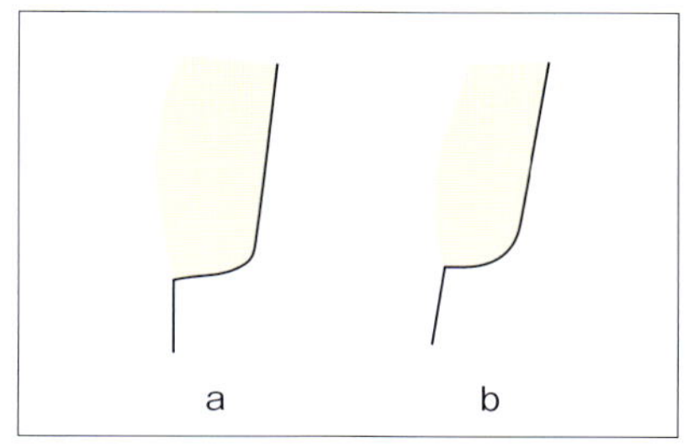

図❷　セラミック修復におけるフィニッシュラインの形態は、ラウンデッドショルダー（a）またはヘビーシャンファー（b）が推奨される

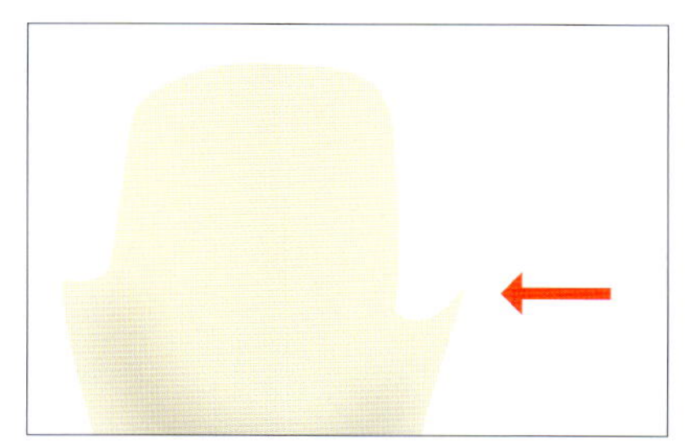

図❸　細いバーで無理やりラウンデッドショルダーやヘビーシャンファーを形成しようとすると、J Shape と呼ばれるフィニッシュラインが跳ね上がったような形態になりやすい

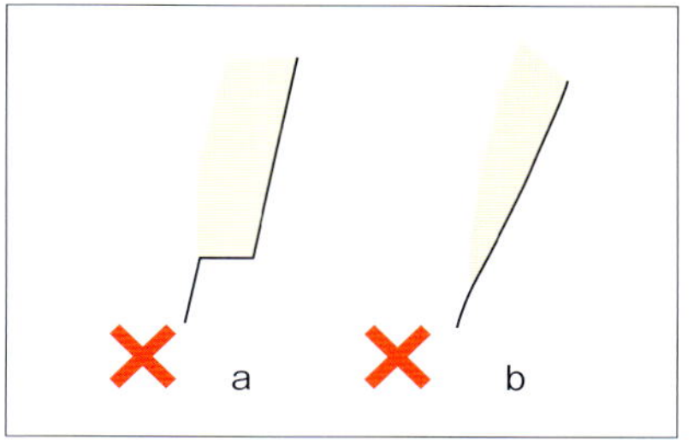

図❹　90°のショルダー（a）やナイフエッジ（b）でも、スキャンが不十分になるうえに、加工精度も低くなる

は一緒と考えてよい。

1．フィニッシュライン形態

フィニッシュラインの形態が補綴装置へ及ぼす影響を以下に示す。

1）咬合圧への抵抗力
2）色調再現性
3）スキャン精度
4）加工精度

従来の陶材焼付冠（いわゆるメタルボンド）と比較して、オールセラミックやCAD/CAM冠は色調再現性に優れる一方で、咬合圧への抵抗力に劣る。

また、CAD/CAM特有のスキャンおよび加工精度にも影響を及ぼす。セラミック形成の基本として、角張った部分はスキャンおよび加工に影響を及ぼすため、推奨されるフィニッシュライン形態としては、ラウンデッドショルダーまたはヘビーシャンファーとなる（**図2**）[2]。しかしながら、細いバーで無理やりラウンデッドショルダーやヘビーシャンファーを形成しようとすると、J Shapeと呼ばれるフィニッシュラインが跳ね上がったような形態となり、十分なスキャンができない。これでは、加工時に形態を再現できないため、クラウンマージン部の精度が下がってしまう（**図3**）。

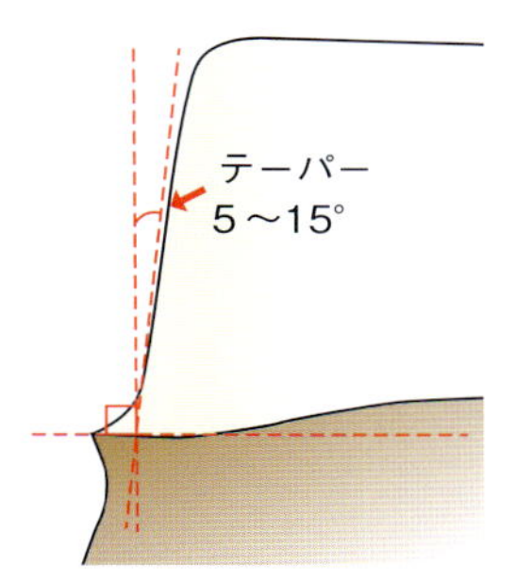

図❺　テーパーは5～15°が許容され、12°ほどが妥当とされている

また、ラウンド形態ではなく90°のショルダーやメタルクラウンのようなナイフエッジでもスキャンが不十分になる。さらに、ミリング加工時には再現性に乏しいために、結果として適合に影響を及ぼすので、注意が必要である（**図4**）。

2．テーパー

テーパーは、補綴装置の脱離に対する保持力および破折強度に影響を及ぼす。メタルでは5～10°未満がひとつの指標であったが、オールセラミックでは接着という概念から10°を超えても許容できるという報告もある。しかしながら、接着が確実に期待できる二ケイ酸リチウム以外の材料では合着に近い材料もあり、いたずらにテーパーを緩くしてよいということではなく、12°くらいが妥当とされている（**図5**）。一方で、テーパーがきつすぎる場合やアンダーカットの存在は、スキャンおよび加工操作に影響を及ぼすため、できるだけ避けるべきである。

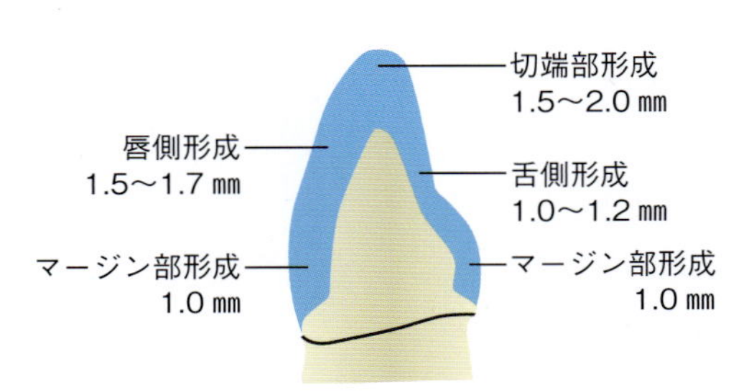

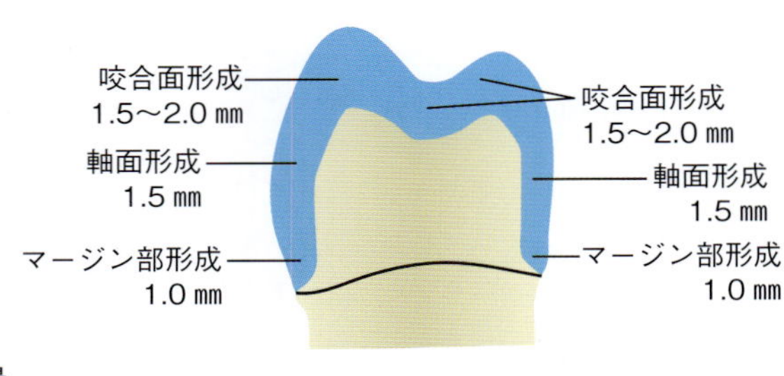

図❻　オールセラミッククラウンのクリアランス量

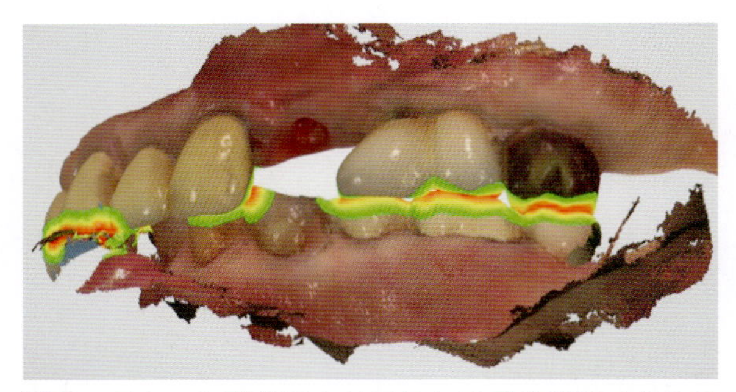

図❼　スキャン直後にクリアランス量を確認できるスキャナもあるので、積極的に活用されたい

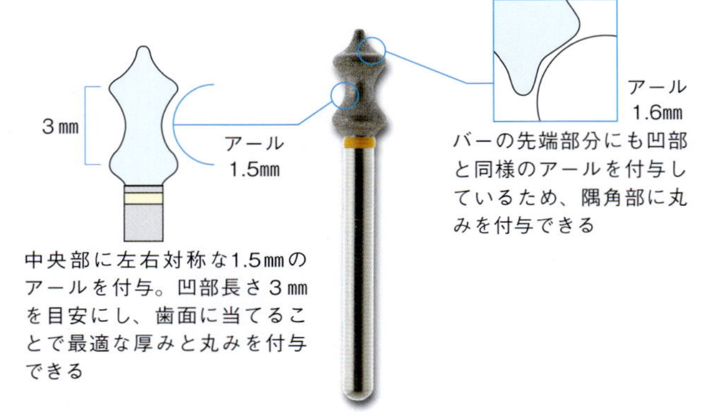

図❽　ライアングルと呼ばれる咬合面と軸面の境界隅角部分の角度は、直径0.8mm以上のアールが望ましい。「溶けかけの氷」のような形態となる。角を丸める最終仕上げ用のバー

3．クリアランス

一般的に、オールセラミックの形成において、臼歯の咬合面および前歯の切端部は1.5〜2.0mmのクリアランスが必要とされ、最終補綴形態から逆算すると、臼歯部の支台歯の咬合面は自然と逆屋根形になる（**図6**）。

クリアランス自体が口腔内スキャンに影響することはなく、むしろ、スキャン直後にクリアランス量をビジュアル化できる口腔内スキャナもあるため、積極的に活用したい（**図7**）。もしクリアランスが不足していた場合は、スキャンした部分のみを消去し、再度形成・スキャンを行うだけで全体の再印象は不要である。

一方で、ミリング加工時の精度を担保するため、ライアングルと呼ばれる咬合面と軸面の境界隅角部分の角度は、直径0.8mm以上のアールが望ましいとされている。筆者は「溶けかけの氷」をイメージし、最終仕上げ時に**図8**のようなバーを用いて丸みを与えている。また、仕上げ時にシリコーンのバーで全体を滑らかにすることも効果的である。

4．フィニッシュラインの位置

オールセラミックのスキャンにおいて、フィニッシュラインの位置が歯肉に対してどこに設定されているかは、光学印象にとって最大のポイントといっても過言ではないだろう。光学印象の特徴として、“見えないものは採ることができない”。したがって、血液や歯肉溝滲出液の存在はもちろん、周囲歯肉がマージンを覆っていては、正確なフィニッシュラインのスキャンは困難となる。インレーやアンレーあるいは臼歯部クラウンのように、審美的に許容範囲の広い部位においては、可及的に歯肉縁上にフィニッシュラインを設定することが推奨される（**図9**）。

歯肉縁下にフィニッシュラインを設定する場合

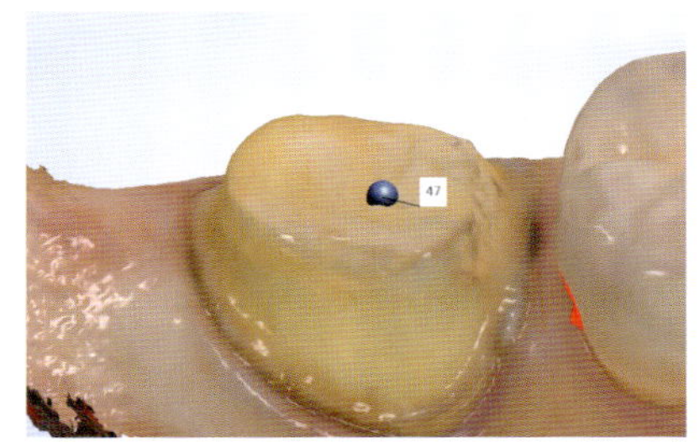

図❾　口腔内スキャナで光学印象を行った大臼歯部のオールセラミッククラウンの形成

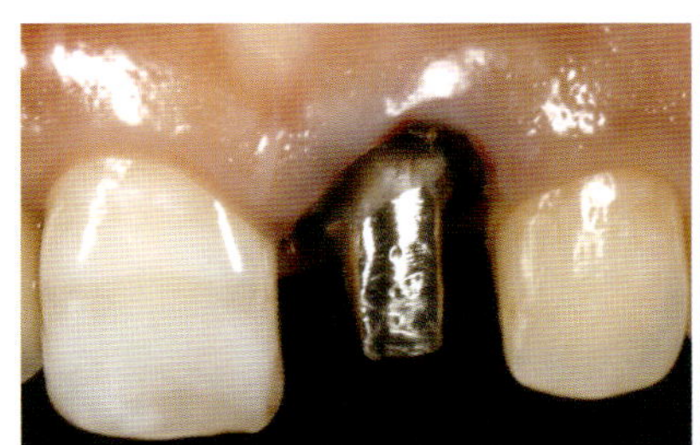

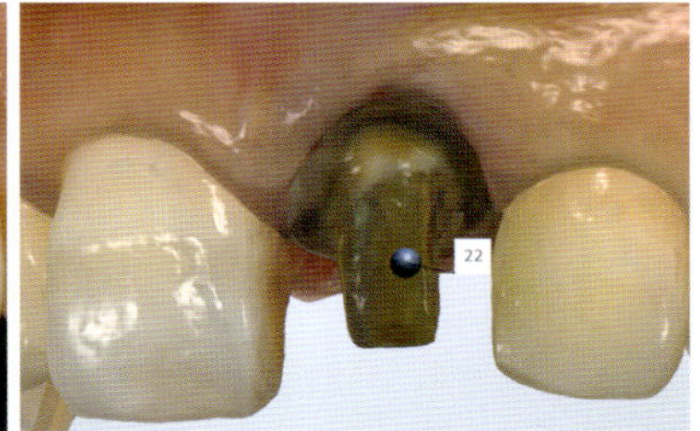

図❿　フィニッシュラインの位置が縁下深く、光学印象のみでは対応できなかったケース

は、0.5㎜程度が光学印象の限界だといわれている。不良補綴装置のやり直しなど、元来の形成が歯肉縁下深く、歯肉縁下0.5㎜を超えてしまう場合、筆者は二重圧排法にて回転トレーや片顎トレーを用いて、部分的なシリコーン印象を行っている。そして、光学印象のデータとシリコーン印象からの石膏模型をラボに送り、それぞれのスキャンデータをマッチングしてもらい、補綴装置を製作している（**図10**）。

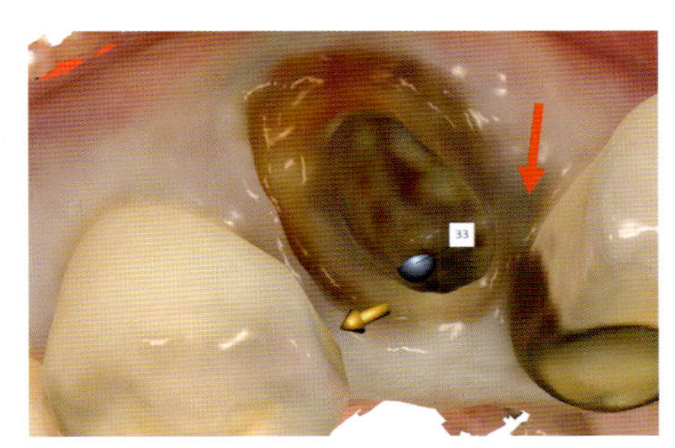

図⓫　フィニッシュラインが隣在歯に近接しているケース。スキャンが困難なため、圧排糸を用いてスキャンを行う。場合によってはシリコーン印象が必要となる（赤矢印部）

5．隣在歯が存在する場合の近遠心部のフィニッシュライン

隣在歯が存在する場合、口腔内スキャナにとって近遠心部のスキャンは困難となる。したがって、同部のフィニッシュラインが隣在歯に近接している場合、スキャン後のマージン設定が非常に難しい。そのような場合は、圧排糸を用いて隣在歯との隙間を明示するか、フィニッシュラインが歯肉縁下に設定されていれば、辺縁歯肉をレーザーや電気メスなどで切除するか、諦めて二重圧排法によるシリコーン印象を行う（**図11**）。

オールセラミックインレーおよびアンレーの形成のポイント

原則的にはクラウンと同様の形成となるが、ここではインレー・アンレー特有の注意点について述べる。

1．フィニッシュライン形態・軸面テーパー

インレー・アンレーについてもクラウン同様、メタルの場合はスライスカットと呼ばれるナイフエッジ形態が主流であったが、セラミック修復においてはラウンデッドショルダーやヘビーシャンファーが推奨される。とくに、セラミック修復において最も多い合併症である「破折」の原因の多くが、この隣接部のフィニッシュラインが薄く、破折強度が低下しているためである。

また、光学印象では、ナイフエッジのように隣在歯のコンタクト面との距離が非常に近い場合、コンタクト面のスキャンが非常に困難となるため、十分なフィニッシュライン形態とテーパーによって、隣接部のスペースを確保することが必要となる。一方で、メタルインレーのような予防拡大は必要としない。

2．クリアランス

クラウンと同様に、1.5〜2.0㎜程度の十分なクリアランスを確保する。上下顎とも中心窩・隣接

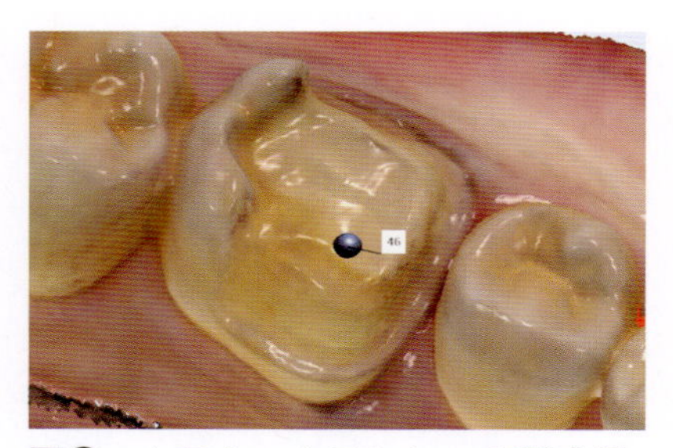

図⑫　セラミックアンレーの形成例。歯肉縁上マージンで、全体的に丸みを帯びた形成となる

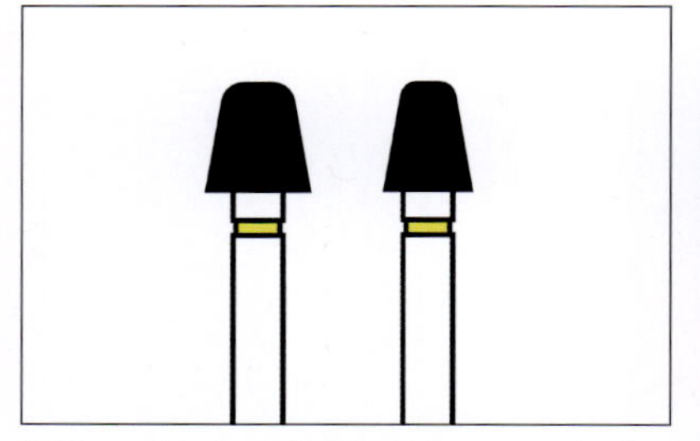

図⑬　インレー窩壁のテーパーはバーに依存する。筆者は窩洞形成にはファインのバーのみを使用している。例：ダイヤモンドポイントFG（スーパーファイン／松風）

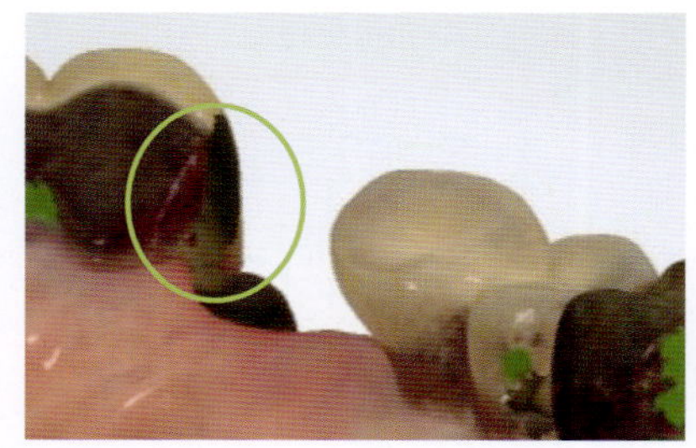

図⑭　隣接面がスキャンできていないと“再印象”となるので、注意が必要

部・機能咬頭部はとくに破折の可能性が高いため、注意が必要であり、窩洞外形に対合歯との咬合接触部を設置しない。

3．保持形態・抵抗形態・便宜形態・窩縁形態

メタルクラウンやメタルインレーの形成で、クリアランスがない場合や維持力に不安が残る際に付与していた咬合面や軸面への保持溝や、隣接部のボックス形態や鳩尾形などの保持形態は、口腔内スキャナではスキャンが困難であり、適合精度を低下させるため、原則的には付与しない。

抵抗形態を考慮して、全体的に丸み帯びた窩洞とし（**図12**）、メタルインレー窩洞のテーパー（5～10°）も強い外開きの形を窩洞側壁に付与する。窩洞側壁のテーパーを付与する際には、セラミック専用のバーを用いるのが最も確実である（**図13**）。窩縁形態について、窩縁斜面は付与せずにバットジョイントとする。

口腔内スキャナによるスキャン時のポイント

1．隣接面

口腔内スキャナ初心者にとって最も起こしやすいエラーが、隣接面の採り漏れである（**図14**）。隣接面のスキャンが不十分になると、補綴装置のコンタクト面が製作できなくなってしまうため、再スキャンとなってしまう。大まかなスキャンを行った後、支台歯および前後の隣在歯のコンタクト部分を必ず拡大して確認し、スキャンの採り漏れがある場合は、その部分を重点的に追加スキャンする。追加スキャン時のポイントとしては、口腔内スキャナを歯列に対して垂直方向から当て、近遠心的に傾けながらスキャンすると印象しやすい。

2．スキャン範囲の設定

光学印象では撮影範囲が大きくなるとかえって誤差が大きくなり、とくに全顎印象ではシリコーン印象のほうが印象精度に優れることがいくつかの文献でも報告されている[3～5]。したがって、支台歯が最後臼歯であったとしても前歯でバーティカルストップが確立されていれば片顎印象のほうが望ましい。

3．スキャンパス（スキャンの順序）

それぞれ使用する口腔内スキャナのスキャンパス（スキャンの順序）を遵守することは、スキャンの誤差を最小限にするために最も重要である。片顎印象の場合、多くのスキャナは咬合面からスタートし、舌側→頬側とシングルラインでスキャンを行う。全顎印象の場合は、前歯部をしっかりとスキャンすることで3次元画像構築時の歪みを最小限に抑えられるが、1～3歯のクラウン・インレー・アンレーであれば、筆者はできるだけ片顎スキャンを行っている（**図15、16**）。

4．咬合採得

従来法印象と異なり、光学印象における咬合採

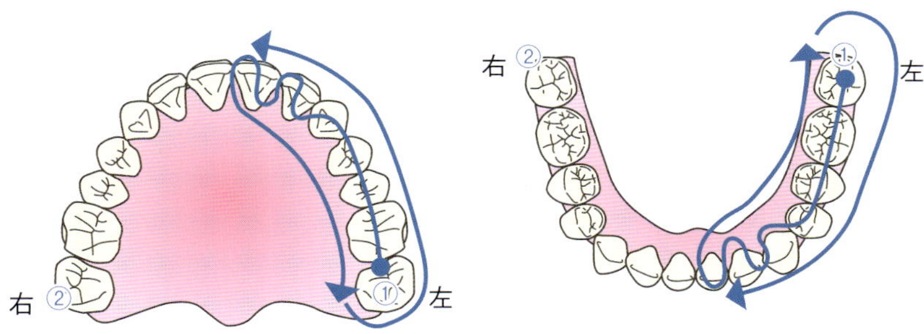

図⓯　片顎におけるスキャンパスの１例

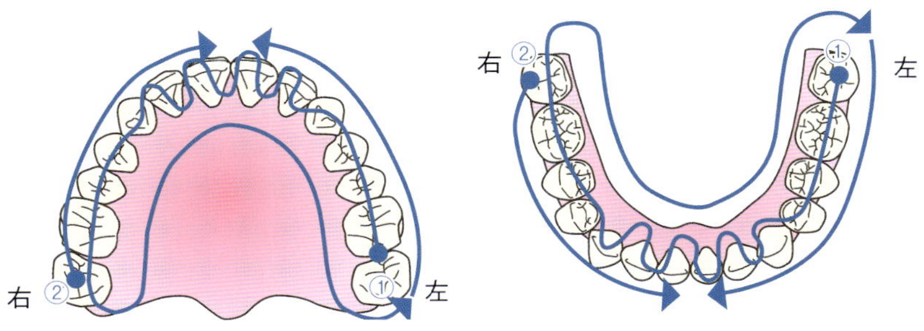

図⓰　全顎におけるスキャンパスの１例

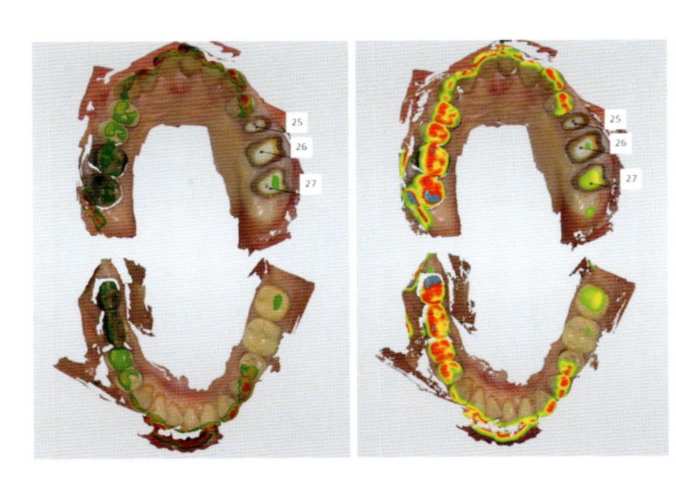

図⓱　咬合採得にエラー時（左）、正常時（右）。その場で確認することが重要である

得は、バイト材などを介在させずに咬合時の歯列を頬側からスキャンを行う。したがって、患者が前方位をとったり、しっかりと嚙んでいない場合がある。咬合採得後は、咬合状態を確認する必要がある（**図17**）。

【参考文献】

1）丸尾勝一郎：口腔内スキャナ，いつ，なにを買うべきか？現時点でのよりよい臨床応用を考える．ザ・クインテッセンス，５：38-55, 2019.

2）山﨑長郎，他：補綴臨床別冊 オールセラミックス・プレパレーション 支台歯形成の理論と実際．医歯薬出版，東京，2010.

3）Ender, Andreas, Albert Mehl: *In-Vitro* Evaluation of the Accuracy of Conventional and Digital Methods of ObtainingFull-Arch Dental Impressions. Quintessence international(Berlin, Germany : 1985)46.1(2015)

4）Flügge TV, Att W, Metzger MC, Nelson K. Precision of Dental Implant Digitization Using Intraoral Scanners. Int J Prosthodont. 29(3): 277-283, 2016

5）Tan MY, Yee SHX, Wong KM, Tan YH, Tan KBC: Comparison of Three-Dimensional Accuracy of Digital and Conventional Implant Impressions: Effect of Interimplant Distance in an Edentulous Arch. Int J Oral Maxillofac Implants, 2018.

Question 5

「審美領域に適応されるオベイトポンティック作製時の注意点を教えてください」

Yohei SATO
佐藤洋平
鶴見大学歯学部　有床義歯補綴学講座

オベイトポンティックの適応症

審美的エリアのポンティック形態として、オベイト型、改良オベイト型、改良リッジラップ型が挙げられる（図１）。審美性に主眼をおいて比較すると、オベイト型、改良オベイト型が有効だが、適応するには条件を伴う。最も大きな条件は、顎堤の幅（厚み）である。顎堤の幅が少ない場合は、増大（リッジオーギュメンテーション）が必要となる。また、高さが減じている場合は、適応できるが審美性は大きく損なわれるため、顎堤の増大を考慮する必要がある。それらの条件が満たせない場合の多くは、リッジラップ型が適応される（図２、３）。

改良オベイト型は、より深く嵌入させ、最深部を唇側に配置することで、欠損部顎堤が吸収しても審美不良を生じにくいとされている。しかし、オベイト型よりも多くの周囲組織を必要とする。

ポンティックサイトの顎堤保存と造成

顎堤の骨幅は、抜歯前後で約30〜60％程度吸収するが、顎堤保存（リッジプリザベーション）を行うことによって、吸収を抑制できるとの報告がある[1)]。抜歯時からアプローチできる場合は、積極的にリッジプリザベーションを行う（図４〜６）。リッジプリザベーション後の再評価時にオベイトポンティックの適応に十分な幅を有していない場合は、追加造成が必要になることもある。

すでに吸収している顎堤では、造成処置が必要となる。欠損形態や欠損量により、硬・軟組織にどのようにアプローチするかを決定する。軟組織造成に関しては、遊離歯肉移植（FGG）ではグラフトアイランドと呼ばれる不調和が生じるので、審美領域では結合組織移植（CTG）を選択することが多い（図７〜11）。

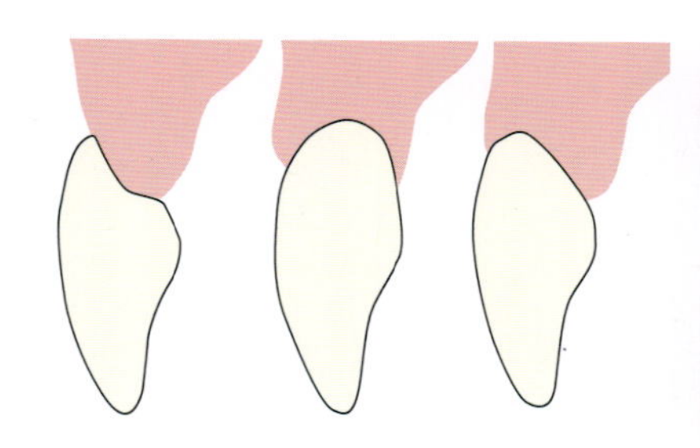

図❶　審美領域に適応するポンティック形態。左から、改良リッジフラップ型、オベイト型、改良オベイト型

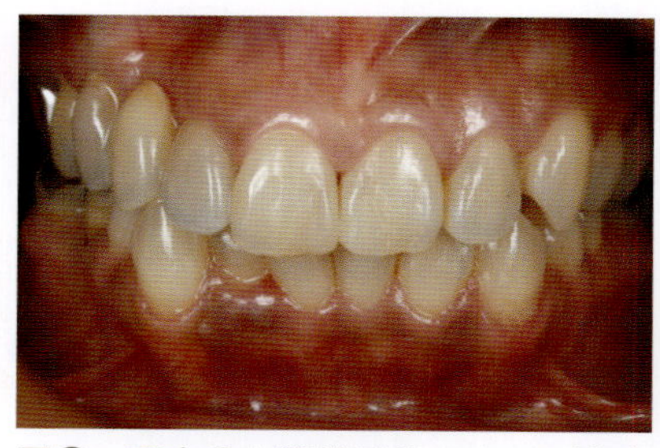

図❷　不十分な顎堤形態であるが患者は外科処置を許容できず、3|はリッジラップ型ポンティックの適応となった

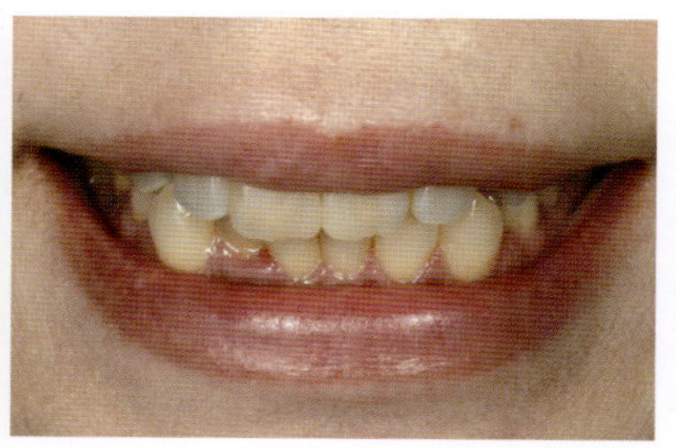

図❸　ジンジバルラインの不調和は改善できなくとも、スマイル時に露出する範囲においては調和するような形態とする

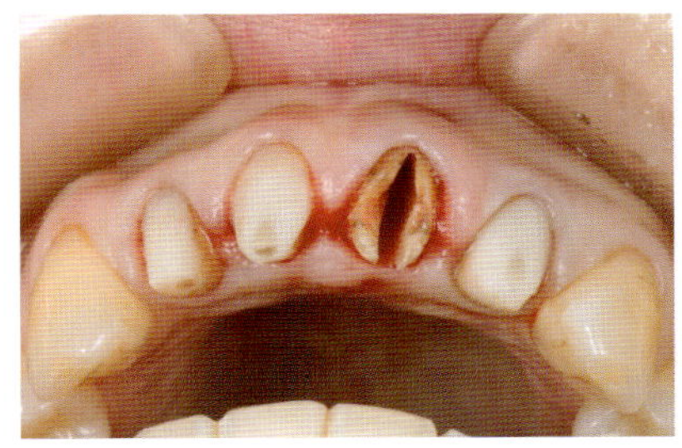

図❹　歯根の外部吸収を生じ、|1は抜歯となった。唇側骨を損傷しないように注意深く抜歯する

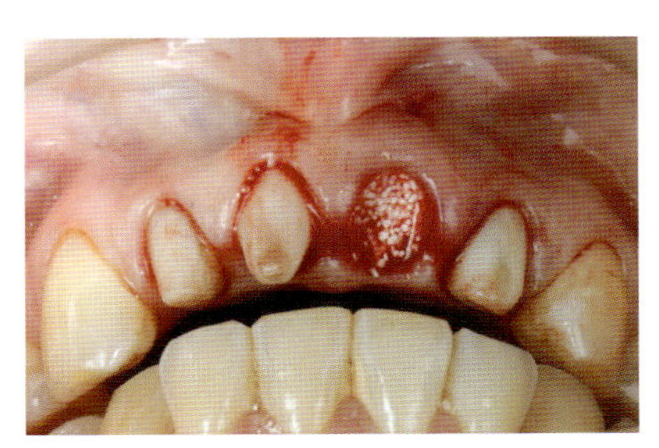

図❺　抜歯窩に骨補塡材料を塡塞した

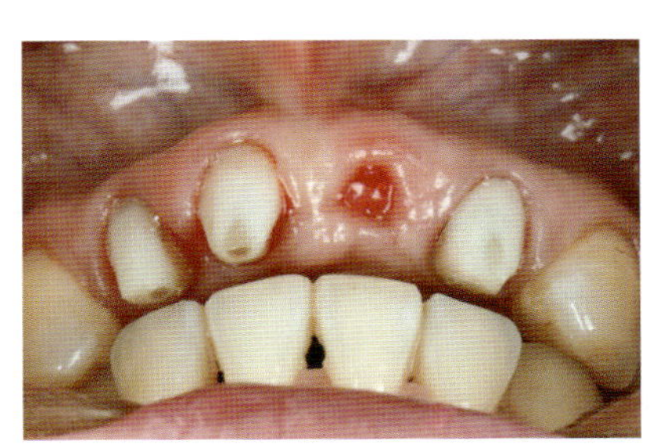

図❻　術後３ヵ月の口腔内写真。著明な顎堤吸収は生じていない

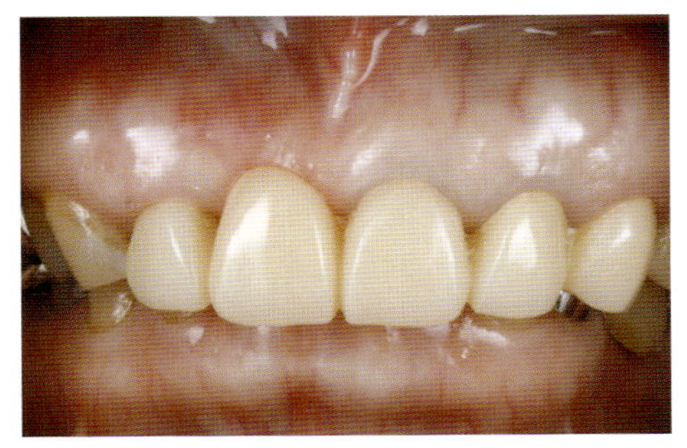

図❼　他院での抜歯後に来院された。モックアップによる評価では、欠損部の歯冠長が長くなる

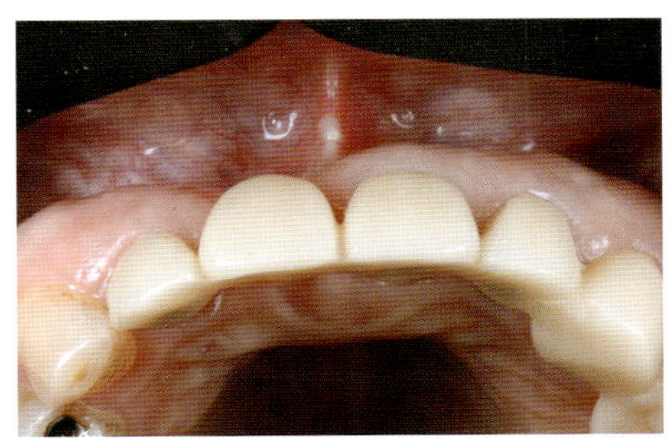

図❽　唇側の陥凹が著しい

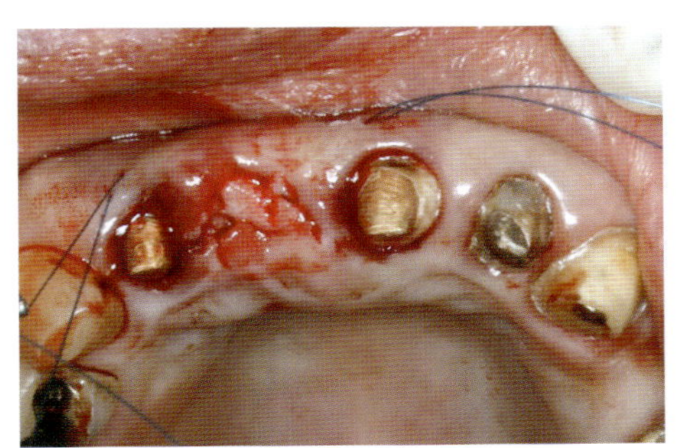

図❾　結合組織移植を施行した

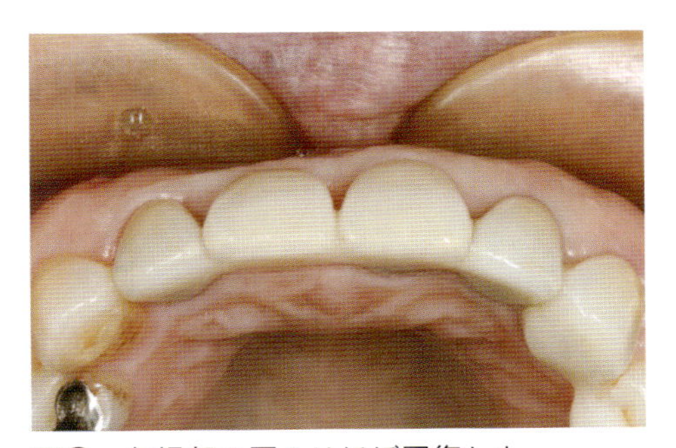

図❿　欠損部の厚みはほぼ回復した

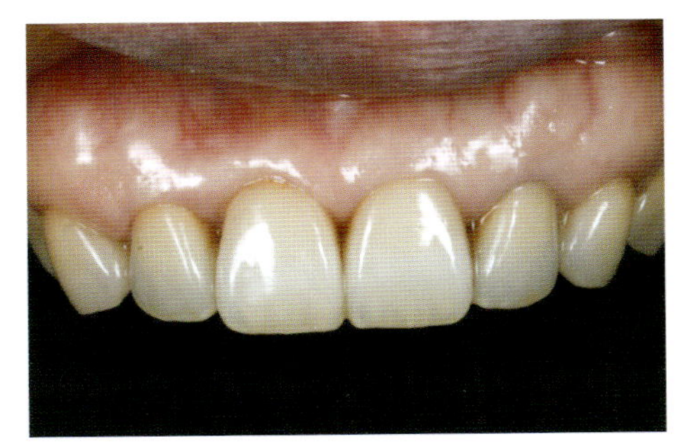

図⓫　装着した前歯部ブリッジ。完全なる左右対称にはできなかったが、ポンティック（1|）部の自然感は創出できた

補綴

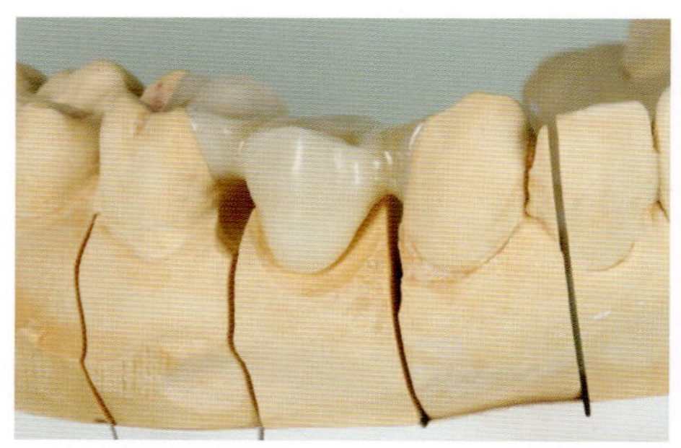

図⑫　模型を削除し、ポンティック基底面を製作する

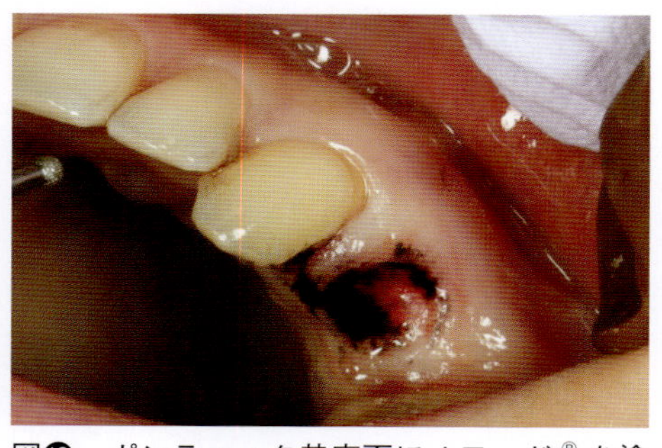

図⑬　ポンティック基底面にＪヨード®を塗布して粘膜にデンプンペーストを塗布すると、接触部が紫色になり切削の目安となる

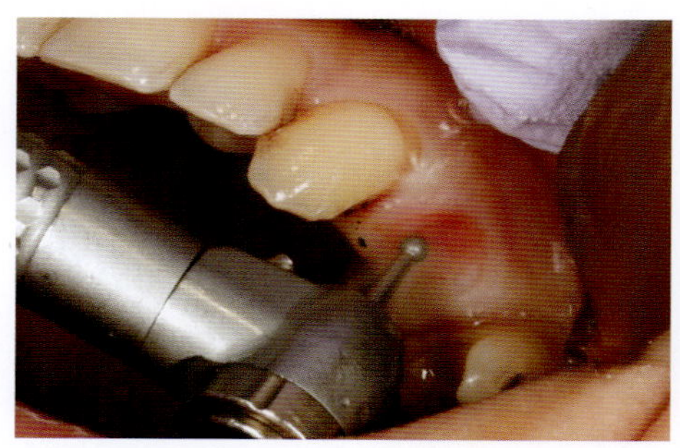

図⑭　接着ブリッジのためプロビジョナル段階での調整が困難であり、最終補綴装置装着時のタービン調整となった

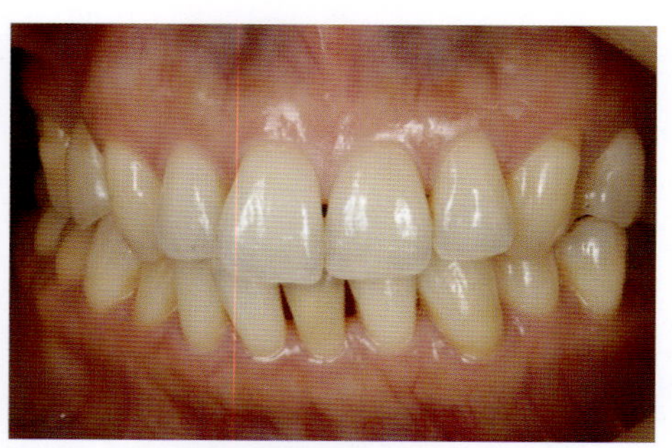

図⑮　装着後２年の口腔内写真。4|4がポンティックである

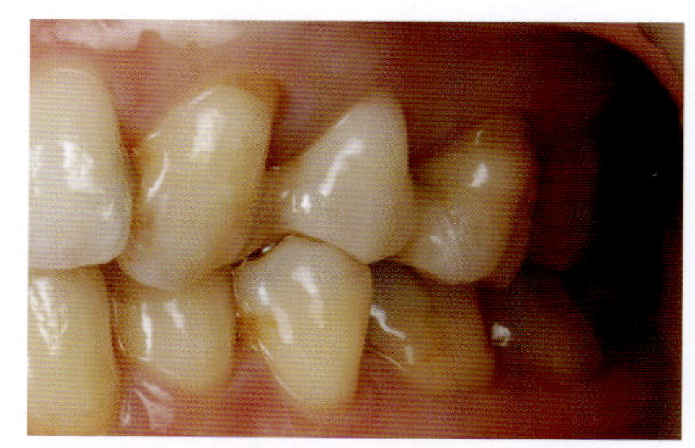

図⑯　同、２年の口腔内写真。ポンティック部の萌出感は維持できている

ポンティック基底面の調整

ポンティック基底面の調整方法には、以下のようなものがある。

1．粘膜面をバーにより形成する方法

作業用模型上で理想的なポンティックの形態となるように模型を削除して、ポンティック基底面を作製する（図12～16）。模型の削除にあたっては、あらかじめ粘膜面の厚みを計測しておき、形成後の状態で１㎜以上の厚みを確保できるようにする[2)]。

2．プロビジョナル基底面へレジン添加する方法

口腔内で基底面にレジンを添加しながら徐々に形態を整える。最も一般的に選択される方法である。少し特殊な方法として、プロビジョナル基底面にオベイトポンティックの目標となる深さの突起上構造を付与し、粘膜に貫入させる方法[3)]もある（図17～21）。突起の周囲にレジンを添加し、膨らみをもたせながら形態を調整する。

◉

１．のバーによる形成は治療期間の短縮ができるが、適切な切削量の調整は困難さもある。一方、２．の方法は治療回数が多くなるが、基底面の調整に関してはプロビジョナルの段階で十分に調整することが望ましい。

装着とメインテナンスの注意事項

オベイトポンティックは粘膜に対して凸状をしているため、フロスによる清掃性に優れる。しかし、近年ではセラミックス系の材料を用いてオベイトポンティックを粘膜に一層の創傷を与えて貫

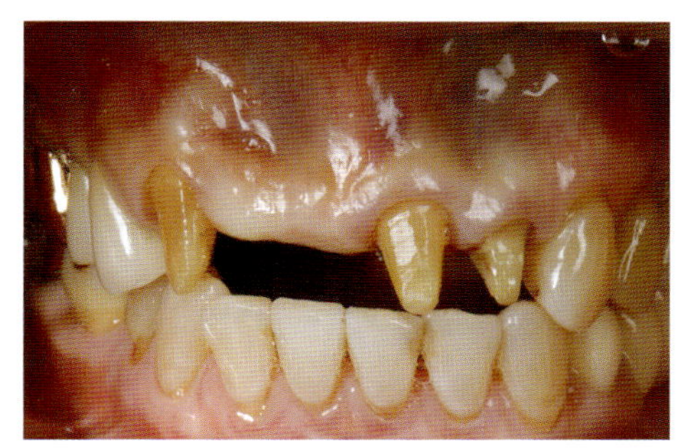

図⓱　結合組織移植を行い、ポンティック部の調整前の状態

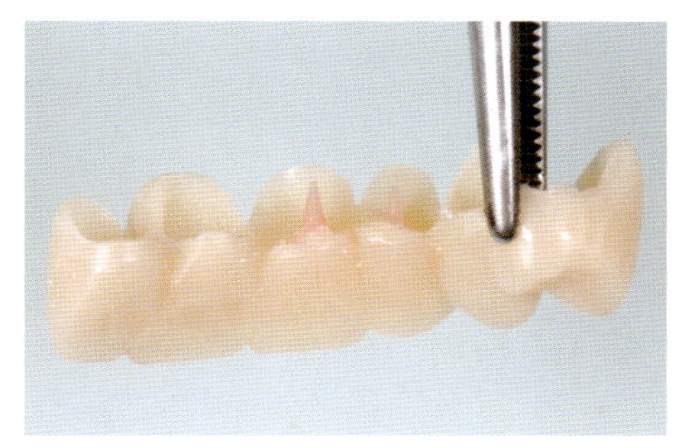

図⓲　ポンティック基底面に付与した突起状構造

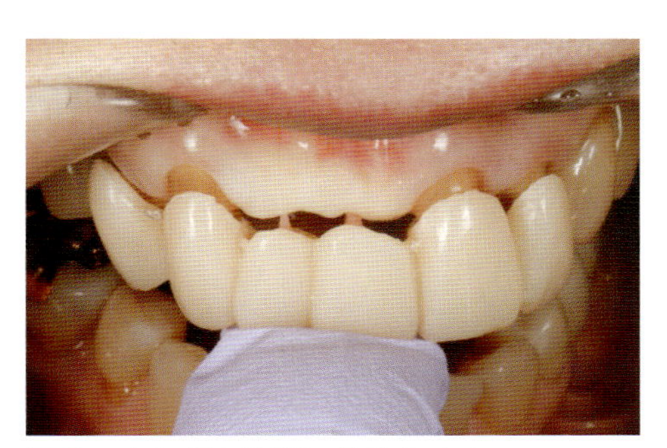

図⓳　突起部を粘膜に貫入させる

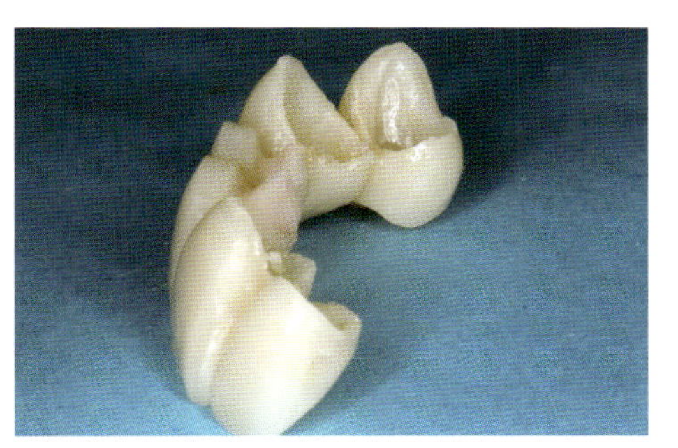

図⓴　突起部周囲にレジンを添加しながら調整する

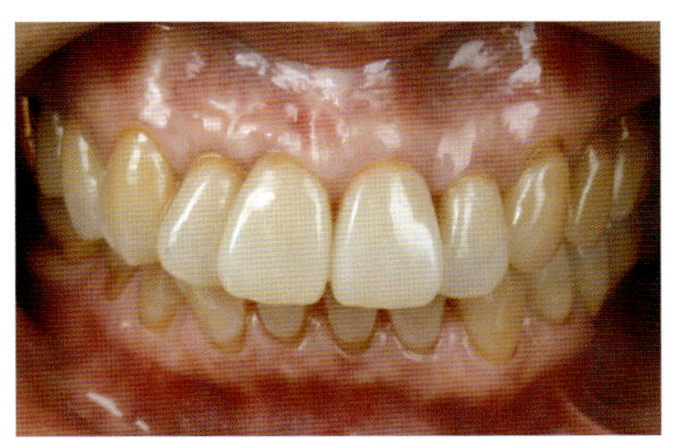

図㉑　最終補綴装置の装着。２歯連続欠損だが、ある程度の乳頭様形態が得られている

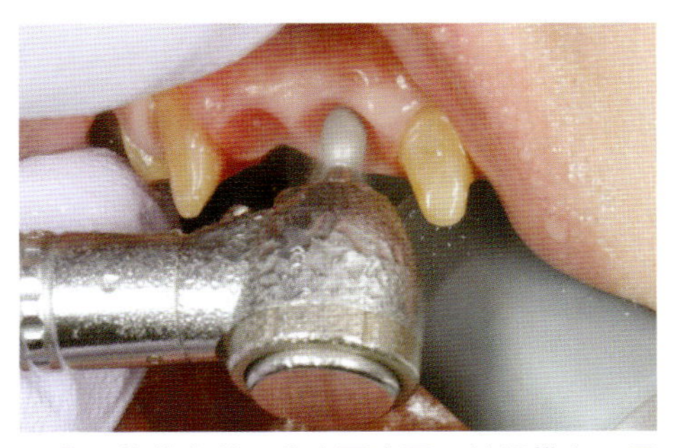

図㉒　装着直前に基底面直下の軟組織を一層除去する

入させると弱い付着が見られる可能性が指摘されており、フロスによる清掃を避けることもある(図22)[4)]。

【参考文献】

1）Vittorini Orgeas G, Clementini M, De Risi V, de Sanctis M: Surgical techniques for alveolar socket preservation: a systematic review. Int J Oral Maxillofac Implants, 28（4）: 1049-1061, 2013.

2）Orsini G, Murmura G, Artese L, Piattelli A, Piccirilli M, Caputi S: Tissue healing under provisional restorations with ovate pontics: a pilot human histological study. J Prosthet Dent, 96（4）: 252-257, 2006.

3）Otto Zuhr, Marc Hürzeler：拡大写真で見るペリオとインプラントのための審美形成外科. クインテッセンス出版, 東京, 651-653, 2014.

4）木林博之：審美修復における欠損部歯槽堤への対応を検証する　第１回：考慮すべき事項とポンティック. ザ・クインテッセンス, 32：2158-2173, 2013.

Question 6

「プロビジョナルレストレーションの形態を最終補綴に反映させる際のコツを教えてください」

Takafumi FUJITA　Yukiko HASHIDO　Masanori FUJISAWA
藤田崇史　橋戸由希子　藤澤政紀
明海大学歯学部　機能保存回復学講座　歯科補綴学分野

プロビジョナルレストレーションの目的

プロビジョナルレストレーションは、歯冠補綴装置の製作に際し、形成された支台歯を暫間的に被覆するクラウンやブリッジのことをいい、その目的は、診断や治療方針の確認、支台歯の保護、歯肉環境の改善、咬合の保持、審美性の回復など多岐にわたる[1]。

とくに審美領域においては、審美的および機能的な形態を最終補綴装置にトランスファーするための重要な指針となる。

ここでは日常臨床でのプロビジョナルレストレーションの有効な利用方法を紹介する。

プロビジョナルレストレーションの最終補綴装置へのトランスファー

1．プロビジョナル装着模型を利用したクロスマウントテクニック

前歯部審美補綴において、患者の要望を取り入れ、調整を加えて得られたプロビジョナルレストレーションの形態を歯科技工士に伝達するためには、プロビジョナルレストレーションを装着した状態のスタディーモデルを製作することが有用である。最終補綴装置を製作するにあたっては、形態的な面はもちろんのこと、発音やアンテリアガイダンスといった機能的な面の情報伝達手段としても役立つ。

まず初めに、プロビジョナルレストレーションを装着した模型を咬合器に装着する。側方運動のガイドに関与する補綴治療の場合は、半調節性咬合器を使用し、チェックバイト記録をもとに顆路調節を行う[2]。

次に、咬合器のインサイザルテーブル上に常温重合レジンを少量盛り、偏心運動させる。この操作によって、インサイザルピンがプロビジョナルレストレーションの舌面形態に沿った軌跡を描き、カスタムインサイザルテーブルが完成する。そして、プロビジョナルレストレーションが装着されたスタディーモデルを咬合器から外し、今度は作業用模型を咬合器に装着する。カスタムインサイザルテーブルにより得られた、患者固有のアンテリアガイダンスを参考にワックスアップをすることにより、プロビジョナルレストレーションの機能的な面を最終補綴装置にトランスファーすることができる（図１～４）。

また、近年のデジタルデンティストリーのめざましい進歩により、プロビジョナルレストレーションの形態を口腔内スキャナーで取り込み、作業用模型のデータとパソコン上で重ね合わせて最終補綴装置へ反映させるという方法もある。この場合、プロビジョナルブリッジのポンティック基底面形態を再現させることも可能となる。患者がポンティック基底面の舌感に不満を訴えた症例を図５～11に示す。

2．カスタムインプレッションコーピング[3]を用いたインプラント補綴

インプラント補綴において、プロビジョナルレ

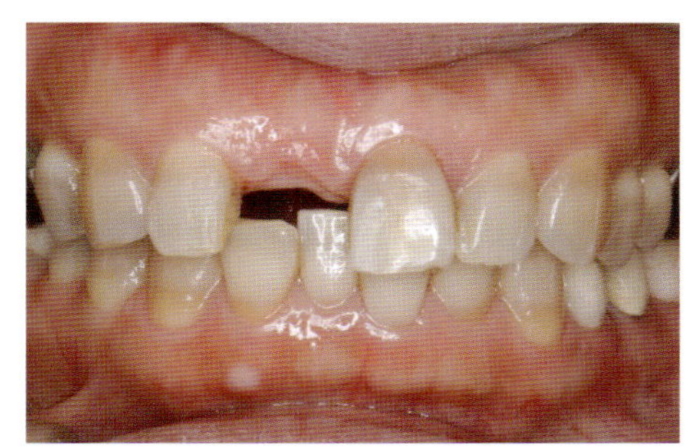

図❶　初診時の口腔内写真

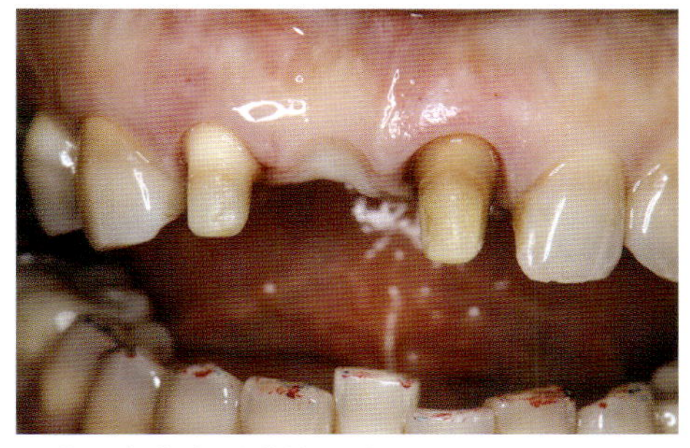

図❷　支台歯形成終了時

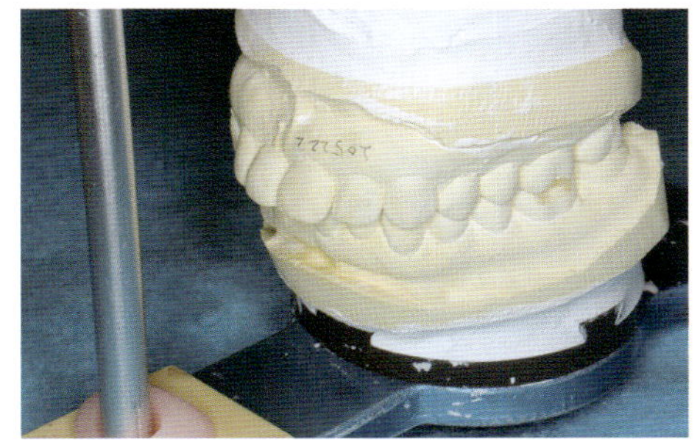

図❸　プロビジョナルレストレーションのガイドに沿って製作したカスタムインサイザルテーブル

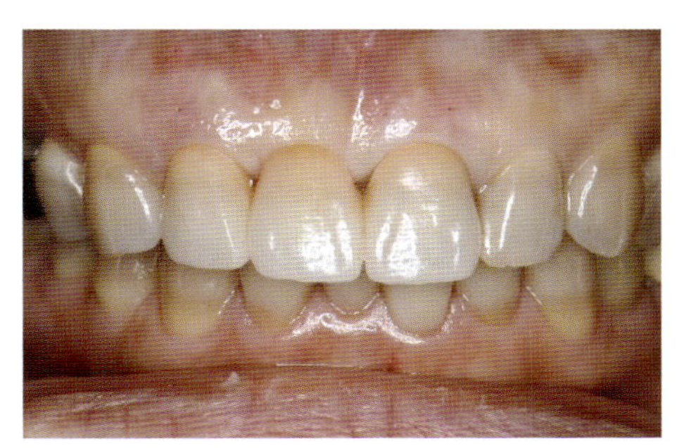

図❹　ポーセレンレイヤリングジルコニアブリッジによる最終補綴装置が装着された口腔内

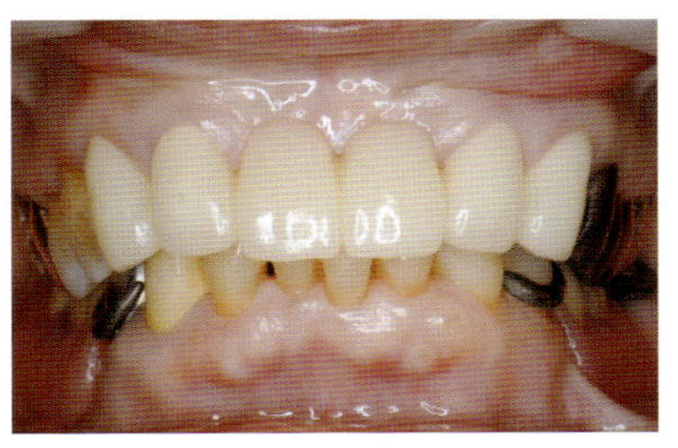

図❺　調整を終えたプロビジョナルレストレーション

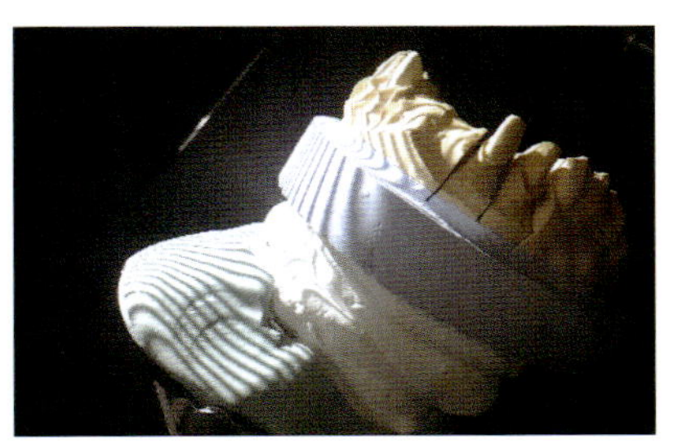

図❻　作業用模型の光学印象

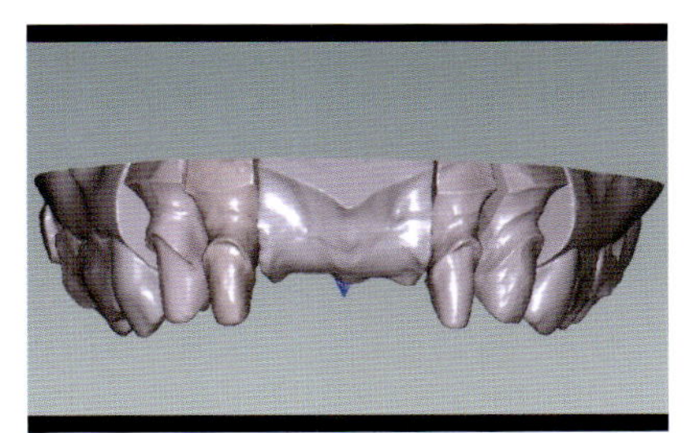

図❼　支台歯の STL データ

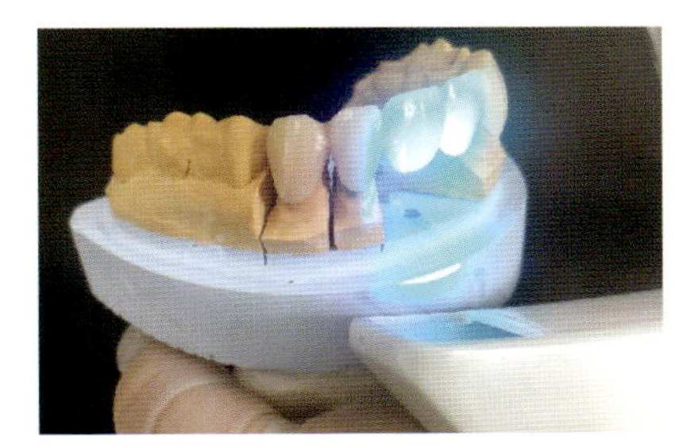

図❽　プロビジョナルレストレーションの光学印象

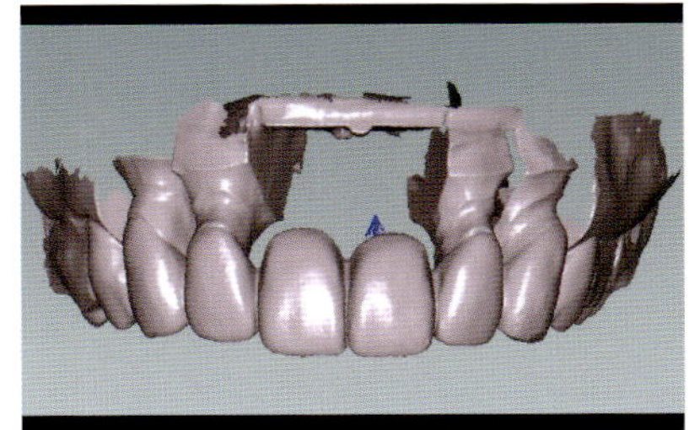

図❾　プロビジョナルレストレーションの STL データ

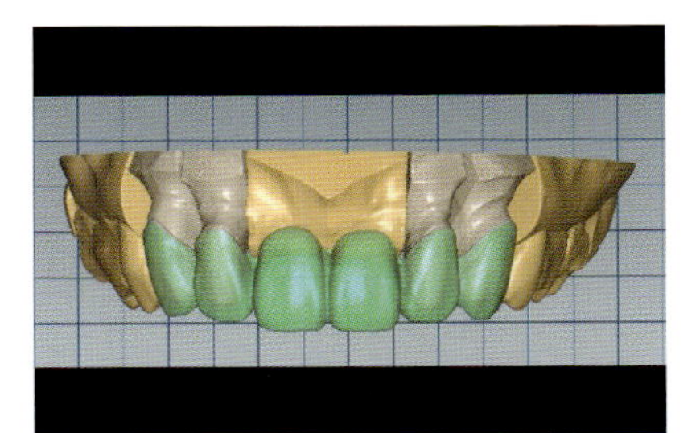

図❿　STL データの重ね合わせ

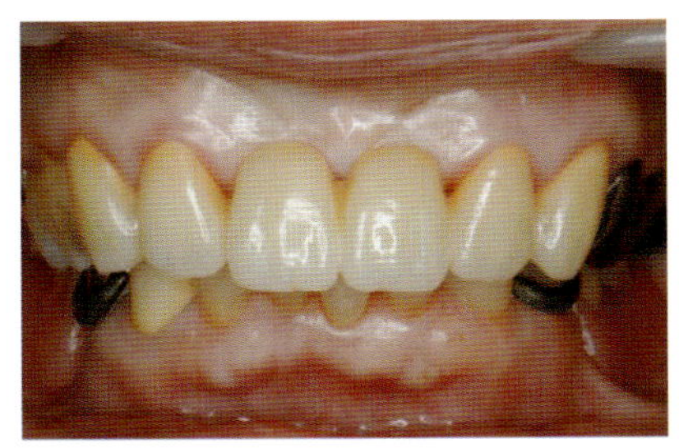

図⓫　マルチレイヤーモノリシックジルコニアブリッジを用いた最終補綴装置が装着された口腔内

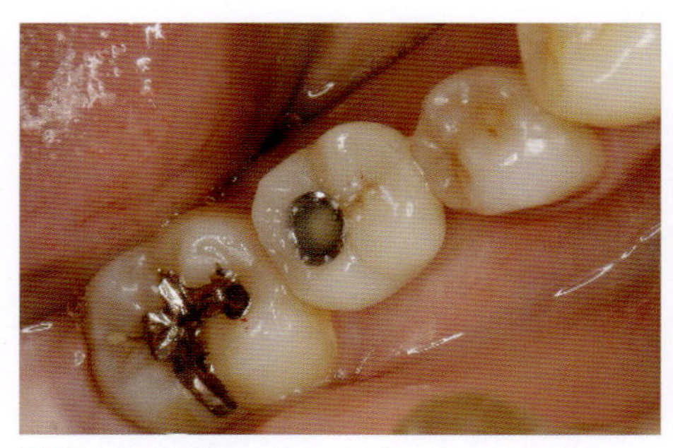

図⑫　調整後のプロビジョナルレストレーション

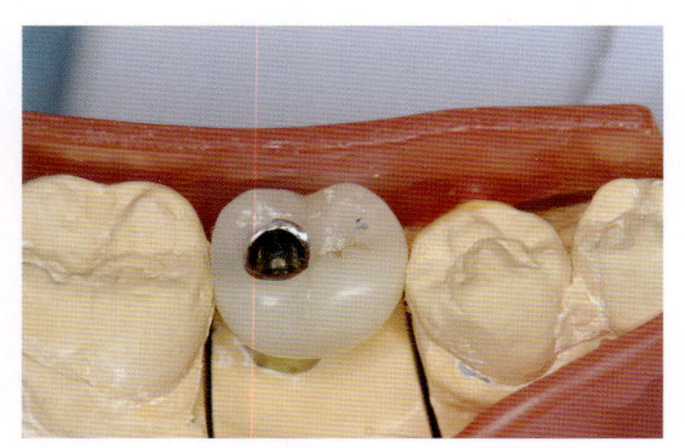

図⑬　プロビジョナルレストレーション製作時の作業用模型に装着

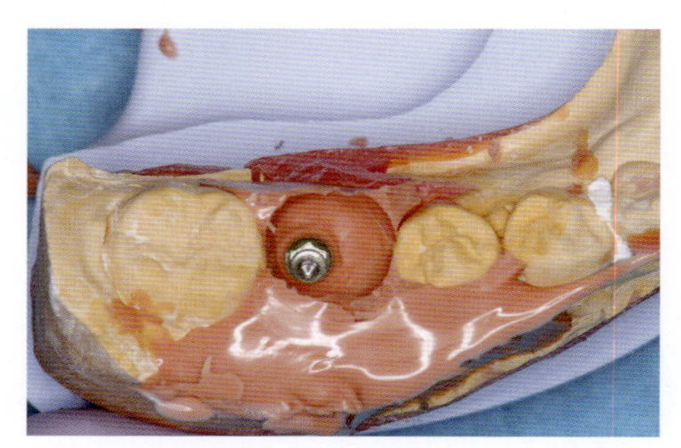

図⑭　サブジンジバルカントゥアの印記

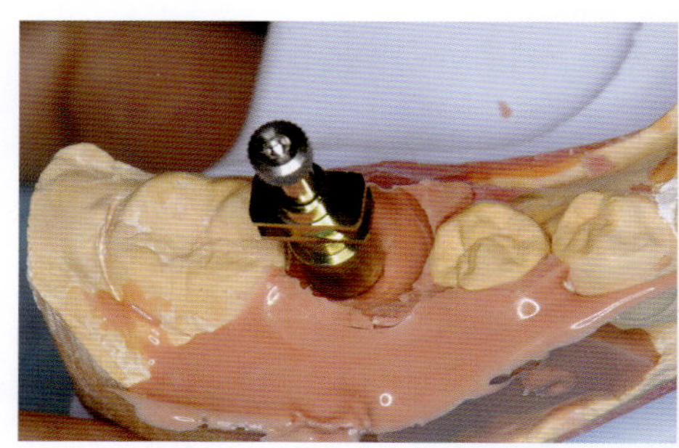

図⑮　インプレッションコーピングを装着し、間隙にパターンレジンを流し込む

ストレーションで得た形態、とくにサブジンジバルカントゥアの形態を最終補綴装置にトランスファーすることは、補綴装置のみならずインプラント周囲組織の長期安定に寄与すると考えられる。

そのためには、プロビジョナルレストレーションの形態をインプレッションコーピングにトランスファーし、印象採得をする必要がある。

まず、形態修正を終えたプロビジョナルレストレーションを、プロビジョナルレストレーション製作時の作業用模型に戻してスクリュー固定する（**図12、13**）。そのプロビジョナルレストレーションの周囲に、流れのよいシリコーン印象材を流し込み、プロビジョナルレストレーションの形態を記録する（**図14**）。

次に既製のインプレッションコーピングを模型に装着する。インプレッションコーピングとシリコーン印象材の間に、収縮の少ない常温重合レジン（パターンレジンなど）を流し込む（**図15**）。硬化後にインプレッションコーピングを撤去すると、プロビジョナルレストレーションのサブジン

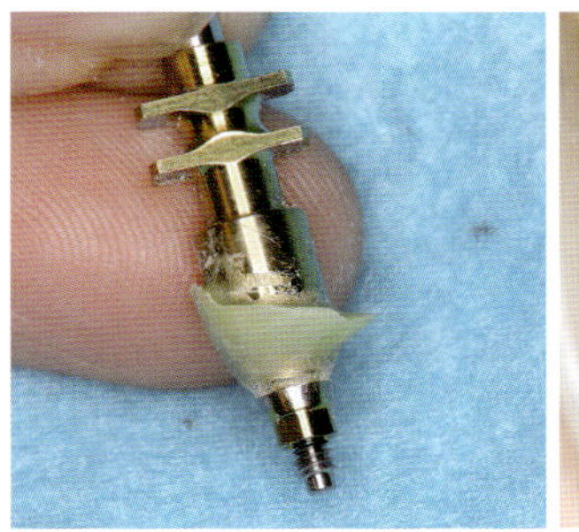

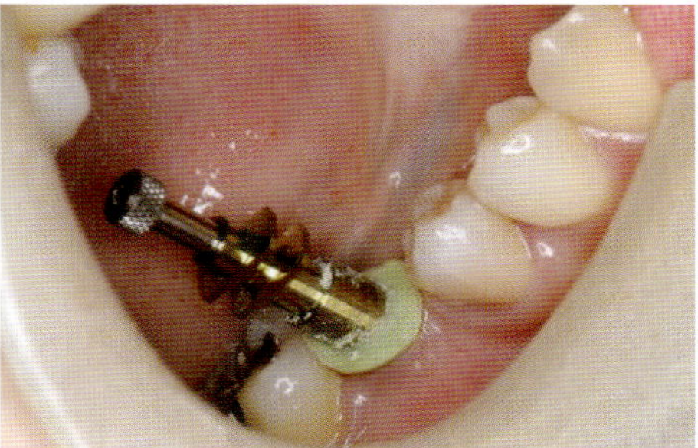

図⑯　カスタムインプレッションコーピング

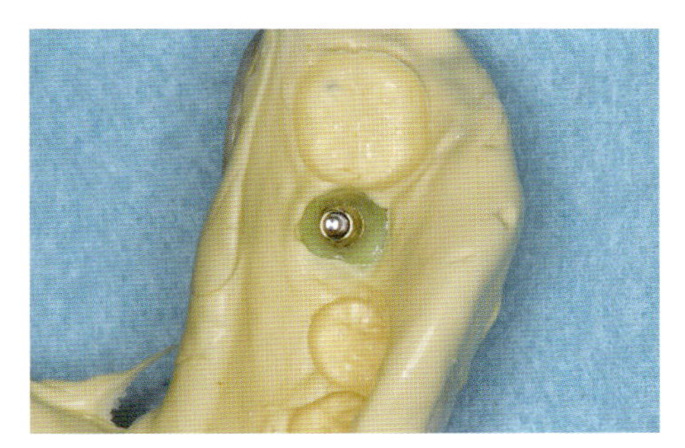

図⑰　印象採得

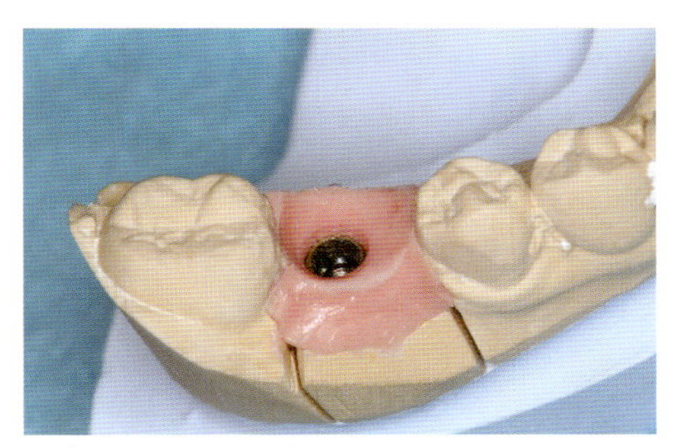

図⑱　完成した作業用模型

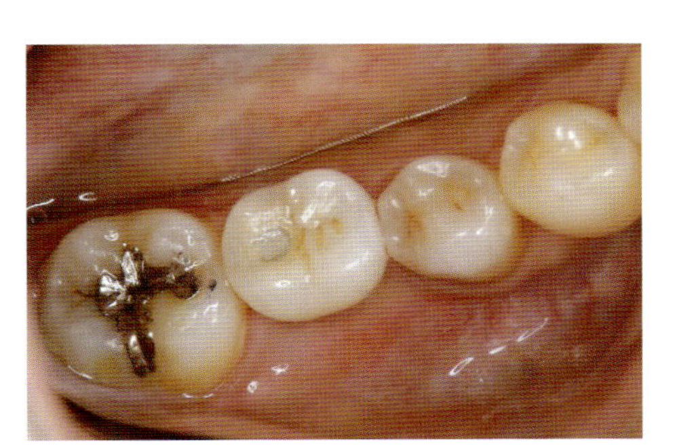

図⑲　モノリシックジルコニアクラウンを用いた最終補綴装置が装着された口腔内

ジバルカントゥアがトランスファーされたカスタムインプレッションコーピングが完成する（図16）。

このコーピングを用いて，印象採得を行うことで，プロビジョナルレストレーションの形態がトランスファーされた最終補綴装置のための作業用模型を製作することができる（図17～19）。

【参考文献】

1）Miura S, Fujisawa M, Komine F, Maseki T, Ogawa T, Takebe J, Nara Y : Importance of interim restorations in the molar region. J Oral Sci. 61: 195-199, 2019.

2）藤澤政紀：下顎位，咬合採得と咬合器装着．顎関節症治療のためのスプリントのつくり方・つかい方（鱒見進一，皆木省吾編），第1版，25-34，ヒョーロン・パブリッシャーズ，東京，2011.

3）Keeneth F. Hinds: Custom impression coping for an exact registration of the healed tissue in the esthetic implant restoration. Int J Periodontics Restorative Dent. 17: 585-591, 1997.

Question 7

「審美性に配慮した義歯の人工歯排列法を教えてください」

Shin-ichi MASUMI
鱒見進一
九州歯科大学　顎口腔欠損再構築学分野

一般的な人工前歯の選択基準

人工歯選択に際して、前歯は審美性を、臼歯は機能性を重視することは従来からいわれている。そこで、ここではとくに上顎人工前歯について述べる。

1．形態

Williams[1)]が提唱した顔面形態と中切歯の歯冠形態については現在も支持されており、モールドガイド（形態見本：**図1**）を参考に、顔型に合わせて、方形（Square：S）、尖形（Tapering：T）、卵円形（Ovoid：O）の形態をした人工歯が選択される。適切な形態がない場合には、適宜削除整形する。

2．大きさ

咬合堤前面に印記した鼻翼幅線間距離を上顎6前歯の幅径の基準として選択する。また、上唇線および下唇線を上下6前歯の長径の基準として選択する。顔面計測法を利用する場合もあり、左右頬骨間の最大幅径の1/16が上顎中切歯の幅径とするものや、Tooth indicator のように人工歯選択専用の顔面計測器もある（**図2**）。

3．色調

年齢、性別、皮膚、口唇、眼、毛髪などの色調を考慮してシェードガイド（色調見本：**図3**）を参考に選択する。シェードガイドを使用する際の注意点としては、水に湿らせて自然光のもとで使用すること、患者に試適して観察するときはある程度離れて見ることなどが挙げられる。適切な色調がない場合には、近似した色調のうち、女性では少し淡いもの、男性では少し濃いものを選択する。

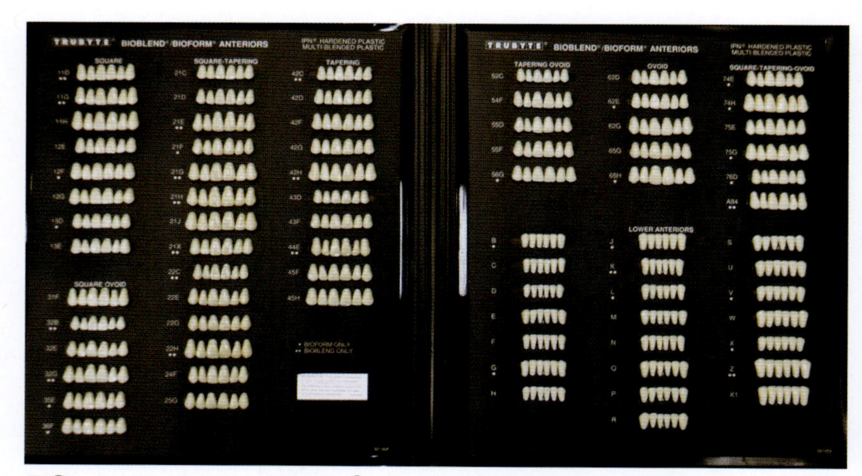

図❶　モールドガイド（Trubyte®、Bioblend®、Bioform® anterior mould guide ／ Dentsply）

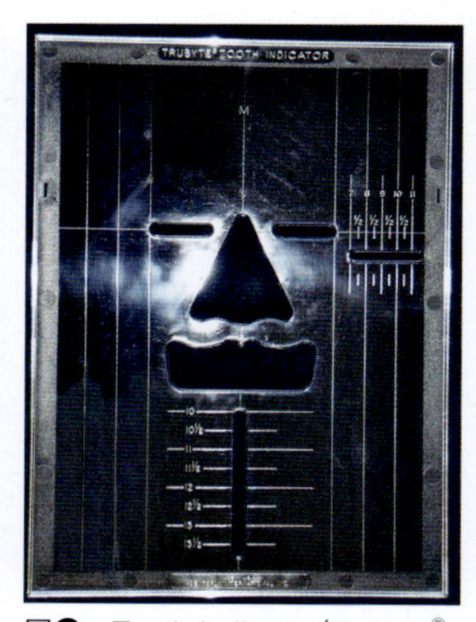

図❷　Tooth indicator（Trubyte®、Tooth indicator ／ Dentsply）

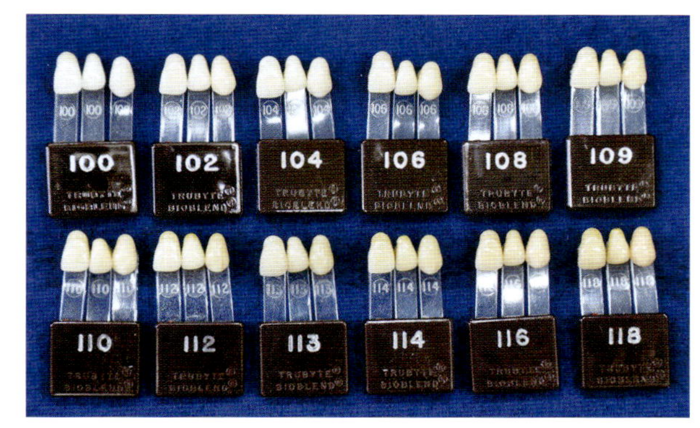

図❸　シェードガイド（Blend Selector for Trubyte®、Bioblend®、IPN® ／ Dentsply）

図❹　女性は丸みを帯びたもの、男性は角張ったものを選択する（参考文献[3]より引用改変）

Dentogenicsを考慮した人工歯選択

Dentogenicsとは、Photogenic（写真写りのよい）から由来した語で、有床義歯装着者に対して、その人のCharm（魅力）、Character（人格、気質）、Dignity（気品）、表情ある笑みをしたときの美しさなどを表すようなEsthetic goal（審美的目標）を達成するために、義歯製作に用いられるArt（芸術）、Practice（実技）、Technique（術式）などを意味する[2]。臨床的には、天然歯および歯肉に存在するVital Factor（Sex, Personality, Age：SPA Factor）を義歯に取り入れることである。

1．Sex Factor

女性は丸みを帯びて凹凸の少ないもの、男性は角張って凹凸があるものを選択する（**図4**）[3]。

2．Personality Factor

Frush[4]は、個性や性格について、D type（Delicate：女性的で繊細な人）、M type（Medium：中間的な人）、V type（Vigorous：男性的で強壮な人）の3タイプに分類し、D typeは尖形、M typeは卵円形または方形の中間形、V typeは方形を選択するとしている。また、色調についてはD、M、Vとなるにつれて濃いものを選択することを提唱している。

3．Age Factor

若年者は淡い色調で透明度が高いものを、高齢者は濃い色調で透明度が低いものを選択する。また、女性は男性と比較して淡い色調で透明度が高いものを選択する[5]。

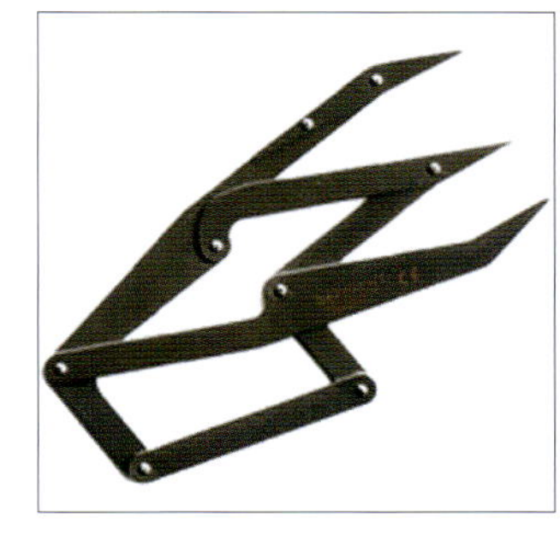

図❺　黄金分割比率測定器（ゴールデン・ルーラー／東京歯科産業）。自動的に黄金分割比率（1：1.618）を測定できる

対称性の美と個性美

学生時代の人工歯排列実習では、左右の同名歯を対象に排列することを学んだ。確かに対称的に排列された人工歯を見ると美しいと感じる。また、万人が見て美しいと感じる黄金比（1：1.618）を用いた排列では、さらに美しいと感じる（**図5**）。したがって、対称性の排列のスキルアップは歯科医師にとってそれなりに重要であると考える。

しかしながら、すべての顔のパーツが対称である人は少なく、そこにその個人独特の個性が生まれることにより、特有の個人に対して引きつけられるいわゆる魅力を感じるものである。人工歯排列も同様であり、均一化された対称性の人工歯排列よりもある程度の非対称性を組み込んだり、上述のSPA Factorを考慮することにより、個性美のある、より自然な口元を造ることが可能となる。

上顎前歯と審美的排列[6]

1．中切歯と審美

両中切歯の接する位置は必ずしも顔面正中線と一致させる必要はないが、中切歯唇面の中心線は

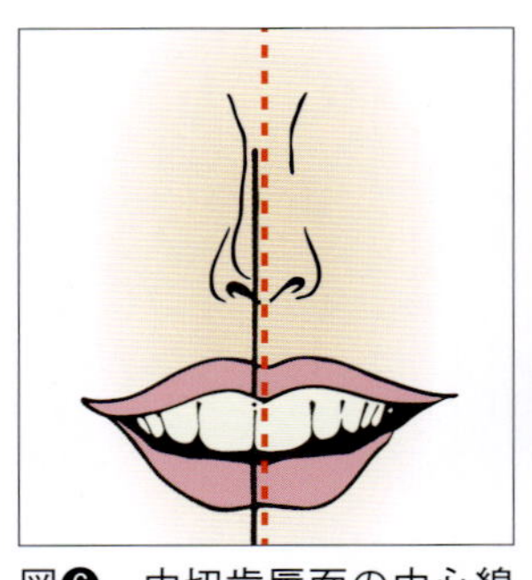

図❻　中切歯唇面の中心線は顔面正中線と平行でなければならない（参考文献[6]より引用改変）

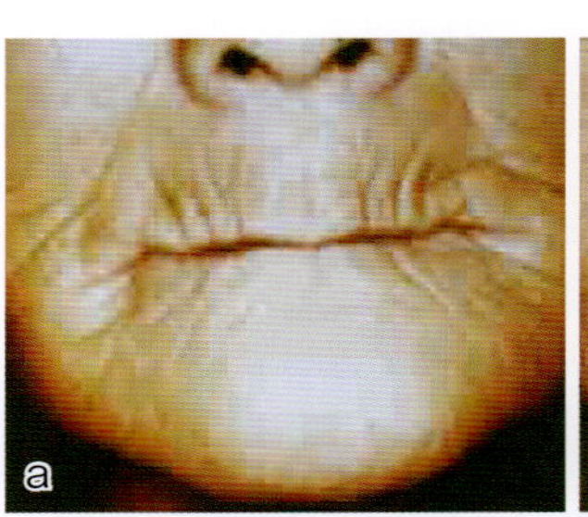

図❼　a：義歯未装着時、b：適切なリップサポートのある義歯装着時

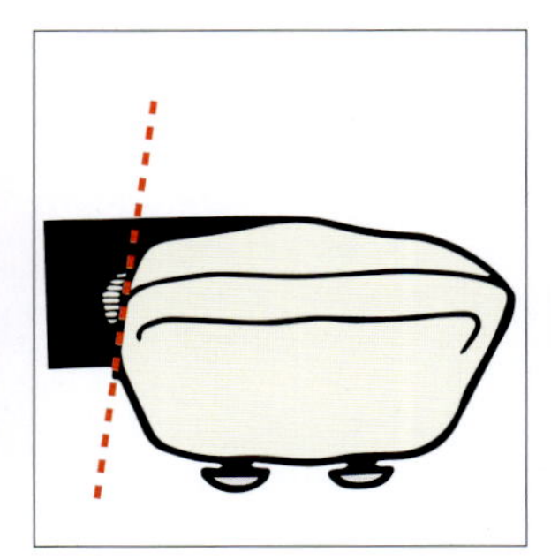

図❽　Depth grinding（参考文献[6]より引用改変）

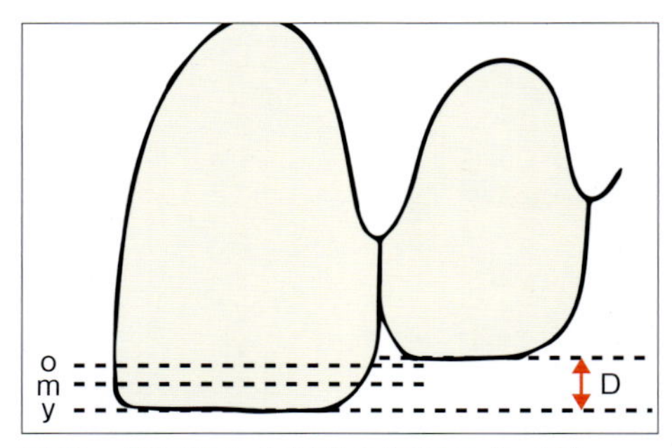

図❾　側切歯と中切歯の切縁の差（D）。y：young、m：middle、o：old（参考文献[6]より引用改変）

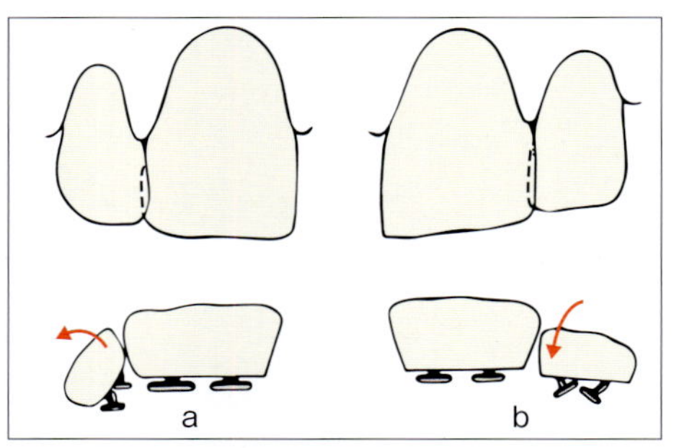

図❿　側切歯の内転・外転。a：女性的、b：男性的（参考文献[6]より引用改変）

顔面正中線と平行でなければならない（**図6**）[6]。また、中切歯はリップサポートに最も有効であることから、口唇を支持するように歯槽頂よりも前方に排列するとともに、口唇周囲の膨らみ加減を調整しながら位置を決定し、顔面の審美性を回復する（**図7**）。

咬合面観では、両中切歯は通常直線型であるが、遠心面を外転することにより活動的で強壮な状態を造ることができる[6]。また、中切歯に立体的な自然観を付与するために、近心隅角部を削合するいわゆるDepth grindingを行って両中切歯隣接面間に深さを作り、自然観を再現する（**図8**）[6]。

2．側切歯と審美

側切歯の切縁の位置は中切歯の切縁の位置よりも上方に位置しているが、この差は若年者は大きく、高齢者は小さくなるとされていることから、年齢に応じて適宜排列する（**図9**）[6]。咬合面観では、近心面を外転して中切歯の遠心面と一致させることにより、女性らしさを造ることができ、逆に近心面を内転することにより、男性的審美観を造ることができる（**図10**）[6]。

3．犬歯と審美

犬歯は前歯群と臼歯群との要となるものであり、この排列によって審美に与える影響は極めて大きい。基本的には、犬歯排列の三原則、すなわち「近心面が見えること」、「歯頸部が尖頂より外側に出て見えること」、「唇面の中心線が咬合平面に垂直であること」を遵守することが重要である。

4．上顎前歯列の審美

1）切縁鼓形空隙（Occlusal embrasure）

天然歯の歯間に認められる切縁鼓形空隙は、自然観を出すためには欠かせない。この空隙は両中切歯間で最も小さく、次いで中切歯と側切歯間、最も大きいのが側切歯と犬歯間である。また、年齢的には若年者は大きく高齢者は多少小さくなることから、6前歯排列後に適宜削合調整を行って

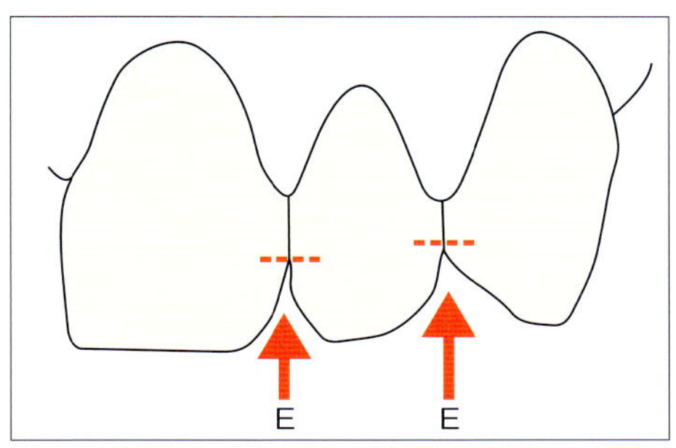

図⓫　切縁鼓形空隙の調整。E：鼓形空隙（参考文献[6]より引用改変）

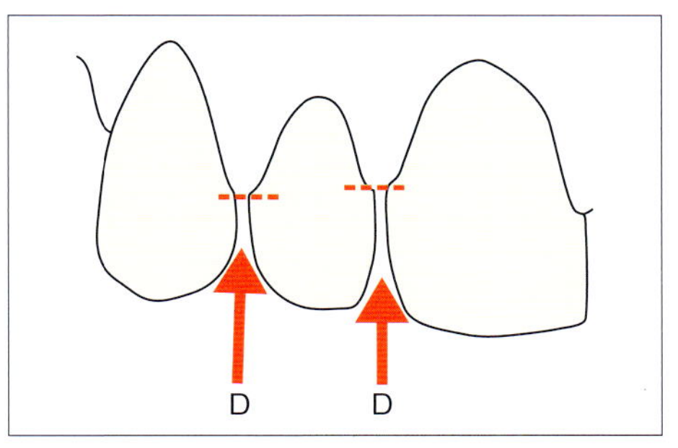

図⓬　歯間離開の付与。D：歯間離開部（参考文献[6]より引用改変）

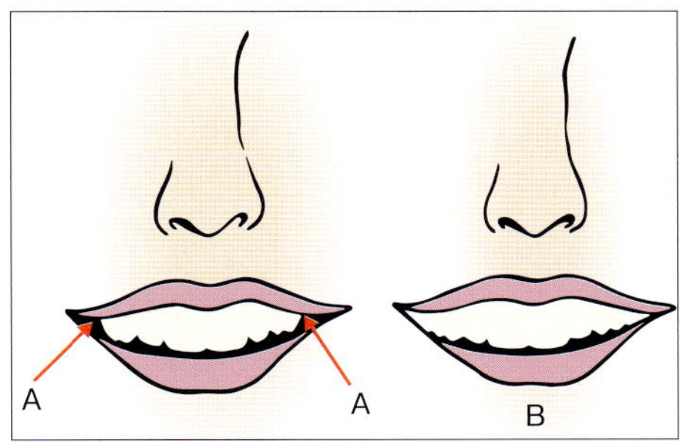

図⓭　頬側回廊。A：回廊があり自然観がある、B:立体感がなくなり自然観も薄れる（参考文献[6]より引用改変）

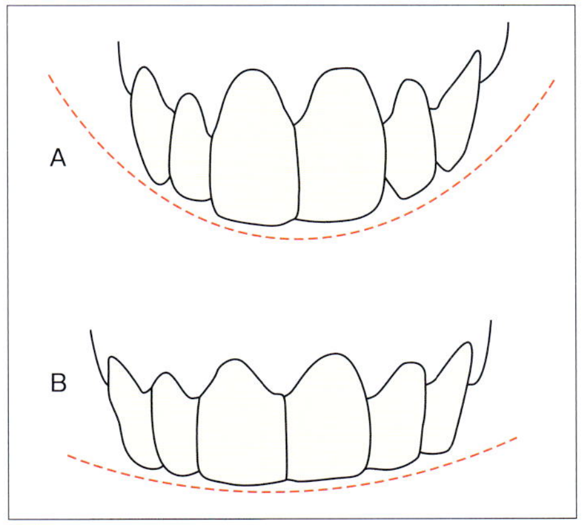

図⓮　微笑線。A：若年者、B：高齢者（参考文献[6]より引用改変）

修正する（**図11**）[6]。

2）歯冠離開（Diasthema）

歯冠離開はすべての人に適切とはいえないが、適切に付与することにより自然観を出すことができる（**図12**）[6]。

3）頬側回廊（Buccal corridor）

頬側回廊は、微笑したときに上顎犬歯と口角部との間に見られる隙間である。頬側回廊が見られない人工歯排列では、微笑した際に人工歯が見えすぎていわゆるmolar to molar smileとなり、立体感がなくなり自然観も薄れる。試適の際に会話中に微笑させて診査することを推奨する（**図13**）[6]。

4）微笑線（Smiling line）

微笑線は、微笑したときに下唇上縁が形成する曲線であり、微笑した際に上顎6前歯の切縁の位置がこの線に一致していると美しい口元になる（**図14**）[6]。

5）笑線（Smile line）

咬合状態で笑ったときに上唇を最大に挙上した位置（上唇線）と下唇を最大に下制した位置（下唇線）を示すものであり、人工前歯の長径の基準となるが、これを遵守することにより笑った際に人工歯列の歯間乳頭が見える程度となり、自然観が造られる。

【参考文献】

1）Williams JL: A new classification of human tooth forms with specials reference to a new system of artificial teeth. Dent Cosmos, 56: 627-628, 1914.
2）Frush J, Fisher RD: Introduction to dentogenic restorations. J Prosthet Dent, 5: 586-595, 1955.
3）Frush J, Fisher RD: How dentogenic restorations interpret the sex factor. J Prosthet Dent, 6: 160-172, 1956.
4）Frush J, Fisher RD: How dentogenics interpret the personality factor. J Prosthet Dent, 6: 441-449, 1956.
5）Frush J, Fisher RD: The age factor in dentogenics. J Prosthet Dent, 7: 5-13, 1957.
6）Frush J, Fisher RD: The dynesthetic interpretation of the dentogenic concept. J Prosthet Dent, 8: 558-581, 1958.

Question 8

「ノンメタルクラスプデンチャーの適応症例を教えてください」

Masaru YATABE
谷田部 優
東京都・千駄木あおば歯科

ノンメタルクラスプデンチャー（以下、NMCD）は、義歯の維持部を義歯床用の樹脂を用いて製作したパーシャルデンチャーの総称[1]であるが、通常のクラスプデンチャーとほぼ同様の設計で審美的に満足度の高い義歯を製作することができるため、近年、需要が高まっている。ただし、樹脂の剛性が低く、クラスプが歯頸部の歯肉を覆うため、適応を間違えると、痛い、腫れた、緩くなった、壊れたなど装着後のさまざまなトラブルに悩むことにもなりかねない。

パーシャルデンチャーを設計する際は、動きにくく、壊れにくく、歯周組織に為害作用を及ぼさないように設計することを基本として、そのうえで、違和感や異物感、審美性に配慮した設計を行うべきである[2]。NMCD用の樹脂は、従来のPMMA樹脂と比べて弾性率や強度が低く、義歯の基本的な設計要件を満たすためには変形に対する配慮がより必要になる（**図1**）。

患者の審美的な満足度を上げることはもちろんであるが、機能の向上と残存歯や顎堤の保全に目を向けて症例を考えたときに、事前の検査でNMCDの適応か否かを判断することは非常に大切である。

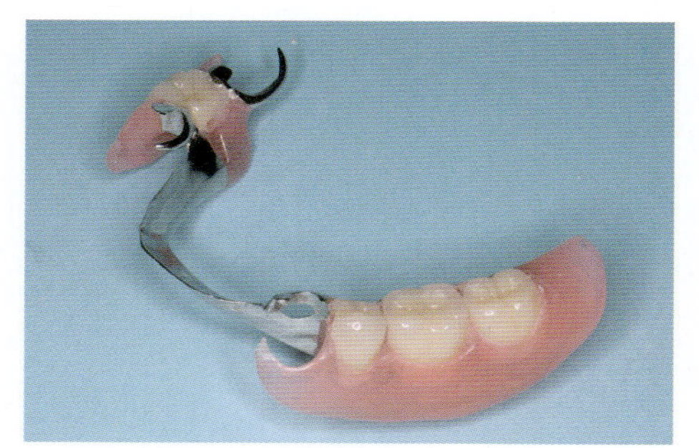

図❶　NMCDは、義歯の基本設計を理解したうえで製作する

なぜ、NMCDが必要なのか

適応を考える前に、なぜNMCDが必要なのかを確認してみたい。メタルのクラウンが入っているところにレジンクラスプを設定するメリットはほとんどない。一般的にNMCDを必要とする症例は、審美領域にメタルのクラスプが走行することが受け入れられない場合や金属アレルギーでメタルが使えない場合、暫間的な使用を目的としている場合などが考えられる（**図2**）。

1．メタルのクラスプが目立って気になる

従来であれば、パーシャルデンチャーにおいてクラスプが見えるのは当然とされていたが、高齢者の社会活動が活発になったなか、近年はパーシャルデンチャーにも審美的な配慮が求められている。一般的に、エーカースクラスプよりも歯肉側からクラスプが立ち上がるIバークラスプは審美的な満足度は高いが、上顎義歯の場合、歯肉にメタルが走行することによってかえって目立ってしまう場合もある（**図3**）。

その点、レジンクラスプは義歯を装着している

1．メタルのクラスプが目立って気になる
2．金属アレルギーで歯科用合金が使えない
3．暫間的に使用したい

図❷　NMCDを製作する前に、なぜ必要なのかを考える

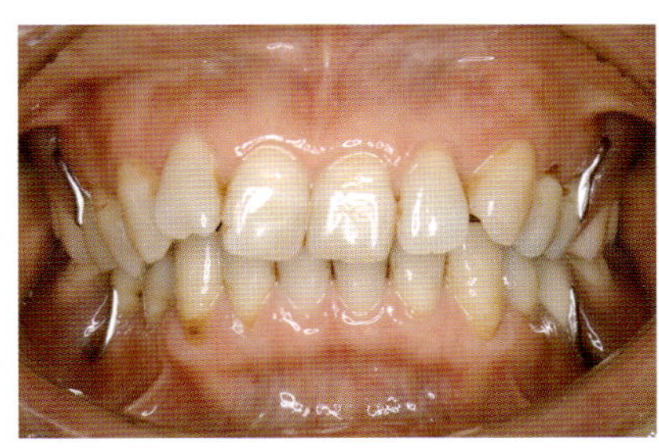
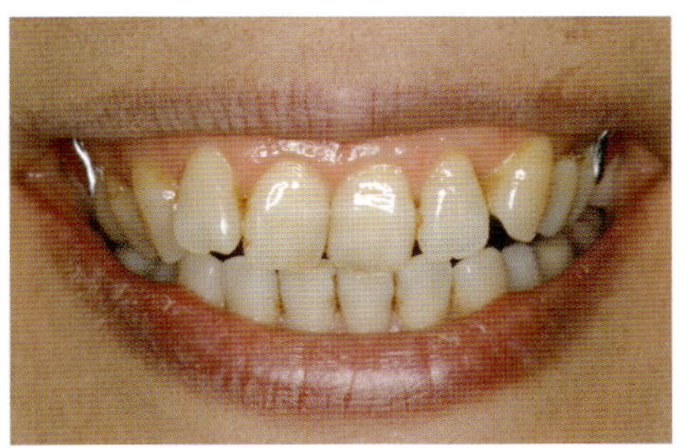

図❸　Ｉバークラスプでも、上顎の場合は口角が上がると目立つことがある

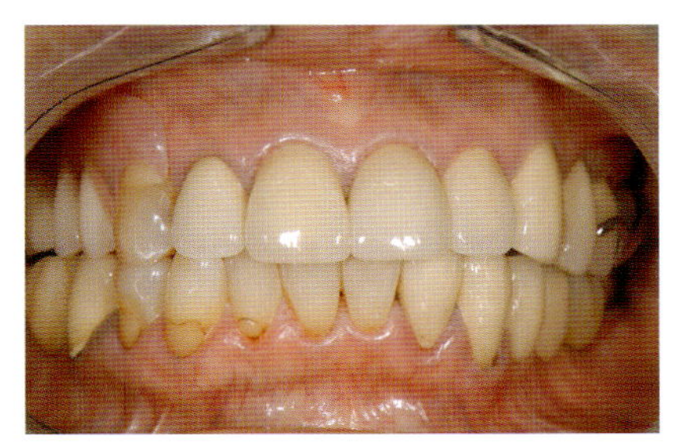

図❹　NMCD は義歯を装着していると気づかれにくい（3|部）

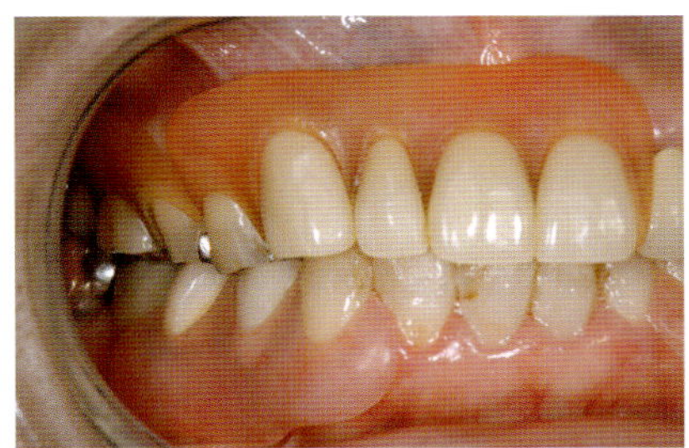
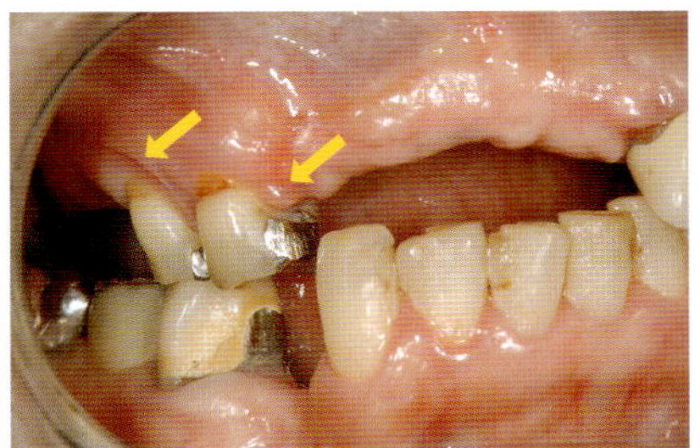

図❺　メタルフリーのNMCDは、歯頸部歯肉の圧迫や炎症を起こすリスクが高い

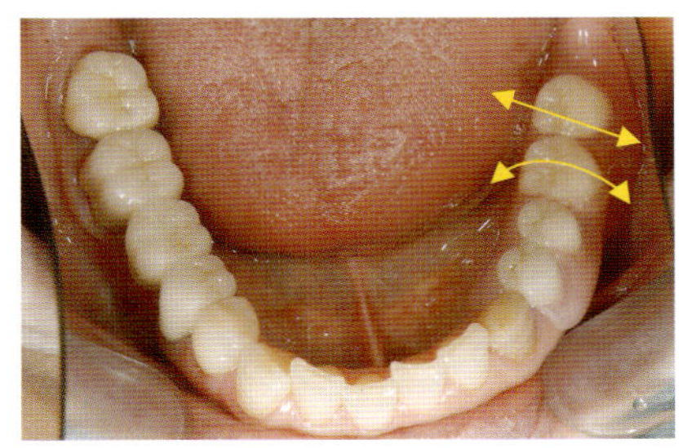

図❻　メタルフリーの遊離端義歯では、少なくとも支台歯の連結は必要

と気づかれにくく、審美的なコンプレックスを軽減できる（図４）。審美的に配慮された義歯としてコーヌステレスコープやミリングデンチャーなどがあるが、これらは歯の切削量が多く、修理も困難になる点を考えると、NMCD は通常の義歯とほぼ同様の設計が可能であり、メリットは大きい。

2．金属アレルギーで歯科用合金が使えない

パーシャルデンチャーの場合、剛性の必要なレストや維持装置、連結子は基本的に金属で製作される。しかし、金属アレルギーですべての歯科用金属に陽性反応がある場合は、メタルフリーのNMCD は一つの選択肢になる。

ただし、メタルフリーの場合、維持力は得られるが義歯の沈下への抵抗は不十分であり、次第に義歯の沈下が起こり、歯頸部歯肉や顎堤部の圧迫や炎症、残存歯と義歯の位置関係に変化が起こることが懸念される（図５）。

また、メタルフリーの遊離端欠損では、義歯床は側方に回転しやすく、欠損に近い支台歯が揺すられ、歯の動揺や歯槽骨の吸収を起こしやすい。したがって、メタルフリーの義歯を装着せざるを得ない場合は、少なくとも支台歯は連結したほうがよい（図６）。それでも歯の動揺や顎堤が吸収するリスクはあるため、金属アレルギーでメタルフリーの NMCD を装着する場合は、リスクとベネフィットを十分説明したうえで、適応可能かどうかを診断し、定期的なメインテナンスが必須である。

3．暫間的に使用したい

暫間的な使用例としては、たとえばインプラントを前提とした限定的な期間の使用が考えられる。また、日常生活の義歯とは別に、友人との集まりやコーラス、プレゼンテーションなど、発音や見た目を重視する場での一時的な使用がある（図７）。その他、患者個々の事情に配慮したうえでの一時的な使用においては、必要性を理解することも大切である。

洋服を着替えるように、義歯も適材適所での使用を考えれば、食べる楽しみと会話を楽しむことを分けて、患者のニーズに合わせた義歯の選択は、これからのあり方かもしれない。

NMCD の適応

NMCD が必要であると考えられたら、それが可能であるかを検査しなければならない。義歯の

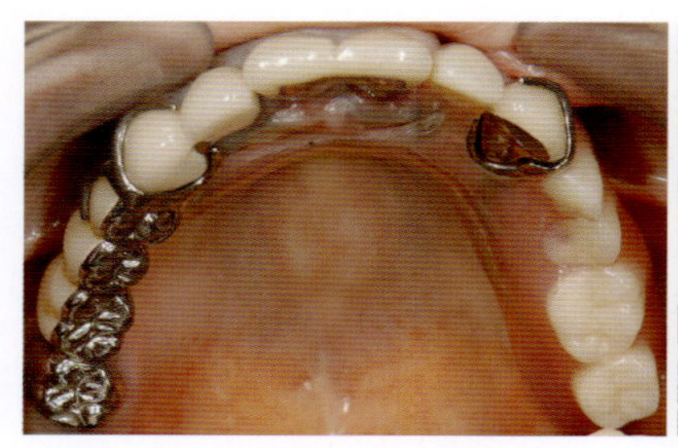

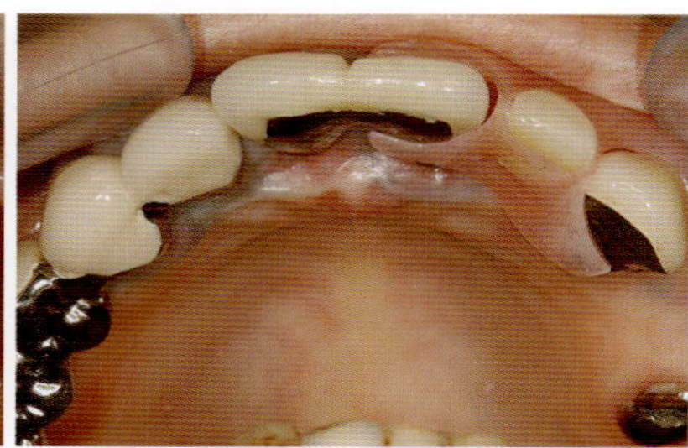

図❼　左：日常的に使用しているレジン床義歯、右：コーラスの際に使用している義歯

□　すれ違い咬合である
□　片側2、3歯しか残っていない
□　歯冠最大豊隆部がほぼ歯頸部よりである
□　歯冠長が3〜4㎜程度しかない
□　歯頸部直下に大きな歯槽骨のアンダーカットがある
□　非可動粘膜の幅が7㎜以上ない
□　プラークコントロールが不十分である

図❽　NMCDの適応症例かどうかを考える際に注意しなければならない点。一つでも当てはまる場合、慎重な判断が求められる

スペースがない症例や歯冠の高さや豊隆が不十分な症例などにおいて、事前に歯冠修復や咬合再構成が必要になるのは、パーシャルデンチャー全般にいえることである。ここでは、とくにNMCDの適応症例かどうかを考える際に注意しなければならない点について挙げる（**図8**）。

1．欠損様式と咬合接触関係に注意する

いくつかの研究によると、欠損様式と咬合接触関係はNMCDの術後経過と関係している[3, 4]。とくに、欠損様式でいえばケネディー分類のⅠ級、すなわち両側性遊離端欠損や咬合接触関係でいえばアイヒナー分類のC分類、すなわち対合接触のない咬合関係の術後経過はあまりよくない。これらの欠損形態は、通常のクラスプデンチャーであっても義歯の動きを抑えることが難しいため、症例を選択する際にはとくに欠損の分布と対合関係に注意して適応か否かを判断する。

咬合平面が大きく乱れた歯列や臼歯の咬合支持がない症例などは、通常のパーシャルデンチャー以上にクラスプが破損するリスクは高い。片側のみに数歯しか残存していない症例は、すれ違い咬合であることも多く、欠損側の沈下が大きく、残存歯頬側のレジンクラスプには過剰な負荷がかかるため、クラスプの緩みや破折が起こりやすい。

2．歯の形態に注意する

メタルクラスプの維持力はクラスプ先端のアンダーカット量で決まるが、レジンクラスプの維持力は歯面に接しているアンダーカット領域に依存しており、最大維持力はクラスプ肩部に近い部分で発生する。したがって、支台歯にアンダーカットが少ない症例はそのままでは適応とはならない。同様に歯冠の高さが不十分な症例も維持と把持が得にくく、適応とはなりにくい。

3．歯頸部直下の歯肉や歯槽骨の状態に注意する

レジンクラスプの幅は一般的に肩部でほぼ10㎜程度、クラスプ先端近くで5〜6㎜である。審美的な観点から歯冠の歯頸側寄りほぼ2〜3㎜程度を覆うとすると少なくとも非可動粘膜は、肩部で7㎜以上は必要である（**図9**）。石膏模型は小帯の位置はわかるかもしれないが、歯肉―歯槽粘膜境(MGJ)の位置は歯科技工士に伝わりにくいため、技工指示の際は模型上にも設計線を記入する。

また、歯頸部直下の歯槽骨のアンダーカットが大きい場合も結果的にレジンクラスプが歯冠を覆う量が増えてしまうため、審美性を損なうことになる。レジンクラスプは着脱時にある程度のアンダーカットを乗り越えることはできるが、アンダーカットが大きい場合はスタディーモデル上で経験のある歯科技工士に相談することをお勧めする。その際、歯科医師は口腔内で確認したうえで、適切なクラスプのラインを模型上に記入し、歯科技工士と相談するとよい（**図10**）。

4．口腔衛生状態に注意する

う蝕であれ、歯周疾患であれ、欠損に至ったということは、パーシャルデンチャーの支台歯にも何らかの問題を抱えていることになる。したがっ

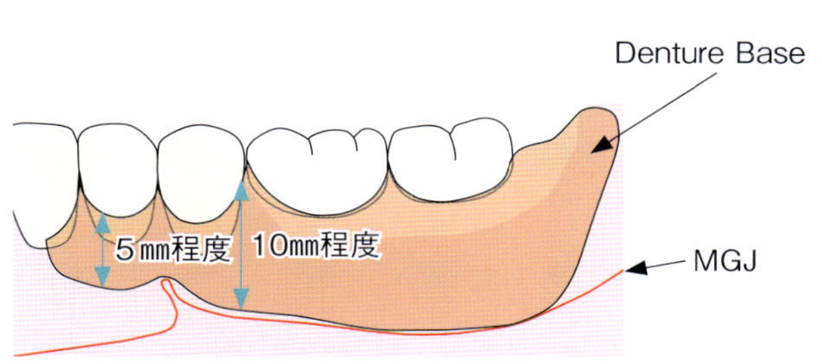

図❾　歯肉―歯槽粘膜境（MGJ）の位置によってはレジンクラスプが設定できない

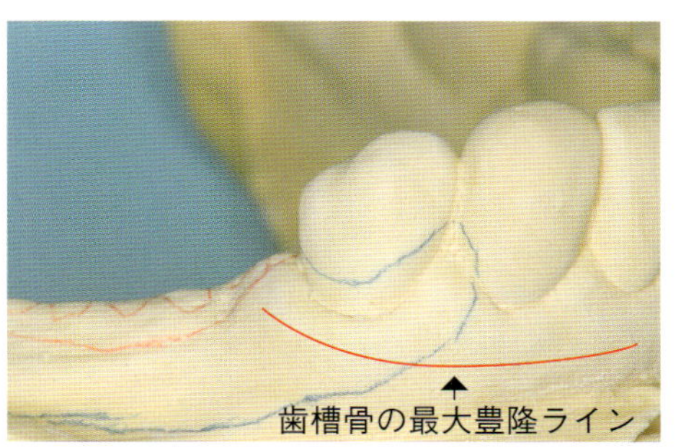

図❿　歯槽骨のアンダーカットが大きい場合は、研究用模型を用いて歯科技工士と確認する

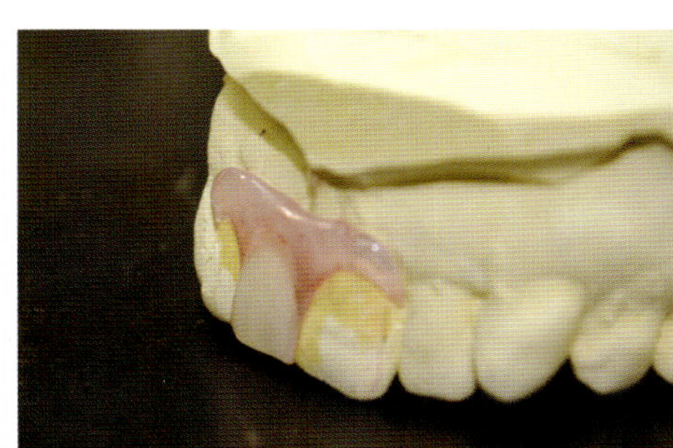
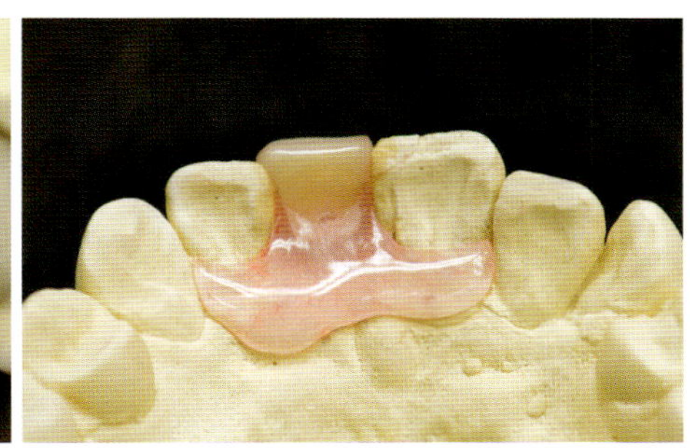

図⓫　NMCD は、義歯に大きな負荷がかからない症例に限ったほうがよい

て、すべてのパーシャルデンチャー装着者についていえることではあるが、口腔内の清掃状態が良好であることが前提である。とくに NMCD は歯頸部歯肉をレジンクラスプが覆うため、セルフケアができていなければ、原則として義歯の製作に取り掛かるべきではない。

NMCD の適応

NMCD の利点として、義歯が薄くなり、違和感や異物感が少ない点が挙げられる。しかし、軟らかいレジンでは義歯の動きを抑えることができないため、必要とされる症例は限られる。先にも触れたが、メタルフリーの NMCD は金属アレルギー症例や暫間義歯では十分なリスク管理のうえで選択されることもある。特殊な症例でない場合、どのような症例であればメタルフリーの NMCD が可能であろうか。

臨床をみると、比較的大きな欠損であっても長期間問題なく機能している症例もないとはいえない。しかし、このような症例は対合が総義歯であったり、咬合力が弱かったり、顎堤が良好であったりと義歯への負担が大きくないことが考えられる。対合接触関係にもよるが、ロングスパンの義歯の場合、顎堤の状態に依存することが多く、むしろショートスパンの義歯よりも支台歯への負担という点ではリスクが小さいかもしれない。しかし、メタルフリーの義歯を製作するのであれば、リスクに十分配慮したうえで、前歯の少数歯欠損のように義歯に機能的な負荷がかかりにくい症例に留めるべきであると考える（**図11**）。

【参考文献】

1）笛木賢治，大久保力廣，谷田部 優，他：熱可塑性樹脂を用いた部分床義歯（ノンメタルクラスプデンチャー）の臨床応用．日補綴会誌，5：387-408, 2013.
2）谷田部 優：ノンメタルクラスプデンチャー．クインテッセンス出版，東京，2015：34-74.
3）新保秀仁，羅 広輝，石川朱見，河野健太郎，櫻井敏次，仲田豊生，他：ノンメタルクラスプデンチャー6年間の予後調査．日補会誌，6・123回特別号：157，2014.
4）長原隆紀，都築 尊，長谷英明，小松智美，池浦政裕，勝俣辰也，他：ノンメタルクラスプデンチャー装着患者のトラブル発生率に関する後ろ向き調査．日補綴会誌，8・125回特別号：197, 2016.

Question 9

「モノリシックレストレーションとレイヤリングレストレーションはどのように使い分ければよいでしょうか？」

Futoshi KOMINE
小峰 太
日本大学歯学部　歯科補綴学第Ⅲ講座

モノリシック、レイヤリングとは

モノリシック（monolithic）とは、“一枚岩でできた”、“巨大な”、“頑丈な” などの意味を示す形容詞である。つまり、モノリシックレストレーションとは、単一の材料で製作された補綴装置を示す。

一方、レイヤリング（layering）は “層状である” という意味である。つまり、レイヤリングレストレーションは、２つ以上の層（材料）からなる補綴装置のことである。一般的には、フレーム材料の上に前装材料を築盛することを示す。それぞれの補綴装置の構造を**図１**に示す。

モノリシックレストレーションとレイヤリングレストレーションの特徴

モノリシックレストレーションとレイヤリングレストレーションの比較を**表１**に示す。モノリシックレストレーションの最大の特徴は、前装陶材を使用しないため、セラミックスの微小破折（チッピング）の発生を抑制できる点であり、欧米を中心に臨床応用が進んでいる。とくに、これまでの臨床研究から、ジルコニア補綴装置においては前装陶材のチッピングの発生が数多く報告されているが[1]、その偶発症を防止することが可能である。一方で、IPS e.max（Ivoclar Vivadent）のモノリシック構造のブリッジに関する臨床研究では、10年経過で６％程度のセラミックスのチッピングが観察されており、メタルセラミック修復物のそれと同程度であると報告されている[2]。

モノリシックレストレーションの場合は、前装材料のスペースを確保する必要がないため、支台歯形成時の歯質削除量を少なくできることも利点の一つである。基本的に、咬合面削除量は最小で0.5 ～ 0.7 ㎜、フィニッシュラインはシャンファーあるいはラウンデッドショルダーで最低0.5㎜の軸面削除量が必要となる[3]。

また、歯科技工士による前装陶材の築盛・焼成がないため、技工料金が安価であり、患者に低価格で提供することが可能である。また、モノリシッ

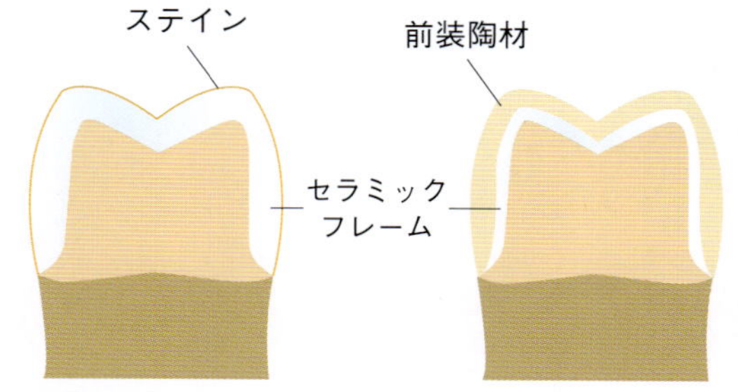

図❶　モノリシックレストレーション（左）とレイヤリングレストレーション（右）の構造

表❶　モノリシックレストレーションとレイヤリングレストレーションの比較

	モノリシックレストレーション	レイヤリングレストレーション
強度	高い	やや難しい（前装材料のチッピングの危険性あり）
審美性	やや劣る	優れる
費用（技工料金）	安価	高価
歯質削除量	少ない	多い
撤去	難しい	やや難しい

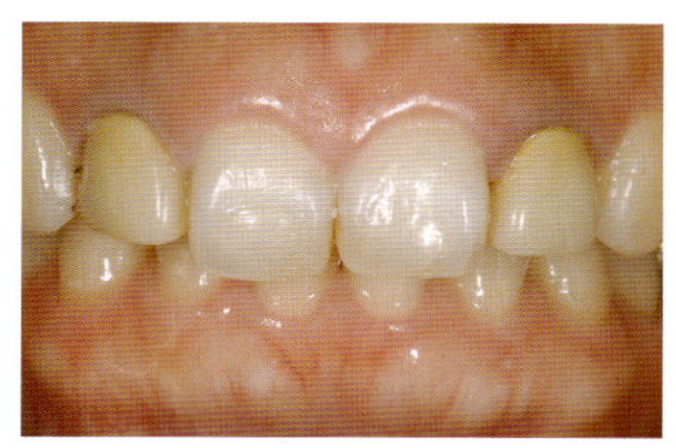

図❷　2|2の硬質レジン前装冠の前装部着色による審美障害を主訴に来院

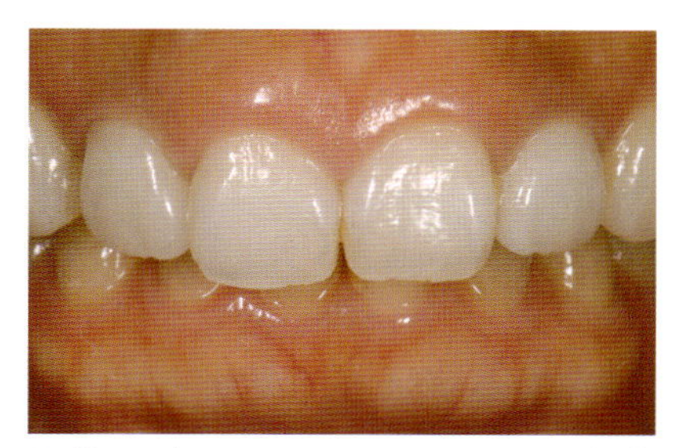

図❸　2|2にジルコニアクラウン装着後、５年経過

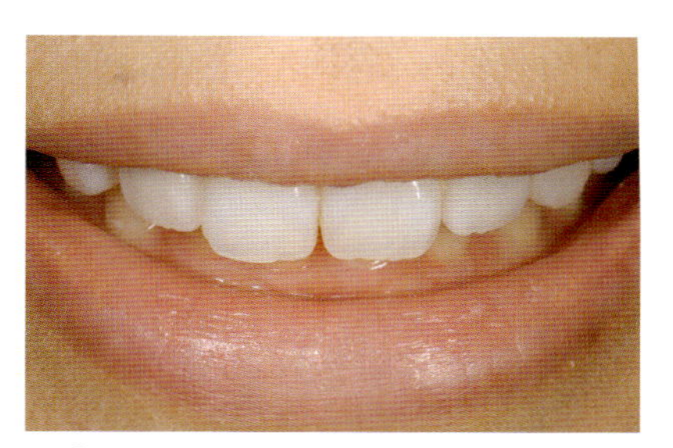

図❹　同症例の口元

クレストレーションは、CAD/CAM あるいは加圧成形法にて製作されるため、歯科技工過程がシンプルであり、作業時間の短縮が可能である[4]。

前装陶材を築盛・焼成するレイヤリングレストレーションでは、高い審美性を獲得することが可能である（**図２～４**）。一方、モノリシックレストレーションでは、CAD/CAM ブロックあるいは加圧成形用インゴットなどのセラミックス自体の色調に依存するため、レイヤリングレストレーションに比較して審美性は劣る。

モノリシックレストレーションの撤去に関して、ジルコニアや二ケイ酸リチウムセラミックス単体を削合する場合、レジン系装着材料（接着性レジンセメント）で装着されていることが多いため、時間を費やすことが多い。また、モノリシックレストレーションの口腔内試適時あるいは経過観察時において、咬合接触状態に不足がある場合、陶材の追加築盛は可能であるが、その後のチッピングの危険性が高い。そのため、咬合再構成等が必要な症例において、咬合関係の微調整が難しい場合がある。

使用される材料

モノリシックレストレーションとレイヤリングレストレーションのフレームの材料は、おもにジルコニアと二ケイ酸リチウム含有セラミックス（IPS e.max）が使用されている。

ジルコニアに関しては、安定化剤として３ mol% Y_2O_3を固溶させた正方晶ジルコニア多結晶体（3Y-TZP：3 mol% yttria-stabilized tetragonal zirconia polycrystaline）が臨床で広く使用されている。このジルコニアは機械的強度に優れ、曲げ強度で1,000MPa を超える強度を有している。したがって、臨床での応用範囲は広く、クラウンやブリッジ、インプラント上部構造など、陶材焼付冠と同様な感覚で使用されている。その反面、3Y-TZP を用いたモノリシックレストレーションは光透過性が低く、審美性に劣るため、おもに臼歯部を中心に使用されてきた。また、前述したようにレイヤリングレストレーションでは、前装陶材のチッピングが問題視されていた。

最近では、光透過性に優れた高透光性ジルコニアが開発され、臨床応用が進められている。高透光性ジルコニアは、５mol% Y_2O_3を固溶させたジルコニア多結晶体（5Y-PSZ：5 mol% yttria-partially stabilized zirconia polycrystal）である。5Y-PSZ は約50% の立方晶ジルコニアを含有している。光学的等方体である立方晶ジルコニアは複屈折が生じず、結晶粒子界面での光散乱が減少するため、光透過性が向上している。一方で、5Y-PSZ は曲げ強さなどの機械的強度が従来のジルコニアに比較して劣っている。

3Y-TZP、5Y-PSZ および e.max CAD の曲げ強さ、光透過性、レジン系装着材料との接着強さおよび摩耗について評価した研究によると、5Y-PSZ の曲げ強さおよび光透過性は、3Y-TZP より小さく、e.max CAD より大きな値を示した[5]。また、5Y-PSZ の摩耗は、3Y-TZP と e.max CAD と同程度であった。レジン系装着材料との接着強さに関しては、3Y-TZP と5Y-PSZ 間に差は認められなかった。

上記のように、5Y-PSZ は機械的強度が3Y-TZP

①アルミナ粒子を用いたサンドブラスト処理（圧力 0.2 MPa）
②リン酸エステル系モノマー（MDP）含有プライマーによる処理

図❺　レジン接着における 5Y-PSZ 補綴装置の内面処理方法

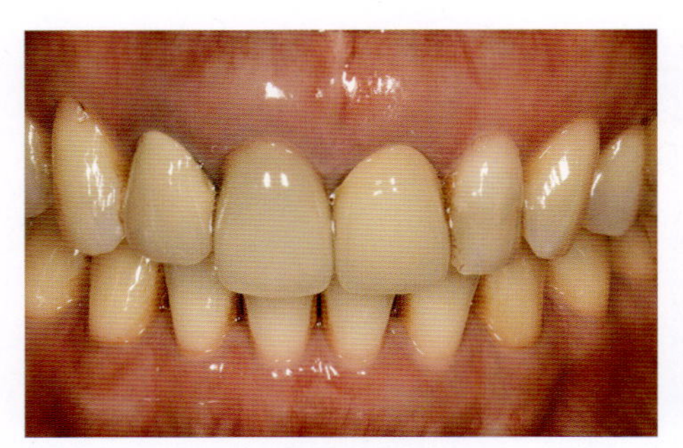

図❻　2┼2の４歯の色調の不一致を主訴に来院

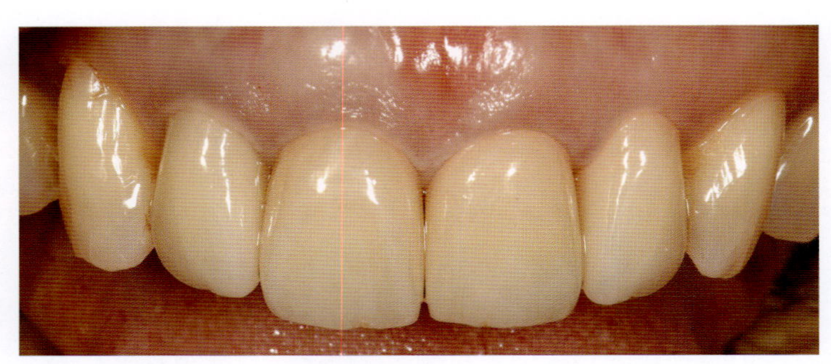

図❼　2┼2の４歯に対して、モノリシックジルコニアレストレーション（高透光性ジルコニア使用）を装着した。高透光性ジルコニアとして、カタナジルコニア UTML（クラレノリタケデンタル）を使用

より小さいため、支台歯あるいはインプラントアバットメントへの装着には、レジン系装着材料の使用が推奨されている。5Y-PSZ による補綴装置の内面処理方法は、基本的には3Y-TZP と同様である（**図５**）[6]。

高透光性ジルコニアは、光透過性が改善されたため、前歯部領域でのクラウン、ラミネートベニアに応用可能である（**図６、７**）。しかし、機械的強度の点から、ブリッジあるいは大臼歯部のクラウンなどには臨床応用が難しい。

臨床成績

レイヤリングレストレーションの臨床成績は、長期にわたり安定した成績が数多くの論文で示されている。一方、モノリシックレストレーションに関しては、長期臨床データが不足している。短・中期間の評価期間の天然歯支台あるいはインプラント支持のモノリシックレストレーションに関する臨床研究はいくつか報告されているが、長期の臨床研究はいまだ報告されていない。

モノリシックレストレーションの臨床成績を**表２**に示す。IPS e.max のモノリシックレストレーションの臨床成績が複数報告されており、その生存率は10年の観察期間において、クラウンで83.5％[7]、ブリッジで87.9％[2]であった。IPS e.max のモノリシッククラウンでは、他のオールセラミッククラウンと同程度の生存率であり、メタルセラミッククラウンよりは生存率は劣るが、審美的な面では有利であると報告されている[7]。また、IPS e.max のモノリシックブリッジでは、メタルセラミックブリッジと同程度の生存率および成功率であった。

しかし、IPS e.max のモノリシックブリッジの失敗の原因は、大臼歯部でのブリッジの破折であり、IPS e.max のモノリシックブリッジの適用は、前歯部あるいは小臼歯部を推奨している[2]。さらに、IPS e.max のモノリシックレストレーションをインプラント上部構造に使用した研究では、レイヤリングレストレーションとほぼ同程度の生存率、成功率を示し、インプラント上部構造として十分に使用でき得る修復物であることが示されている[8, 9]。

ジルコニアを用いたモノリシックレストレーションに関する臨床研究は数少ない状況である。Moscovitch ら[10]は、インプラント上部構造のジルコニアを用いたモノリシックレストレーションにおいて、ジルコニアアバットメントの破折が１症例で生じ、アバットメントを再製し、その後は経過良好であり、100％の生存率であると報告している。チッピングや破折などの偶発症について

表❷　モノリシックレストレーションの臨床成績

著者名	セラミックスの種類	修復物の種類	評価した修復物の数	評価期間	生存率
Fasbinder, et al. 2010[13]	IPS e.max	単冠	62	2 年	-
Cortellini and Canale. 2012[14]	IPS e.max	単冠	235	0.5〜4 年	-
Kern, et al. 2012[2]	IPS e.max	ブリッジ	36	10 年	87.9%
Fabbri, et al. 201[8]	IPS e.max	単冠（インプラント）	45	12〜61ヵ月	97.8%
Moscovitch. 2015[10]	ジルコニア	単冠、ブリッジ（インプラント）	600	2〜68ヵ月	100%
Spies, et al. 201[9]	IPS e.max	単冠（インプラント）	24	25〜34ヵ月	100%
Rauch. 2017[7]	IPS e.max	単冠	26	10 年	83.5%
Joda, et al.[15]	IPS e.max	単冠（インプラント）	50	2 年	100%
Cheng, et al. 2019[11]	ジルコニア	単冠（インプラント）	36	1 年	97.2%

も認められず、安定した経過が報告されている。

また、臼歯部において、頬側面のみを陶材前装するモディファイドモノリシックジルコニアクラウンの臨床成績も報告されており、生存率97.2%でチッピングなどの偶発症の発現もごくわずかであった[11]。さらに、ジルコニアモノリシックレストレーションを用いたインプラント上部構造に関するシステマティックレビューでは、若干のチッピングなどが認められたものの、高い生存率を示していると報告されている[12]。

これまでの臨床研究から、IPS e.max やジルコニアによるモノリシックレストレーションは、短期間での評価では、十分に臨床応用できる補綴装置であるが、今後は、より長期間の観察期間およびより多くのサンプル数による臨床研究が求められる。

【参考文献】

1）Komine F, Blatz MB, Matsumura H: Current status of zirconia-based fixed restorations. J Oral Sci, 52: 531-539, 2010.
2）Kern M, Sasse M, Wolfart S: Ten-year outcome of three-unit fixed dental prostheses made from monolithic lithium disilicate ceramic. J Am Dent Assoc, 143: 234-240, 2012.
3）Rinke S, Fischer C: Range of indications for translucent zirconia modifications: clinical and technical aspects. Quintessence Int, 44: 557-566, 2013.
4）Joda T, Bragger U: Time-efficiency analysis of the treatment with monolithic implant crowns in a digital workflow: a randomized controlled trial. Clin Oral Implants Res, 27: 1401-1406, 2016.
5）Kwon SJ, Lawson NC, McLaren EE, Nejat AH, Burgess JO: Comparison of the mechanical properties of translucent zirconia and lithium disilicate. J Prosthet Dent, 120: 132-137, 2018.
6）Yagawa S, Komine F, Fushiki R, Kubochi K, Kimura F, Matsumura H: Effect of priming agents on shear bond strengths of resin-based luting agents to a translucent zirconia material. J Prosthodont Res, 62: 204-209, 2018.
7）Rauch A, Reich S, Dalchau L, Schierz O. Clinical survival of chair-side generated monolithic lithium disilicate crowns:10-year results. Clin Oral Investig, 22: 1763-1769, 2018.
8）Fabbri G, Zarone F, Dellificorelli G, Cannistraro G, De Lorenzi M, Mosca A, et al.: Clinical evaluation of 860 anterior and posterior lithium disilicate restorations: retrospective study with a mean follow-up of 3 years and a maximum observational period of 6 years. Int J Periodontics Restorative Dent, 34: 165-177, 2010.
9）Spies BC, Patzelt SB, Vach K, Kohal RJ: Monolithic lithium-disilicate single crowns supported by zirconia oral implants: three-year results of a prospective cohort study. Clin Oral Implants Res, 27: 1160-1168, 2016.
10）Moscovitch M: Consecutive case series of monolithic and minimally veneered zirconia restorations on teeth and implants: up to 68 months. Int J Periodontics Restorative Dent, 35: 315-323, 2015.
11）Cheng CW, Chien CH, Chen CJ, Papaspyridakos P: Randomized controlled clinical trial to compare posterior implant-supported modified monolithic zirconia and metal-ceramic single crowns: one-year results. J Prosthodont, 28: 15-21 2019.
12）Abdulmajeed AA, Lim KG, Närhi TO, Cooper LF: Complete-arch implant-supported monolithic zirconia fixed dental prostheses: A systematic review. J Prosthet, Dent, 115: 672-677.e671, 2016.
13）Fasbinder DJ, Dennison JB, Heys D, Neiva G: A clinical evaluation of chairside lithium disilicate CAD/CAM crowns: a two-year report. J Am Dent Assoc, 141 Suppl 2: 10s-14s, 2010.
14）Cortellini D, Canale A: Bonding lithium disilicate ceramic to feather-edge tooth preparations: a minimally invasive treatment concept. J Adhes Dent, 14: 7-10, 2012.
15）Joda T, Ferrari M, Bragger U: Monolithic implant-supported lithium disilicate（LS2）crowns in a complete digital workflow: A prospective clinical trial with a 2-year follow-up. Clin Implant Dent Relat Res, 19: 505-511, 2017.

Question 10

「CAD/CAM 冠の形成や接着操作のコツを教えてください」

Atsushi MINE　Hirofumi YATANI
峯 篤史　矢谷博文
大阪大学大学院歯学研究科　クラウンブリッジ補綴学分野

CAD/CAM 冠治療を成功に導くポイントとして、「支台歯形成」と「接着」が重要と考えられることが多い。「CAD/CAM 冠の形成や接着操作のコツを教えてください」という質問に対しては、下記のような回答が挙げられる。

Ａ１：支台歯形成においては、支台歯高径が低くならないようにクリアランスのとりすぎに注意する。

Ａ２：接着操作においては、接着阻害因子に気をつける。冠内面は水も接着阻害因子になるので装着直前のアルミナブラストを行った後に水に触れないようにする。冠内面のみではなく、支台歯にもプライマー（もしくはボンディング）処理を行う。

Ａ３：「支台歯形成」と「接着操作」以外にも脱離トラブルの要因があることを認識するとともに、症例選択や患者説明にも十分配慮する。

本項では、上記Ａ１～３について、詳しく解説していく。

2014 年にはわからないことが多かった！

2014年12月、日本補綴歯科学会（医療問題検討委員会）が公表した「CAD/CAM 冠診療指針」における「装着」では以下のとおり記されている。

歯質と CAD/CAM 冠の一体化を図るため、接着性レジンセメントを使用することが必須である。

1．口腔内試適後、CAD/CAM 冠内面を弱圧下でアルミナサンドブラスト処理することが推奨される。

2．超音波洗浄やリン酸エッチング処理などで CAD/CAM 冠内面を清掃し、乾燥後にシランカップリング剤含有プライマーを塗布する（シラン処理）。

3．乾燥後に接着性レジンセメントを CAD/CAM 冠内面に塗布して装着する。

4．余剰セメントに数秒間光照射（セメントの種類により異なる）を行い、接着性レジンセメントを半硬化させた後、除去する。

つまり、本指針を厳守すると、CAD/CAM 冠装着には数多くの接着操作が必要ということになる。これにラボサイドでのブラスト処理を加えると、そのステップは接着性を向上させると考えられるすべての手法、つまり「接着操作のフルコース」となる（**図１**）。CAD/CAM 冠が保険導入された2014年は、まだ十分な研究データが揃っていなかったため、CAD/CAM 冠装着は慎重に行うべきであり、本指針は納得のいくものであった。しかし、果たしてこれらすべてのステップは本当に必要不可欠なのであろうか？

1．接着：冠内面へのブラスト処理とプライマー処理は有効

われわれは「CAD/CAM 冠用レジンに対する接着技法の探究」と題した研究を進めており、現在その報告は第十報までとなった。まず、第一報として、パナビア V5、SA ルーティング（ともにクラレノリタケデンタル）を用いた際、ともに

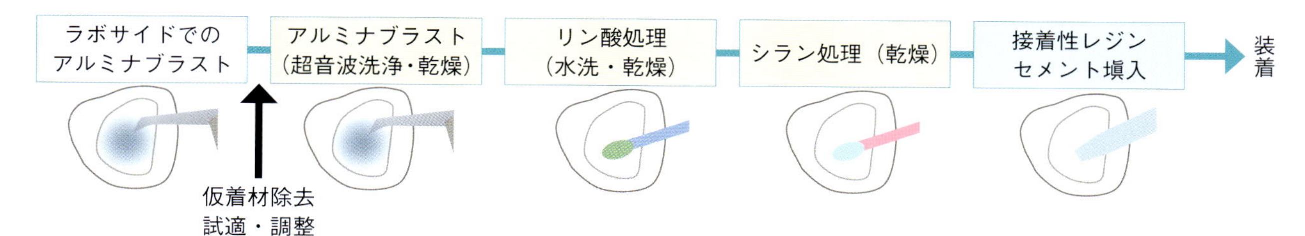

図❶ 2014年に推奨されていたCAD/CAM冠の接着術式。接着操作のフルコースといえる！

唾液汚染がCAD/CAM冠用レジンの接着能に及ぼす影響とその除去法の検討

1. ヒト唾液汚染により接着強さは有意に低下する
2. 被着面に付着した唾液由来タンパク質は各除染処理で除去可能である一方、CAD/CAM冠用レジンの表面性状は変化し、水分が残留する
3. 最後に水洗を行う除染処理では接着強さは完全に回復しないため、アルミナブラスト処理後に水洗を行わずに接着するのが最も効果的である

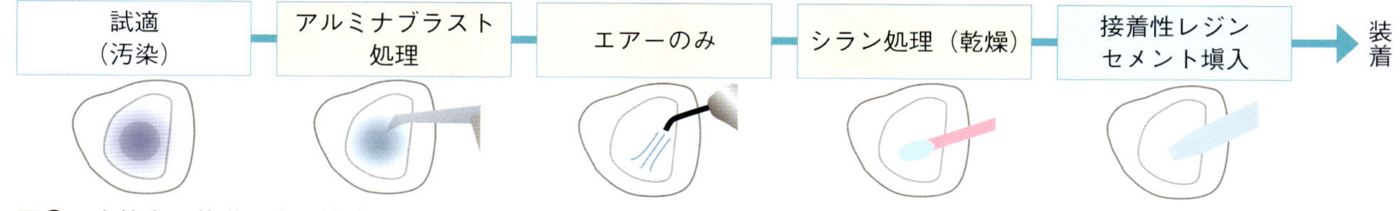

図❷ 当教室の基礎研究の結論とそれを踏まえたCAD/CAM冠の接着術式（参考文献[5]より引用改変）

アルミナブラスト処理およびシラン処理で接着強さが有意に上がることを確認した[1]。さらに、接着試験試料の破断面観察から、ブラスト処理とシラン処理の両方の実施が推奨されることが示された。

次に「ブラスト処理後の超音波洗浄」および「シラン処理前のリン酸処理」で接着能が上がると仮説を立て、実験を行った。しかしながら、その結果は予想に反して、超音波洗浄やリン酸処理による接着強さの向上は認められなかった[2,3]。

これらの結果をまとめると、冠内面の処理は以下のとおりになる。

1）①アルミナもしくはシリカコーティングを施したアルミナを用いたブラスト処理で表面の汚染物を除去するとともに、機械的嵌合力を得るための凹凸を形成する。

1）②ブラスト処理後は超音波洗浄やリン酸処理を行わず、エアーでブラストに使用した粉末を除去する。

2）シラン処理により化学的接着を獲得する。

2．接着：レジンへの接着では接着阻害因子となる水分

これらの研究で、意外にもコンポジットレジンブロックへの接着は実験室レベルで問題がないことがあきらかとなった。しかし、それに反するように臨床では脱離が多々報告され始めた。そこでわれわれは、より臨床環境に近い状況の実験群を設定した。具体的には、臨床における試適を想定し、唾液で汚染させたレジンブロックを用いて接着試験を行ったところ、人工唾液汚染後は接着強さが有意に下がることが確認された[4]。

一方、唾液汚染面に対するブラスト処理やリン酸処理によって接着強さは回復した。さらに、ヒト唾液を用いて実験を行い、ヒト唾液は水洗だけでは完全には除去できないことをあきらかにしたうえで、唾液の除去方法として、リン酸洗浄、イボクリーン（Ivoclar Vivadent）洗浄、ブラスト処理を多面的に比較した（**図2**）[5]。その結果、ブラスト処理が最良の唾液汚染除去法であることを立証した。また、ブラスト処理後に超音波洗浄や水洗をすることによって、レジンブロックに水分が残存することもつきとめ、先述した1）②ステップの妥当性が示された。

上記1）、2）の手法の根拠をわれわれの研究のみではなく、俯瞰的に確認するため、これまでに報告されているレジンブロックへの接着に関す

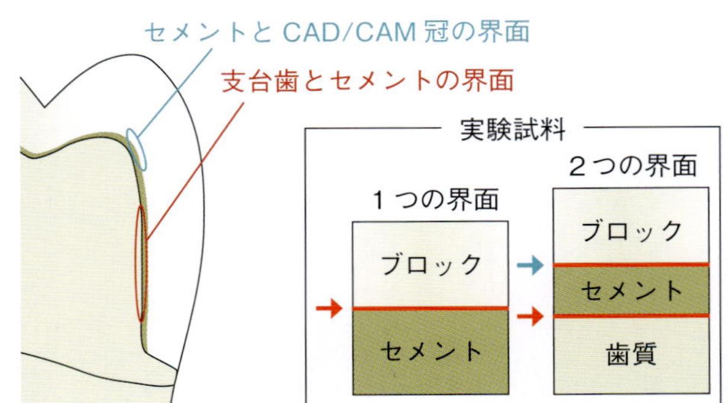

図❸　実臨床における界面と実験での界面。問題は支台歯側―セメントの界面にある可能性が高い！

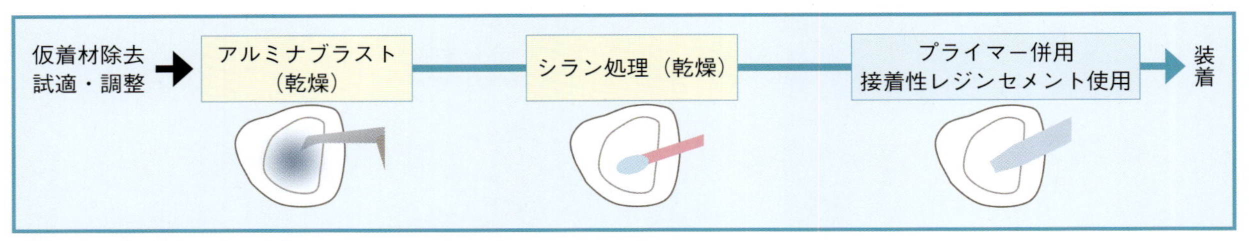

図❹　現在推奨されるCAD/CAM冠の接着術式

る報告を抽出し、レビューした[6)]。その結論としても、上記1）、2）は推奨されるべきものであることが実証された。

3．接着：支台歯へのプライマー（ボンディング）処理は必須

これまで解説したわれわれの基礎研究は、すべて新しい材料であるレジンブロックへの接着に注目するために、歯質を使用せずレジンブロックとセメント界面のみを評価した実験系であった。しかし、実際の口腔内ではさらに象牙質とセメント界面が存在する（**図3**）。そこで、さらに臨床的な条件として界面を2つ含む試料を作製し、接着試験を行ったところ、歯質に対する接着強さはレジンブロックに対するそれよりも、極端に低いことがあきらかとなった[7)]。

CAD/CAM冠が保険導入された当初、本治療は保険治療であるがゆえに、装着にはセルフアドヒーシブセメントを用いることが当然とされていた。しかし現在、各メーカーは支台歯にプライマー（ボンディング）の使用を推奨するようになっている。これは「歯科用接着材のシンプル化」に逆行する流れであるが、CAD/CAM冠を安心して装着するためには重要なポイントである。つまり、術者は保険治療であっても、接着性材料や補綴装置の材質および「接着に与しやすい被着面とそうでない被着面」を熟知し、場合によってはプラスアルファの処理を選択する必要があるといえる。

2019年において推奨されるべき接着操作についてまとめると、**図4**のとおりとなる。図1に比べてシンプルであり、そのステップは簡略化されている。現在、シラン処理材に代わる処理材として、レジンプライマー（HCプライマー／松風）も発売されており、良好な結果を導いている[8)]。また、シラン処理材が含有されたセルフアドヒーシブセメントが開発されており、この材料を用いる場合は冠内面へのシラン処理が不要となる。

CAD/CAM冠治療が広まり、その脱離が散見されるようになったため、問題点はCAD/CAM冠側にあると考えがちであるが、**問題となりやすいのは支台歯に対する接着であり、支台歯に対してはプライマー（ボンディング）処理を行う必要があることを重ねて強調したい。**

4．支台歯形成：クリアランスが大きくなることによる弊害

冒頭に紹介したCAD/CAM冠診療指針（2014年）における「支台歯形成」では「*適切なクリアランス、滑沢かつ単純な形態、丸みをもたせた凸隅角部、円滑で明確なマージン形態とフィニッシュラインが求められる*」と記されている。そして、

- *咬合面はなめらかな逆屋根状にすること*

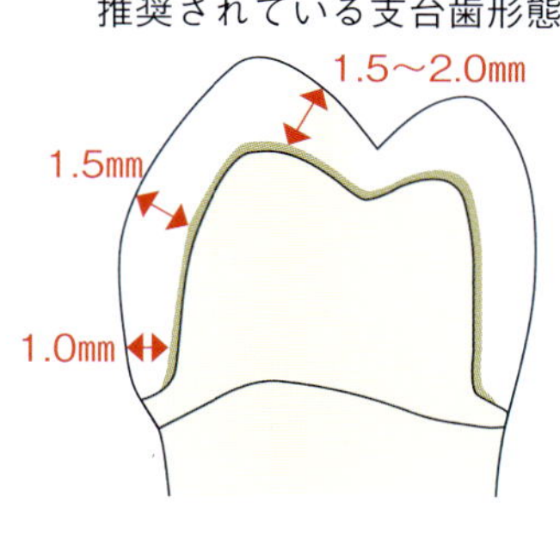

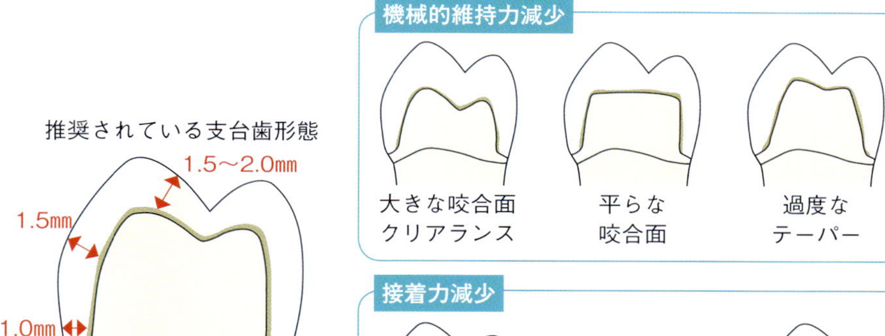

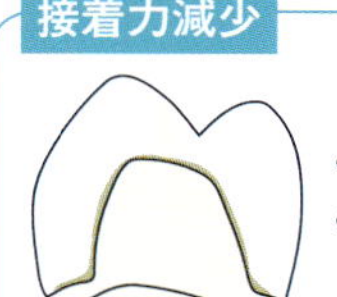

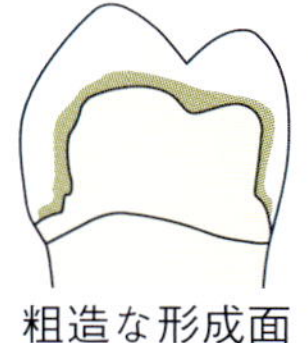

図❺　支台歯形成の注意点。不適切な支台歯形態になっていないだろうか？

三次元デジタルデータを導入したCAD/CAMレジン冠の失敗要因の先進的統計学解析
1．CAD/CAMレジン冠の臨床経過を調査した結果、約18％に脱離、冠破折が認められた
2．「支台歯が最後方臼歯であること」がイベント発生に有意に影響を及ぼすリスク因子と同定された
3．三次元デジタルデータの解析により、支台歯における「非機能咬頭側の高径」がイベント発生に有意な影響を与えていることがあきらかとなった

図❻　当教室の臨床研究の結論（参考文献[9]より引用改変）

- *軸面のテーパーは片面6～10°の範囲に抑える*
- *辺縁形態をディープシャンファーとすること*
- *クリアランスは、咬合面で1.5～2.0mm、軸面で1.5mm以上、マージン部で約1.0mmにすること*

と示されている。

咬合面クリアランスは、メーカーの推奨値は「1.5 mm以上」もしくは「1.2 mm以上」と最小値のみが表記されている。**必要以上のクリアランス確保により、おのずと支台歯高径は低くなり、冠の機械的な保持力を減少させる**（**図5**）。また、軸面のクリアランスを大きくとると、支台歯が小さくなり接着面積が小さくなる。さらに、冠が厚くなるため、光照射器からの光の到達量が少なくなり、セメントの重合度が下がる（化学重合も期待されるとデュアルキュアセメントであっても十分な光重合が求められる）。したがって、**過度な形成は弊害となる事象が多くなると認識する必要がある。**

5．支台歯形成：冠の厚みよりも支台歯の高径が重要

われわれはCAD/CAMレジン冠に関する「臨床研究」から興味深い知見を得ている（**図6**）[9]。大阪大学歯学部附属病院口腔補綴科にて、2014年から2015年11月の間に作製された全CAD/CAM冠109装置の予後（最長2.8年、平均18.7ヵ月）を調査したところ、19装置に脱離、2装置に歯根破折、1装置に冠破折が認められた。

さらに、臨床経過と冠および支台歯のデジタルデータを照らし合わせ、CAD/CAM冠が失敗に至る要因を統計学的に解析した。その結果、「非機能咬頭側の支台歯高径」がトラブルに対し有意に影響を与えていることがあきらかとなり、非機能咬頭の支台歯高径が小さいほど、トラブルの発生確率が高くなった。一方、機能咬頭側の支台歯高径、テーパー度、冠の厚みにおいては有意差が認められなかった。冠の厚み、つまり咬合面のクリアランスよりも支台歯の高径のほうがトラブルに大きな影響を与えていることが示されたことは、とても意義深い。

これまで報告されている臨床研究において、CAD/CAM冠は「破折」せずに「脱離」するこ

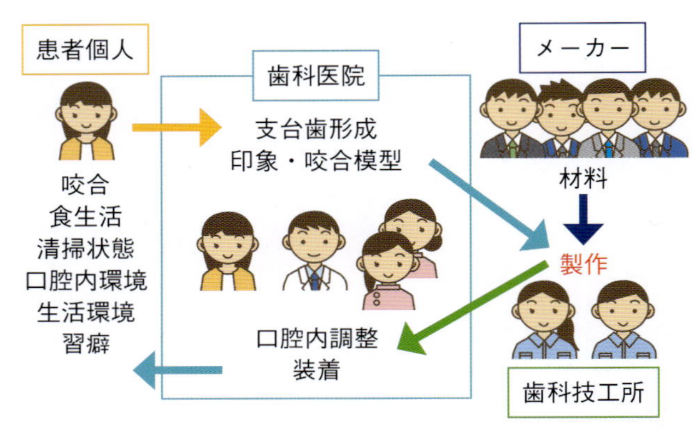

図❼ CAD/CAM 冠が装着されるまで。支台歯形成と接着は治療の一部分でしかない！

とが圧倒的に多いことがあきらかとなっている。したがって、**「破折」をおそれて形成時に咬合面クリアランスを大きくとるのではなく、支台歯高径（とくに非機能咬頭）が低くならないように注意することが重要である。**

トラブル発生原因は多因子である！

図7にCAD/CAM冠が装着されるまでを示した。このようにCAD/CAM冠治療の質に与える因子はさまざまであり、「支台歯形成」と「接着」はそのなかの一部分でしかない。したがって、冠脱離の原因やプロセスも多種多様になると考えるべきである。しかし、これは決して「支台歯形成や接着操作をどのようにしてもよい」という意味ではない。「確実な接着操作を行っても、脱離を完全に防ぐことはできない」と、考えるべきである。

では他にどのようなことを思案すべきであろうか？　以下、「症例選択」と「患者説明」にフォーカスをあてたい。

1．症例選択：わが国から報告される研究成果

CAD/CAM冠診療指針（2014年）の「適応症の判断」においては、

適応症は、全部被覆冠と同様であるが、維持力に十分な歯冠高径があること、過度な咬合圧が加わらないこと、軸面の十分な厚みを確保できることなどが求められる。また、部分床義歯の支台歯、事実上の最後臼歯については、適応症とするためのエビデンスが得られていないため、当面は適用を控えるべきである。

と記されている。その後、良質なエビデンスが報告されている。

Miura Sら[10]は、臨床経験3年以上の歯科医師19名が保険診療で装着した小臼歯CAD/CAM冠547装置の予後（最長3.1年、平均1.3年）を調査し、70装置（12.8％）に脱離、9装置（1.6％）に冠破折が認められたと報告している。さらに、トラブル発生リスクを検討したところ、CAD/CAM冠が「部分床義歯の支台歯」である場合は、他の交絡因子と独立して有意にリスクが高いことを確認している。

また、われわれの臨床研究結果からは、「最後方臼歯か否か」が冠のトラブルに有意な影響を与えることが示された[9]。このように2014年の時点では不明であったことが、次々とあきらかになってきている。今後、さらに多くのエビデンスが、レジンブロックを用いた冠を多く選択するようになったわが国から、世界に発信されることになると期待できる。また、それらを随時キャッチアップしていくことが、CAD/CAM冠治療を推進していくうえで不可欠である。

2．患者説明：CAD/CAM冠の正しい理解

そもそもCAD/CAM冠の保険導入当初は、全部金属冠と同等の臨床予後であるかは不明であった。そして、現在は全部金属冠に比べてCAD/CAM冠に脱離が多いことがあきらかとなった。このことは患者に「これまでの金属色の被せ物よりも外れやすい」と、臨床研究データを元に堂々と説明できるようになったと捉えることができる。決して、術者だけの問題ではなく、新しい治療法であるため、まだ解決すべき課題があると考えることもできる。**患者にはCAD/CAM冠にトラブルが起こりやすいことを十分に説明すべきであり、不十分な説明は患者に過度の期待をもたせることになる（図8）。**

一方、CAD/CAM冠は全部金属冠と比べて審美性に優れることはあきらかであり、金属アレル

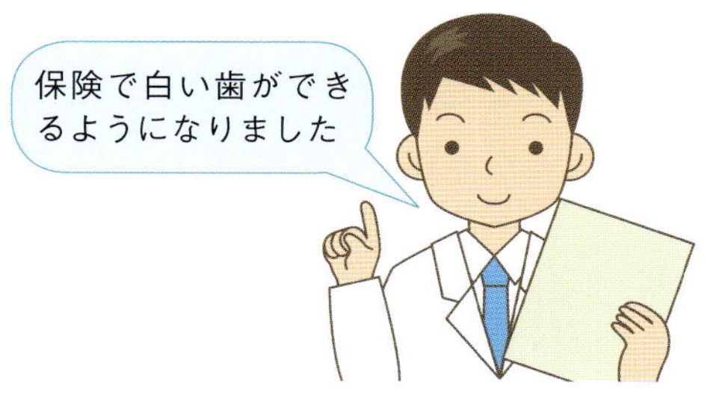
保険で白い歯ができるようになりました

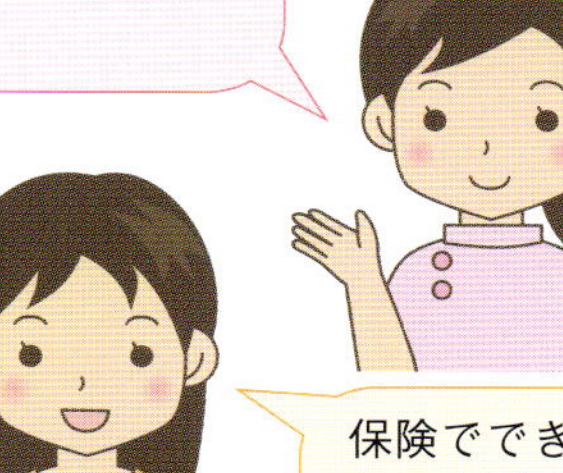
これまでは金属の色でしたから、うれしいですね
保険でできるということは、金属の被せ物のように長持ちするのね！

図❽ CAD/CAM冠の説明。実際はこのような誤解が起こっていないだろうか？

ギーを有する患者にとって有用な金属代替材料である。そして、CAD/CAM冠用レジンブロックの物性は、従前のコンポジットレジンより優れ、今後さらに物性が向上することに疑いの余地はないといえる。これらのことから、CAD/CAM冠は多くの点において金属冠よりも劣る治療オプションではない。**われわれ歯科医師は、十分な説明を行ったうえで、患者が「審美性に優れる」CAD/CAM冠を選択すれば、トラブルが発生したとしても大きな問題とはなり得ない。**逆に「長持ちすること」を優先する場合は、CAD/CAM冠治療を行う必要はまったくない。

保険治療内でも患者が“選択する”新しい時代!!

海外からの羨望の的となっている国民皆保険制度のなかでも、患者が選択できる治療法が増えたことを前向きに捉えるべきである。そのうえで、歯科医師はそれぞれの患者にCAD/CAM冠が適応かを判断するとともに、考えられる予後を正確に患者に伝えるべきである。その実現のために、繰り返し強調したいことが「最新の情報を学び続けることが必須」ということである。

今後、歯科医師のみならず患者の理解も得られたうえでCAD/CAM冠治療が数多く採用され、わが国から診療体系も含めた新時代の歯科医療を提案できることに期待したい。その実現のためにお役に立てるよう、われわれのグループも研究を一つ一つ実直に積み上げていく所存である。

【参考文献】

1）Higashi M, Matsumoto M, Kawaguchi A, Miura J, Minamino T, Kabetani T, Takeshige F, Mine A, Yatani H: Bonding effectiveness of self-adhesive and conventional-type adhesive resin cements to CAD/CAM resin blocks. Part 1: Effects of sandblasting and silanization. Dent Mater J, 35: 21-28, 2016.
2）Kawaguchi A, Matsumoto M, Higashi M, Miura J, Minamino T, Kabetani T, Takeshige F, Mine A, Yatani H. Bonding effectiveness of self-adhesive and conventional-type adhesive resin cements to CAD/CAM resin blocks. Part 2: Effect of ultrasonic and acid cleaning. Dent Mater J, 35: 29-36, 2016.
3）萩野僚介，峯 篤史，上村（川口）明日香，東 真未，田尻裕子，壁谷知茂，中谷早希，松本真理子，矢谷博文．CAD/CAM冠用レジン接着技法の探究－第五報 2種のブロックにおける超音波洗浄の影響－．平成28年度日本補綴歯科学会関西支部学術大会抄録集，2016：22.
4）Kawaguchi-Uemura A, Mine A, Matsumoto M, Tajiri Y, Higashi M, Kabetani T, Hagino R, Imai D, Minamino T, Miura J, Yatani H: Adhesion procedure for CAD/CAM resin crown bonding: Reduction of bond strengths due to artificial saliva contamination. J Prosthodont Res, 62: 177-183, 2018.
5）上村明日香，峯 篤史，田尻裕子，萩野僚介，松本真理子，中谷早希，南野卓也，三浦治郎，矢谷博文：唾液汚染がCAD/CAM冠用レジンの接着能に及ぼす影響とその除去法の検討．日補綴会誌10・127回特別号：130. 2018.
6）Mine A, Kabetani T, Kawaguchi-Uemura A, Higashi M, Tajiri Y, Hagino R, Imai D, Yumitate M, Ban S, Matsumoto M, Yatani H: Effectiveness of current adhesive systems when bonding to CAD/CAM indirect resin materials: A review of 32 publications. Jpn Dent Sci Rev, 55: 41-50, 2019.
7）田尻裕子，峯 篤史，松本真理子，上村（川口）明日香，萩野僚介，岩下太一，三浦治郎，中谷早希，矢谷博文：セルフアドヒーシブセメントの象牙質接着能に影響を及ぼす仮着材除去法の検討．接着歯学，35: 59, 2017.
8）Hagino R, Mine A, Kawaguchi-Uemura A, Tajiri-Yamada Y, Yumitate M, Ban S, Miura J, Matsumoto M, Yatani H. Adhesion procedures for CAD/CAM indirect resin composite block: a new resin primer versus a conventional silanizing agent. J Prosthodont Res, in press
9）壁谷知茂，峯 篤史，中谷早希，弓立真広，松本真理子，岩下太一，南野卓也，矢谷博文：3次元デジタルデータを導入したCAD/CAMレジン冠失敗要因の先進的臨床統計解析．日補綴会誌10・127回特別号：123. 2018.
10）Miura S, Kasahara S, Yamauchi S, Katsuda Y, Harada A, Aida J, Egusa H. A possible risk of CAD/CAM-produced composite resin premolar crowns on a removable partial denture abutment tooth: a 3-year retrospective cohort study. J Prosthodont Res, 63: 78-84, 2019.

Question 11

「修復材料の摩耗や対合歯のダメージへの対処法を教えてください」

Shiro SUZUKI
鈴木司郎
アラバマ大学歯学部客員教授／東京都・鈴木歯科医院

臨床において、修復部分が劣化したり、修復材料と対合している部分が損傷を受けたりすることは、非常に気になるものである。修復物が破損している場合はすぐに気がつくが、摩耗に関してはよほど注意して観察しなければわからない。しかしながら、咬合咀嚼機能を回復する目的を全うするためには、修復物が容易に減ってしまったり、また逆に対合歯を削ってしまったりすることは許されない。理想は、口腔内で起こる生理的な摩耗の範囲に留めることであるが、理想的な修復物とはいえない。

摩耗とは

そもそも、口腔内で起こる摩耗とはどういう現象であろうか？　摩耗には、誤ったブラッシング方法による歯ブラシ摩耗や楊枝を噛み続けたことによる異常習癖による摩耗、そして咀嚼中に食塊や対合歯と接触することによって生じる咬耗がある。生理的咬耗は許容範囲として人体が受け入れることができるはずであるため、ここではそれを逸脱した咬耗に注目したい。

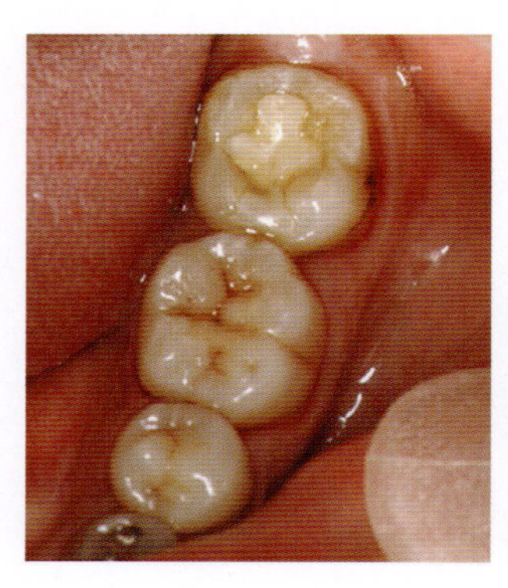

図❶　臼歯用コンポジットレジンの摩耗。咬合面の単純窩洞への充填であるから症例としては適正であるが、摩耗してマージン部に段差が認められる

歴史的にみて、歯冠修復材料はセラミックの導入によって審美性が大きく改善された。しかし、セラミックには欠けたり割れたりする欠点があり、高分子材料であるアクリリックレジンが使われるようになった[1)]。しかし、アクリリックレジンも、容易に擦り減る欠点があり、これを強く硬くするために改良が重ねられ、現在ではフィラーで強化されたコンポジットレジン（ハイブリッドセラミックと称されるが、実はコンポジットレジン）が主流となっている。一方、セラミックも脆さを改善したものとして高強度セラミックが使われるようになった。

咬耗を考える場合、咬合面用材料の耐摩耗性が重要になる。従来、天然歯の対合歯には金合金が最適とされていたが、金銀パラジウム合金のような代用合金は審美性材料ではないため、本項では除外する。したがって、本項ではセラミックとレジンについて解説する。

レジンにおける摩耗

コンポジットレジンはフィラーで強化されているといっても、フィラーの周りはレジンであるため、レジン部分が先に摩耗し、摩耗が進むとフィラーが脱落し、さらに摩耗は進む。その程度は製品にもよるが、最近の製品はいずれもフィラーの粒形が小さくなり摩耗は少なくなっている。しかし、直接充填用のものでは口腔内で重合するしか固める方法がないため、少なからず摩耗は生じる（図１）。

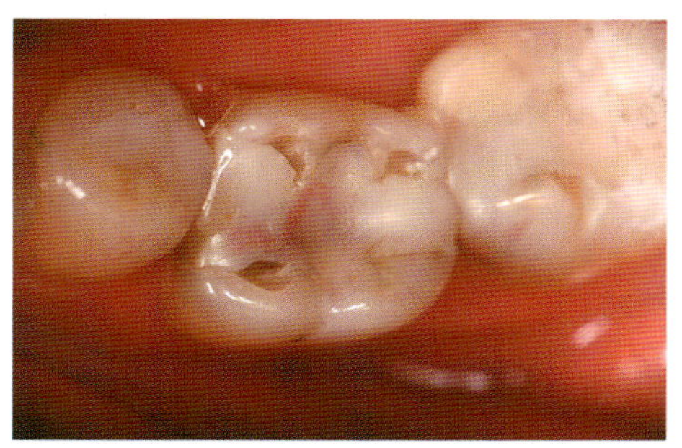

図❷　摩耗とマージンのチッピングが生じている。大臼歯にコンポジットレジンを応用するときには対合歯との咬合状態を精査し、不適切な場合は応用を避けるべきである

表❶　セラミック、レジン、人歯のおおよその表面硬さ（ヴィッカース硬さ：HV）の比較（参考文献[2]から抜粋）

象牙質	70
CAD/CAM 用レジン	100
エナメル質	320
ガラスセラミック	650
ジルコニア	1,200

修復物だけの摩耗ならば問題は少ないが、長期に経過して摩耗が進み、マージン部が欠けてしまうと、歯質も摩耗するという悪循環が起こってしまう（図２）。このことから、臼歯部にコンポジットレジン充塡を行う場合、対合歯との咬合状態を精査することが必須である。とくに、対合歯の咬頭が窩洞のマージンに対向するような場合は適応症例ではなく、応用を避けることが不快事項を未然に防ぐ手段となる。また、修復物の耐久性には歯質との接着が確実にできているかが大きく影響するため、接着操作を丁寧に行うことが良好な予後のカギとなる。

直接充塡用に比べ、間接用として使われる硬質レジンやハイブリッドレジンは口腔外で重合が十分にできるため、かなりの耐摩耗性がある。さらに、CAD/CAM 冠用のレジンは、工場でブロックとして気泡もなく精密に作られているため、耐摩耗性も向上している。対合歯に対しても、フィラー粒子が小さいことから、研削性（相手を削ってしまう可能性）が小さくなっている。しかしながら、ポリマーの重合度が高度に進んでいるため、装着時の接着操作を確実に行わないと、レジンセメントとの接着に失敗し、不快事項を生じることがあるので注意したい。

セラミックにおける摩耗

レジンに比べ、セラミックは非常に耐摩耗性に優れ、セラミック自体の摩耗は極小である。しかし、エナメル質より硬いために（表１）[2]、取り扱いを間違うと対合歯を摩耗させてしまう危険性をもっている。摩耗の研究分野では、材料の硬さと摩耗とは直接的な関係はないとされているが、それは材料の表面が滑沢な場合の話であり、実際は硬度の高い物質の表面が粗造であれば、擦られた相手が削られてしまうのは当然の原理である。

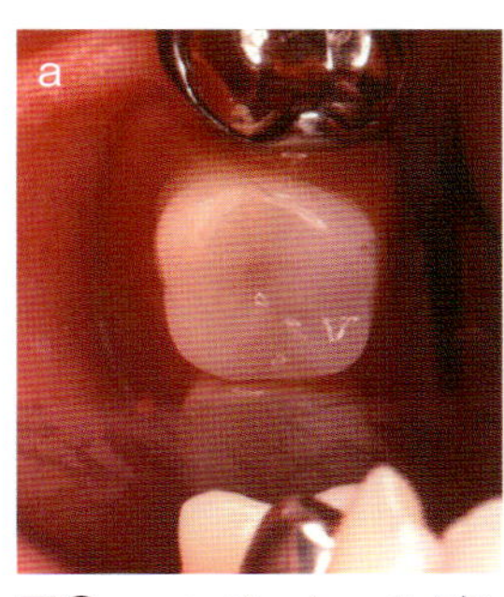

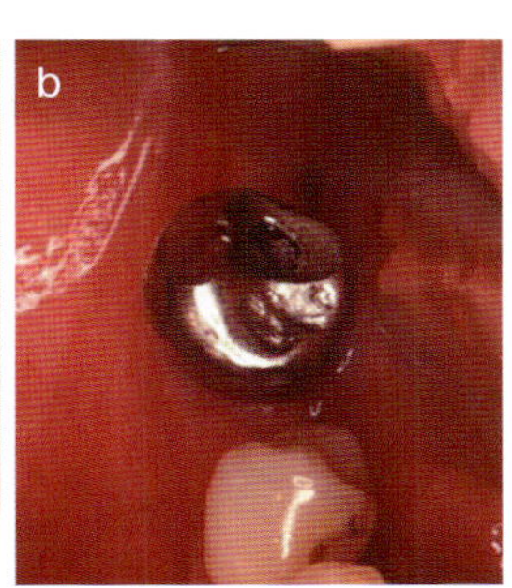

図❸　a：パーシャルデンチャーに用いられた陶歯。b：摩耗した対合歯。陶歯が対合歯のメタルクラウンを著しく咬耗させ、穿孔していることが認められる

従来、パーシャルデンチャーに陶歯を用いた場合、対合歯を大きく摩耗させてしまうことは明白であった（図３）。これは人工歯排列時に咬合面を削合した際に完全な研磨ができないため、粗造面が残ってしまい、ヤスリ作用で対合歯を削ってしまうためである。これはメタルボンドポーセレンでもまったく同じ現象が起こるため（図４）、咬合調整後にグレージングを施すことが理想とされている。事実、表面の滑沢性が保たれていると、対合歯エナメル質の摩耗面も滑沢性を保つことができる（図５）。

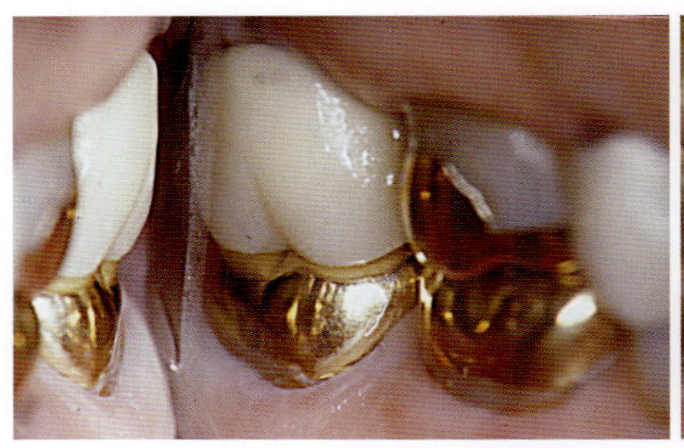
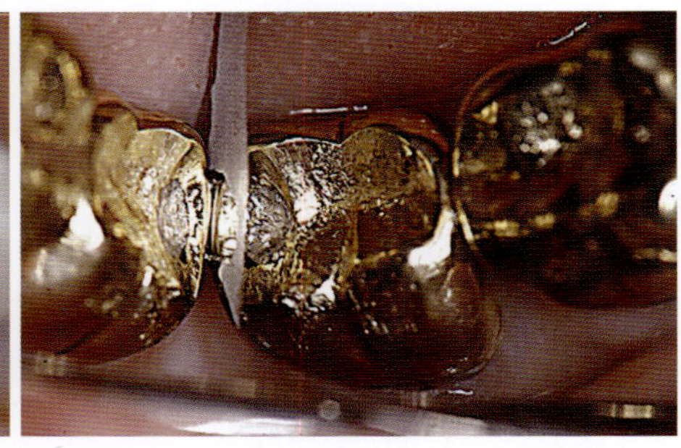

図❹　ポーセレンによる対合歯の摩耗。ポーセレンと対合したゴールドクラウンが大きく摩耗し、メタルコアが露出しているのがわかる

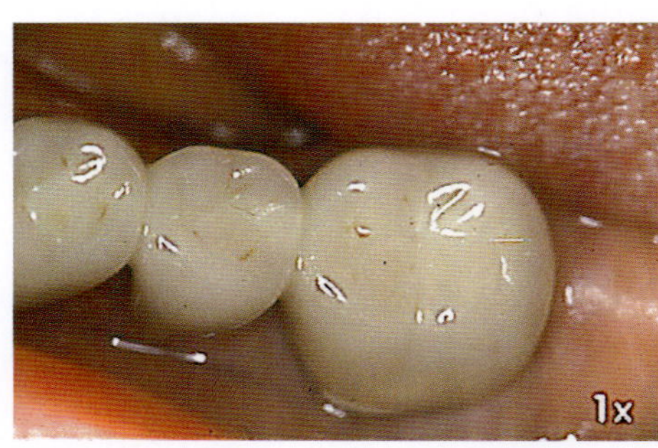

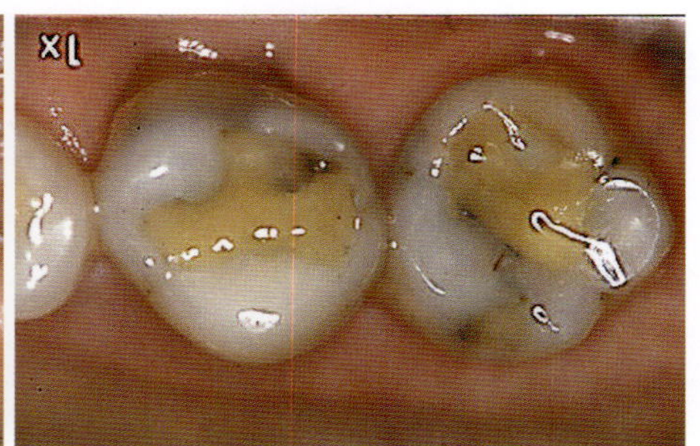

図❺　20年経過したフルベークメタルボンドポーセレンと対合している咬合面エナメル質。ポーセレンの滑沢性は保たれており、対合歯のエナメル質も咬耗は認められるものの、表面の滑沢性は保たれている

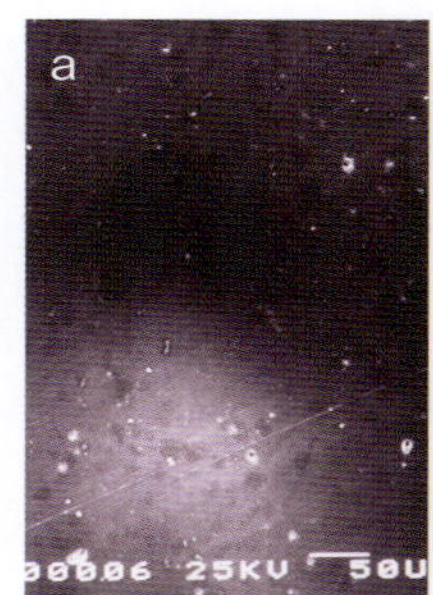

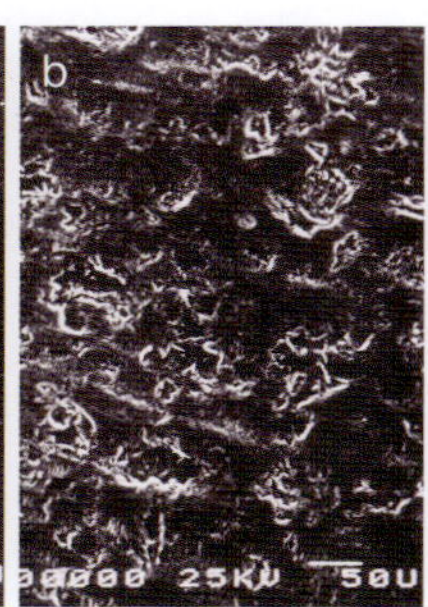

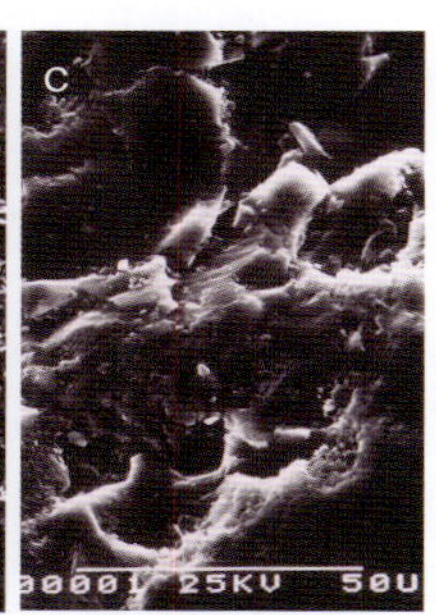

図❻　削合前後のポーセレンの面の比較。a：グレージング後、b：カーボランダムポイントで削合後、c：bの強拡大像

セラミックが対合歯を減らす要因について考えてみたい。セラミックは焼成することで表面が滑沢に仕上がるため、全体が均一なガラスの塊と思われがちであるが、実は無機成分が交じり合ったものである。とくに、従来の歯科用ポーセレンでは、強度をもたせるために含まれているリューサイト結晶が大きいため、その硬い部分が削合により突出すると対合歯を著しく傷めてしまう(**図6**)。そのような経緯もあり、最近のセラミック材料は結晶粒子を小さくして均一に分散するようになっている。

フルセラミック修復は、その強度とエナメル質に似た審美性から頻用され始めた。それらの強度や透明性は結晶構造の量とサイズに影響されるため、いまもなお研究が続けられている[3)]。しかしながら、臨床で咬合調整がまったく要らないということは少なく、削って粗造になった部分をどう処置するかが重要になる。前述のとおり、グレージングができれば滑沢面は得られるが、できない場合は研磨する以外に方法はない。研磨に使われ

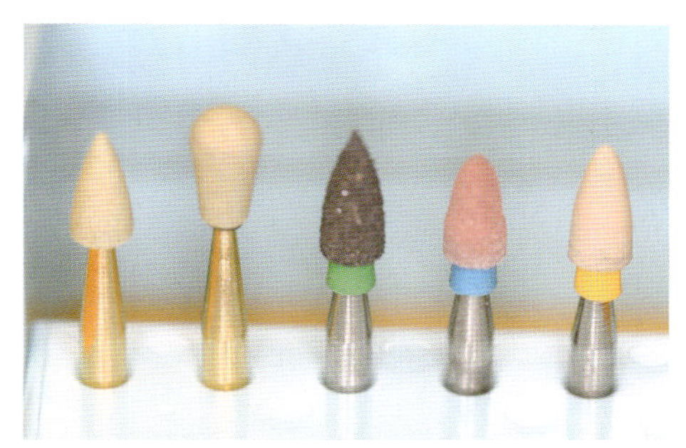

図❼　ジルコニア用の研磨システム。裂孔部を研磨するためには、新品を使う必要がある

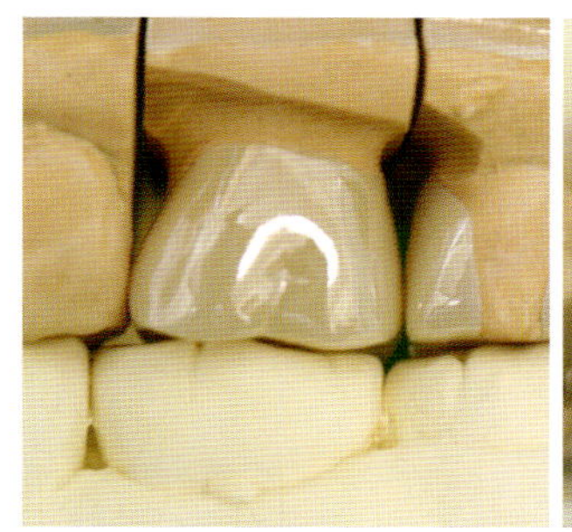
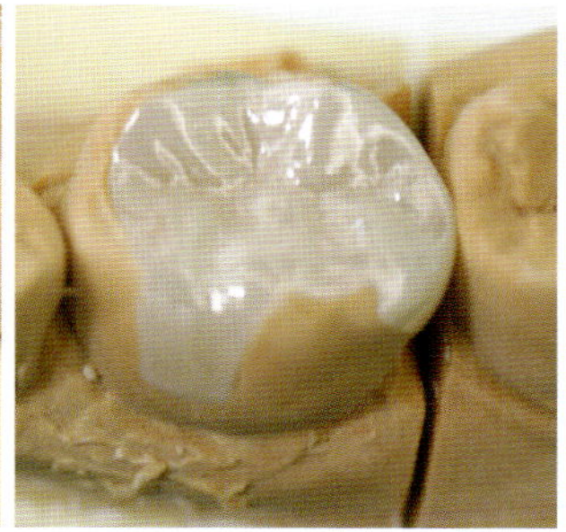

図❽　完成したオールジルコニアクラウン。鏡面研磨された表面はやや黒光りした感じに仕上がる

るポイント、または研磨材においては、含まれる粒子の形状、硬さ、サイズが異なり、使い方を間違うと見た目は滑沢でも実は粗造面が残ってしまい、ヤスリ作用で対合歯を削ってしまう。

ジルコニアにおける摩耗

最近よく使われているジルコニアは、人工ダイヤモンドとして使われている非常に硬い材料である。審美性を考慮し、ジルコニアコーピングの上に従来のポーセレンで前装して仕上げる場合、咬合調整後にグレージングが推薦される。しかし、オールジルコニアの場合にはグレージングをしてもその層が比較的早期に擦り減ってしまい、下のジルコニアの粗造面が露出して対合歯を摩耗させてしまう可能性が指摘されている[4～6]。そのため、研磨システムが研究されており、鏡面研磨面（高度な滑沢面）が得られることで対合歯の摩耗が少なくなることが報告されている[7]。

しかし、これは平板を用いた実験室的なデータであり、実際の臨床では複雑な形態を有する咬合面の研磨がいつも確実に行えるとは限らない。ましてや、装着後にやむなく裂孔部を削合した場合、専用の研磨システム（**図7**）を用いても容易ではないことは理解しなければならない。完全な鏡面研磨が得られた場合はややススがついたような黒光りした様相を呈すが（**図8**）、削合した部分は明白にその艶が消失するため、艶が回復するのが研磨の完成度の目安となる。その際、唾液で濡れたまま目視で確認して妥協するのではなく、乾燥状態で削り傷が残っておらず滑沢であることを確認する必要がある。また、図８のような部分冠で咬合面のマージン部を咬合調整した場合、研磨は容易ではない。さらに、滑沢面が得られたといっても、材料の硬さゆえ、対合歯のエナメル質に亀裂を生じさせる危険性もあり、ダメージを最小に留めるためには入念な咬合調整と研磨が必要になる。

修復材料と対合歯の関係を考えたとき、残すのはあくまで健全なエナメル質であって、修復材が減らなければよいというものではない。この点から、将来的にはエナメル質に近似した材料が出現すると考えられる。

【参考文献】

1）中林宣男，熱田 充，安田 登，鈴木司郎：硬質レジンの世界―その基礎・臨床・技工―．QDT 別冊，クインテッセンス出版，東京，1989.
2）伴 清治：CAD/CAM マテリアル完全ガイドブック．医歯薬出版，東京，2017.
3）Baldissara P, Wandscher VF, Marchionatti AME, Parisi C, Monaco C, Ciocca L: Translucency of IPS e.max and cubic zirconia monolithic crowns. J Prosthet Dent, 120: 269-275, 2018.
4）Jung YS, Lee JW, Choi YM, Ahn JS, Shin SW, Huh JB: A study on the in-vitro wear of the natural tooth structure by opposing zirconia or dental porcelain. J Adv Prosthodont, 2: 1111-1115, 2010.
5）Janyavula S, Lawson N, Cakir, Beck P, Ramp L, Burgess J: The wear of polished and glazed zirconia against enamel. J Prosthet Dent, 109: 22-29, 2013.
6）Miyazaki T, Nakamura T, Matsumura H, Ban S, Kobayashi T: Current status of zirconia restorations. J Prosthod Res, 57: 236-261, 2013.
7）伴 清治：ジルコニア製フルカントゥア歯冠修復物の研磨仕上げと対合歯の摩耗について．QDT，37：26-40，2012.

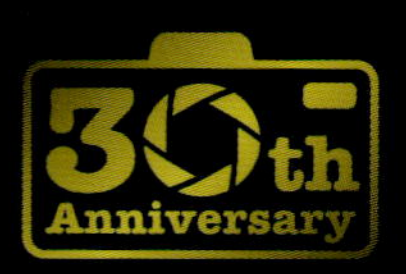

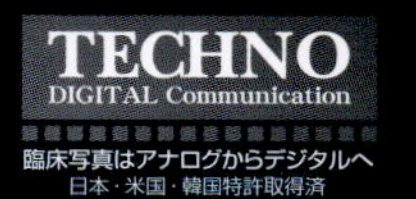

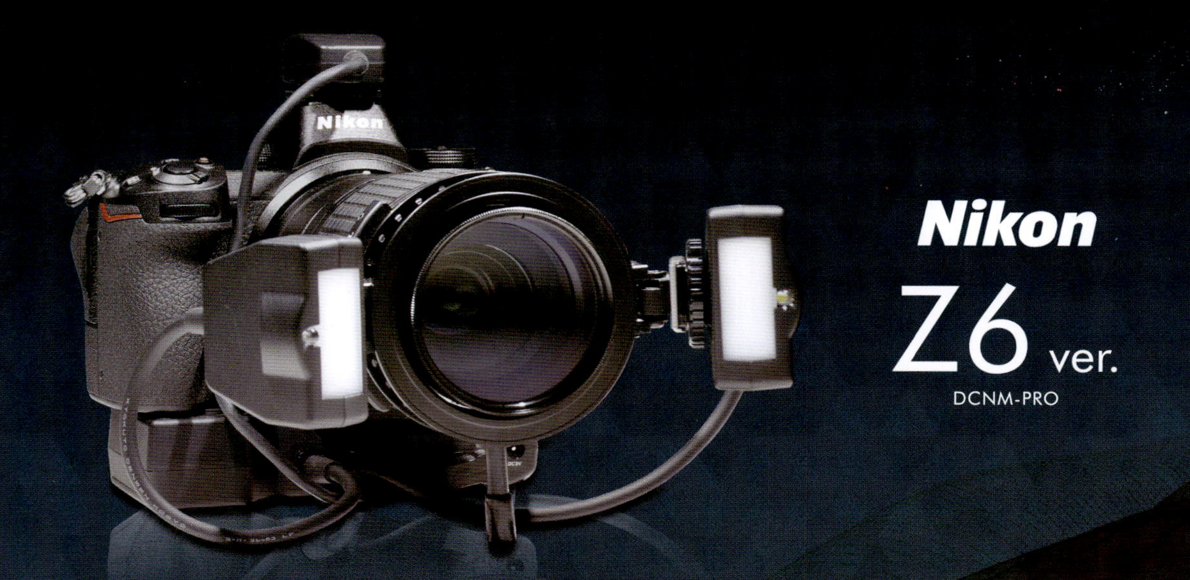

Nikon

Z6 ver.

DCNM-PRO

TECHNO初
本格ミラーレス始動

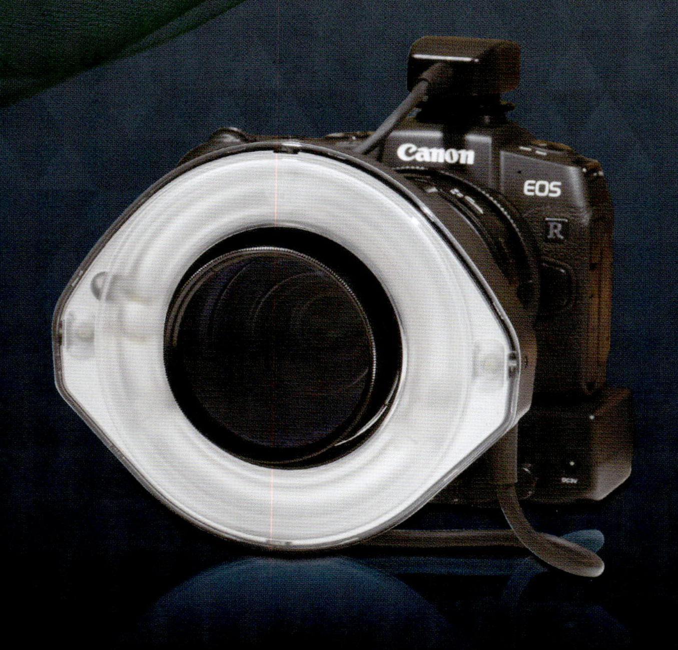

Canon

EOS RP ver.

DCCM-PRO

※弊社商品はクリックストップ型規格倍率レンズ、照明用フラッシュ（リング・サイドのどちらかを選択）、
ニッケル水素充電池セット、SDメモリーカードが附属しております。

M&D DIGITAL Communication

株式会社ソニックテクノ www.sonictechno.co.jp

〒111-0054 東京都台東区鳥越2-7-4 TEL:03-3865-3240 FAX:03-3865-0143 E-mail:info@sonictechno.co.jp

0120-380-080

受付時間 10:00〜18:00（土・日・祝日除く）

第2章

修復

Question 12

「2級窩洞をコンポジットレジン修復する際、隣接面コンタクトを確実に付与する方法を教えてください」

Naotake AKIMOTO
秋本尚武
神奈川県・秋本歯科診療所

隣接面臼歯部コンポジットレジン修復におけるポイント

隣接面を含む臼歯部コンポジットレジン修復において最も考慮しなければならないのは、隣接面の解剖学的形態と適切な接触圧を有するコンタクトポイント（接触点）の回復である。これらが不良な場合、食片圧入が起こり、疼痛あるいは不快感を生じる。そして、この持続的な食片圧入が改善されなければ、歯周組織の障害による歯周病、あるいはう蝕の発生へと進行する。

う蝕治療において、せっかく健康な歯質の保存を目的としてコンポジットレジン修復を行ったとしても、それが原因で歯周病や二次う蝕が発生したとなれば元も子もない。

臼歯部コンポジットレジン修復において注意すべき隣接面の解剖学的形態は、

1．上部鼓形空隙が付与された辺縁隆線の形態
2．歯肉側マージン部の接着による確実な封鎖と下部鼓形空隙の形態
3．鼓形歯間狭隙（頬舌的鼓形空隙）の形態
4．適切な接触圧を有するコンタクトポイントの回復

の４点である。これらに注意しながら修復を行うことが大切である。そして、この修復を確実に行うためには、「適切なマトリックス（隔壁）システムの選択」と「窩洞形態の考慮」が重要になってくる。

理想的な解剖学的形態

一般的に、臼歯部におけるコンタクトポイントの頬舌的位置は、頬側寄り1/3、上下的な位置は咬合面側1/3である。接触点の形状は、適度な膨らみの球面による強固な点状接触が理想であるが、加齢に伴う接触点の摩耗により、その形状は線状または帯状になるといわれている。

また、コンタクトポイントの上下には、隣接する歯との間に上部および下部鼓形空隙が形成される。そして、コンタクトポイントの両側に存在する鼓形歯間狭隙（頬舌的鼓形空隙）は、頬側より舌側のほうが深くなる。

隣接面の解剖学的形態の付与

コンタクトポイントを含む隣接面の解剖学的形態を付与するためには、適切なマトリックスシステムの選択が必須である。現在、隣接面を含むコンポジットレジン修復のために、さまざまなマトリックスシステムが利用可能である。

1．隣接面の解剖学的形態を付与するのに有効なマトリックスシステム

1）マトリックスシステムの構成

各社マトリックスシステムは、マトリックス(プラスチック、メタル)、ウェッジ、リングリテーナーから構成されている。各社とも、それぞれ工夫を凝らした形態となっている。

ここでは、筆者が臨床でおもに使用する代表的なマトリックスシステムとその特徴を紹介する。

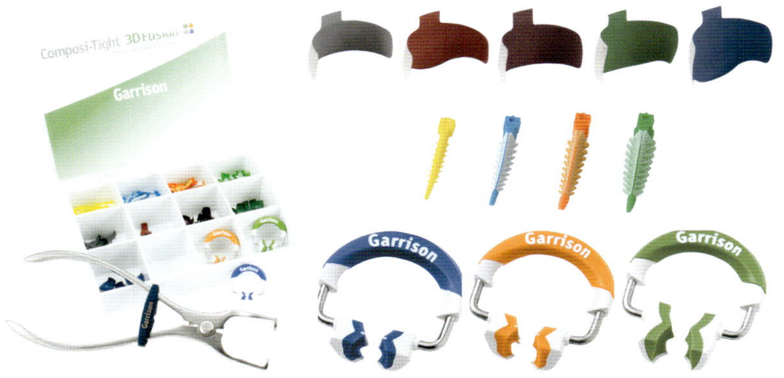

図❶a　コンポジタイト3Dフュージョン（ギャリソンデンタルソルーションズ／モリタ）

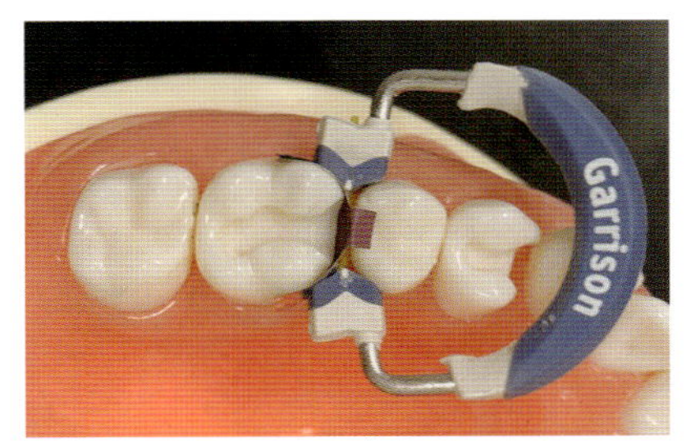

図❶b　上顎第１大臼歯近心２級窩洞への装着例（顎模型）。3D リテーナーフュージョン S 使用

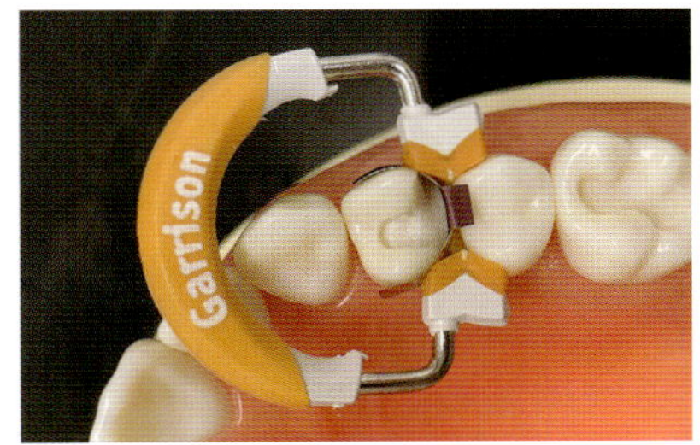

c：頬側の開放角が大きいことから、これまでのリングリテーナーでは脚部が隣接面に食い込み、マトリックスバンドが変形し、正しい解剖学的形態が得られなかった（3D リテーナーフュージョン M 使用）

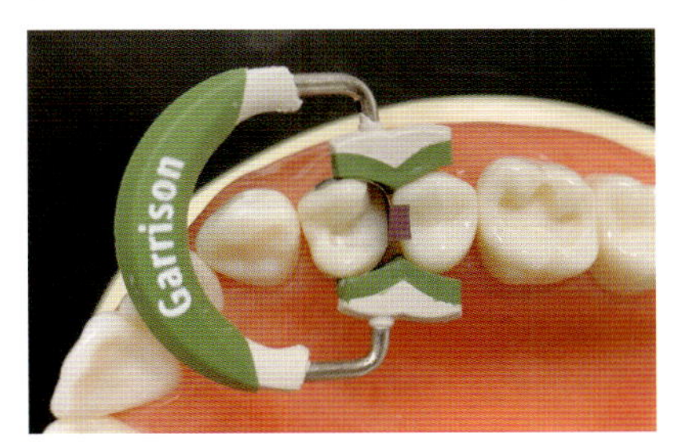

d：これまでのリングリテーナーでは適応症とならなかった大きな窩洞においても、3D リテーナーフュージョン L を使用することで、マトリックスバンドの変形もなく、正しい解剖学的形態が得られる

図❶c、d　隣接面の欠損が大きな２級窩洞への装着例（顎模型：上顎第１小臼歯遠心２級窩洞）

⑴コンポジタイト3D フュージョン（ギャリソンデンタルソルーションズ／モリタ：図１）

①マトリックスバンド（フュージョンバンド）

メタルマトリックス表面に樹脂コーティングが施されている。これによって充填後に除去しやすい。マトリックスバンドの形態は、弯曲が強くそして面積が広いことから歯面に適合し、隣接面の解剖学的形態が再現しやすい。また、上部は内側にわずかに弯曲し、上部鼓形空隙の形態を再現するようになっている。

②ウェッジ（フュージョンウェッジ）

シリコーン製でフィンが付いていることから、歯間部への挿入後に安定し、マトリックスバンドを歯面に密着できる。

③リングリテーナー（3Dリテーナーフュージョン）

以前の3D リテーナーと比較して歯間離開力が向上し、さらにシリコーン製の脚部の形態が改良され、上下鼓型空隙部におけるマトリックスバンドの歯面への適合性が向上している。さらに、これまで直接コンポジットレジン修復の適応症とならなかった、隣接面が大きく欠損した症例にも対応可能な3D リテーナーフュージョン L（図１d）が、新たにラインナップに加わった。

⑵バイオクリアーマトリックス（バイオクリアー／モリムラ：図２）

①マトリックスバンド（バイオフィット HD）

半透明のプラスチック製マトリックスであり、あらかじめ隣接面の豊隆が付与されている。最大の特徴は辺縁隆線部の形状であり、これまで充填が困難であった上部鼓形空隙の形態再現が容易にできることである。

②ウェッジ（ダイヤモンドウェッジ）

歯間部への挿入時、ウェッジ先端部のダイヤモンドカットが閉じることで容易に挿入できる。また、挿入後はダイヤモンドカットの部分が開くことでウェッジを保持し、マトリックスを歯面に密着させる。ウェッジは歯間乳頭を傷つけにくい形態になっている。

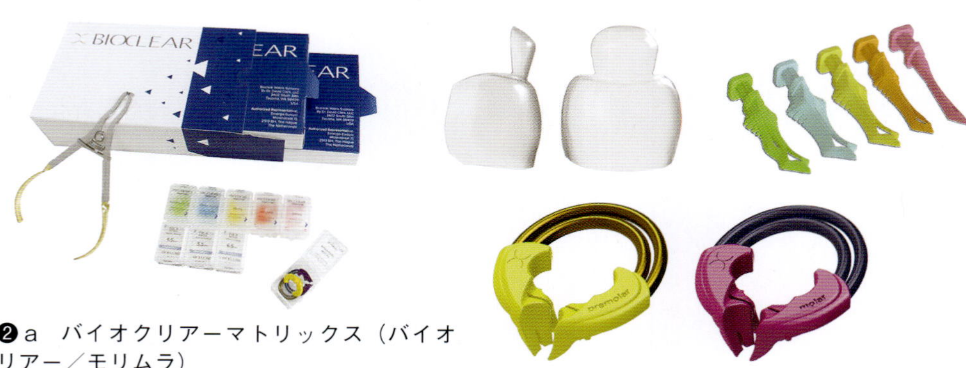

図❷a　バイオクリアーマトリックス（バイオクリアー／モリムラ）

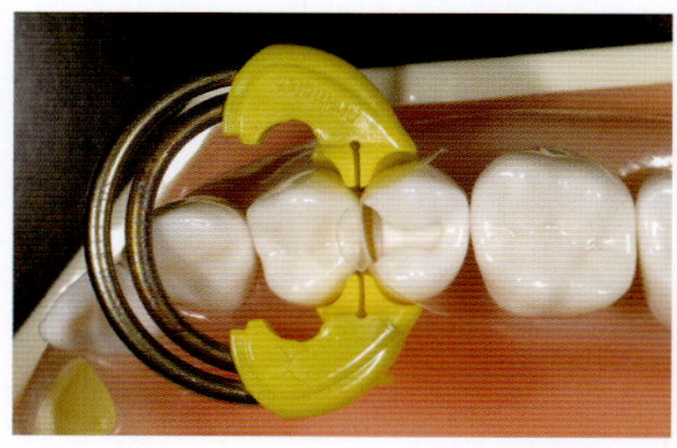

図❷b　ツインリング小臼歯用の装着例（顎模型）

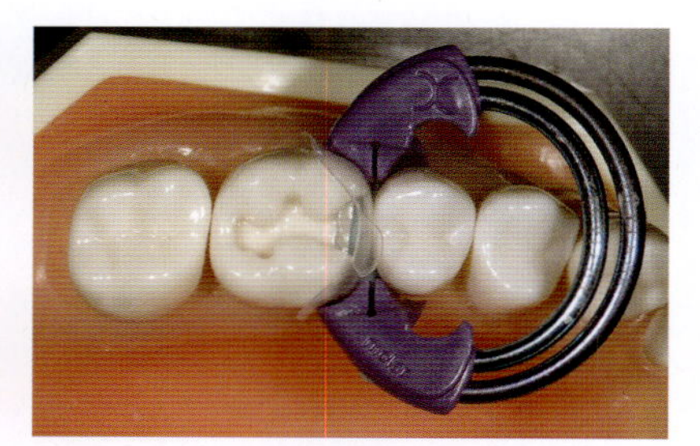

図❷c　ツインリング大臼歯用の装着例（顎模型）

③リングリテーナー（ツインリング）

脚部の切り込み、そして幅広の形状はマトリックスバンドを歯面に適合させるよう設計されている。２本のNi-Ti製リングによって歯間離開を行うことで、術後に緊密な接触点が得られる。

2．緊密なコンタクト（接触点）を付与するためのポイント

マトリックスシステムを使用する際には、説明書をよく読み、充塡前の前処置となるマトリックスシステムの装着を確実に行う。正しいマトリックスの設置は、隣接面を含むコンポジットレジン修復を成功させるための肝であり、時間がかかっても丁寧に行うことが大切である。

1）マトリックスバンドの装着

マトリックスバンドは、修復する歯の高さに合うものを選択する。とくに辺縁隆線部分の適合性が大切である。適切なマトリックスを選択したら、隣接面に挿入する。その際、歯肉溝へとわずかに入るように設置し、頬舌的な位置も確認する。

2）ウェッジの挿入

マトリックスバンドを指で押さえながらウェッジを挿入する。窩洞の歯肉側マージン部分においてマトリックスバンドがウェッジにより密着し、確実に歯肉側マージン部分が封鎖していることを確認する。この封鎖が確実ではない場合、ボンドやレジンが隣接面歯肉側に溢出し、重合硬化してしまう。溢出したレジンの除去はほぼ不可能であり、残存したレジンは歯肉炎の原因となることから、ここでの確認は非常に重要である。

3）リングリテーナーの装着

設置したマトリックスバンドとウェッジがズレないように、リングリテーナーを装着する。フォーセップス（できれば専用品）でリングを大きく開き、頬舌方向から挟み込むように装着する。頬舌側のマトリックスがしっかりと歯面に密着していること、そしてもう一度歯肉側マージン部分がマトリックスバンドで確実に封鎖されていることを確認する。

正しく隔壁が装着できれば、あとは接着処理とコンポジットレジン充塡を丁寧に行うことで、緊密なコンタクトポイントをもった隣接面を含むコンポジットレジン修復が完成する。

(1)リングリテーナーが装着できない場合

症例によっては、マトリックスバンドとウェッジまで設置した後に、リングリテーナーが装着できないことがある。その場合、先端が丸い筒状の充填器をマトリックスバンドの隣接面接触点相当部に圧接しながら光照射を行えば接触点を作ることができる（図３）。また、隔壁を装着したとしても、症例によってはリングリテーナーの歯間分離が十分ではない場合もある。その際も、同様の方法で接触点を作るとよい。

(2)コンタクトがいわゆる“透いてしまった”場合

正しく充填したつもりでも、コンタクトが透くことがある。その場合には、隣接面のコンポジットレジンのみを削除し、再度充填し直す。その際、接着処理にシランカップリング処理を追加する。

窩洞形態の考慮

1．隣接面に限局した初期う蝕

隣接面初期う蝕の修復においては、窩洞を頬舌方向へと必要以上に広げないことが大切である。隣接面のう窩のちょうど真上に当たる付近の辺縁隆線からエナメル質を切削し始め、う窩の開拡を行う。球状ダイヤモンドポイントがう窩に到達すると、ストンと抜けたような感じになる。

そこから頬舌方向へと遊離エナメル質を少し削除するが、必要以上に窩洞を広げないようにする。う蝕検知液を塗布し、染色された感染象牙質を丁寧に削除する。この際、鋭利なスプーンエキスカベータまたはマイクロモーターに装着したスチールバーを超低速回転で使用して軽圧でそっと除去する。う蝕の進行程度にもよるが、遊離エナメル質の削除は最小限に留め、可能なかぎり隣接歯と接触しているエナメル質を保存するようにしておくと、コンタクトの回復が行いやすい。

マトリックスバンドの挿入が難しくなるが、筆者はスプーンエキスカベータを下部鼓形空隙に挿入して軽くこじるようにし、歯間離開させた状態

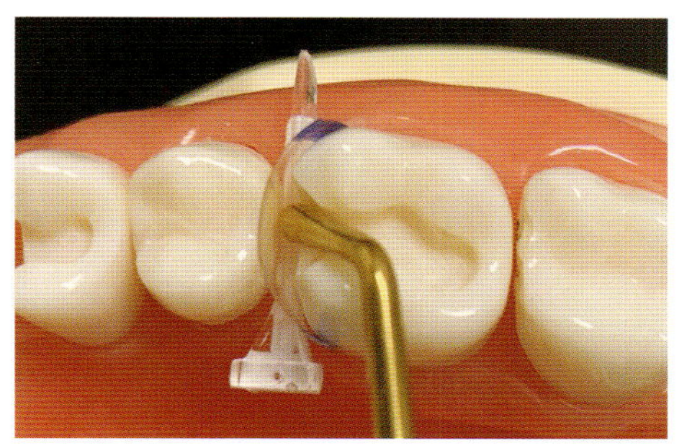

図❸ リングリテーナーが装着できない症例。フロアブルコンポジットレジンを隣接面に薄く充填した後、先端が丸い筒状の充填器を使用し、隣接面接触点相当部に圧接しながら光照射を行う

でマトリックスバンドを挿入している。ウェッジを挿入した後は、各種リングリテーナーが使用可能である。この場合、リングリテーナーはマトリックスバンドが歯面にしっかりと圧接するように設置する。

2．インレーの再修復など、隣接歯との接触状態が失われているう蝕

窩洞外形を広げることなく、できるだけエナメル質を保存した状態でう蝕検知液を指標に感染象牙質のみの削除に努める。隣接面の窩縁の位置をよく観察し、使用するリングリテーナーを選択する。エナメル質窩縁が広がった大型窩洞でリングリテーナーの脚部が隣接面に入り込んでしまう場合には、一般のリングリテーナーは使用できない。前述の3D リテーナーフュージョンＬを使用するか、あるいはトッフルマイヤー型マトリックスのような歯冠全周を覆うタイプの隔壁システムを使用する。

以上を守ることで、隣接面を含む欠損修復においても歯質をできるだけ保存し、そして隣接面コンタクトを確実に付与したコンポジットレジン修復で対応することができる（参考症例：図４）。

【参考文献】

1）総山孝雄，田上順次：保存修復学総論．永末書店，京都 1996：101-102, 380-388.
2）秋本尚武：コンポジットレジンに特化した隔壁法（臼歯）．コンポジットレジン修復のベーシック＆トレンド 診査・診断からメインテナンスまで，デンタルダイヤモンド増刊号，40（588）：56-63, 2015.

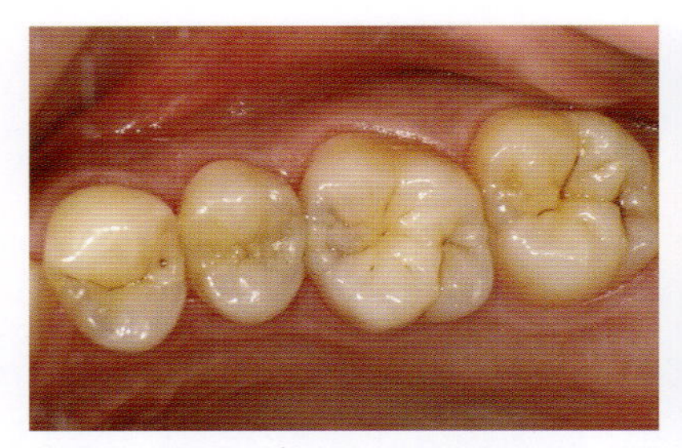

図❹a　術前。⌊6 近心隣接面う蝕。近心辺縁隆線部がやや白くなり、隣接面の脱灰が疑われる

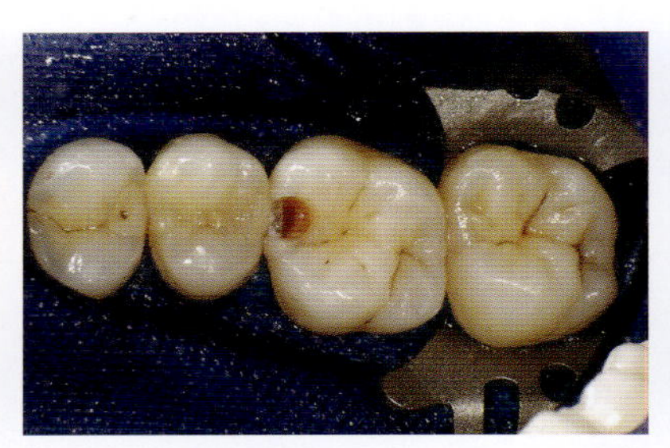

図❹b　う窩の開拡。ラバーダム装着後、球状ダイヤモンドポイントを用いて辺縁隆線中央付近から切削を始める。エナメル質を削除すると、内部には感染象牙質が存在した

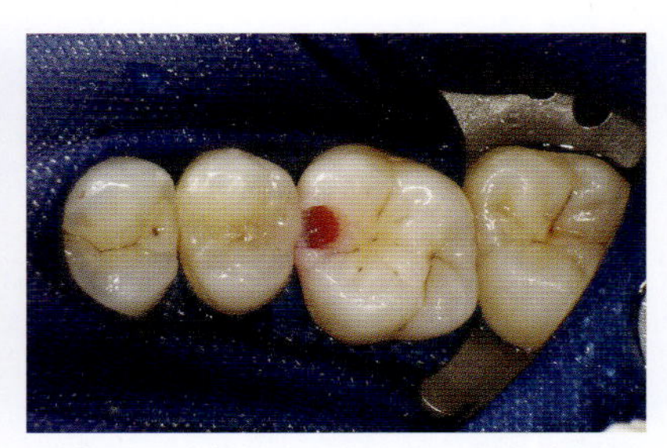

図❹c　う蝕検知液による感染歯質の染色。う蝕検知液を塗布すると、感染歯質が赤く染色された。鋭利なスプーンエキスカベータにより、染色部分を軽圧でそっと除去する

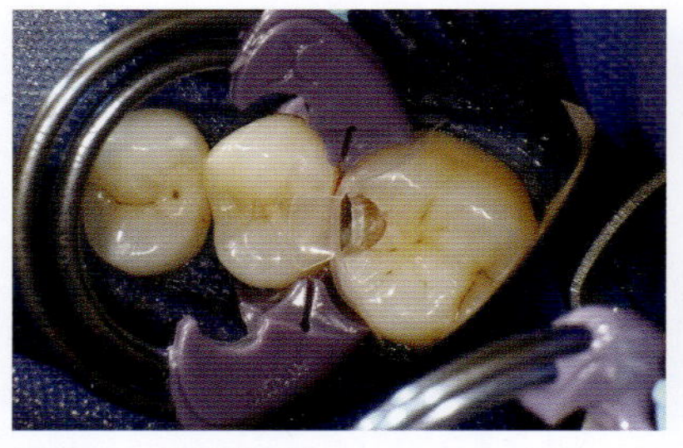

図❹d　隔壁装着。マトリックスバンド、ウェッジ、リングリテーナーによる隔壁の装着。歯肉側マージン部分のマトリックスバンドが、ウェッジによって歯面に密着していることを確認する

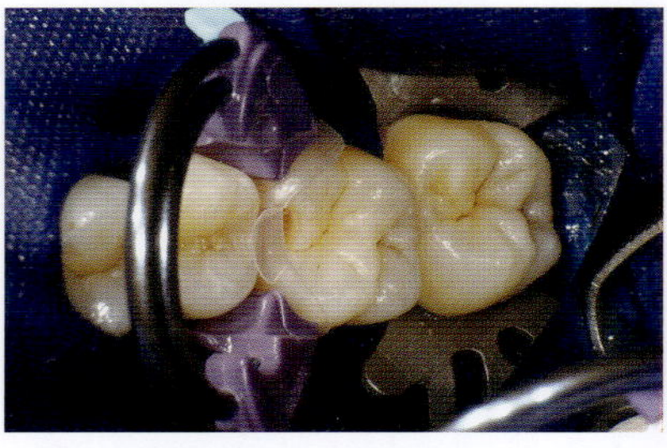

図❹e　近心方向から見ると、マトリックスバンドと辺縁隆線の形態が一致している

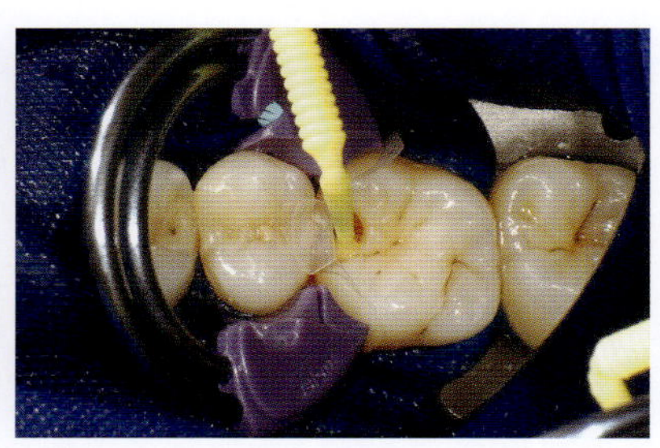

図❹f　接着処理。説明書に従ってレジン接着材を使用する

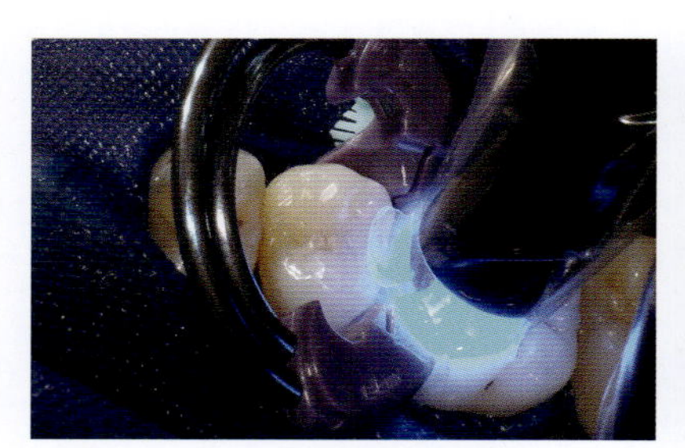

図❹g　十分に光照射を行う

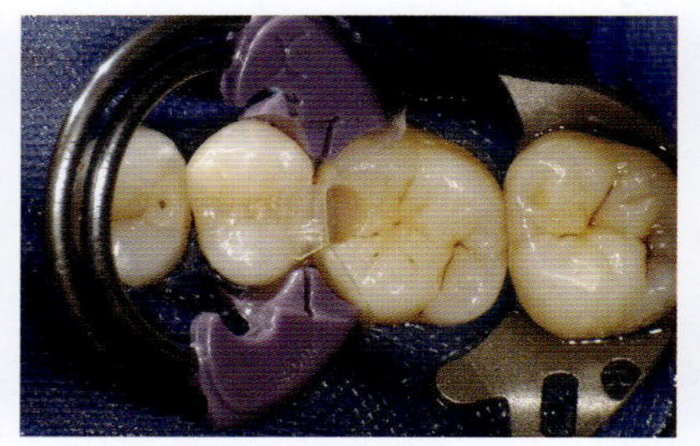

図❹h　フロアブルコンポジットレジンによる隣接面の充塡。気泡が入らないように注意しながら、窩底部から隣接面にかけて充塡し、光照射を行う

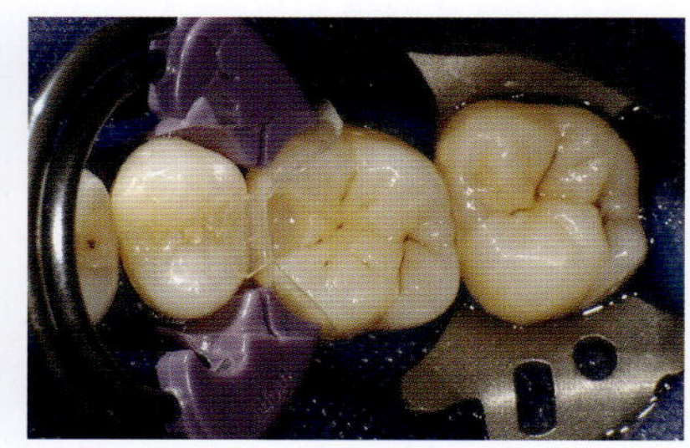

図❹i　同、辺縁隆線部の充塡。マトリックスバンドに沿うように辺縁隆線部を充塡し、光照射を十分に行う

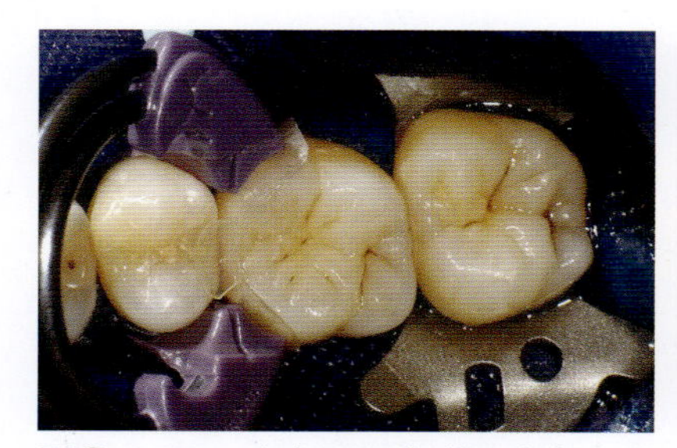

図❹j　同、咬合面の充塡。残存歯質の形態を参考にしながら、咬合面の充塡を行う。最後に十分に光照射を行う

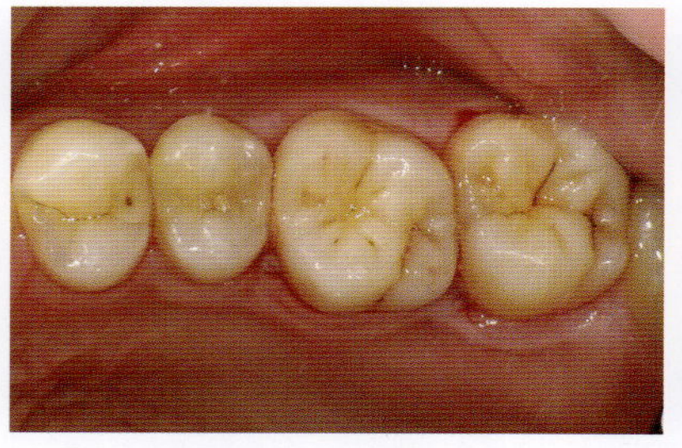

図❹k　術直後①。隔壁の除去と形態修正、研磨を行う。フロアブルコンポジットレジンにより、咬合面形態が再現されている

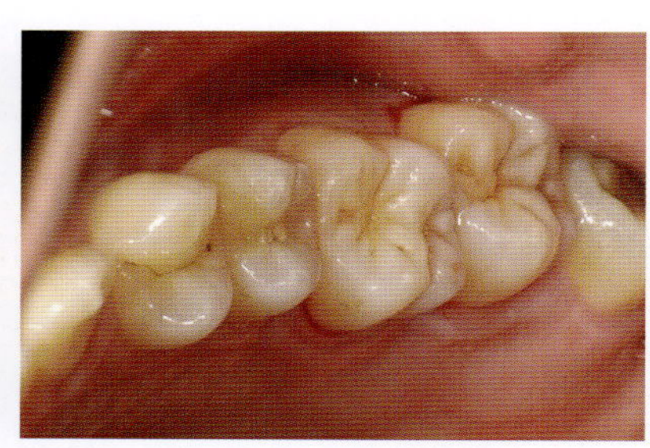

図❹l　術直後②。辺縁隆線と上部鼓形空隙の形態が再現されている

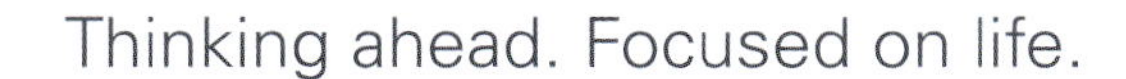

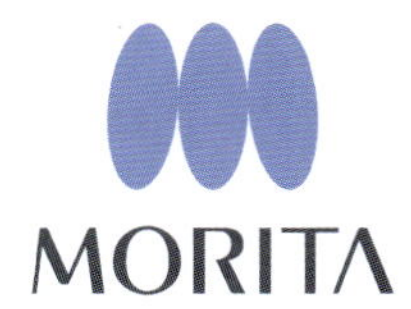

コンポジタイト 3D システム フュージョンキットⅡ

離開力、豊隆、操作性を取りそろえたⅡ級窩洞用3Dマトリックスシステム

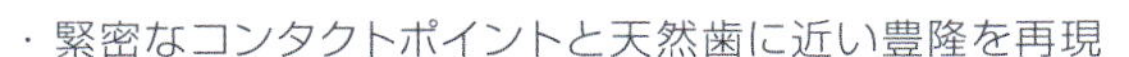

・緊密なコンタクトポイントと天然歯に近い豊隆を再現
・離開力と適合性がキーポイント
・3ステップの簡単装着で「臼歯」の治療をスムーズに

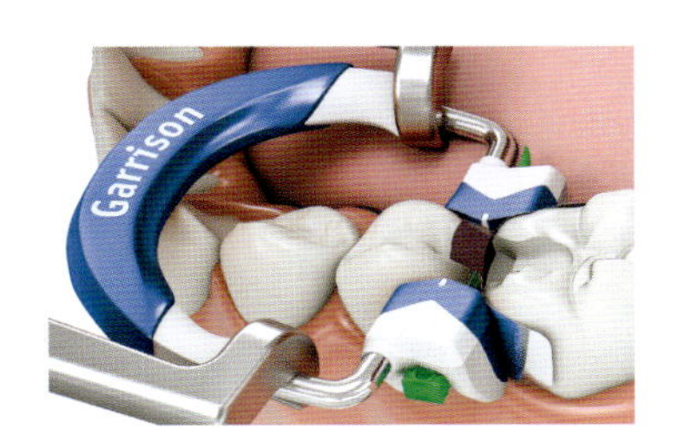

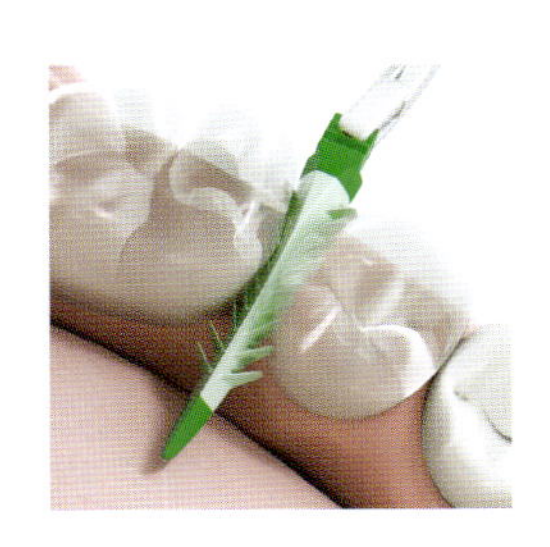

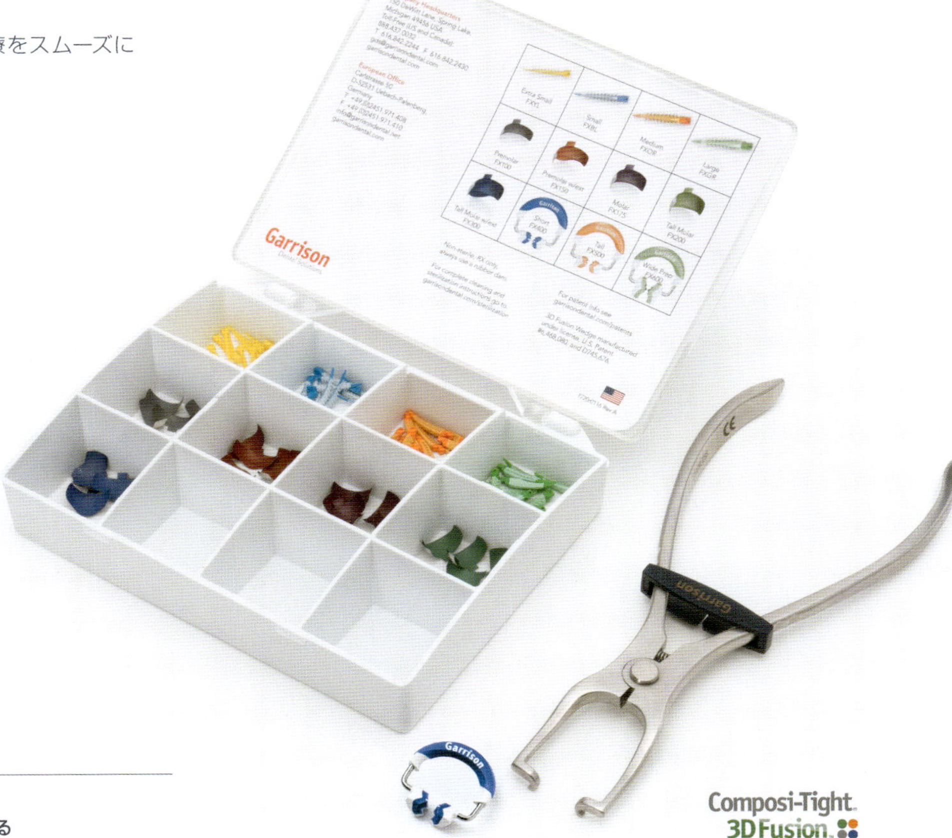

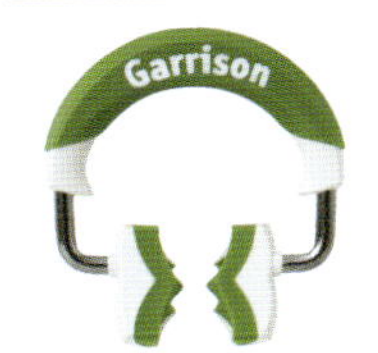

直接修復の幅を広げる

大きなⅡ級窩洞でも直接修復が可能です。
3Dリテーナーフュージョン L(グリーン)
標準価格:17,900円

セット内容:
3Dリテーナー フュージョン S 1入
フュージョンバンド 5種 ×各5入
フュージョンウェッジ 4種 ×各10入
リングフォーセップス フュージョン 1入
標準価格:41,800円

販売名:コンポジタイト 3D リテーナー　一般的名称:歯科用マトリックスリテイナ　クラス分類:一般医療機器(クラスⅠ)　医療機器届出番号:27B1X00109000233 / 販売名:コンポジタイト 3D システム　一般的名称:歯科用充填・修復材補助器具　クラス分類:一般医療機器(クラスⅠ)　医療機器届出番号:27B1X00109000236 / 販売名:コンポジタイト 3D リングフォーセップス　一般的名称:歯科用充填・修復材補助器具　クラス分類:一般医療機器(クラスⅠ)　医療機器届出番号:27B1X00109000234 / 販売名:フュージョンバンド　一般的名称:歯科用マトリックスバンド　クラス分類:一般医療機器(クラスⅠ)　医療機器届出番号:27B1X00109000330

発売　株式会社モリタ 大阪本社:大阪府吹田市垂水町3-33-18　〒564-8650　T 06. 6380 2525　東京本社:東京都台東区上野2-11-15　〒110-8513　T 03. 3834 6161
お問合せ:お客様相談センター　T 0800. 222 8020 (フリーコール)
製造　ギャリソン・デンタル・ソルーションズ
●仕様及び外観は製品改良のため予告なく変更することがありますのでご了承ください。●ご使用に際しましては、製品の添付文書および取扱説明書を必ずお読みください。
●標準価格は、2019年2月21日現在のものです。標準価格には消費税等は含まれておりません。

More Infos about Products: www.dental-plaza.com

株式会社モリムラ 審美修復関連製品

BIOCLEAR

前歯用マトリックス
バイオクリアー　マトリックス前歯用

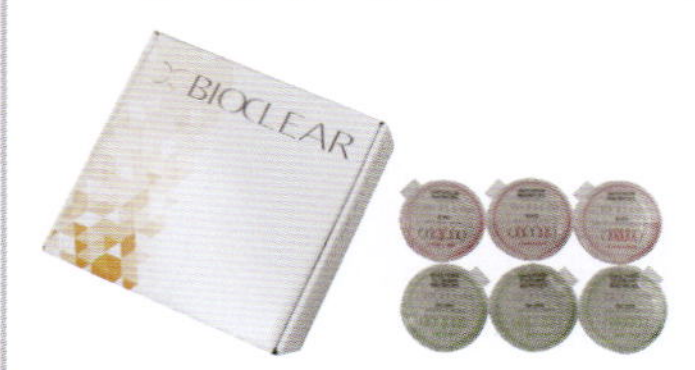

予め豊隆が賦与された
前歯用マトリックスのキットです。
前歯用５種類と歯間離開用４種類の
合計９種類あり、
キットには、使用頻度の高い６種類を
組み合わせています。

●バイオクリアー　マトリックス前歯用キット　60枚入　￥19,800

一般医療機器　医療機器届出番号：13B2X10359110002

臼歯用マトリックス
バイオクリアー　マトリックス臼歯用

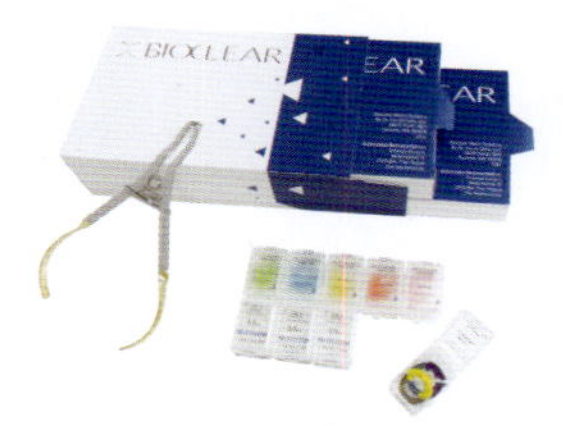

予め豊隆が賦与された臼歯用マトリックス、
幅広で切込がある把持脚のリング、
ダイヤモンドウェッジ、
ツインリングフォーセップスのキットです。
リングは２本のNi－Tiワイヤーを使用し、
強い適合力で、歯間分離を補助します。

●バイオクリアー　マトリックス臼歯用　イントロキット　￥48,000

一般医療機器　医療機器届出番号：13B2X10359110003

ブラックトライアングル用マトリックス
バイオクリアー　ブラックトライアングルキット

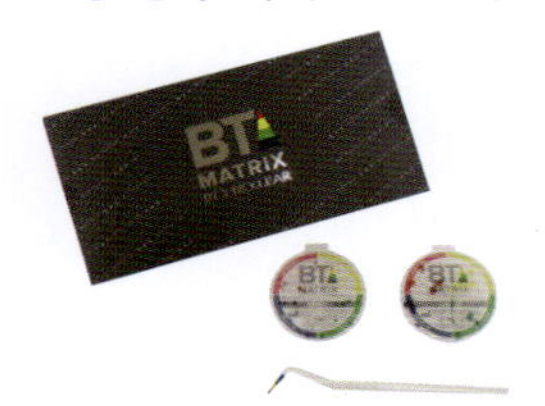

予め豊隆が賦与された
前歯用マトリックスとゲージのキットです。
ゲージ先端部をコンタクト下の歯間空隙に
入るところまで挿入し、切縁側から見て、
ゲージ先端部のカラーと同じ色のタブ色の
マトリックスを選択することによって、
簡単・迅速に、マトリックスを選択する
ことができます。

●バイオクリアー　ブラックトライアングルキット　フルキット　￥36,500

一般医療機器　医療機器届出番号：13B2X10359110004

マトリックスウェッジ
バイオクリアー ダイヤモンドウェッジ

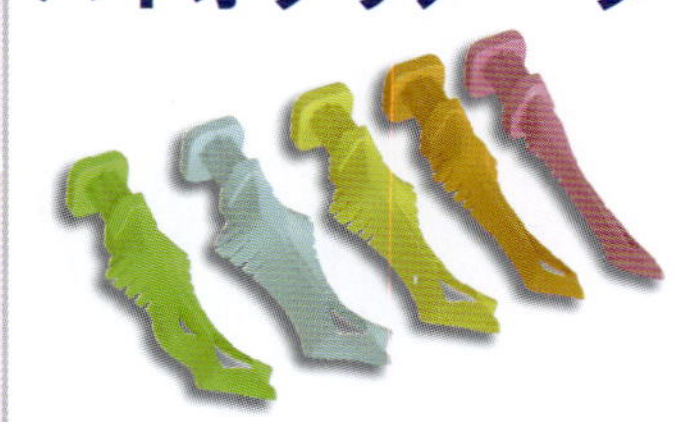

先端部のダイヤモンドカットにより、
歯間部への挿入時に効果的に閉じ、
挿入後はウェッジが開放して、
隣接面に密接します。

●バイオクリアーダイヤモンドウェッジ　イントロキット 40個入　￥4,800

一般医療機器　医療機器届出番号：13B2X10359110001

製造業者：バイオクリアー社（略称）　製造国：アメリカ合衆国（USA）

BISCO

モックアップ用レジン＆クリアマトリックス　キット*
リビールスターターキット（ミニ）

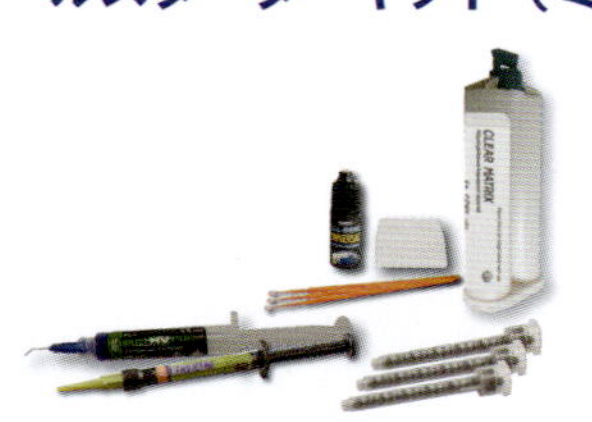

●リビールスターターキット（ミニ　A1）
●リビールスターターキット（ミニ　ブリーチ）　各￥5,900

管理医療機器　医療機器認証番号：228AGBZX00050000

モックアップ用光重合型フロアブルレジン *
リビール

クリアマトリックスに注入しやすい
フロアブル特性があります。

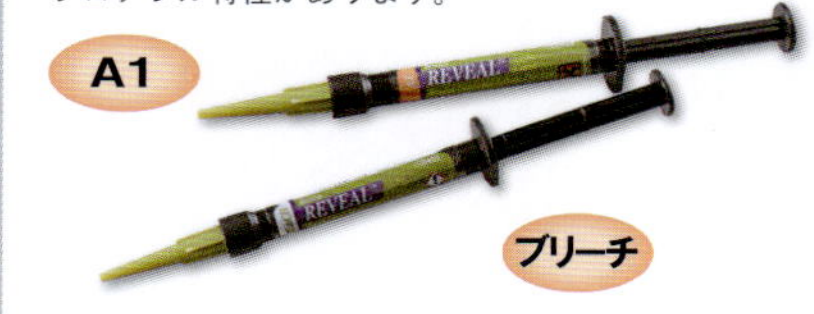

●リビール（シリンジ A1 2本入）
●リビール（シリンジ ブリーチ 2本入）　各￥9,000

管理医療機器　医療機器認証番号：227AGBZX00103000

モックアップ用　複模型用印象材 **
EZ－COPY クリアマトリックス

透明の印象材のため、
『リビール』を注入後、
光重合することができます。

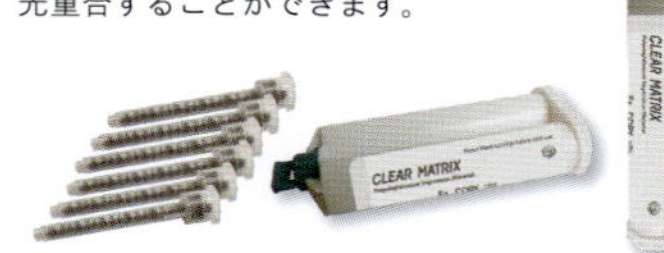

内容：EZ-COPY クリアマトリックス　カートリッジ 48mL×2本
ミキシングチップ×6本　￥4,800

一般医療機器　医療機器届出番号：13B2X10359120002

光重合型ベニア用レジンセメント *
チョイス２ベニアセメント

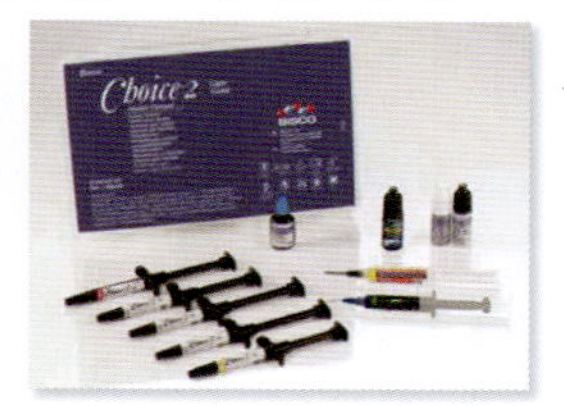

●チョイス2ベニアセメント　フルキット　￥57,500

キットには、ビスコポーセレンエッチャント（9.5%フッ化水素酸）が含まれており、
医薬用外毒物　9.5%弗化水素酸です。技工専用　※口腔内では使用不可です。

管理医療機器　医療機器認証番号 228AGBZX00072000

1液性光重合型ボンディング材 *
オールボンドユニバーサル

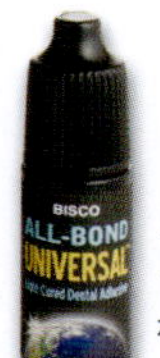

１ボトル
１ステップシステムの
ボンディング材です。

内容：オールボンドユニバーサル（6mL）１本　￥12,500

管理医療機器　医療機器認証番号：225AGBZX00057000

35％リン酸エッチング材 *
セレクトHVエッチ

シリンジタイプのエッチング材です。
高粘度のため、
セレクティブエッチングを
することができます。

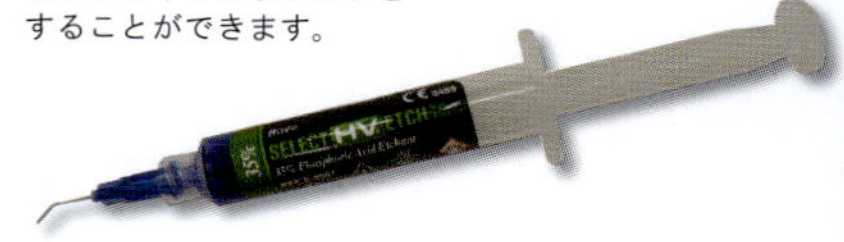

内容：セレクトHVエッチ（シリンジ　5g）×1本
シリンジチップ（ダークブルー　22G）×15本　￥2,500

管理医療機器　医療機器認証番号：225AGBZX00067000

本紙に掲載されている価格は2019年9月の歯科医院様参考価格（税抜）です。形態・仕様は予告なく変更することがあります。

* 製造業者：BISCO, Inc.（ビスコ　インク社）　製造国：アメリカ合衆国（USA）
** 製造業者：Amco, Inc.（アムコ　インク）　製造国：大韓民国

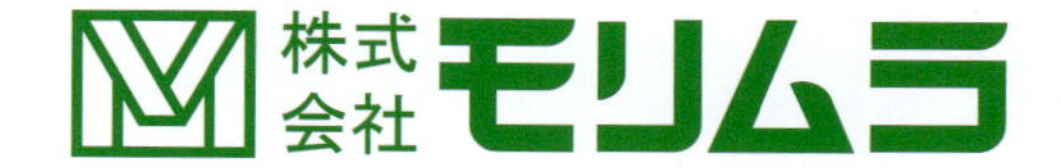

〒110-0011 東京都台東区三ノ輪1-28-10-3F
TEL 03-5808-9350　FAX 03-5808-9351
http://www.morimura-jpn.co.jp

Question 13

「機能と審美を兼ね備えた形態を作るダイレクトボンディングのポイントを教えてください」

Hirofumi TASHIRO
田代浩史
静岡県・DRC.Hamamatsu／田代歯科医院

はじめに

ダイレクトボンディング（コンポジットレジン直接修復）による歯冠形態の構築は、間接修復における一般的な技工操作を介した方法と比較して難易度は高い。口腔内でのコンポジットレジン充填操作は、歯質への接着操作と連動して行われ、「接着操作」と「充填操作」が一連の操作として一体化してこそ価値のある修復方法である。

一般的に、コンポジットレジン直接修復に使用されるボンディング材の歯質接着強度は、間接修復に使用されるレジンセメントと比較して高い[1)]。この直接修復の最大のアドバンテージを活かした治療方法がまさに「ダイレクトボンディング」である。よって、接着強度を第一優先として直接修復用ボンディング材を活用する代わりに、術者は難易度の高い口腔内での直接歯冠形態構築に挑む必要がある。

本稿では、下記に挙げる口腔内でのダイレクトボンディングを用いた直接歯冠形態構築のポイントについて、症例を交えて解説する。

1．術後の歯冠形態を予測して術前に仮構築（口腔内でのプロビジョナルレストレーション作製・模型上でのワックスアップ）
2．仮構築の状況で機能運動を行い、歯冠形態の評価・調整（咬合器上・口腔内）
3．調整後の歯冠形態をシリコーン印象材で記録（シリコーンガイドの作製／図１）
4．口腔内での接着操作の後、シリコーンガイドを活用した充填操作（歯冠形態のコピー）
5．充填後の歯冠形態を口腔内での機能運動により評価・調整

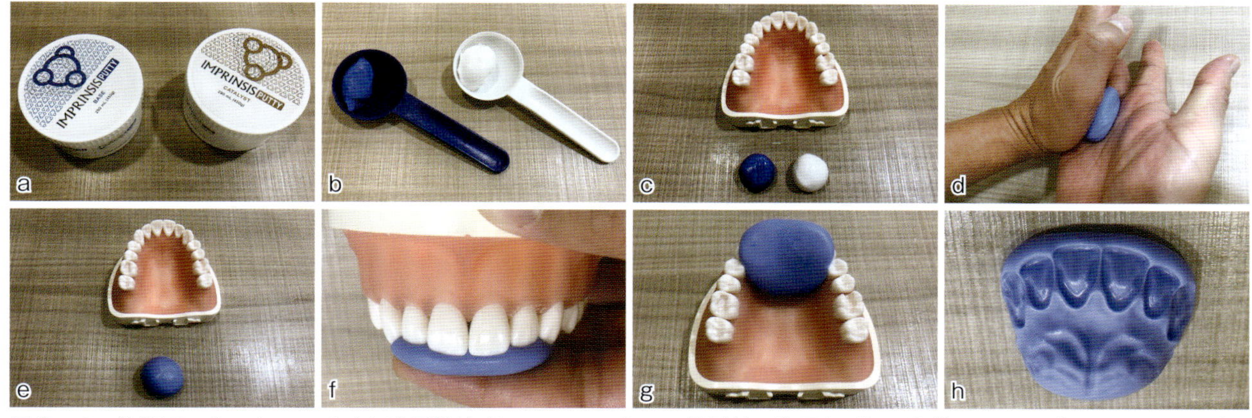

図❶　CR修復用のカスタムメイド充填用器材（シリコーンガイド、模型技工指示など）の準備。a:インプリンシス パテ（トクヤマデンタル）、b：ベース・キャタリストを等量採取、c：上顎前歯用を直径1.5㎝程度、d：素手で混和（ニトリル・プラスチックも使用可）、e：混和後。直径３㎝程度、f：上顎前歯の口蓋側に圧接、g：硬化まで３分程度は圧接保持、h：細部の再現性を確認

修復

◆症例１：プロビジョナルレストレーションの歯冠形態をシリコーンガイドによりコピーして活用したダイレクトクラウン修復

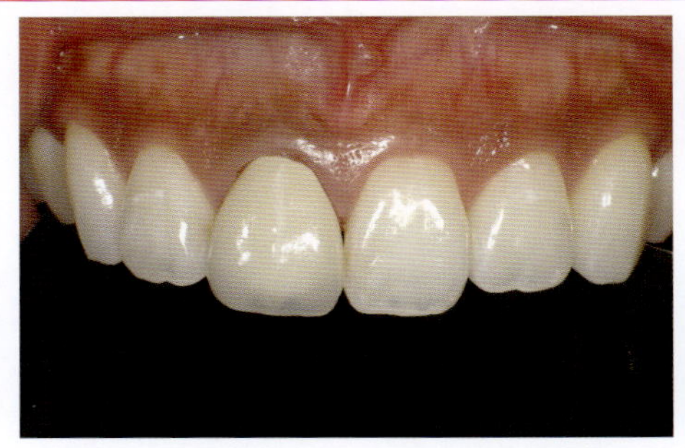

図❷ａ　32歳、女性。上顎前歯部における補綴物の審美改善を主訴に来院

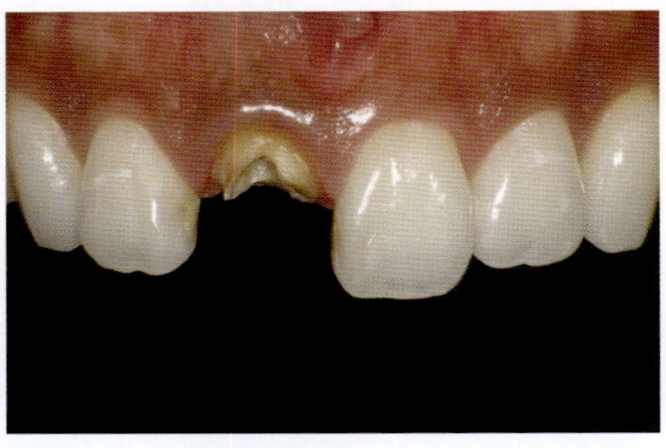

図❷ｂ　1|不適合補綴物・メタルコアの除去。再根管治療を終え、ダイレクトクラウン修復による歯冠形態回復を計画

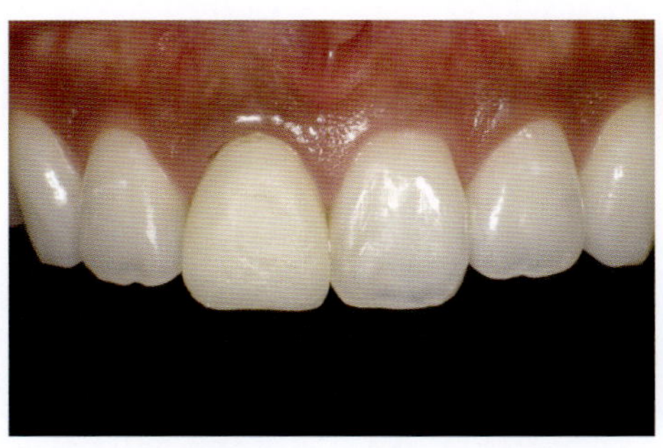

図❷ｃ　プロビジョナルレストレーションにて、機能運動時の切縁部および口蓋側面部の形態を診査

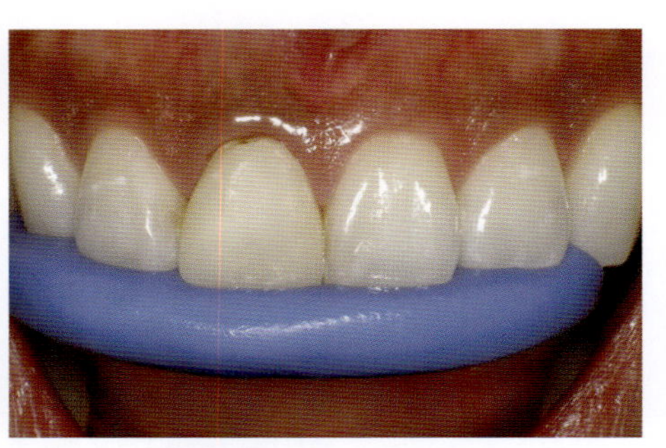

図❷ｄ　プロビジョナルレストレーションの口蓋側面形態をコピーして活用するための、シリコーンガイドを作製

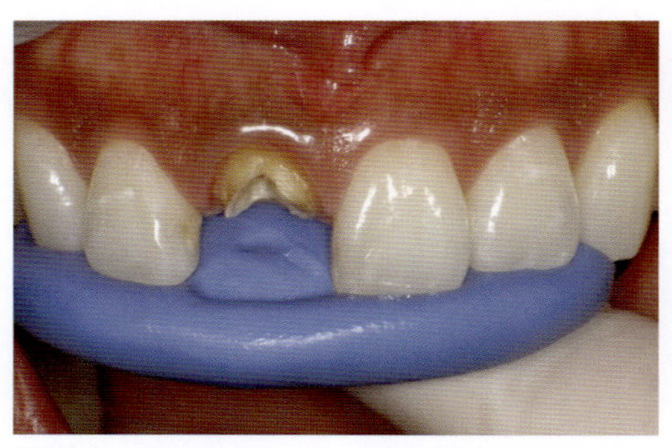

図❷ｅ　シリコーンガイドの試適

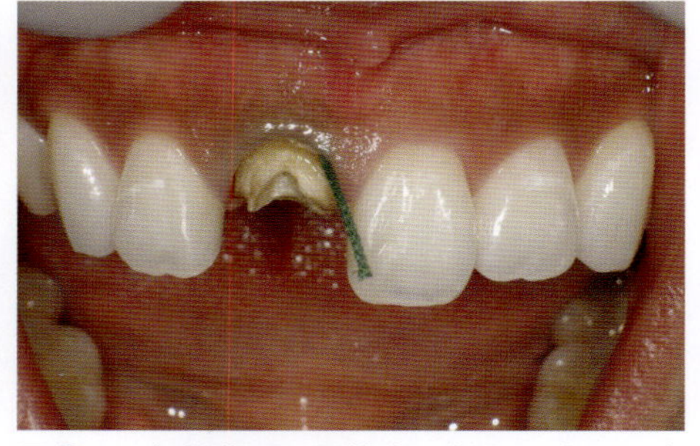

図❷ｆ　歯肉溝への圧排糸の挿入、止血・歯周組織の乾燥状態を確認

症例1

患者は32歳の女性。上顎前歯部における不適合補綴物の審美改善を目的に行われた、ダイレクトクラウン修復症例である。

1|不適合補綴物およびメタルコアの除去後、プロビジョナルレストレーションを作製して一定の審美性を回復し、再根管治療に移行した。

プロビジョナルレストレーション装着時の機能運動から、切縁部および口蓋側面部の形態的調和を確認した。根管治療の完了後、限られた残存歯質の表面積を最大限活用してボンディング操作を行い、接着力のみに依存した保持機構で成立する、コンポジットレジン直接法による「ダイレクトクラウン修復」に移行した。この際、口腔内での一定期間の使用実績を経て決定されたプロビジョナ

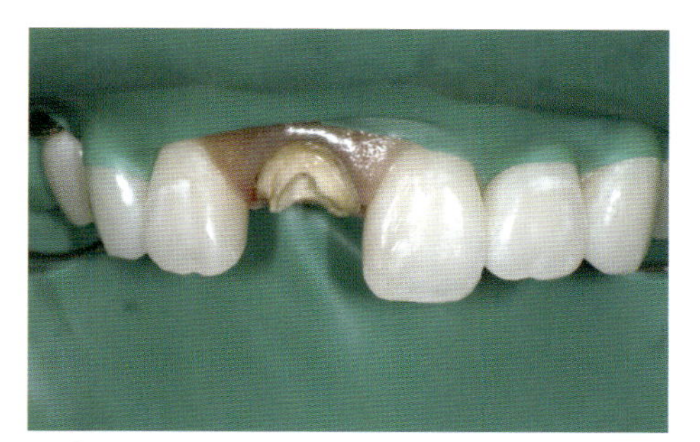

図❷g　ラバーダムシステムの装着

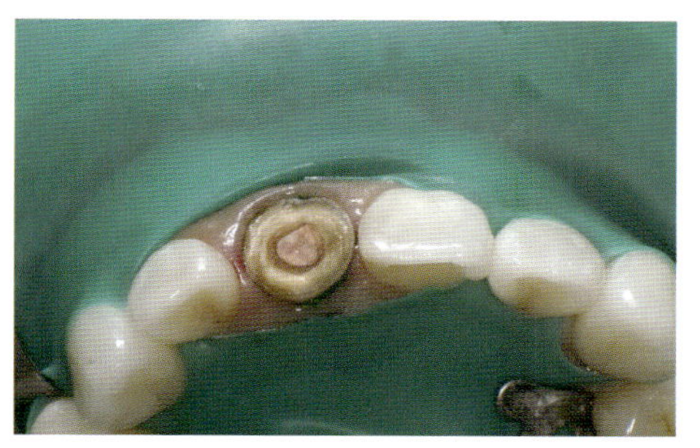

図❷h　根管充填材の除去範囲は根管口から約４㎜以内とし、使用する接着材・フロアブルレジンへの照射光到達を意識する

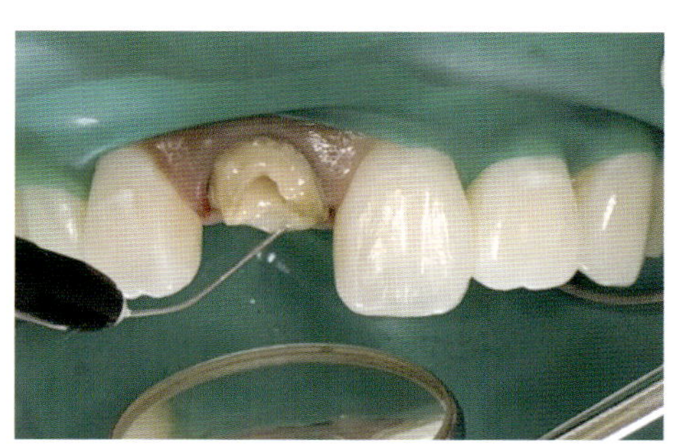

図❷i　接着操作後、根管上部歯質へは重合収縮応力の低減を意識して、薄層のフロアブルレジンを分割して積層充填を行う

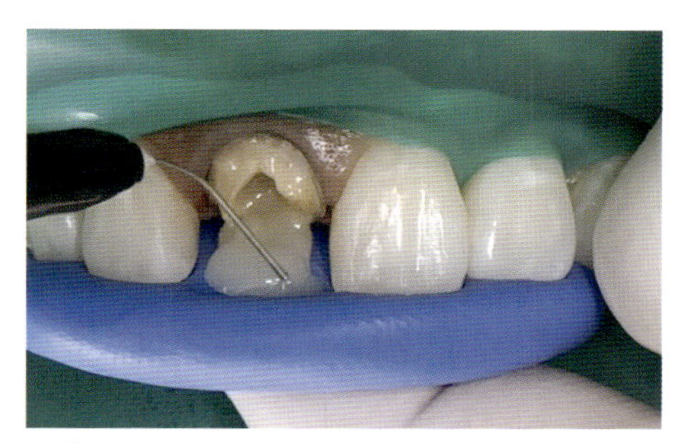

図❷j　シリコーンガイド上での切縁部にフロアブルレジン充填を行う

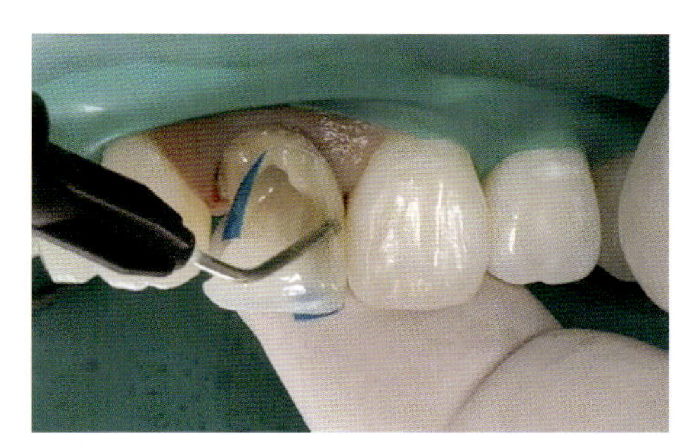

図❷k　3D クリアマトリックスおよびフロアブルレジンにより、歯肉縁下より近心歯頸部のカントゥアを構築

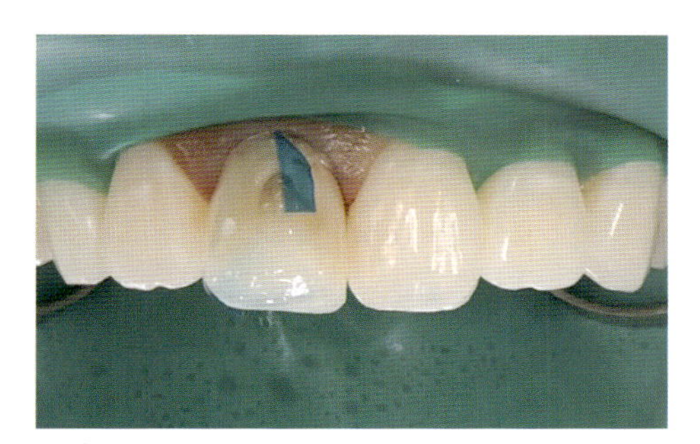

図❷l　3D クリアマトリックスおよびフロアブルレジンにより、歯肉縁下より遠心歯頸部のカントゥアを構築

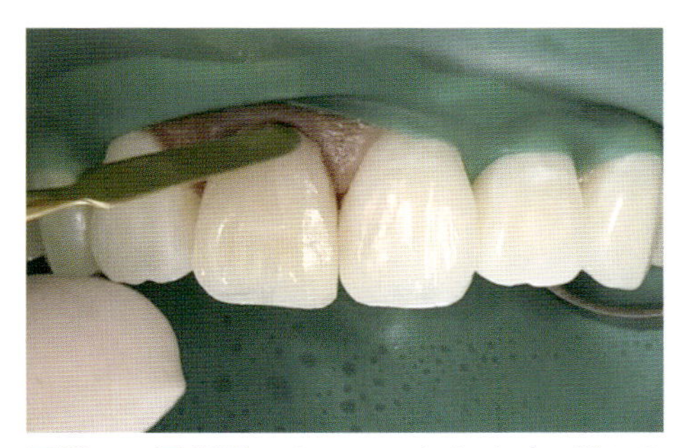

図❷m　唇側面へのペーストタイプレジンの設置・形態付与

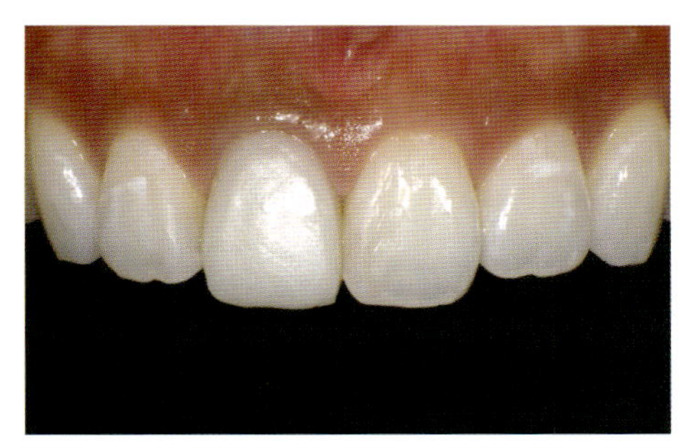

図❷n　充填操作を完了し、形態修正・研磨操作に移行

ルレストレーションの歯冠形態を活用するため、パテタイプのシリコーン印象材を用いて充填用ガイドを作製した。

接着操作完了後の充填操作においては、接着界面への重合収縮応力の回避を目的として、根管上部残存歯質の被着面に少量ずつ分割してフロアブルレジンを充填。歯質との確実な一体化を獲得した後、シリコーンガイド上でのフロアブルレジン

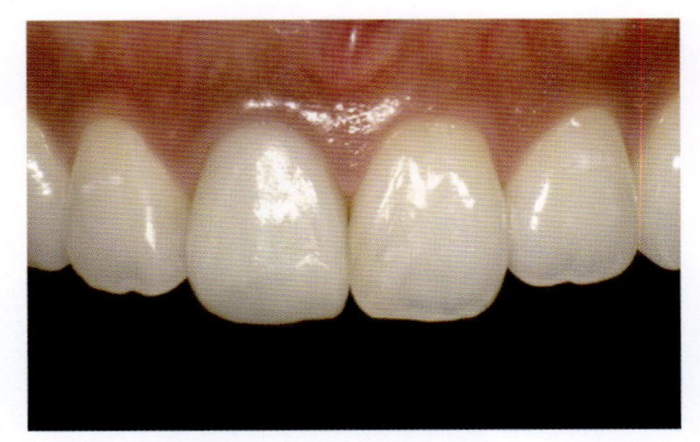

図❷ o　術後

症例１：使用材料

1．エッチング材：K エッチャント シリンジ（クラレノリタケデンタル）
2．ボンディング材：クリアフィル メガボンド２（クラレノリタケデンタル）
3．フロアブルレジン：クリアフィル マジェスティー ES フロー〔High〕A2（クラレノリタケデンタル）
4．デンティンシェードレジン：エステライト アステリア A1B（トクヤマデンタル）
5．エナメルシェードレジン：エステライト アステリア NE（トクヤマデンタル）

◆症例２：咬合診査を経て決定した模型上の歯冠形態をシリコーンガイドによりコピーして活用したダイレクトブリッジ修復

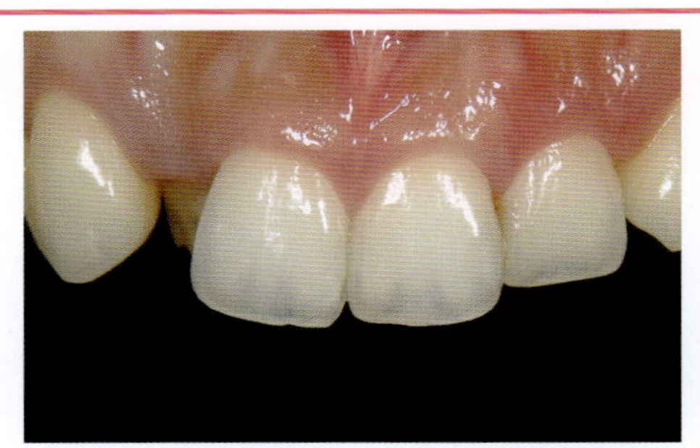

図❸ a　28 歳、女性。上顎前歯部における歯列不正の審美改善を主訴に来院

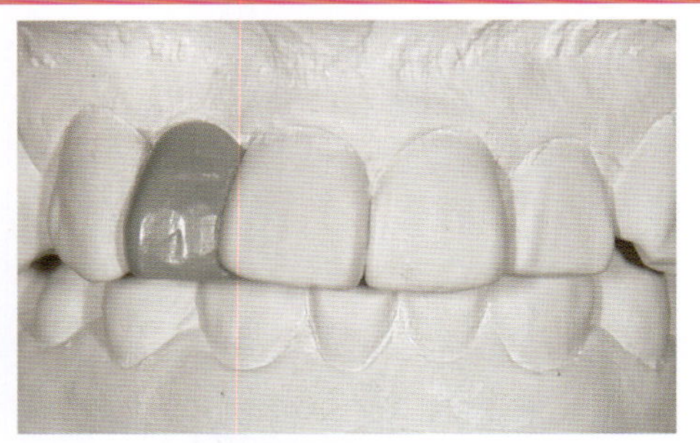

図❸ b　2|口蓋側傾斜および失活変色による審美障害に対し、抜歯およびダイレクトブリッジ修復に短期間での歯冠形態回復を計画

充塡により口蓋側面形態を回復した。

続いて、3D クリアマトリックスおよびフロアブルレジンにより、歯肉縁下より切縁隅角部までを一括で充塡して隣接面形態を再構築。唇側面へのペーストタイプレジンの設置・形態付与を行い、歯冠形態の回復を完了した。

本来は難易度の高い直接法コンポジットレジン修復による歯冠全体の再構築も、プロビジョナルレストレーションの歯冠形態を変形量の少ないシリコーン印象材の充塡用ガイドにより精度の高いコピーが可能となり、シンプルな充塡術式が実現した。

症例2

患者は28歳の女性。前歯部の歯列不正を伴う審美障害に対し、治療期間短縮と健全歯質保存への強い要求を考慮して行われた、ダイレクトブリッジ修復症例である。

口蓋側に大きく偏位した2|の抜歯と、発生したスペースへの欠損部回復手段としてコンポジットレジン直接法による「ダイレクトブリッジ修復」が選択された。

コンポジットレジンでの接着修復による欠損部回復では、両側隣在歯への切削介入を必要としない。接着対象となる両隣在歯のエナメル質表層に対し、適切な接着操作後にコンポジットレジンを順次築盛して欠損部に歯冠形態を構築していく。本症例では、エナメル質への脱灰能力が比較的弱い１ステップタイプのセルフエッチングプライマーシステムを使用したが、リン酸処理後に適用

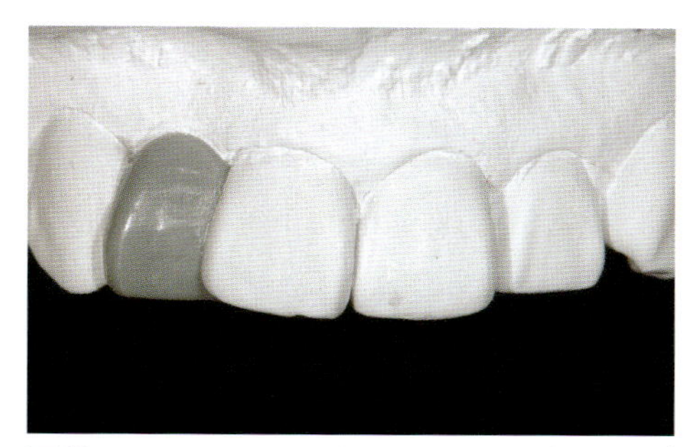

図❸c　アンテリアガイダンスを考慮し、3|へのダイレクトブリッジ修復の接着面積は唇側面を中心に負担するように配慮

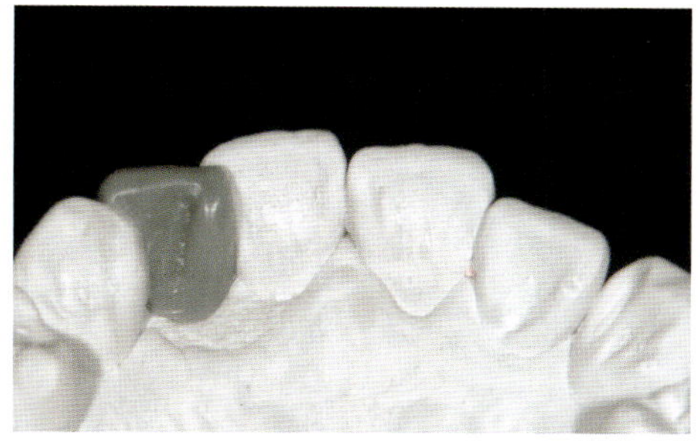

図❸d　ポンティック部の切縁形態は、下顎側方運動時の3|アンテリアガイダンスに調和した形態を模型上で付与

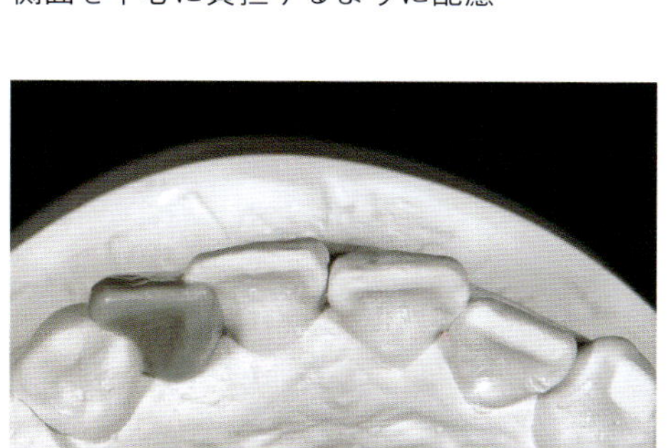

図❸e　欠損部の歯間距離は小さく、ポンティック部の配列を傾斜させて十分な接着面積を確保した

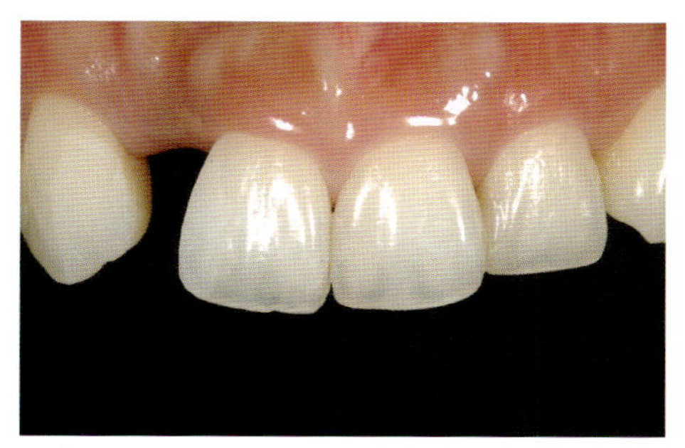

図❸f　欠損部両側の被接着面にリン酸エッチング処理後、水洗・乾燥

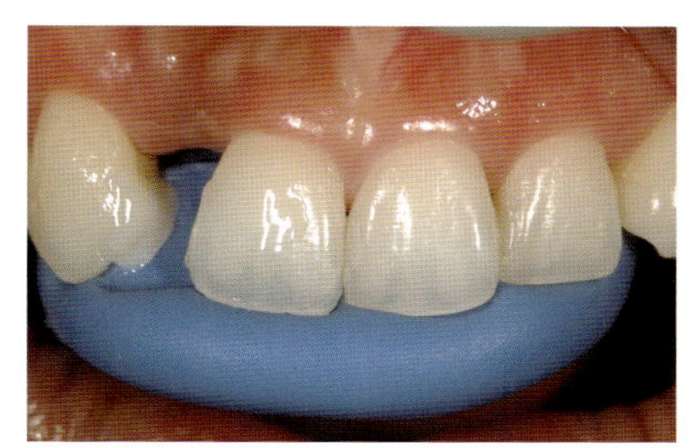

図❸g　シリコーンガイド上での欠損部口蓋側面へのフロアブルレジン充塡操作を開始

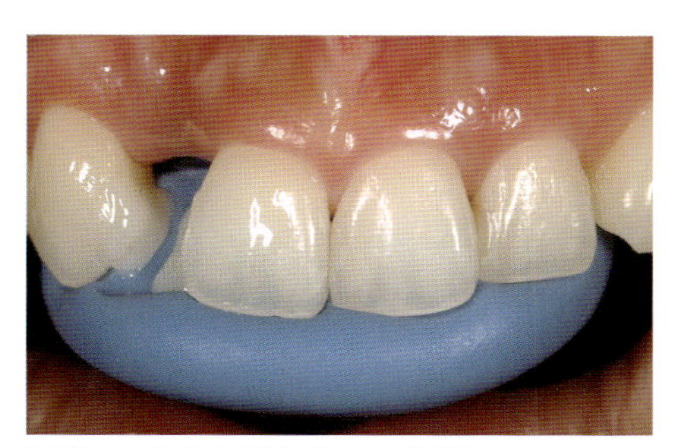

図❸h　欠損部両側より口蓋側面へのフロアブルレジン充塡範囲を拡大。被接着面への重合収縮応力の緩和を意識し、フロアブルレジンを分割して充塡

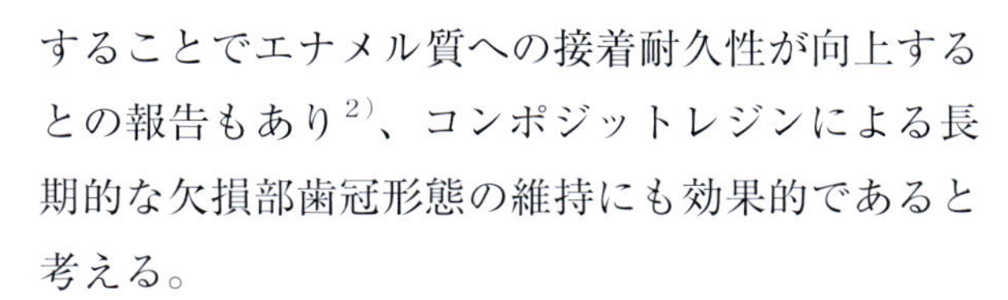

することでエナメル質への接着耐久性が向上するとの報告もあり[2]、コンポジットレジンによる長期的な欠損部歯冠形態の維持にも効果的であると考える。

事前の作業用模型作製により欠損部ワックスアップでの咬合状態を確認し、効率よく充塡操作を進めるためにシリコーン印象材による充塡用ガイド作製も同時に行った。両隣在歯から接着延長されたコンポジットレジンは、重合収縮応力を考慮して段階的に築盛、重合した。欠損部のポンティック基底面には、3Dクリアマトリックスとフロアブルレジンとを効果的に使用し、歯冠形態の概形を完成した。

歯冠の内部構造をデンティンシェードレジン、最終外層をエナメルシェードレジンにて充塡し、分割積層充塡による欠損部歯冠形態の再構築を完了した。

作業用模型上で決定されたポンティック部の切縁形態は、充塡用ガイドにより正確にコピーされ、審美性の獲得と同時に下顎側方運動時の3|アンテリアガイダンスに調和した機能的な形態再現が実現した。

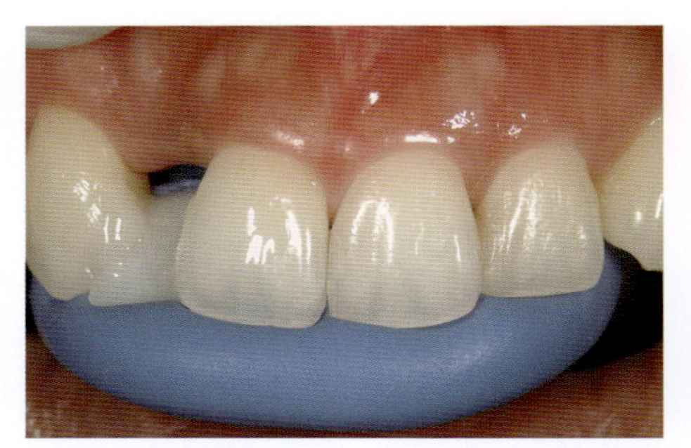

図❸ i　両側からのフロアブルレジンを延長して欠損部空隙を閉鎖

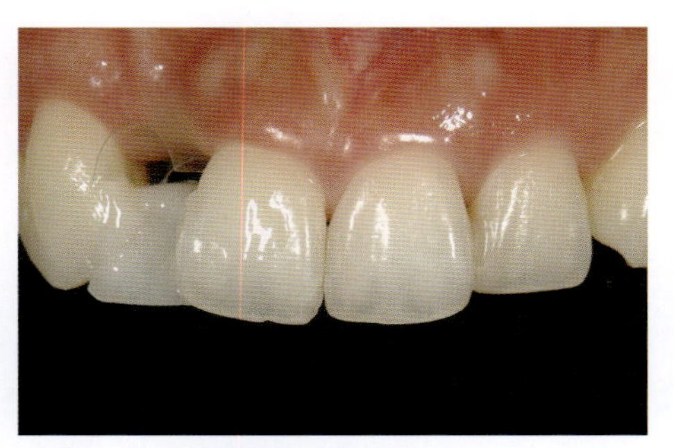

図❸ j　欠損部基底面充填用の 3D クリアマトリックスを試適

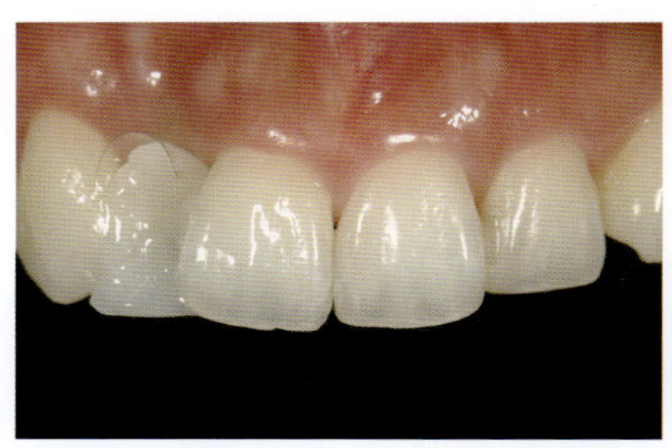

図❸ k　3D クリアマトリックス上へのフロアブルレジン充填でポンティック基底面を構築

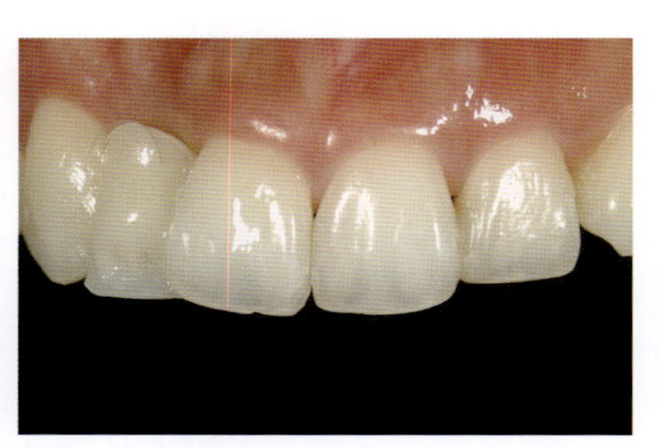

図❸ l　デンティンシェードレジンにて象牙質相当部を再構築

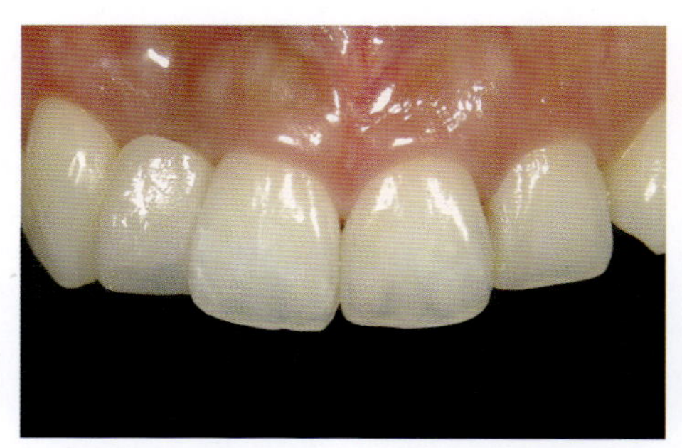

図❸ m　エナメルシェードレジンの充填操作にて欠損部歯冠形態回復を完了

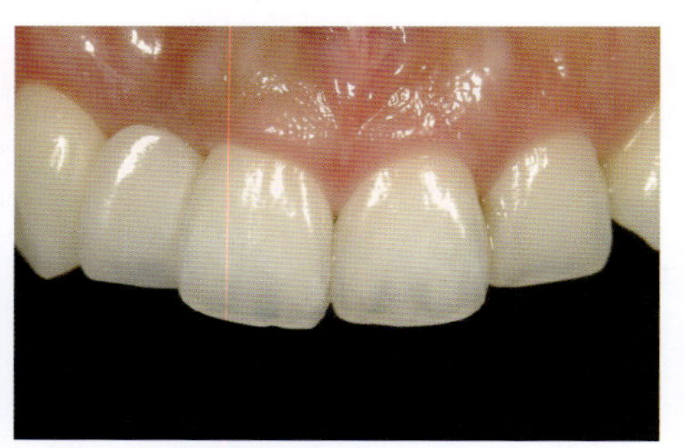

図❸ n　術後

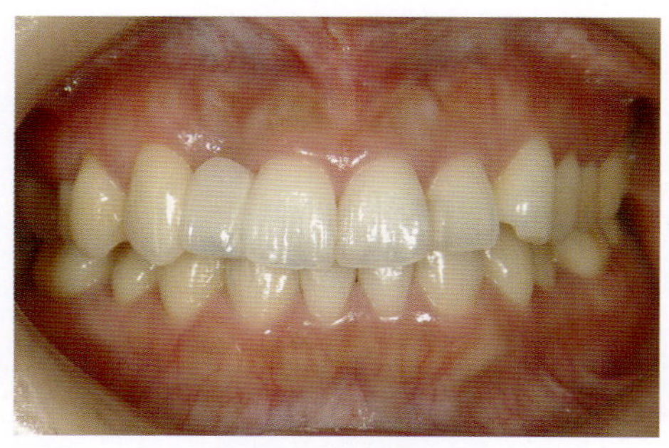

図❸ o　咬合状態と下顎運動に配慮した欠損部歯冠形態の再構築を完了

症例２：使用材料

1．エッチング材：エッチング ゲル（トクヤマデンタル）
2．ボンディング材：ボンド フォース（トクヤマデンタル）
3．フロアブルレジン：エステライト フロー クイック OA2（トクヤマデンタル）
4．デンティンシェードレジン：エステライト アステリア A2B（トクヤマデンタル）
5．エナメルシェードレジン：エステライト アステリア WE（トクヤマデンタル）

【参考文献】

1）Kanemura N, Sano H, Tagami J: Tensile bond strength to and SEM evaluation of ground and intact enamel surfaces. J Dent. 27（7）: 523-530, 1999.

2）Amano S, Yamamoto A, Tsubota K, Rikuta A, Miyazaki M, Platt JA, Moore BK: Effect of thermal cycling on enamel bond strength of single-step self-etch system. Oper Dent, 31: 616-622, 2006.

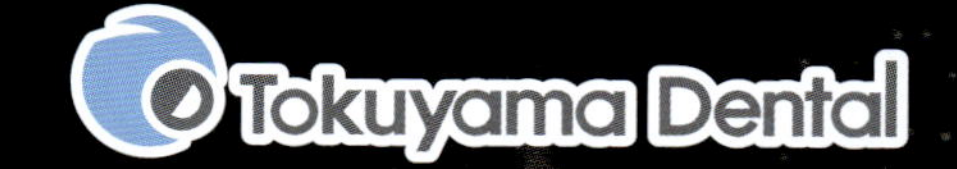

トクヤマデンタルのコンポジットレジン技術の粋を集めたフラッグシップモデル

ESTELITE ASTERIA エステライトアステリア

術後

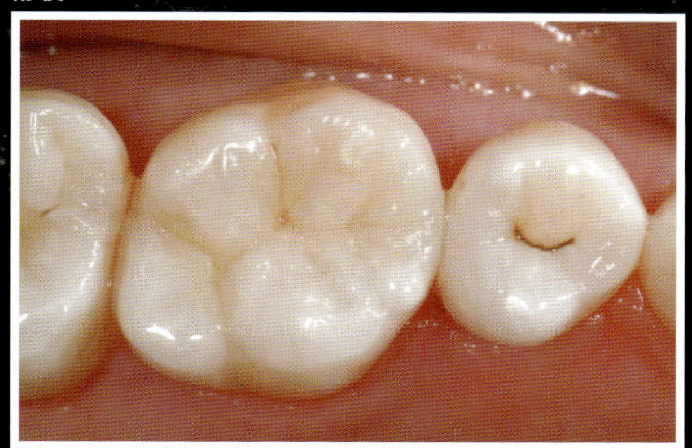

術前

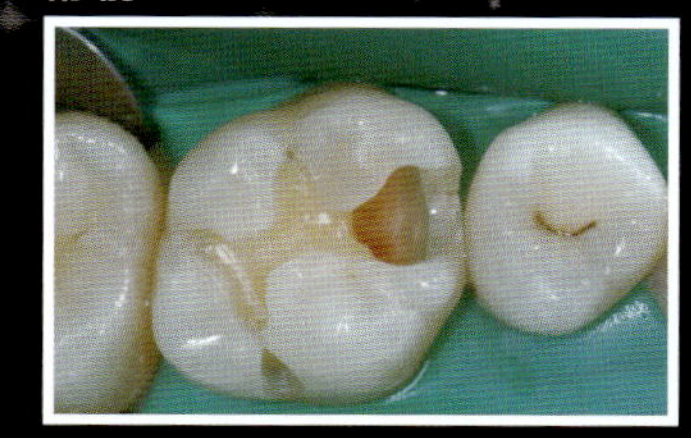

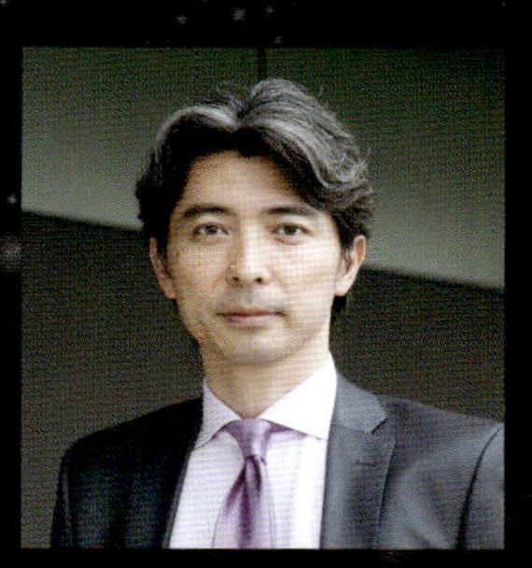

高橋 登 先生
タカハシデンタルオフィス　院長
（東京都）

術後

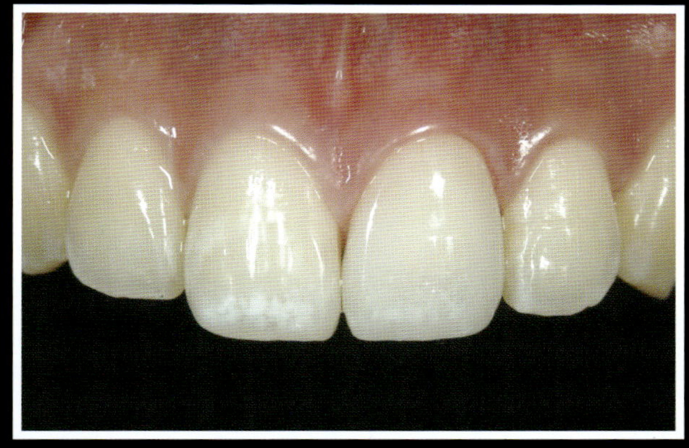

術前

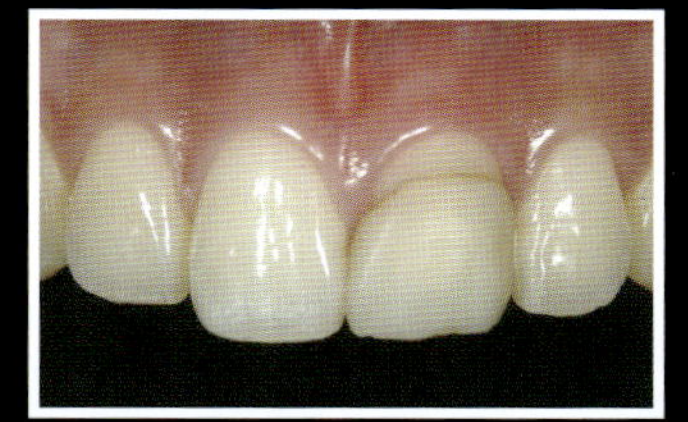

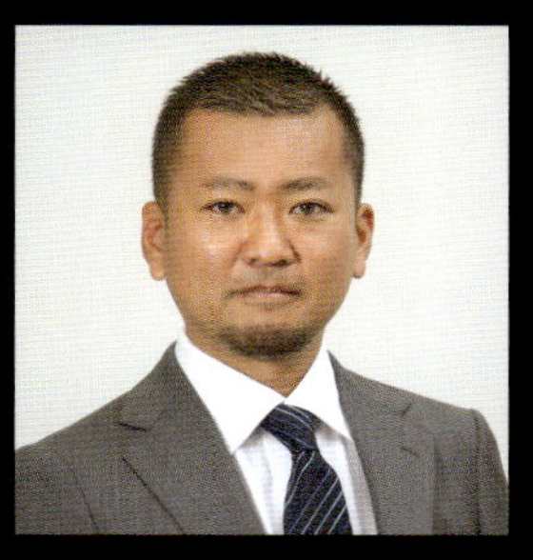

田代 浩史 先生
田代歯科医院　院長
（浜松市）

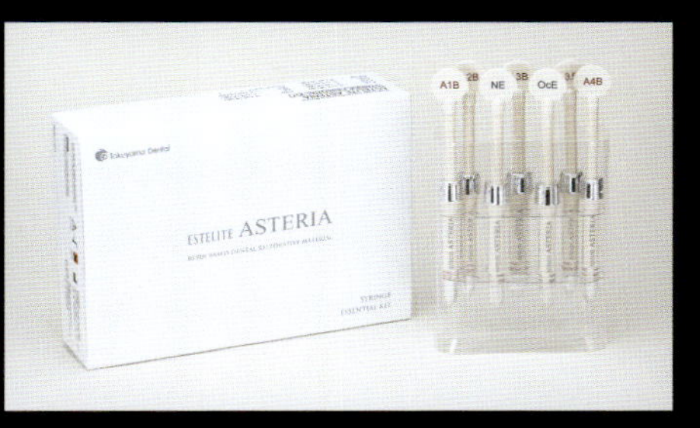

歯科充填用コンポジットレジン
エステライトアステリア　エッセンシャルキット
（管理医療機器）認証番号225AFBZX00146000

セット構成

［ボディペースト］　A1B, A2B, A3B, A3.5B, A4B
［エナメルペースト］　NE, OcE
ペースト　2.1mL (4.0g) …… 各1本（全7色）
［付属品］　クリニカルガイド　1冊

標準医院価格 **¥42,000**／セット

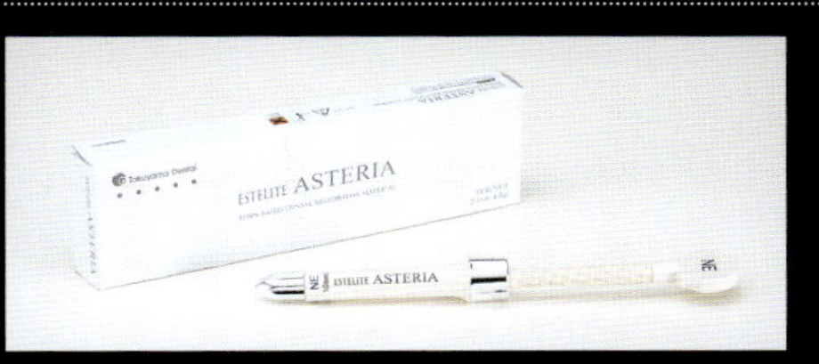

エステライトアステリア　単品ペースト(全12色)
標準医院価格　**¥7,000**

ペースト…………2.1mL (4.0g)　1本
［ボディペースト］　A1B, A2B, A3B, A3.5B, A4B, B3B, BL(Bleach)
［エナメルペースト］　NE(Natural Enamel), TE(Trans Enamel), YE(Yellow Enamel), WE(White Enamel), OcE(Occlusal Enamel)

※価格は2019年6月現在のものです。消費税は含まれておりません。

株式会社トクヤマデンタル
本　社　〒110-0016 東京都台東区台東1-38-9

お問い合わせ・資料請求
インフォメーションサービス
0120-54-1182
受付時間
9:00〜12:00/13:00〜17:00（土・日祭日は除く）

Webにもいろいろ情報載っています!!

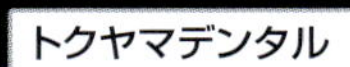

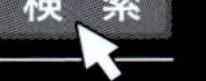

●札　幌TEL011-812-5690　●仙　台TEL022-717-6444　●東　京TEL03-3835-7201　●名古屋TEL052-932-6851　●大　阪TEL06-6386-0700　●福　岡TEL092-412-3240

Question 14

「正中離開の直接修復に用いる隔壁法と審美的な形態付与の方法について教えてください」

Keiichi HOSAKA
保坂啓一
東京医科歯科大学大学院　医歯学総合研究科　医歯学専攻　口腔機能再構築学講座　う蝕制御学分野

正中離開について考える

正中離開(Maxillary Midline Diastema)は、0.5㎜を超える上顎正中の離開と定義されている[1)]。一般的に、正中離開は離開量の大きさに依存して審美性が損なわれ、2㎜を超えると審美性にあきらかな悪影響を及ぼす[2)]。ただし近年、欧米では正中離開がファッションとして受け入れられるような傾向にあったり[3)]、審美の象徴としてあえて切削して正中離開を作るような国もあったり[4)]と、審美性が文化や時代とともに変化していくことがわかる。

離開閉鎖の治療法として、離開量が小さければ修復治療が選択されることが多く、MID(Minimally Intervention Dentistry)コンセプトのもと、直接法コンポジットレジン修復は、患者にとって受け入れやすい治療オプションである。しかし、術者にとっては、審美ゾーンのど真ん中の修復であり、ストレスも少なくない。実際、簡単そうで難しい。しかし、近年ではマトリックスの種類が充実したこと（後述）や、狭小なスペースに充填されるフロアブルコンポジットレジンが高品質化したことによって、より審美的な修復を以前より確実に行うことができるようになった。

一方、離開量が非常に大きければ矯正歯科治療を検討するが、矯正歯科治療後にも歯の幅径が狭いために離開が残存する症例が少なくなく、そのような場合にも修復治療が併用されることがあるため、直接法コンポジットレジン修復による離開閉鎖のテクニックはぜひとも習得しておきたい。

3㎜程度までの離開であればコンタクトの回復を目指すが、3㎜以上であれば、完全に閉鎖することで形態のバランスが崩れやすいため、正中離開量の減少を目的とし、ある程度のスペースの残存はやむを得ないと考えてよいかもしれない。しかし、そのような症例にはなかなか遭遇しない。

コンポジットレジンを用いた直接修復による正中離開閉鎖の成功率について、文献的には、平均7年の観察期間で、93%という高い予後成績が示されている[5)]。長期経過において、チッピングやマージン着色などが起こり得るが、再研磨やリペアを行えば、より長期にわたって良好な状態を維持できる[6)]。

適切なマトリックスの検討

マトリックスについて、筆者の第一選択は、3級・4級修復で高頻度に用いられる隣接面修復用マトリックスである（**表1**）。隣接面に豊隆を与えられるカーブ形状のものが使いやすい。しかし、正中離開閉鎖時においては、歯肉側マージンから切縁まで距離があるため、高さが少々足りなくなりやすく、斜めに設置して使うことが多い。それでも切縁まで到達しないようであれば、近年発売された、十分高さのある前歯修復用アンテリアマトリックス（バイオクリアー）を用いるか、臼歯部用メタルマトリックスを用いる。メタルマトリックスはコシがあって意外と使いやすい。

上述の方法で大体のケースをカバーできるが、

表❶　正中離開症例に対するマトリックスの選択

症例	使用するマトリックス	本来の用途	利点	欠点
比較的狭めの歯間離開（２mm以下）	セクショナルマトリックス（Kerr ／カボデンタルシステムズ）	前歯部隣接面修復用	モデレートとインクリーズドカーブの２種類の豊隆がある。通常のコンポジットレジン修復に使われており使いやすい	高さが 6.5mm しかなく、離開閉鎖では、斜めに使うか、他のマトリックスを使用する
	前歯用アンテリアマトリックス（バイオクリアー）	前歯部隣接面修復用	歯頸側から歯頂側まで、十分に隔壁できる	厚みが 75μm とやや厚い やや高価
	コンタクトマトリックス（ダンビル）	臼歯部２級修復用	コシがある。歯頸側から歯頂側まで、十分に隔壁できる	唇面、舌側面はフリーハンドでの充填になる
比較的大きめの歯間離開（２mm以上）	歯間離開用アンテリアマトリックス（バイオクリアー）	歯間 - 離開用	歯頸部にＳ字状の形態を付与することで、下部鼓形空隙（ブラックトライアングル）が残りにくい	清掃性が悪化する可能性があるので、口腔衛生指導を十分に行う。筆者はペリオブラシ（ジーシー）の使用を患者に推奨している

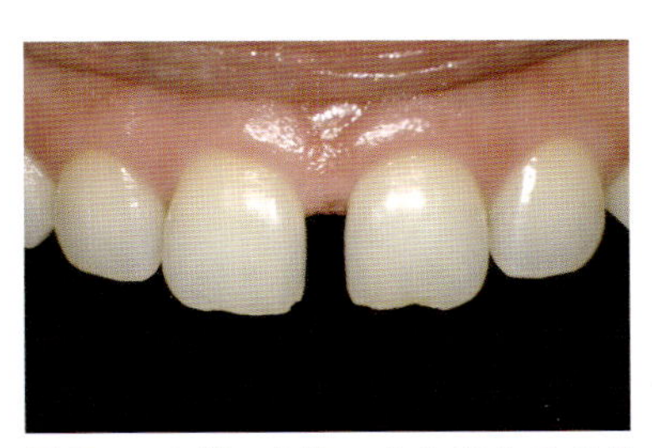

図❶　50 歳、女性。やや広めの 2.5 mm程度の正中離開による審美障害を主訴に来院（2017 年）

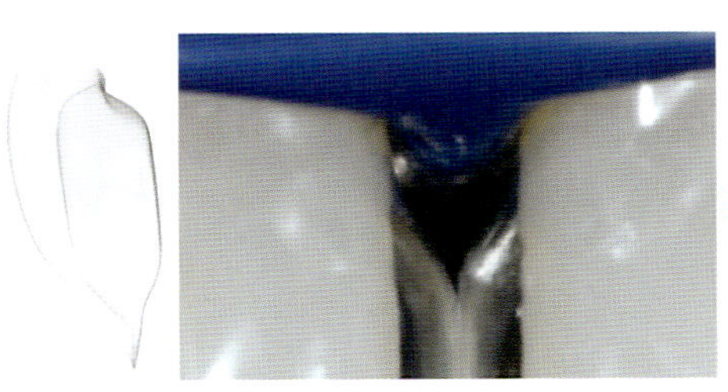

図❷　歯頸側にＳ字状形状を与える。歯間離開用マトリックス、アンテリアマトリックス（DC204 を使用）は、広めの歯間離開の閉鎖に有用（写真提供：モリムラ）

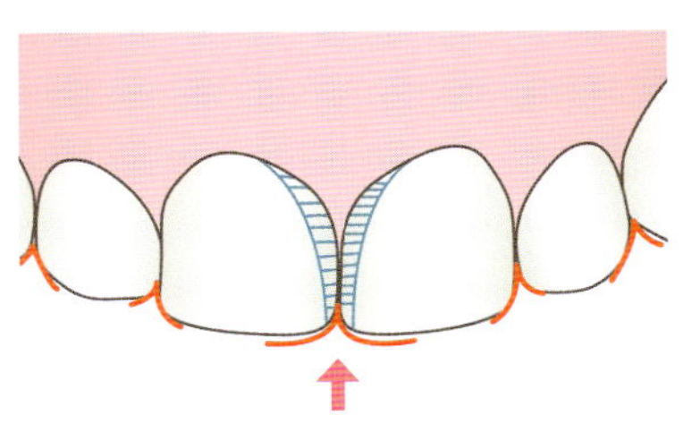

図❸　歯冠幅径が大きく見えないように、上部鼓形空隙（エンブレジャー）を適切に空け、隣接面領域を意識しながら形態修正を行う

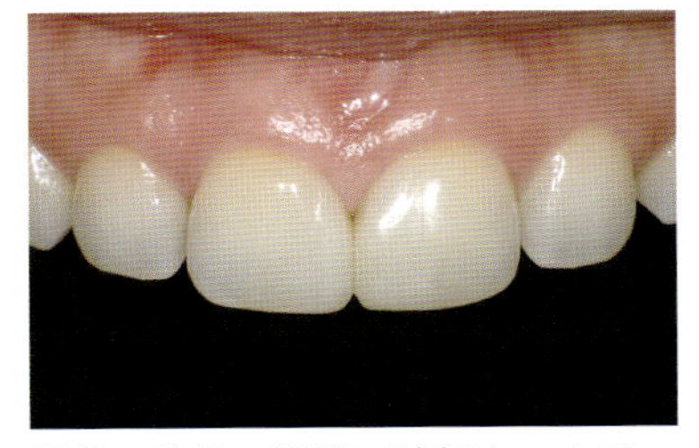

図❹　術後２週間。適切なマトリックスの選択によって、下部鼓形空隙が埋まり、より審美的な修復となった。クリアフィルメガボンド２、クリアフィルマジェスティ ES フロー（ともにクラレノリタケデンタル）

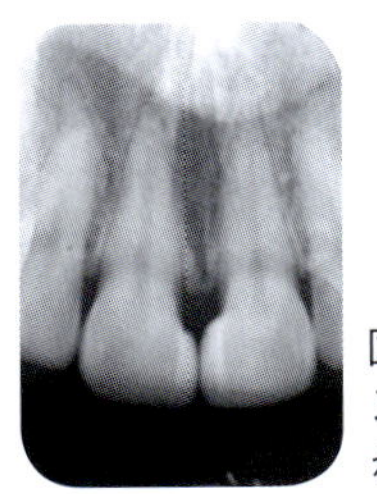

図❺　歯頸部にＳ字状のコンポジットレジンが修復されていることがわかる

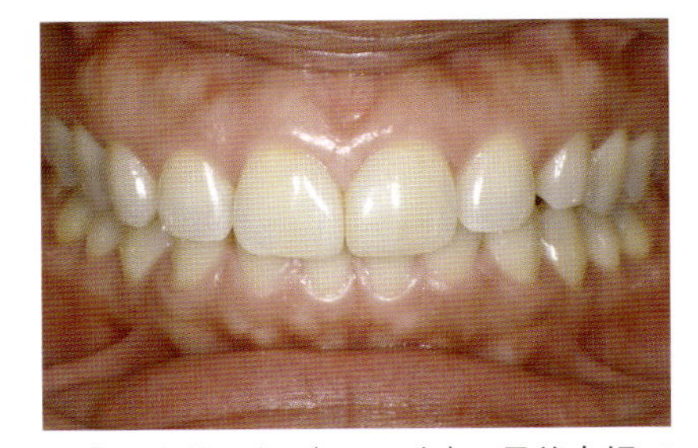

図❻　術後２年（2019 年）。予後良好である

離開量が大きい場合（２mmを超える場合）、ブラックトライアングルが生じる。その場合、歯間離開閉鎖用のマトリックス、アンテリアマトリックスを用いるとよい。アンテリアマトリックスには、ラインナップが４種類あり、歯頸部にＳ字状形態を与え、より審美的に歯間離開を閉鎖することが可能である（図１～６）。

形態修正のポイント

一般的に正中離開の閉鎖によって歯冠幅径が大きくなってしまい、歯冠長とのバランスが崩れてしまうことが危惧される。この問題に関しては、切縁のエンブレジャーを少し広めに付与することで、修復歯の外形を幅広に見えないようにする（図３、４）。

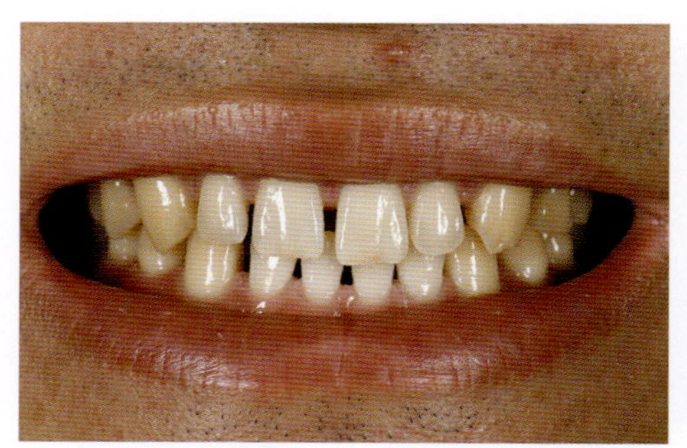

図❼　25歳、男性（歯科医師）。離開歯列に長年悩んでいて、大きく笑えなかったとのこと。なるべく歯を削らずに審美性を回復したいとの希望が伝えられた

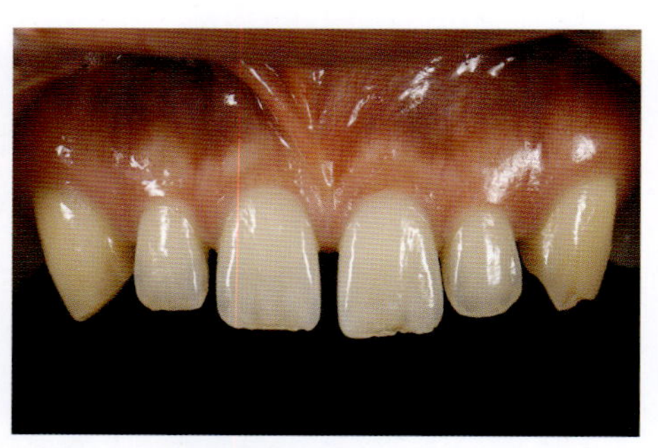

図❽　審美性の改善のため、正中を含め、上下顎の離開歯列を直接法コンポジットレジン修復によって閉鎖することとした

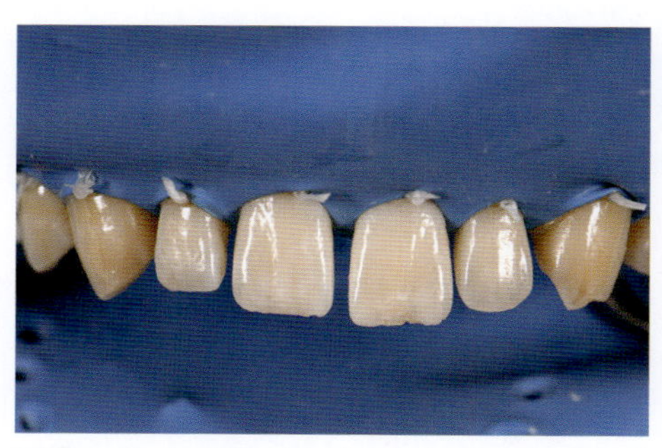

図❾　ラバーダム（オプチダム／Kerr／カボデンタルシステムズ）を用いて防湿を行った。歯頸部はデンタルフロスを用いて結紮し、歯間乳頭を押し下げた

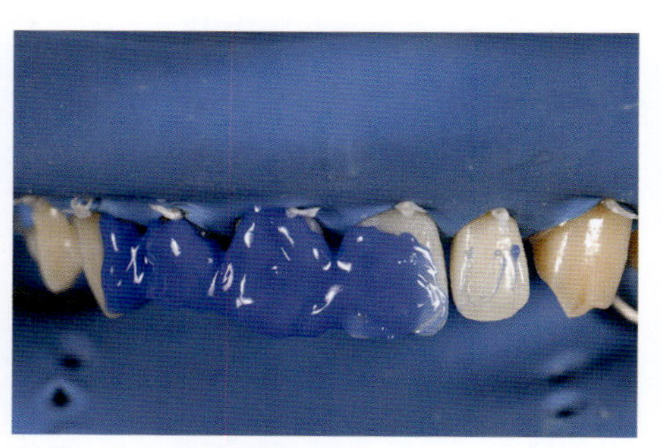

図❿　無切削で修復を行うため、歯面清掃後、エナメル質表層に35％リン酸ジェル（ウルトラエッチJ／ウルトラデント）を用いて、メーカーの指示どおり20秒間処理した（オーバーエッチングを避けるため、3┴3について2回に分けて行った）

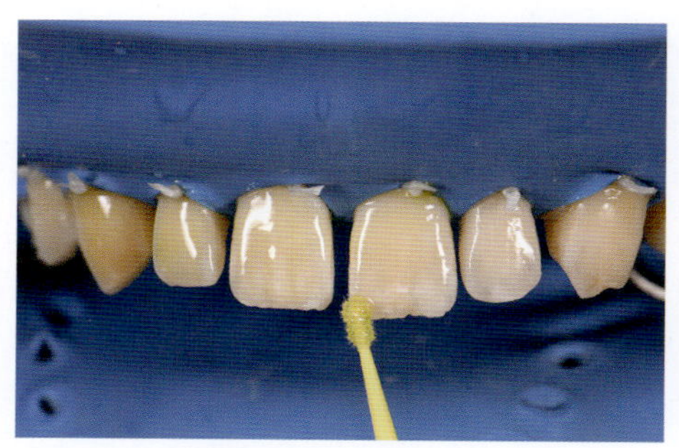

図⓫　塗布後待ち時間の不要な、ユニバーサルワンステップシステム（G-プレミオボンド／ジーシー）を用いて接着操作を行った

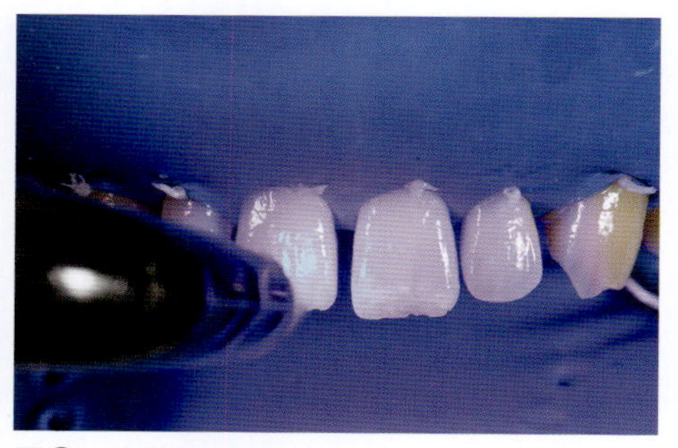

図⓬　光照射を行う

ラバーダムと接着処理

正中離開の閉鎖に関しては、可能なかぎりラバーダム防湿を行い、歯間乳頭を押し下げて、歯頸部付近の歯質への確実な接着を行うことが重要である（**図9**）。

ラバーダム防湿が行えない場合は、歯肉縁下の歯面清掃を忘れずに行い、そして、なるべく処理時間が短く済むように、処理後の待ち時間の少ないワンステップシステムを使うなど、工夫が必要であろう（**図11**）。

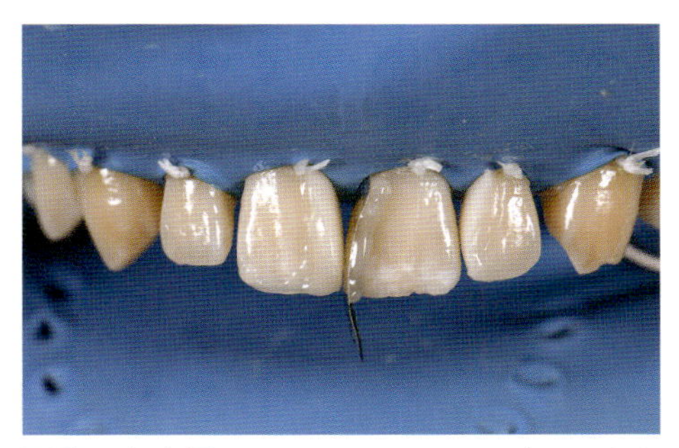

図⑬　臼歯用メタルマトリックス（コンタクトマトリックス）を用いて隔壁を行った。グレースフィルフロー（ジーシー）を使用

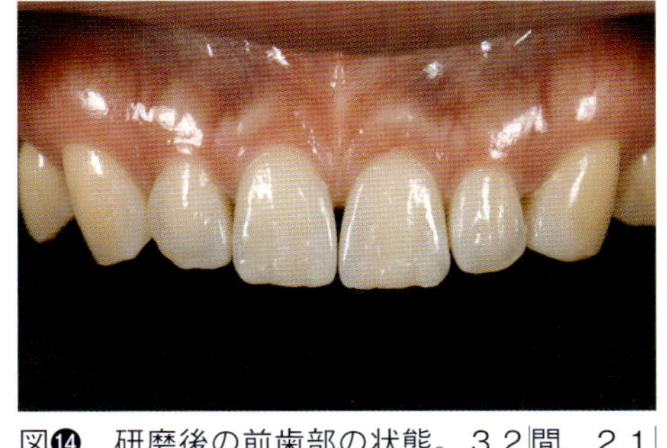

図⑭　研磨後の前歯部の状態。３２|間、２１|間、１|１間、|１２間、|２３間の離開閉鎖を行った

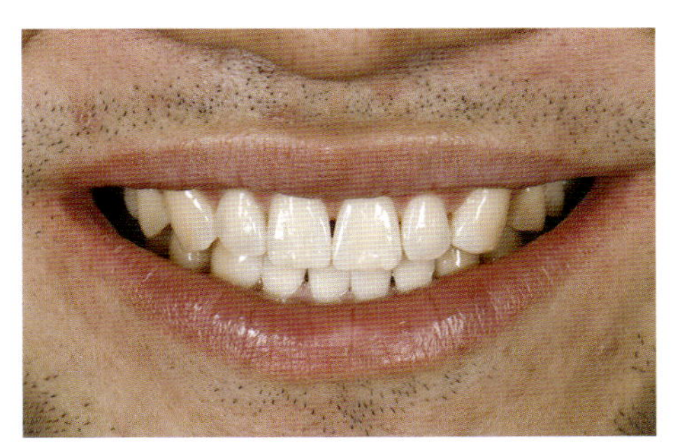

図⑮　下顎も同一手法により離開を閉鎖した

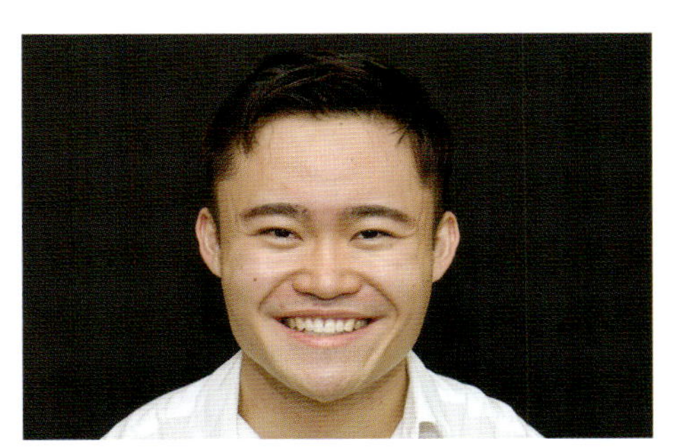

図⑯　離開歯列が閉鎖され、審美性が改善し、自然な笑顔がもたらされた（患者の同意を得て掲載）

The Power of Direct Composite Restoration!

正中離開や離開歯列で審美的に悩んでいる患者は非常に多い。そのような患者に対して、直接法コンポジットレジン修復のメリットは非常に大きく響く（図７～16）。

術式はシンプルだが、歯周組織に影響を与えず、より長持ちする審美修復を行うため、これからも、技術の研鑽と新しい材料、器材およびテクニックに関する知識のアップデートが必要であろう。

【参考文献】

1）K HJ: Distribution of diastemas in the dentition of man., Am J Physical Anthrop, 21（4）,437-441, 1963.

2）VO Kokich, V.G. Kokich, H.A. Kiyak: Perceptions of dental professionals and laypersons to altered dental esthetics: asymmetric and symmetric situations. Am J Orthod Dentofacial Orthop, 130（2）：141-151, 2006.

3）KC Lewis, M Sherriff, E Stewart Denize: Change in frequency of the maxillary midline diastema appearing in photographs of Caucasian females in two fashion magazines from 2003 to 2012. J Orthod, 41（2）：98-101, 2014.

4）A Umanah, AA Omogbai, B Osagbemiro: Prevalence of artificially created maxillary midline diastema and its complications in a selected nigerian population. Afr Health Sci, 15（1）：226-232, 2015.

5）E Lempel, BV Lovasz, R Meszarics, S Jeges, A Toth, J Szalma: Direct resin composite restorations for fractured maxillary teeth and diastema closure: A 7 years retrospective evaluation of survival and influencing factors. Dent Mater, 33（4）：467-476, 2017.

6）保坂啓一，高橋真広，中島正俊，大槻昌幸，田上順次：矯正歯科治療後のコンポジットレジン再修復の長期予後報告，歯科審美，28（2）：57-63，2016.

Question 15

「間接法ラミネートベニア修復のテンポラリーベニアの作製法と仮着のコツを教えてください」

Yusuke TAKAYAMA　Masayuki OKAWA
髙山祐輔[1)]　大河雅之[2)]
1）東京都・新百合ヶ丘南歯科　2）東京都・代官山アドレス歯科クリニック

PLV 修復における テンポラリーベニアの役割

一般的に、補綴治療を行う際、事前に口腔内での形態・機能・審美性を評価するためにプロビジョナルレストレーションを作製することは、欠かせない臨床ステップである。間接修復法治療であるポーセレンラミネートベニア（PLV）修復も同様に、形態・機能・審美性の改善が目的の治療であり、事前の診査・診断、プロビジョナルレストレーションを用いた口腔内での評価を適切に行うことで、良好な治療結果が得られる。

PLV 修復治療の場合、その修復物の特徴ゆえにプロビジョナルレストレーションの扱いにはさまざまな配慮が必要とされる。ラミネートベニア修復物はクラウンと比べて薄く、取り扱いにさらなる繊細さが必要である。また、支台歯に対する保持力が弱いため、仮着に際してもクラウン補綴時とは異なる方法を用いなければならない。

昨今、筆者らは口腔内での形態・機能・審美性の評価としては、支台歯形成前に診断用ワックスアップ模型をもとにダイレクトモックアップを作製し、これを用いている。ダイレクトモックアップはコンポジットレジンを簡易的に歯に接着させているため、形態修正の際は着脱せずに口腔内で直接行う。アクリリックレジンに比べて物性的強度があるため、長期的な評価が可能である。

ダイレクトモックアップによって形態・機能・審美性の評価の後、確定的治療に移行する（**図1〜8**）。PLV 作製に必要なクリアランス量の形成を行い、印象、プロビジョナルレストレーションの作製へ移行する（**図9〜15**）。形態・機能・審美性はダイレクトモックアップで評価してあるため、この段階でのプロビジョナルレストレーションは、次回セット時までの暫間的な役割が主である（**図16〜27**）。

本項では、テンポラリーベニアとしてダイレクトモックアップ、プロビジョナルレストレーションの作製および仮着から最終修復物装着について、治療の流れに沿って解説する。

◆テンポラリーベニアの臨床ステップ

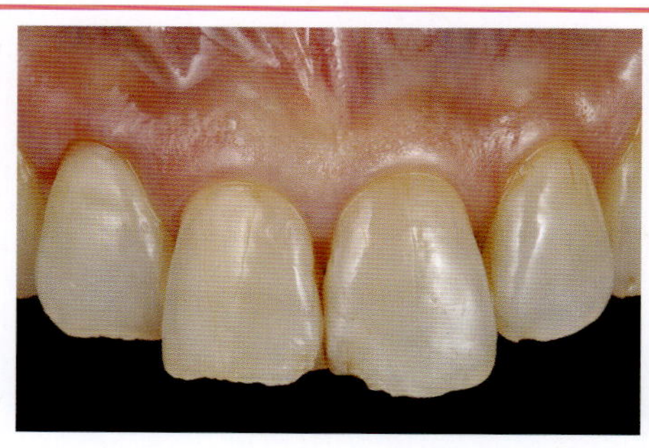

図❶　術前。67歳、男性。1|1の形態不良を主訴に来院

Step 1：ダイレクトモックアップの作製

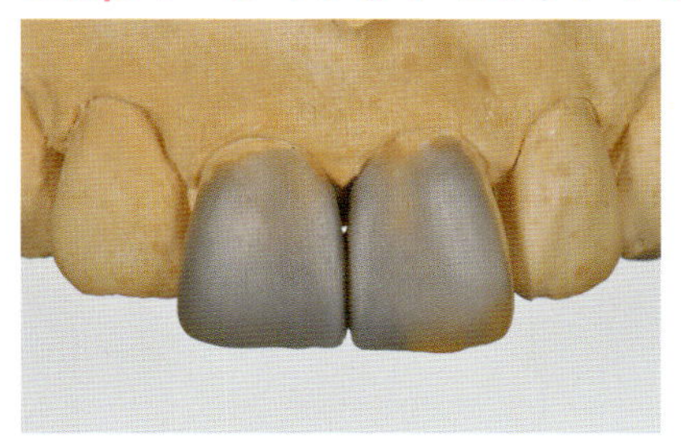

図❷　診断用ワックスアップ模型の作製

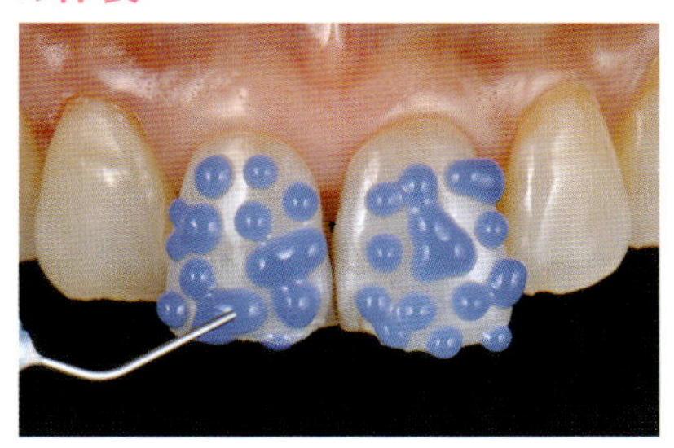

図❸　歯面清掃後、スポットエッチングを行う。暫間期間や咬合状況に応じて、エッチングの範囲・量を調整する

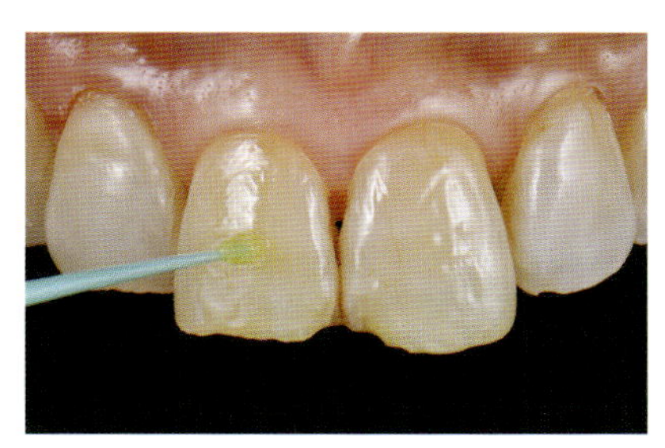

図❹　ボンディング材の歯面塗布

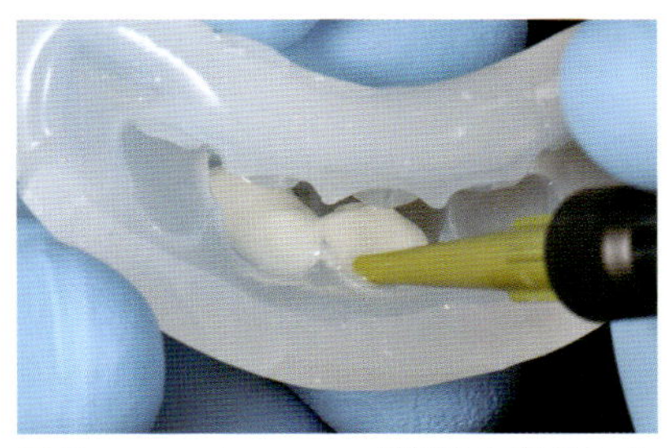

図❺　ワックスアップ模型を印象した半透明シリコーンインデックス（リビールクリアマトリックス：BISCO／モリムラ）に、フロアブルコンポジットレジン（リビール：BISCO／モリムラ）を注入

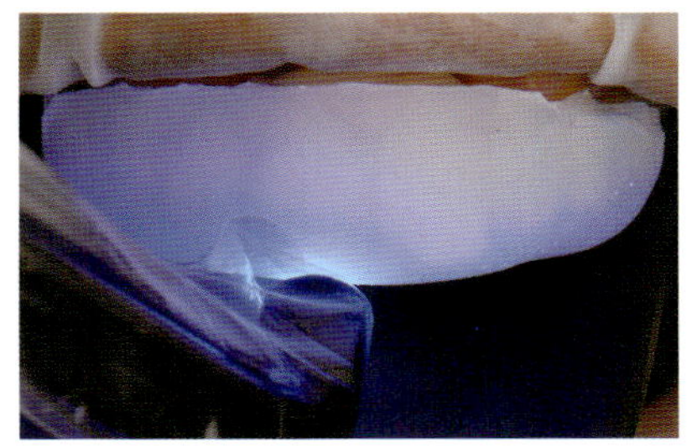

図❻　口腔内にシリコーンインデックスを圧接した後に、光照射する

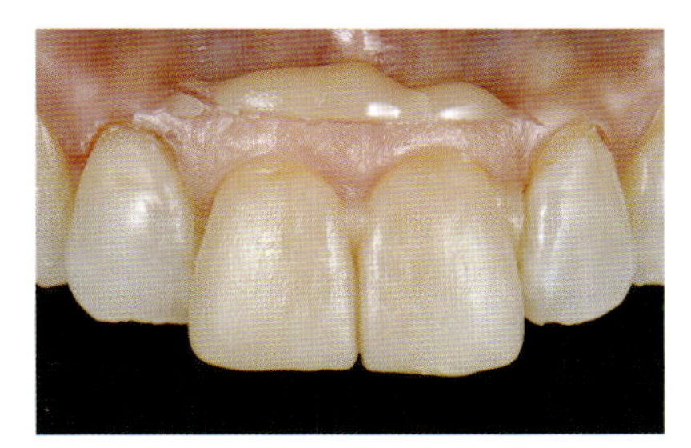

図❼　シリコーンインデックス撤去後、口腔内にて余剰部分の除去と形態修正を行う

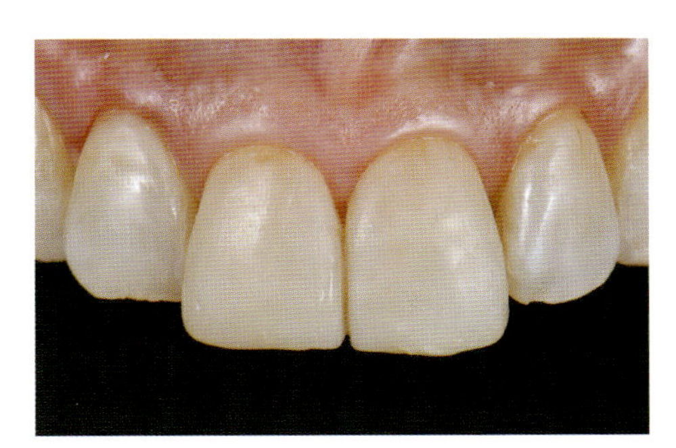

図❽　ダイレクトモックアップ終了時

Step 2：形成、プロビジョナルレストレーションの作製

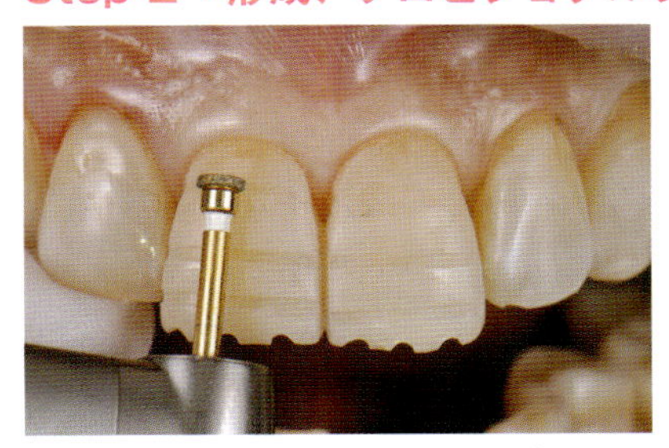

図❾　ダイレクトモックアップによって最終形態を確定した後、修復物に必要なクリアランス量を形成する

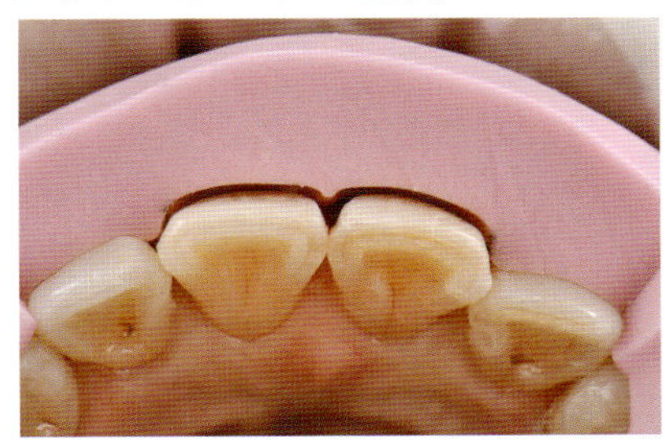

図❿　事前に用意したシリコーンインデックスを用いて、形成量の確認を行う

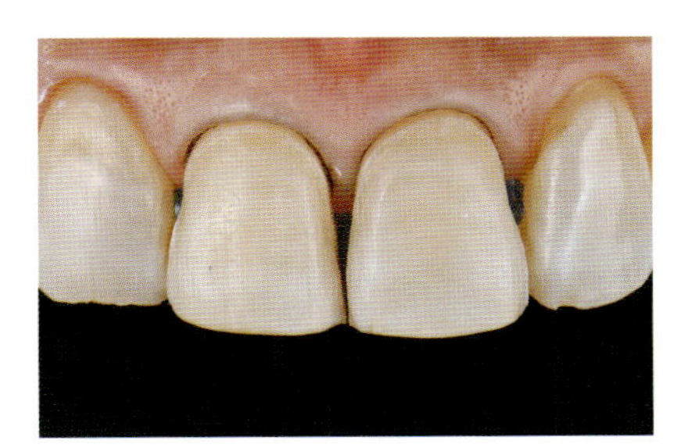

図⓫　形成終了後、印象採得やプロビジョナルレストレーション製作に先立ち、ブロックアウト用レジンを用いてアンダーカット部を封鎖する

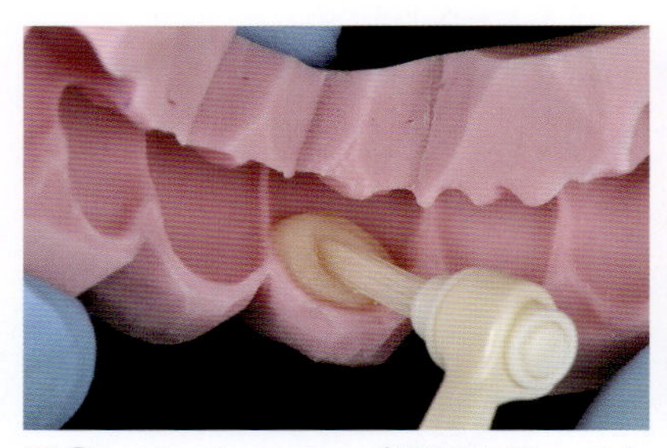
図⑫　ワックスアップ模型を用いて作製したシリコーンインデックスに、即時重合レジンを塡入する

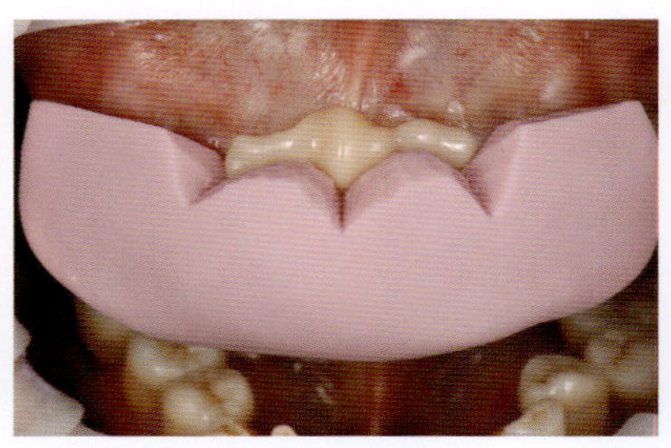
図⑬　シリコーンインデックス撤去後、口腔内にて余剰部分の除去と形態修正を行う

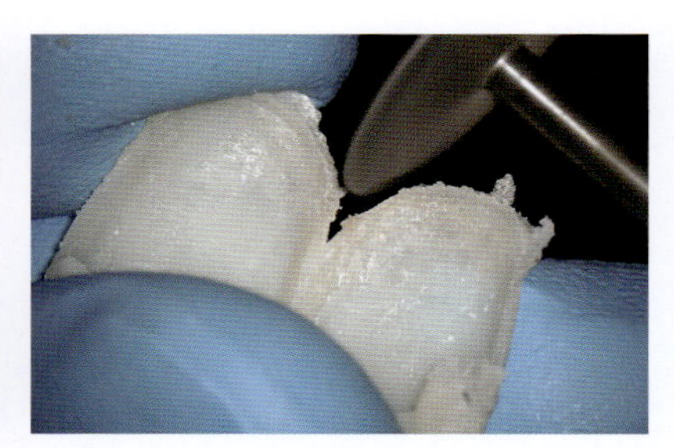
図⑭　支台歯から慎重にテンポラリーベニアを取り外し、マージンの調整、形態修正を行う

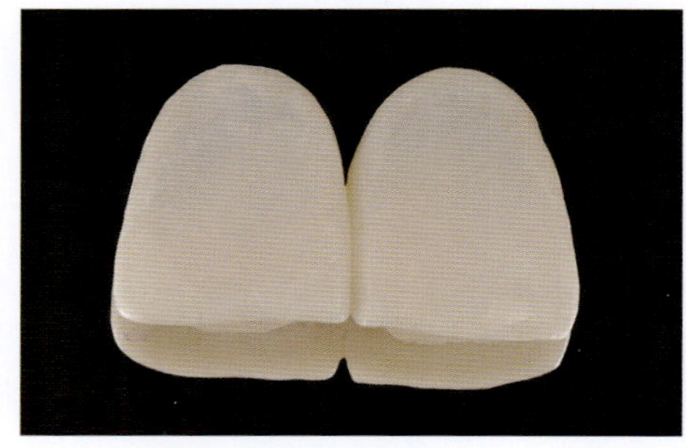
図⑮　完成したプロビジョナルレストレーション。２歯連結することで、仮着時の脱離を防ぎ、チェアータイムの短縮にも繋がる

Step 3：プロビジョナルレストレーションの仮着

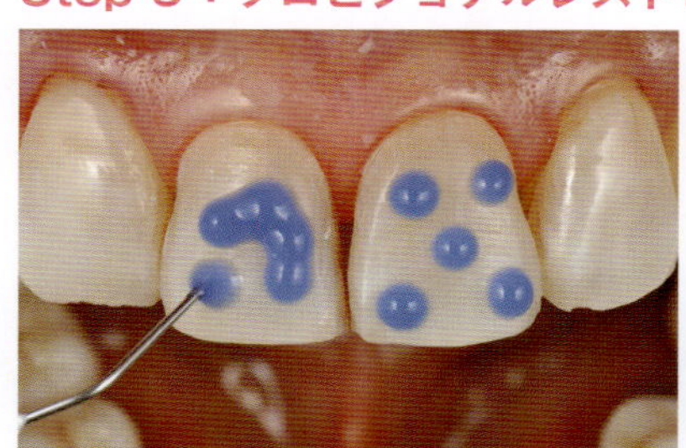
図⑯　スポットエッチング。ダイレクトモックアップ作製時と同様に、仮着期間や咬合状況に応じてスポットエッチングの範囲・量を調整する

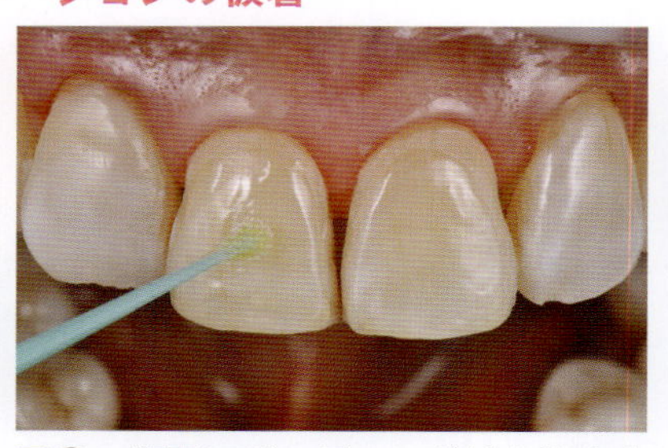
図⑰　歯面にボンディング材を塗布する

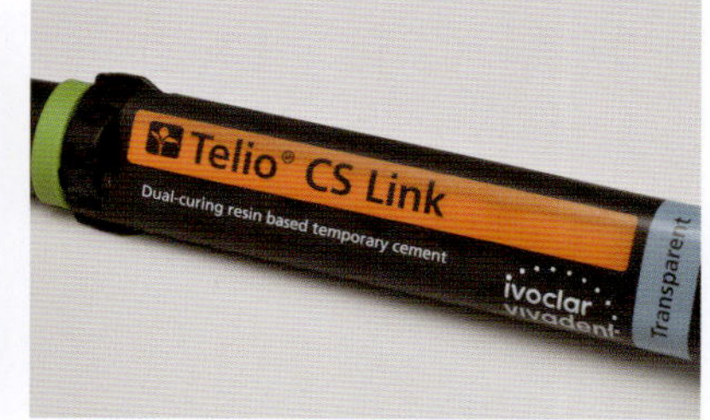

図⑱　仮着には、仮着用レジンセメントを用いる（Telio® CS Link／Ivoclar Vivadent）

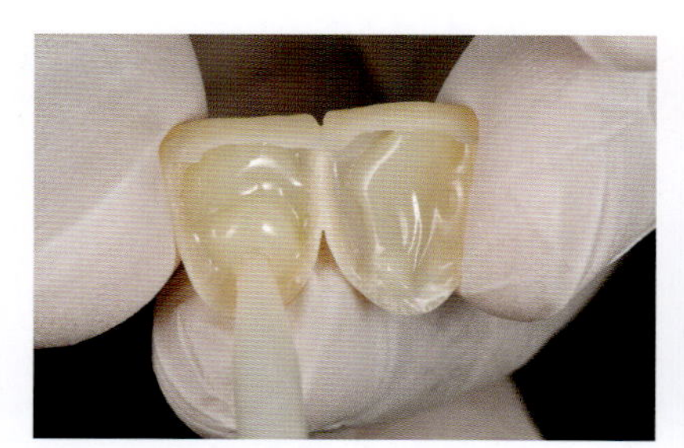
図⑲　仮着材の塡入

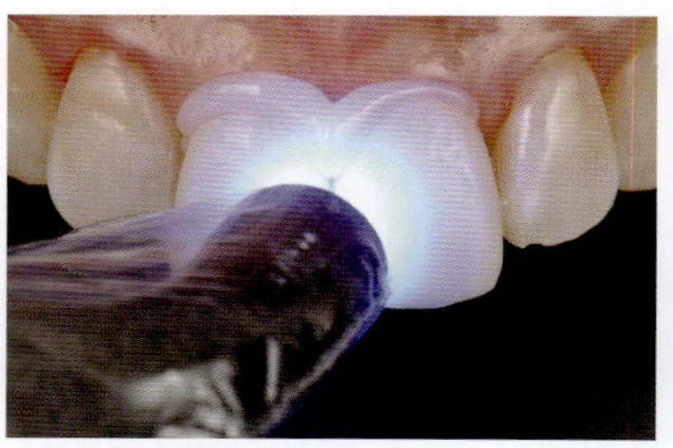
図⑳　予備重合後にセメントアウトを行った後、最終重合を行う

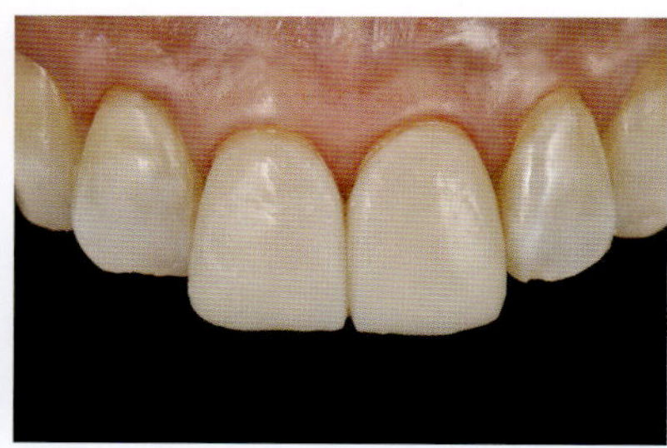
図㉑　プロビジョナルレストレーションが口腔内に仮着された状態

Step 4：プロビジョナルレストレーションの除去、最終修復物の装着

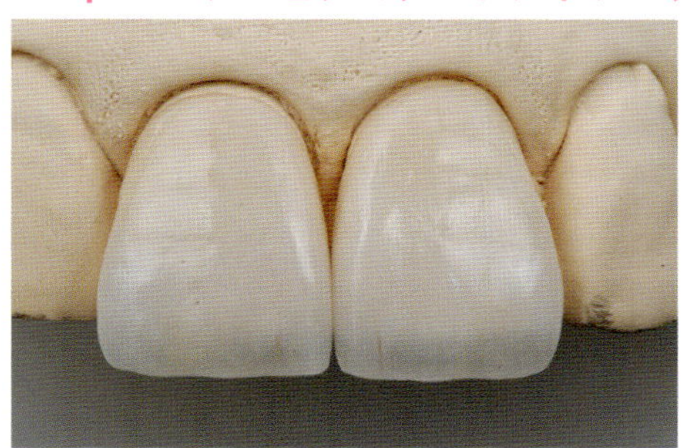

図㉒　模型上にて、完成した修復物の適合状態を確認

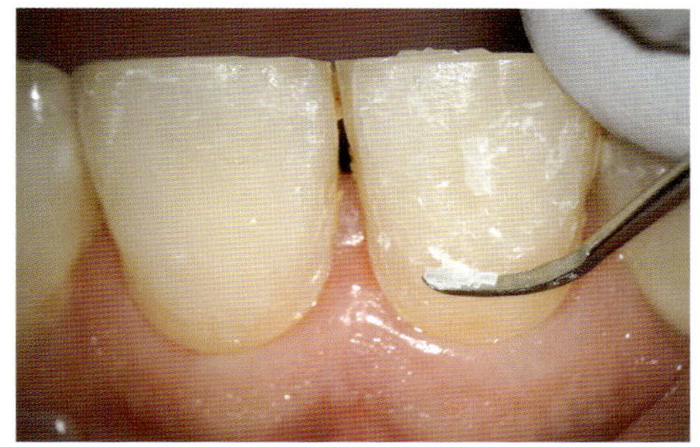

図㉓　プロビジョナルレストレーションを外した後の仮着材除去は、マイクロスコープ下にてキュレットを用いて慎重に行う

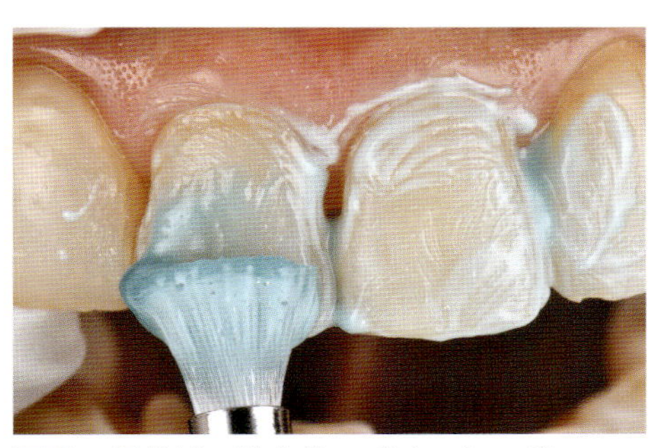

図㉔　仮着材の除去後、ポリッシングペースト（Proxyt fluoride-free ／ Ivoclar Vivadent）にて清掃

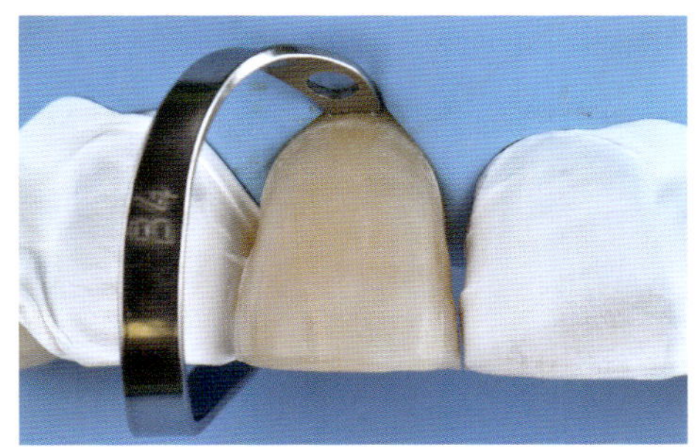

図㉕　通法に従い、ラバーダム防湿下にてレジンセメントを用い、1歯ずつ確実に装着を行う

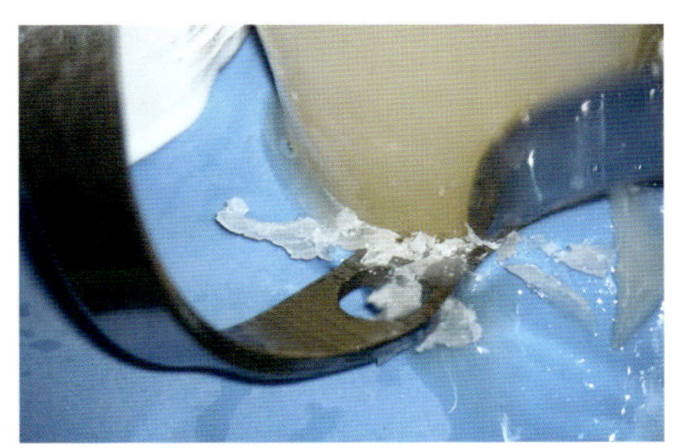

図㉖　余剰レジンセメントは、マイクロスコープ視野下にて12Dのメス刃を用いて除去する

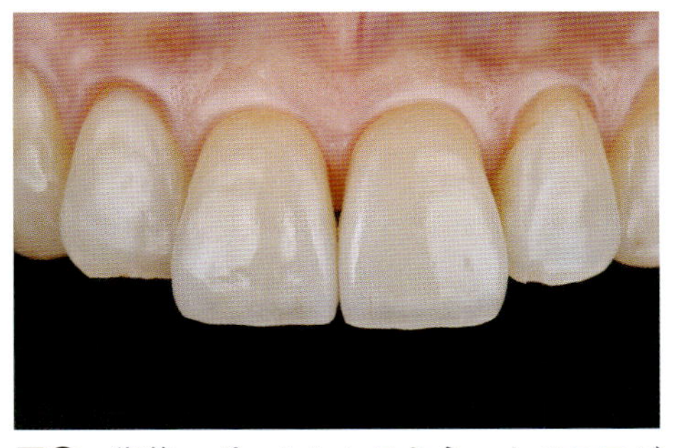

図㉗　術後。ポーセレンラミネートベニアが口腔内に装着された状態

おわりに

以上のように、テンポラリーベニアとして、ダイレクトモックアップおよびプロビジョナルレストレーションを併用した方法を紹介した。

ダイレクトモックアップは、チェアーサイドにて1回の来院で比較的短時間のうちに術後の予想結果を直接口腔内にて提示でき、患者に喜んでもらえる実感がある。同時に、脱離の心配も少なく機能的な評価をするうえでも欠かせない臨床ステップである。

それぞれの臨床ステップにおいて、材料の物性を把握し、接着力を必要に応じてコントロールすることがPLV修復治療の成功に繋がると考える。

Question 16

「コンポジットレジン修復に観察される褐線を少なくする方法を教えてください」

Koichi SHINKAI
新海航一
日本歯科大学新潟生命歯学部　歯科保存学第２講座

褐線とは

コンポジットレジン修復歯の予後において修復物辺縁に生じる褐色の線、すなわち「褐線」は、飲食物中の外来色素がコンポジットレジン修復物のマージンと窩縁の間に侵入し、沈着したものである。したがって、修復物のマージンと窩縁の歯質との間に隙間がなければ、外来色素の侵入は起こらず、褐線が生じることはない。

褐線の発生原因

1．おもな発生原因

コンポジットレジン修復の辺縁部に隙間が生じる原因は、主として２つ挙げられる。１つは、窩縁から過剰に溢出したコンポジットレジンの残存である。窩縁から溢出して薄く残存したコンポジットレジンと窩縁外の周囲歯質との間に色素が侵入、沈着することによって生じる。これは、コンポジットレジン修復の仕上げ研磨が不足している場合、すなわち「擦り合わせ」が不十分で溢出レジンを取り残した際に生じる（**図１、２**）。

もう１つの原因は、修復物窩縁部におけるコントラクションギャップの形成である。コンポジットレジンの重合収縮応力に対する臨床的緩和対策が不十分な場合、コントラクションギャップは窩壁とコンポジットレジンの接着が最も弱い部位に発生しやすい。すなわち、エナメル質窩縁とコンポジットレジンの接着が不十分な場合には、レジンの重合収縮応力が勝って窩縁部に隙間が生じ、その隙間に外来色素が侵入・沈着することによって褐線が生じるのである（**図３**）。

2．その他の発生原因

昨今の接着システムの多くは、エナメル質と同等、あるいはそれ以上の象牙質接着強さを示すよ

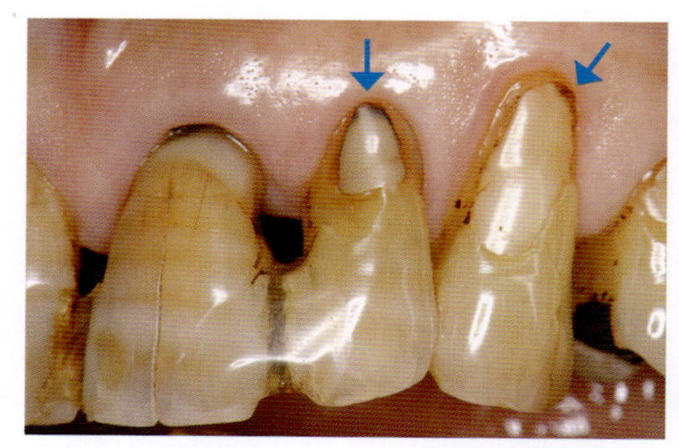

図❶　コンポジットレジン修復の辺縁部に生じた褐線。歯頸部に褐線（矢印）がみられる。これらの褐線は、窩縁外に溢出したレジンの取り残しが原因である

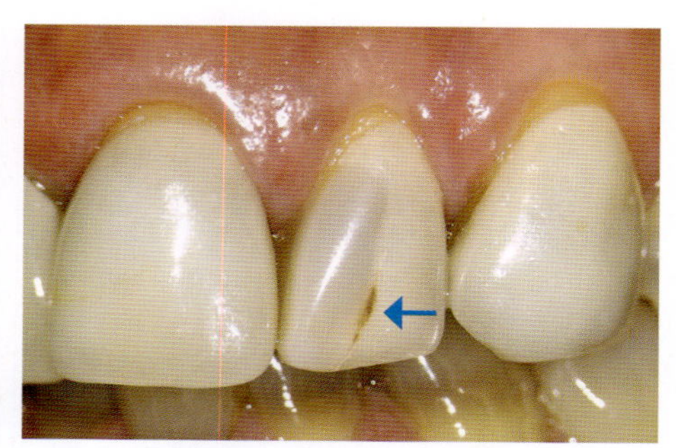

図❷　ラミネートベニアの補修修復の辺縁部に生じた褐線。近心半分が破損したポーセレンラミネートベニアの補修修復を行った（[2]）が、約２年後に褐線（矢印）が生じた。過剰溢出レジンの残存が褐線の原因である

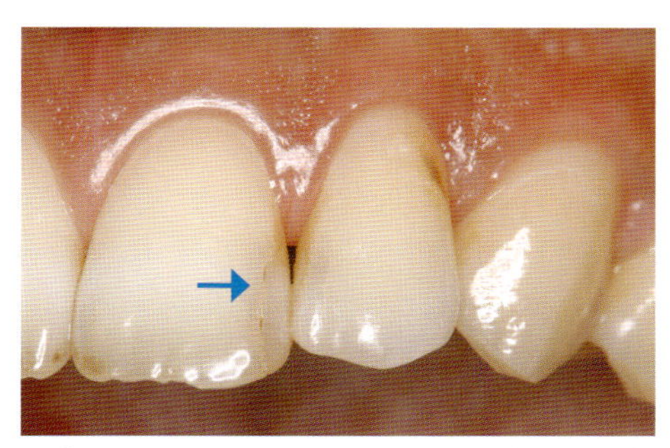

図❸　４級コンポジットレジン修復の辺縁部に生じた褐線。1遠心面の４級コンポジットレジン修復に褐線（矢印）が認められる。唇側窩縁に生じたコントラクションギャップが褐線の原因と思われる

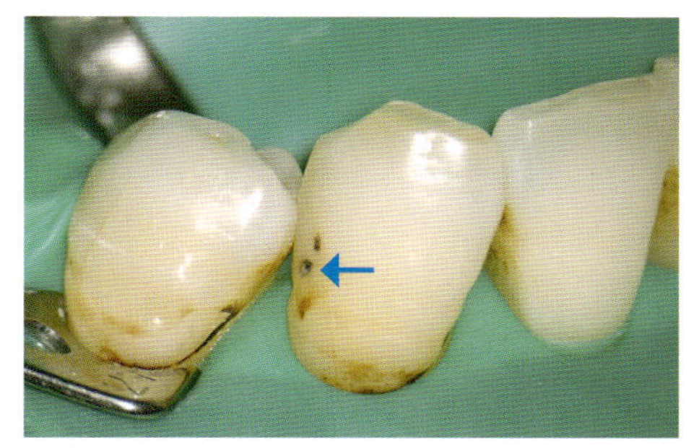

図❹　３級コンポジットレジン修復の辺縁部に生じた褐線。3遠心面の３級コンポジットレジン修復に褐線（矢印）が認められる。唇側窩縁に露出した気泡が褐線の原因である

うになった。その結果、窩壁とコンポジットレジンの接着力がレジンの重合収縮応力より強くなり、コントラクションギャップが生じにくくなった。その反面、窩縁部のエナメル小柱間に分離が生じることによって収縮応力が開放された場合、いわゆる「ホワイトマージン」が発生するようになった。

ホワイトマージンとは窩縁に沿ったエナメル質の亀裂で、文字どおり白い窩縁として認識されるが、その亀裂に外来色素が侵入すると、やがて褐線になる可能性がある。ごく稀ではあるが、窩縁に迷入した気泡が開放された場合、そこに外来色素が侵入して着色されるケースもある（**図４**）。

接着システムの影響

使用する接着システムによっても、褐線の発現頻度が異なると思われる。エッチ&リンスシステムは、リン酸ジェルを用いたトータルエッチングで良好なエナメルタグを形成するため、コンポジットレジンはエナメル質と高い接着強さを示す。したがって、窩縁からリン酸ジェルが少しはみ出してオーバーエッチングした場合には、溢出レジンも窩縁周囲のエナメル質とよく接着する。たとえ溢出レジンが残存したとしても、エナメル質との間に隙間が生じることはないため、褐線が生じることはほとんどないと思われる。

一方、セルフエッチシステムを用いて歯面処理した場合、コンポジットレジンは切削エナメル質と比較的高い接着強さを示すが、非切削エナメル質とはほとんど接着しない。したがって、溢出レジンは窩縁周囲のエナメル質とほとんど接着しないため、窩縁周囲のエナメル質と溢出レジンとの間に隙間が生じ、外来色素が侵入して褐線が生じやすくなると思われる。

褐線の発生を予防するには

原因がわかれば、褐線が生じないように予防対策が立てられる。

1．十分な仕上げ研磨による過剰溢出レジンの除去

予防対策としてまず考慮すべきなのは、十分な仕上げ研磨である。すなわち、窩縁外に溢出したコンポジットレジンを擦り合わせによって除去し、修復物辺縁を等高平坦に仕上げることである。擦り合わせには、スーパーファインダイヤモンドポイント、研磨用タングステンカーバイドバー、ホワイトポイントあるいは研磨用ディスクを用いる。スーパーファインといえども、ダイヤモンドポイントの切削力は高いため、微妙な擦り合わせはエアタービンではなく、５倍速コントラを用いて慎重に行ったほうがよい。エアタービンを用いると、

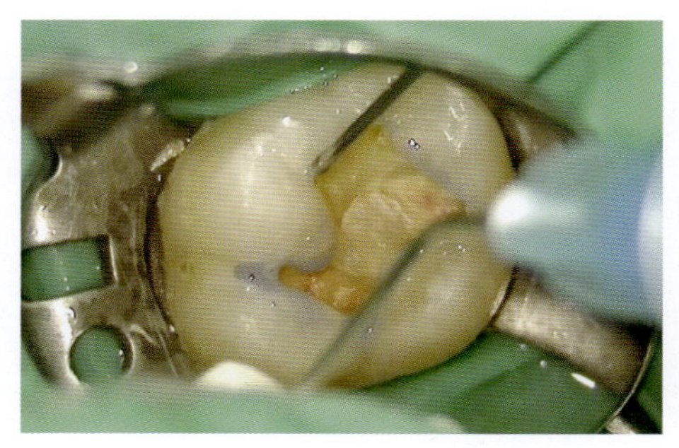

図❺ 6|に形成した１級窩洞に対して行っているセレクティブエッチング（ミラー像）。ダイレクトアプリケーションシリンジを用いてエナメル質窩縁全周にリン酸ジェルを塗布し、水洗乾燥した。この後、セルフエッチシステムで窩洞全体の歯面処理を行った

周囲のエナメル質も含めて過剰切削してしまう危険性が高いからである。

また、研磨器具の回転方向にも注意し、修復物からエナメル質窩縁に向けて正回転で擦り合わせるのが理想であるが、このような擦り合わせ方法は小窩洞では操作が難しい。よって研磨器具の回転軸を窩縁に対して直角になるように当てて、マージンに沿わせながら擦り合わせるとよい。

2．エナメル質に対する接着の強化

セルフエッチシステムとくにワンステップ型は非切削エナメル質への接着が弱いため、エナメル質窩縁とコンポジットレジンの接着を強化し、辺縁封鎖性を向上させる目的でセレクティブエッチング法が考案され、臨床応用されている。

セレクティブエッチング法は、ダイレクトアプリケーションシリンジに装着した細いチップの先端からリン酸ジェルを出しながら、エナメル質窩壁（窩縁）全周に塗布して酸処理する方法である（**図５**）。したがって、窩縁周囲のエナメル質もリン酸エッチングされやすく、結果として過剰溢出レジンと窩縁周囲エナメル質との接着を強化するため、褐線は生じにくくなる。

3．窩縁部におけるコントラクションギャップやホワイトマージンの発生予防

光重合型コンポジットレジンの重合収縮は光照射面に向かって生じるため、窩洞内では窩底面で収縮応力が最大となる。したがって、収縮応力が窩底部の歯質におけるコンポジットレジンの接着力より大きければ、理論的には窩底面でコントラクションギャップが生じる。

しかし、収縮応力より窩底面の接着力のほうが大きければ、窩底面以外で接着の弱い窩壁にコントラクションギャップが生じることになる。あるいは、前述したようにホワイトマージンが発生して収縮応力が開放されるかもしれない。したがって、重合収縮応力をいかに小さく抑えるか、あるいは緩和させるかが、コントラクションギャップやホワイトマージンの発生を予防するうえで重要なポイントとなる。

窩洞内における重合収縮応力は、レジンの填塞量、レジンの流動性ならびにC-factorによって影響を受ける。填塞量は少なく、流動性は高く、そしてC-factorは小さいほうが、重合収縮応力は小さくなるといわれている。したがって、一括充填ではなく、まずコンポジットレジンを窩底面に薄く置いて光重合させ、その上に少量ずつコンポジットレジンを築盛して光重合を繰り返す「積層填塞法」が推奨されている。

また、コンポジットレジンの重合速度が速いほど重合収縮応力が大きくなるため、最初は低出力でゆっくりと重合させ、次に高出力で重合させることによって収縮応力を低減させる方法（二段階照射法や漸増型照射法）が提唱されている。この照射法をプログラミングされた光照射器が市販されているので使用してみるとよい。

さらに、即日研磨を行うと、重合直後のコンポ

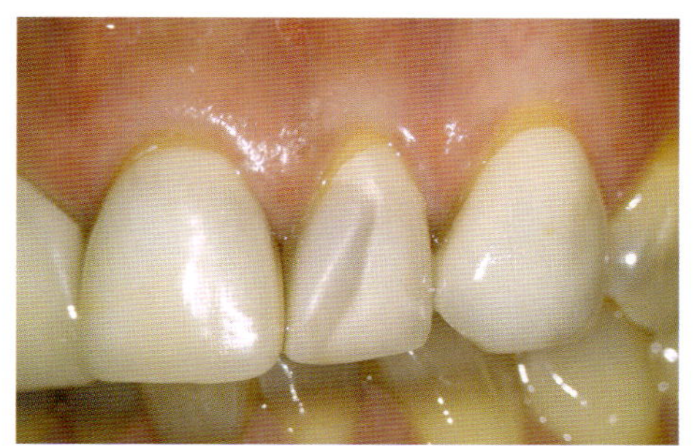

図❻　再研磨による褐線の除去。図２の症例で、唇側辺縁部の擦り合わせによって溢出レジンを除去した結果、褐線は消失した

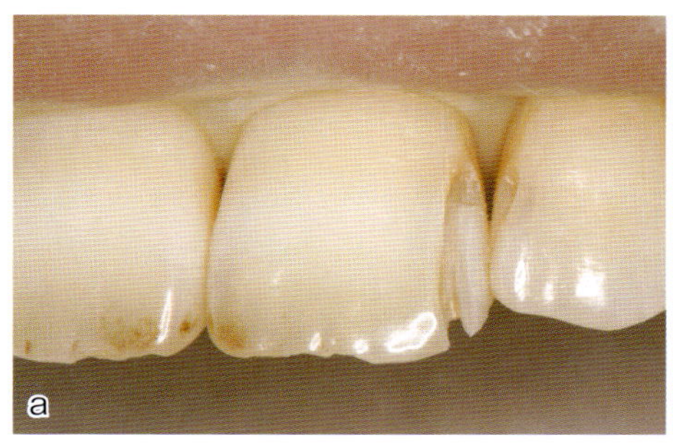
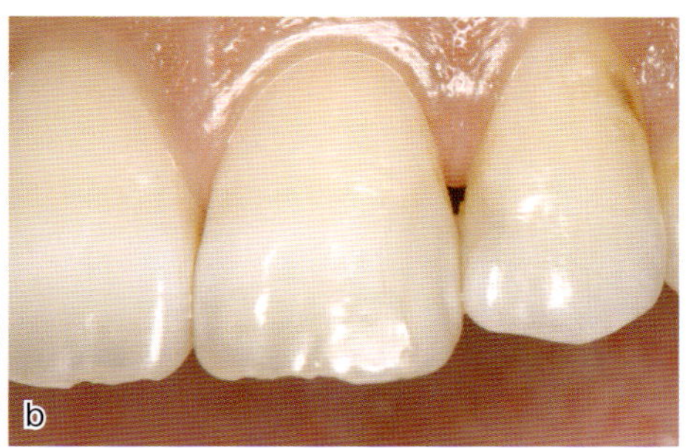

図❼　補修修復による褐線の除去。図３の症例で、褐線に沿って溝状の窩洞を形成し、ラウンドベベルを付与した（a)。その後、リン酸エッチング、シランカップリングおよびボンディングの各接着処理を順番に行ってから、フロアブルレジンを填塞した（b)

ジットレジンに強い外力を加えることになり、潜在的な収縮応力が開放されてコントラクションギャップが生じやすい。コンポジットレジン重合体は吸水性があるため、窩洞内の重合体は口腔内の水分を吸収して経時的に膨張する。この吸水膨張により、潜在的な重合収縮応力は経時的に緩和される。したがって、即日仕上げ研磨は回避し、吸水膨張による収縮応力の緩和を待って、次回来院時に仕上げ研磨を行うほうがよい。

発生した褐線への臨床的対応

1．再研磨

窩縁外に過剰溢出したコンポジットレジンの取り残しが原因で生じた褐線は、再研磨によってマージンを擦り合わせ、過剰溢出部を除去すれば褐線は消失する（**図６**）。したがって、まず再研磨を試みるべきである。

2．補修修復

窩縁部のコントラクションギャップ、あるいは気泡の露出によって生じた褐線は、再研磨では対応できないため、補修修復を行うとよい。すなわち、MI バーを用いて褐線を削除しながら細い溝状に窩洞形成を行い、歯面処理した後、フロアブルレジンを流し込むように填塞して修復する（**図７**）。

【参考文献】

1）新海航一，鈴木雅也：補修．千田 彰，寺下正道，寺中敏夫，宮崎真至（編）：保存修復学 第６版，医歯薬出版，東京 2013: 244.
2）田上順次，奈良陽一郎，山本一世，齋藤隆史：保存修復学21 第五版．永末書店，京都　2017: 192-193.

Question 17

「シングルステップ接着システムで確実な接着が得られる使い方を教えてください」

Toshiki TAKAMIZAWA
高見澤俊樹
日本大学歯学部　保存学教室修復学講座

シングルステップ接着システム

ユニバーサルアドヒーシブは、汎用性の高さから使用頻度が増加しているが、その組成とともに臨床術式からシングルステップセルフエッチ（SE）システムに分類される。

一方、このユニバーサルアドヒーシブは、これまでのシングルステップSEアドヒーシブと異なり、エッチングモードの選択を可能としている。すなわち、窩洞全体をリン酸エッチングするエッチ＆リンス（ER）モード、セルフエッチング（SE）モードあるいはエナメル質のみにリン酸エッチングを行うセレクティブエッチングモードのいずれのモードにおいても使用できる[1,2]。また、ユニバーサルアドヒーシブの塗布法などは製品によって異なっている。

本項では、ユニバーサルアドヒーシブを用いた際に確実な接着が得られる使用法について、基礎研究から得られた知見とともに解説する。

異なるエッチングモード

シングルステップSEシステムの歯質脱灰能はERシステムに比較して低く、エナメル質へのリン酸エッチングは接着性の向上に有効である[3]。一方、象牙質へのリン酸エッチングは、化学的接着系を形成するハイドロキシアパタイトを減少させるとともに、レジンモノマーの浸透が不十分な脱灰象牙質を残留させる可能性がある。また、象牙質接着強さの点からもSEシステムでは象牙質へのリン酸エッチングは推奨されない[4,5]。一方、ユニバーサルアドヒーシブにおいては、エナメル質接着性が向上するとともに、象牙質におけるリン酸エッチングによっても接着強さの低下は生じない。

実験室において、異なるエッチングモードでユニバーサルアドヒーシブを用いた際の接着疲労強さを測定したところ、ユニバーサルアドヒーシブは、リン酸エッチングによってエナメル質接着疲労強さが他のSEシステム同様に向上した(**図1**)[1]。

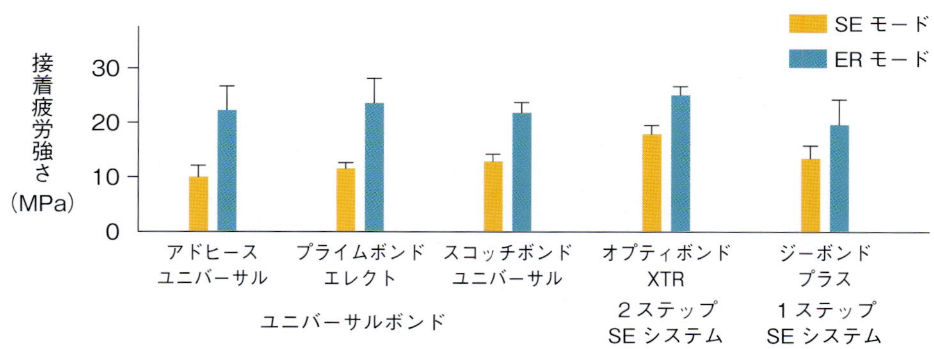

図❶　エッチングモードの違いがエナメル質接着疲労強さに及ぼす影響（参考文献[1]より引用改変）。いずれの接着システムにおいても、ERモードはSEモードに比較して高い接着疲労強さを示した

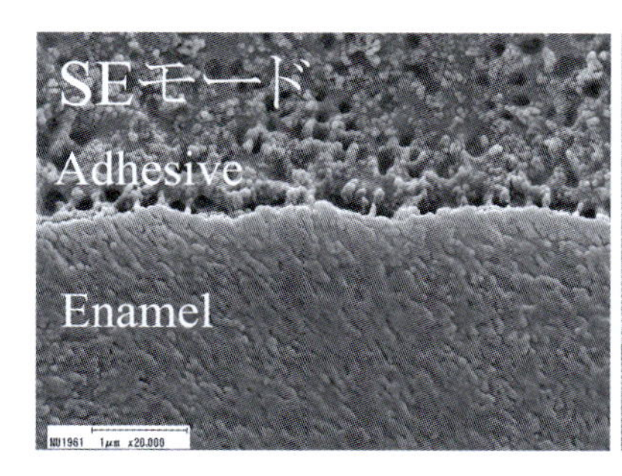

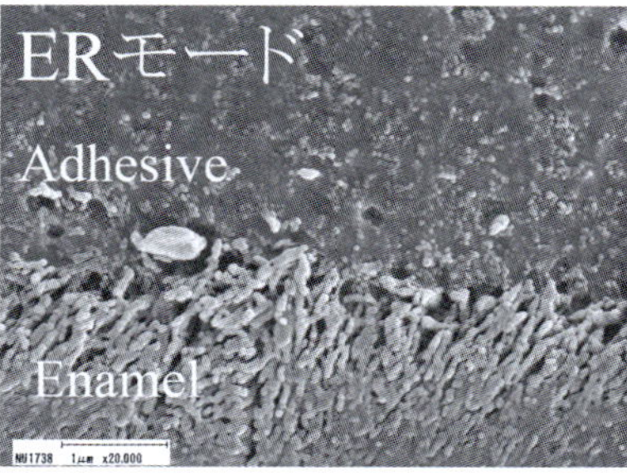

図❷　ユニバーサルアドヒーシブのレジン－エナメル質接着界面の SEM 像。ER モードではエッチングパターンが形成され、レジンタグが明瞭である

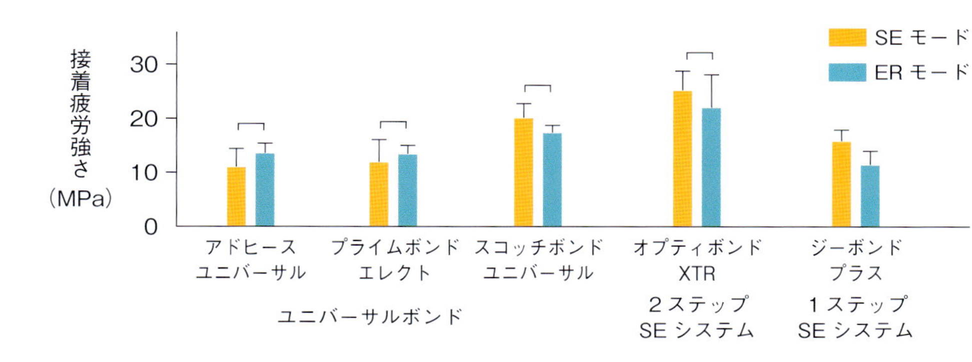

図❸　エッチングモードの違いが象牙質接着疲労強さに及ぼす影響（参考文献[2]より引用改変）。シングルステップ SE アドヒーシブは、ER モードで有意に低い接着疲労強さを示した

このことは、ユニバーサルアドヒーシブにおいてもリン酸エッチングによる機械的嵌合力の獲得は、接着耐久性の観点からも重要である（図２）。

象牙質においては、シングルステップ SE システムを ER モードで用いると接着疲労強さが有意に低下した。一方、ユニバーサルアドヒーシブにおいては異なるエッチングモード間に有意差は認められなかった（図３）[2]。したがって、ユニバーサルアドヒーシブを臨床使用する際には、窩洞の状態、とくに窩洞を構成するエナメル質の割合が多い場合に ER モードを選択することで、象牙質への接着性を損なうことなくエナメル質接着耐久性を向上させることが可能である。

アクティブ処理の効果

アドヒーシブを塗布する際に、マイクロブラシを歯面に擦るように塗布するアクティブ処理が指示されている製品が多くある。アクティブ処理は、アドヒーシブの攪拌によって、歯質の脱灰、レジンモノマーの浸透および化学的接着系の形成を促進する臨床手法である[6]。したがって、ユニバーサルアドヒーシブにおいても接着性向上効果に寄与するものと考えられる。しかし、異なるエッチングモードにおける効果については不明であるため、検討を加えた[7, 8]。

その結果、SE モードでのエナメル質接着強さは、アクティブ処理によって接着強さが向上する傾向を示した。一方、ER モードではアクティブ処理によって接着強さが有意に低下した製品もあった（図４）[7]。これは、リン酸エッチングによって形成されたエッチングパターンがアクティブ処理によって部分的に破壊され、投錨効果が減弱したためと考えられた（図５）。

象牙質においては、いずれのエッチングモードにおいてもアクティブ処理によって象牙質接着強さが向上した（図６）[8]。これらの結果から、ユニバーサルアドヒーシブの臨床使用に際しては、SE モードではいずれの歯質においてもアクティブ処理を行い、また、ER モードでは象牙質へのアクティブ処理は行うものの、エナメル質への応用は避けるべきである。

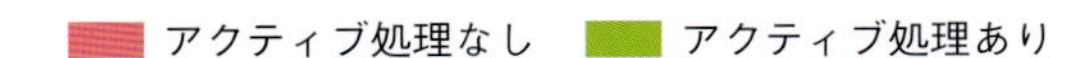

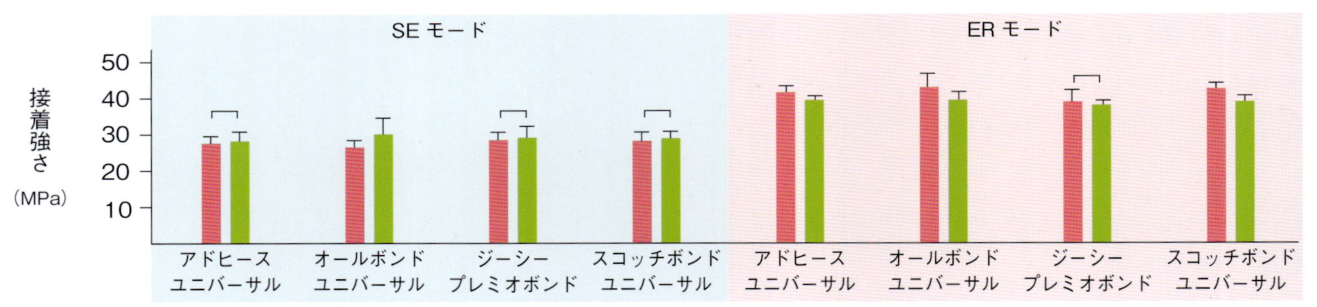

図❹　塗布法の違いがエナメル質接着強さに及ぼす影響（参考文献[9]より引用改変）。SE モードではアクティブ処理によって接着強さの向上が認められるものの、ER モードでは有意な接着強さの低下が見られた製品も多い

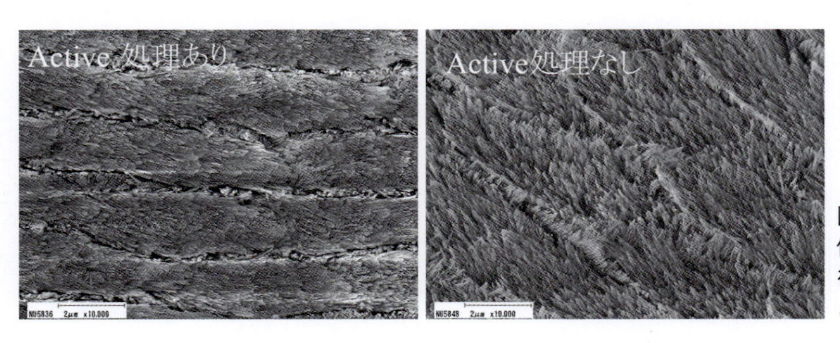

図❺　ER モード処理面への異なる塗布法の SEM 像（参考文献[9]より引用改変）。リン酸エッチング後のエナメル質表面の形態は、アクティブ処理によって一部が崩壊している

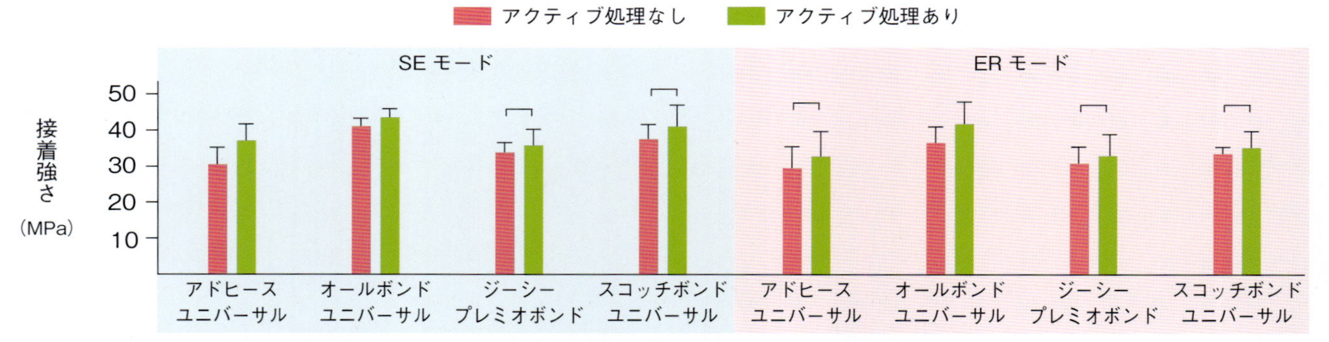

図❻　塗布法の違いが象牙質接着強さに及ぼす影響（参考文献[10]より引用改変）。象牙質では、いずれのエッチングモードにおいてもアクティブ処理によって接着強さが向上した

アドヒーシブの塗布時間

臨床においては、窩洞の幅径が狭く、アクティブ処理ができない症例もある。そこで、接着強さ向上効果を求めて、アドヒーシブ塗布時間を延長する臨床手技が考えられる。また、SE システムに含有されている機能性モノマーと歯質との反応は、化学反応であるところから塗布時間の延長によって促進するはずである。

しかし、塗布直後のエアブローが歯質接着性に及ぼす影響について検討したところ[9, 10]、塗布直後にエアブローが可能とされている製品では、塗布時間の違いが歯質接着性に及ぼす影響はわずかであった（**図7、8**）。

一方、塗布時間が20秒でアクティブ処理を指示している製品では、エッチングモードおよび被

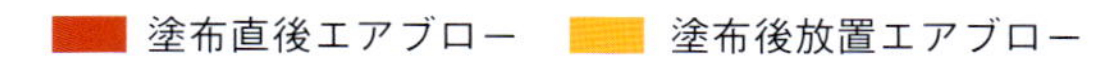

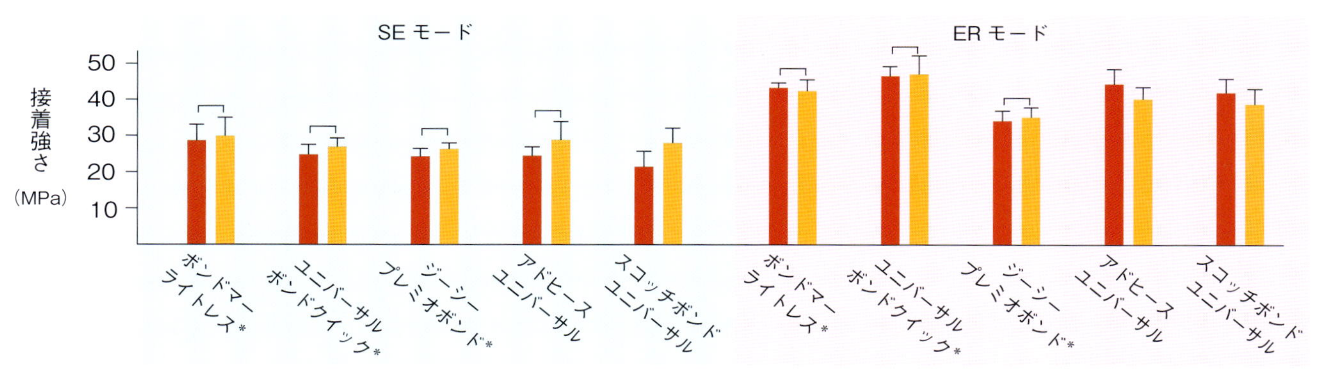

図❼　塗布時間の短縮がエナメル質接着強さに及ぼす影響（参考文献[9]より引用改変）。塗布直後にエアブローが可能な製品は、塗布時間の違いによる接着強さへの影響はわずかであった。＊：塗布直後にエアブローが可能なアドヒーシブ

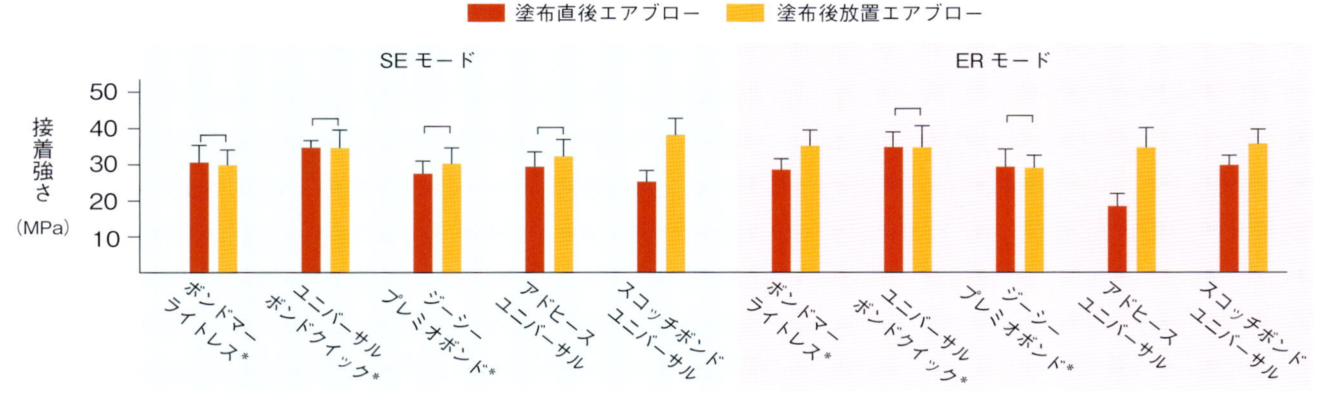

図❽　塗布時間の短縮が象牙質接着強さに及ぼす影響（参考文献[10]より引用改変）。象牙質においても塗布直後にエアブローが可能な製品は塗布時間の違いによる接着強さへの影響はわずかであった。＊：塗布直後にエアブローが可能なアドヒーシブ

着歯面の違いによって接着強さの傾向が異なった[9, 10]。すなわち、象牙質ではエッチングモードの違いにかかわらず、塗布直後にエアブローを行った群では接着強さが低下した。とくに、ERモードでは、塗布時間の短縮はいずれのアドヒーシブにおいても有意に接着強さが低下した。一方、エナメル質においてはSEモードで塗布時間の延長によって接着強さが向上したものの、ERモードでは低下した（**図7、8**）。

このように、アドヒーシブの塗布時間はエッチングモード、被着歯面あるいは使用するアドヒーシブの種類によって異なることを理解する必要がある。

臨床例

患者は、⌊5の違和感を主訴に来院した。視診において、咬合面のすり鉢状実質欠損が認められたことから、コンポジットレジン修復を行うこととした（**図9**）。対咬関係を印記することで窩洞外形を決定するとともに、歯質の一層削除を行った（**図10**）。

本症例は、窩洞を構成しているエナメル質の割合が高く、露出象牙質も硬化象牙質であったことから、エナメル質とともに象牙質に対してもリン酸エッチングを行った（**図11**）。次いで、ユニバーサルアドヒーシブを窩洞に塗布し、エアブローし

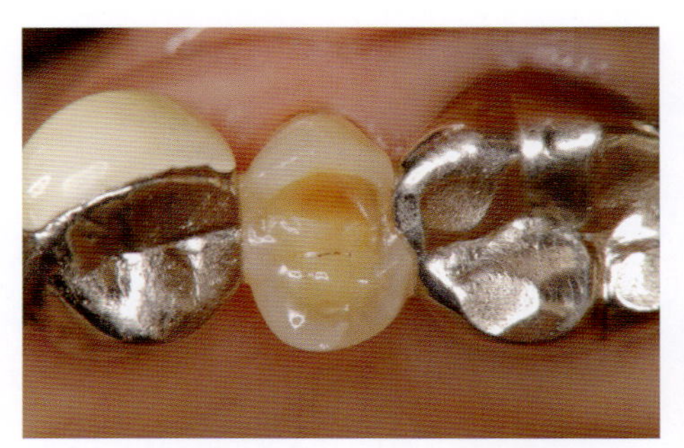

図❾　咬合面に“すり鉢状”の実質欠損を伴う咬耗症であり、欠損の進行を抑制するためにも修復処置が必要である

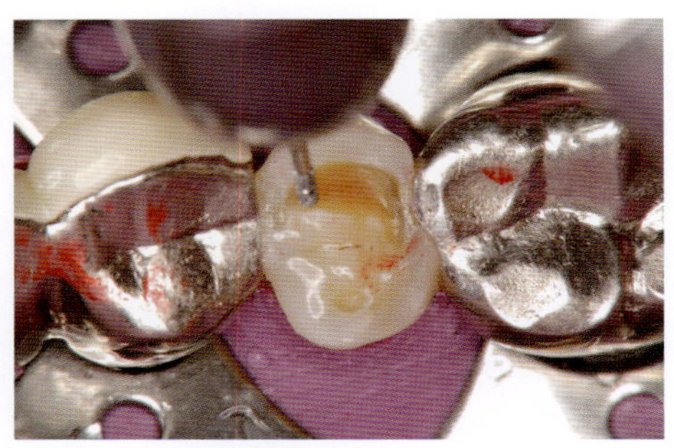

図❿　咬合診査を行った後、窩洞表面を一層削除する。これによって新鮮面を露出させ、接着性の向上に資することとなる

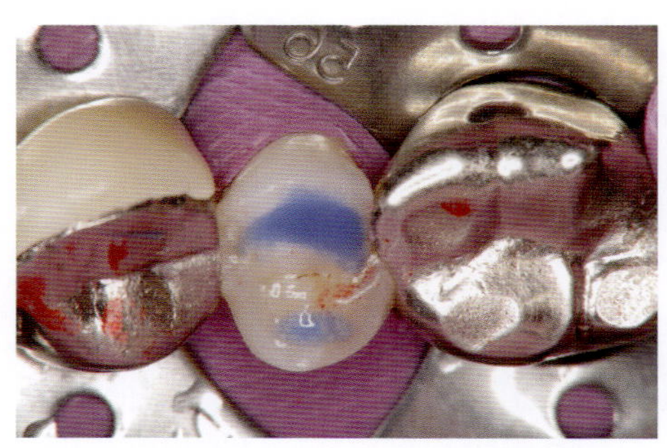

図⓫　リン酸エッチングをエナメル質および象牙質に行う。塗布時間は10～15秒とし、その後の水洗は10秒程度行う

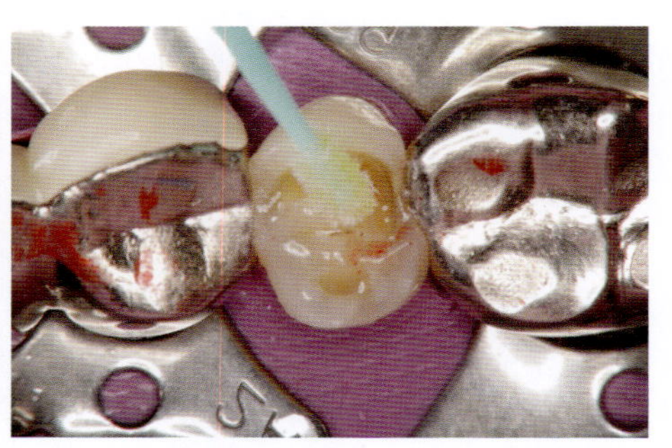

図⓬　ユニバーサルアドヒーシブを塗布するが、このときに象牙質へはアクティブ処理を行う

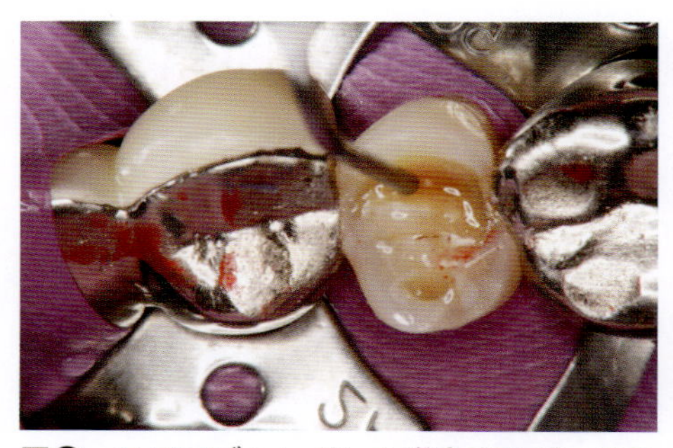

図⓭　フロアブルレジンを填塞するが、このときにチップ先端はエナメル質マージン部に置く

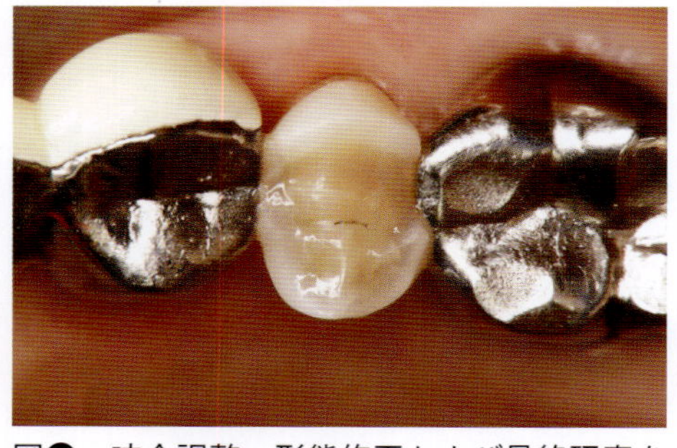

図⓮　咬合調整、形態修正および最終研磨を行う

た後に光照射を10秒間行った。この際、象牙質面にはマイクロブラシを歯面に擦るように塗布するアクティブ処理を行っている（**図12**）。その後、フロアブルレジン（グレースフィルゼロフローA3／ジーシー）を窩洞に填塞し（**図13**）、形態修正、咬合調整および最終研磨を行った。

術後、知覚過敏などの症状もなく、機能的にも審美的にも満足できる充填処置となった。

まとめ

窩洞に充填されたコンポジットレジンが口腔内で長期間機能するためには、多くの影響因子を考慮する必要がある（**図15**）。臨床的には、これらの影響因子を歯科医師がコントロールすべきであ

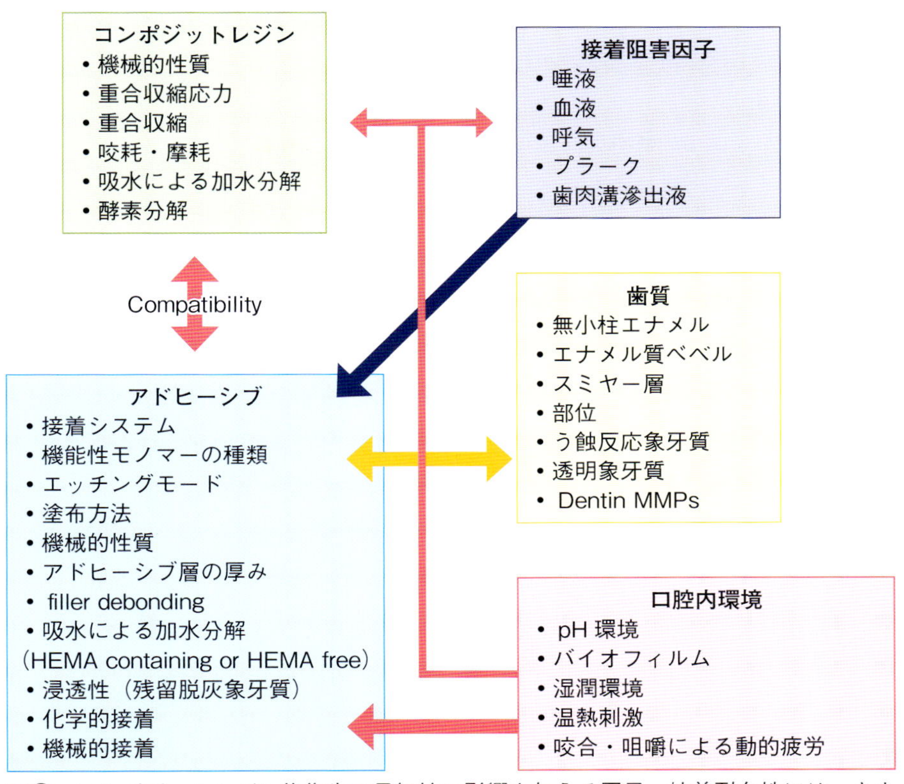

図⑮　コンポジットレジン修復歯の予知性に影響を与える因子。接着耐久性には、さまざまな因子が影響する

り、さらに臨床術式や周辺知識を加えることによって修復歯の予後は格段に向上するであろう。

ユニバーサルアドヒーシブを用いる際は、エッチングモードの選択とともに製品ごとの使用法についての知識は不可欠である。各製品のベストパフォーマンスを獲得するために各製品の特徴を理解することが、予知性の高いコンポジットレジン修復に繋がる。

【参考文献】

1）Suzuki T, Takamizawa T, Barkmeier WW, Tsujimoto A, Endo H, Erickson RL, Latta MA, Miyazaki M: Influence of etching mode on enamel bond durability of universal adhesive systems. Oper Dent, 41: 520-530, 2016.
2）Takamizawa T, Barkmeier WW, Tsujimoto A, Berry TP, Watanabe H, Erickson RL, Latta MA, Miyazaki M: Influence of different etching modes on bond strength and fatigue strength to dentin using universal adhesive systems. Dent Mater, 32: e9-e21, 2016.
3）Erickson RL, Barkmeier WW, & Latta MA: The role of etching in bonding to enamel: A comparison of self-etching and etch-and-rinse adhesive systems. Dent Mater, 25: 1459-1467, 2009.
4）Ikeda M, Tsubota K, Takamizawa T, Yoshida T, Miyazaki M, Platt JA: Bonding durability of single-step adhesives to previously acid-etched dentin. Oper Dent, 33: 702-709, 2008.
5）Ikeda M, Kurokawa H, Sunada N, Tamura Y, Takimoto M, Murayama R, Ando S, Miyazaki M: Influence of previous acid etching on dentin bond strength of self-etch adhesives. J Oral Sci, 51: 527-534, 2009.
6）Ando S, Watanabe T, Tsubota K, Yoshida T, Irokawa A, Takamizawa T, Kurokawa H, Miyazaki M: Effect of adhesive application methods on bond strength to bovine enamel.　J Oral Sci. 50（2）:181-186, 2008.
7）Imai A, Takamizawa T, Sai K, Tsujimoto A, Nojiri K, Endo H, Barkmeier WW, Latta MA, Miyazaki M: Influence of application method on surface free energy and bond strength of universal adhesive systems to enamel. Eur J Oral Sci, 125: 385-395, 2017.
8）Moritake N, Takamizawa T, Ishii R, Tsujimoto A, Barkmerier WW, Latta MA, Miyazaki M: Effect of active application on bond durability of universal adhesives. Oper Dent, 44: 188-199, 2019.
9）Sai K, Takamizawa T, Imai A, Tsujimoto A, Ishii R, Barkmeier WW, Latta MA, Miyazaki M: Influence of Application Time and Etching Mode of Universal Adhesives on Enamel Adhesion.　J Adhes Dent, 20: 65-77, 2018.
10）Saito T, Takamizawa T, Ishii R, Tsujimoto A, Hirokane E, Barkmeier WW, Latta MA, Miyazaki M: Influence of application time on dentin bond performance in different etching modes of universal adhesives. Oper Dent, 2019.

Question 18

「破損したセラミックインレーの補修修復について教えてください」

Toshio MASEKI 柵木寿男　Masahiko MAENO 前野雅彦
日本歯科大学生命歯学部　接着歯科学講座

セラミックインレーを破損させないために

補修修復は、現行の歯科医師国家試験出題基準[1]にも小項目として記載があり、実際に111回、112回歯科医師国家試験においても出題されている。よって、その術式・使用材料などは臨床家として把握しておくことが求められている。

はじめに、いささか逆説的ではあるが、セラミックインレーの破折の防止について触れておく。直接コンポジットレジン修復やコンポジットレジンインレー修復セラミックインレー修復などの審美性臼歯部修復は、いずれも歯冠色でありながら脆性材料であるという弱点がある。無論、経年的に破損が生じることも多々あるが、窩洞形成に遡れば窩洞外形について咬合接触部位と窩縁部を一致させないことが必要である。窩洞形成前に、必ず咬合紙を用いて対合歯との咬合接触部位の確認を忘れずに行っておく。

また、最強のマテリアルという印象のあったジルコニア系セラミックスであるが、加工前後のわずかな表面汚染によって物性が低下するという報告[2]もある。したがって、ラボワークにも細心の注意が必要である。

セラミックインレーの破損症例における検査・診断

不幸にも破損が生じてしまった場合、やはりまずは「よく見る」ことが大切である。診療の初めには、視診・触診などの検査を行うが、歯冠色であるセラミックインレーは自然な透明感を有しているために、単なる視診では破損程度や部位などを完全に把握することは困難である。したがって、歯科用マイクロスコープなどを用いた拡大視野下での精査や、破損部の凹凸状態を探針などを用いて注意深く触診を行う。

また、破損部が修復物のみなのか、周囲エナメル質を含んでいるのかの見極めが処置のうえで重要になる。視診によって判別しにくい際には、歯垢染色液などを活用したり、トランスイルミネーターなどによる透照法、赤外線を用いた歯科診断用口腔内カメラの応用[3]なども一助となる。

本項ではセラミックスの補修修復について、症例に沿って解説する。

セラミックインレーの補修修復

1．初診～窩洞形成まで

図1は、上顎第1大臼歯の修復物破損を主訴として来院した患者の、処置前の口腔内写真である。確かに図1矢印部には、口蓋側咬頭部のセラミックインレー辺縁破折が認められる。頬側辺縁部など、その他の辺縁部も怪しいが、今回は口蓋側咬頭部のみの処置を求められている。

まず、前述のように検査を行い、補修修復に移行する。窩洞形成に先立ち、シェードテイキングを行うが、その際にはエナメル質とセラミックスの仲立ちとなるような色調選択を行う必要があり、さらに透明性にも留意する。とくにオペーク色的

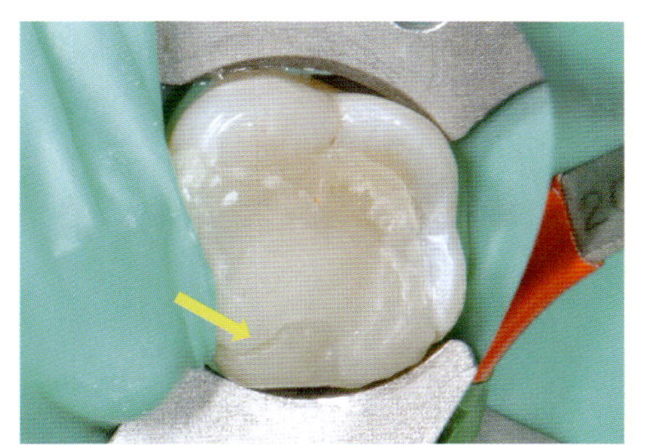
図❶　年代モノのセラミックインレーで、辺縁破折（矢印）が認められる

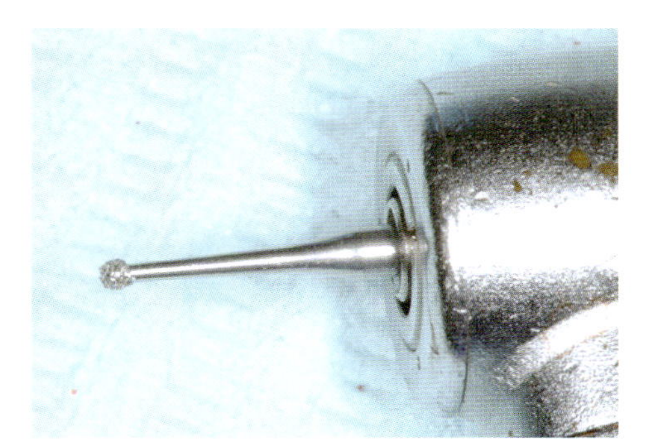
図❷　エアタービンに装着したスリムシャンクのダイヤモンドポイント

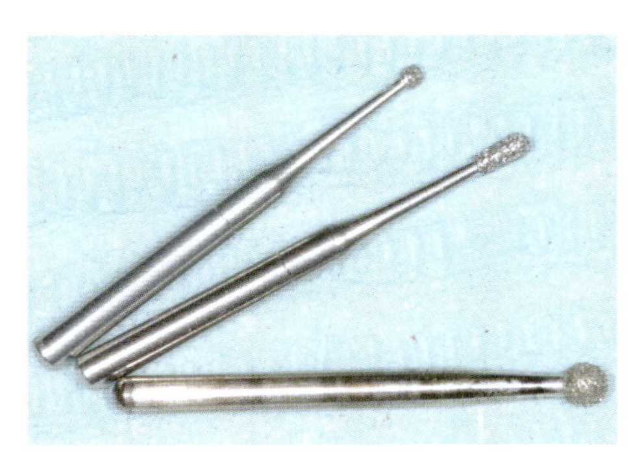
図❸　本図一番下の通常のポイントよりも、上２本は先端・ネックが細い（スムースカットMIコンセプト／ジーシー）

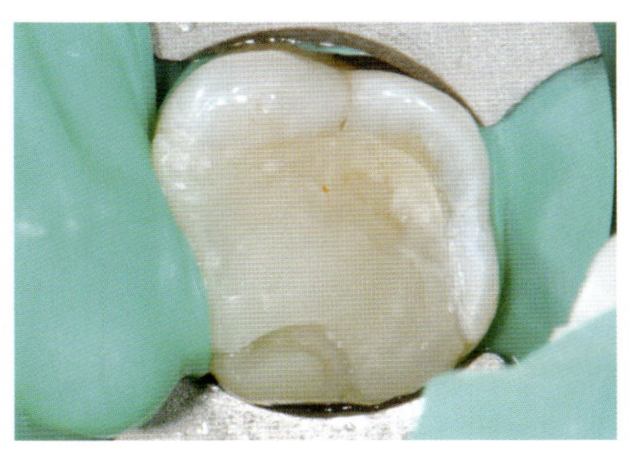
図❹　辺縁破折部のみを削除した

なシェードは、充塡した部分がエナメル質や修復物よりも目立ってしまわないように注意する。

本症例では、あくまでもセラミックインレー破損は辺縁部に限局していると判断できたため、辺縁部のみをスリムシャンクのダイヤモンドポイント（**図２**）を用いて削除した。通常のポイントよりも先端・ネックが細い（**図３**）ため、狭小部へのアプローチが容易である。その際、既存修復物と歯質間の合着セメントの存在もチェックする。合着セメントによって接合界面を余計に増やしてしまう危険性があり、何より一種の“コンタミ”として接着破壊の原因にもなり得るため、これらの除去は確実に行う（**図４**）。

２．被着面処理

他院で装着された修復物の素材を、第三者が正確に読み取ることは非常に困難といえる。歯冠色修復物を目の前にして、セラミック系なのかコンポジットレジン系なのかは容易に判別できたとしても、たとえばセラミックスの種類まで判別可能なのは、神の眼の持ち主だけであろう。また、部分被覆的にジルコニア系セラミックスを用いるケースは、現状では少なく、一般的なセラミックスとしては、洗浄およびエナメル質酸処理、リン酸処理を行うべきと考える（**図５**）。

その後、プライマーを用いるが、対象となるエナメル質とセラミックスは非常に狭小な範囲であり、それぞれに専用の処理を行う「塗り分け」は臨床上困難である。したがって、シランカップリング剤や接着性モノマーを内容成分とする汎用性の高いオールインワンアドヒーシブシステムの応

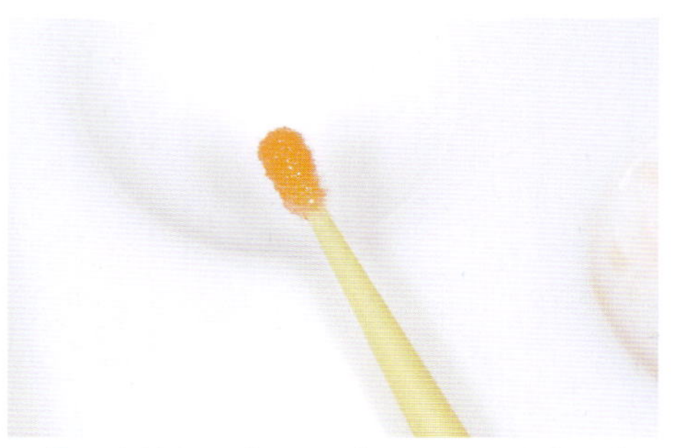

図❺　先端径の小さなディスポーザブルブラシ、またはニードルタイプのエッチング材を用いる

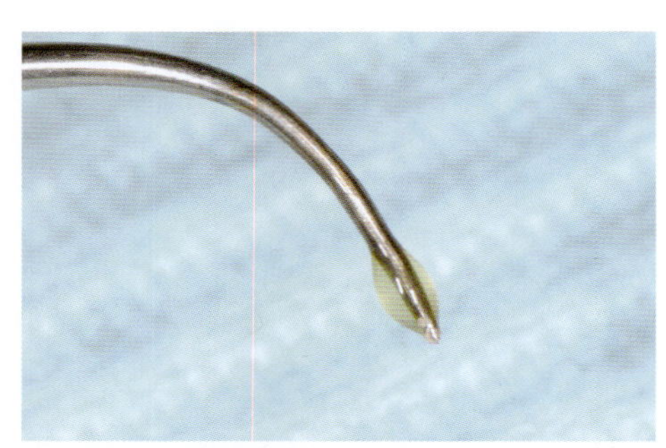

図❻　小さな窩洞であれば、歯科用探針の応用が有用で、薬剤はこの程度で十分である

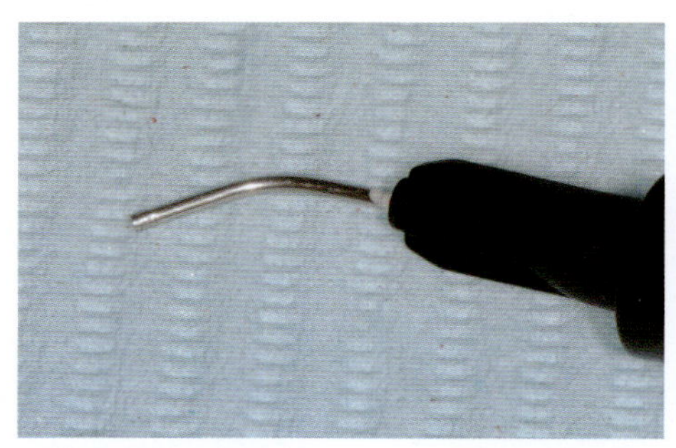

図❼　適切なフローのレジンを選択する

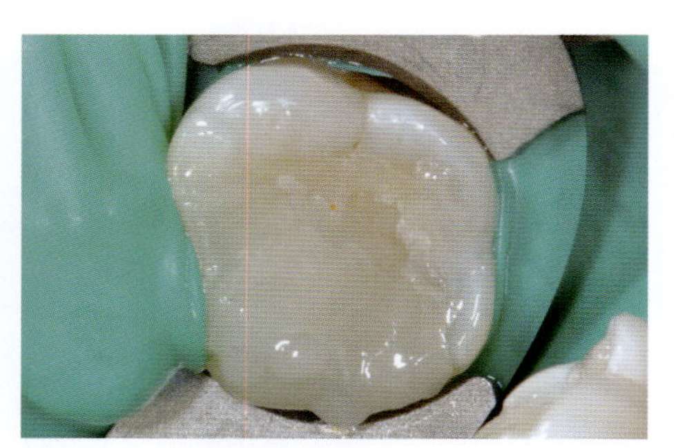

図❽　辺縁を少しだけ越えるラップジョイントに充塡する

用が便利である。

なお、小さな窩洞の場合にはディスポーザブルブラシでも塗布が難しいため、歯科用探針の応用（**図6**）が有用となる。十分な量の薬剤を採取でき、かつ酸処理後の脆弱なエナメル質表層を損傷させてしまうおそれもない。

3．補修修復用コンポジットレジン

続いてコンポジットレジンの充塡を行う。その際、ペーストタイプのレジンよりもフロアブルレジン（**図7**）のほうが、狭小部への充塡が容易かつ気泡の迷入も少ないため、有用である。

ただし、昨今のフロアブルレジンは千差万別である。補修修復においては物性よりもフローを重視したハイフロータイプではなく、物性重視のローフロータイプのほうが好ましいと考えられる。インレー体の破損は少なからず応力のかかる部位に多いことから、なるべくエナメル質および修復物に近似した物性を有するフロアブルレジンを選択すべきである。

また、充塡操作は、フロアブルレジンが辺縁を少しだけ越える「ラップジョイント」に留め、その後の仕上げで調整を行う（**図8**）。

4．仕上げ研磨

補修修復とはいえ、通常のコンポジットレジン修復の際の仕上げ研磨と大きく変わるところはない。ただし、充塡当日は形態修正のみに留め、コンポジットレジンの最終研磨は次回来院時に行うのが原則ではある。しかし、補修修復という性格上、同日に行って完了することが多いのも否めない。

実際には、形態修正は超微粒子ダイヤモンドポイントを用いて、研磨においても超微粒子ダイヤモンド砥粒を配合したシリコーンポイントを使用

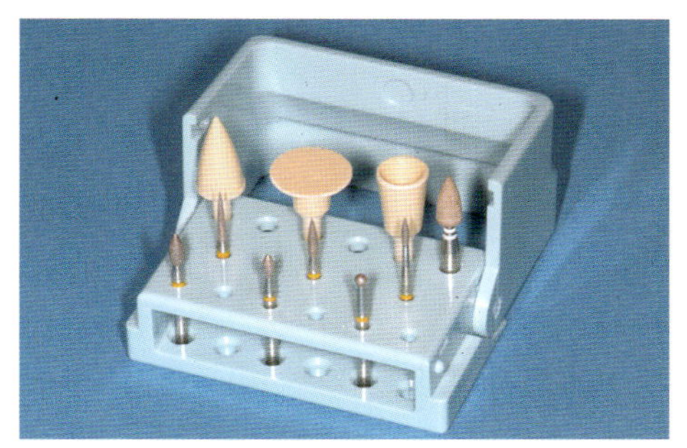

図❾　CRポリッシングキット（松風）。形態修正から研磨までを、段階的に行うことができる

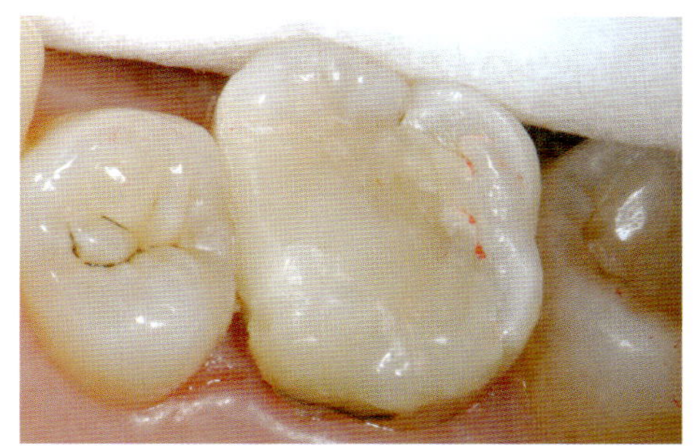

図❿　研磨終了後、咬合状態を再確認しておく

する。また、一連の調整研磨を種々の形態のポイントで段階的に実施可能な研磨キット（図９）も販売されており、効率的かつ有用である。

仕上げ研磨時の留意点としては、エナメル質とセラミック系修復物という硬質な物質よりも、軟質のコンポジットレジンを研磨していくことを念頭におきたい。無理な力をかけることにより、歳月の経ったコンポジットレジンインレー修復などの接着性レジンセメントが偏摩耗してしまったクレビスのような状態を、フロアブルレジンに人為的に生じさせてしまう。

したがって、研磨時にはマイクロモーターの使用回転数に注意し、フェザータッチの遵守が必要となる。研磨が終了したら、最後にもう一度咬合紙を咬んでもらって、補修した部分の咬合状態をチェックしておく（図10）。

補修修復の落とし穴

かつての補修修復にまつわる失敗談をひとつ。下顎大臼歯MODセラミックインレーの近心隣接面部が体部破折したという主訴の患者である。ピスタチオか銀杏の外殻を噛み割ろうとしたら、修復物が欠けてしまったとのことであった。近心隣接面部が破折、消失しているため、マトリックス装着をしてコンポジットレジンによる補修修復を行い、事なきを得た。

……と思ったら、数日も経たないうちに「また欠けてしまった」と再来院された。

口腔内を拝見したところ、数日前に充塡したコンポジットレジンは問題ないものの、今度は残りのセラミックインレー体の遠心隣接面が体部破折していた。要するに、顎骨の介達骨折同様に、応力が伝搬してすでに破折していたものと考えられた。脆性材料に対しての外力の怖さを思い知らされた一例であった。

さらに、前回の診察時にはその事実に気がつかなかったという失態に、恥ずかしい思いが残ってしまった。まさに「よく見る」ということの大切さを実感した次第である。

【参考文献】

1）厚生労働省医政局歯科保健課：平成30年版 歯科医師国家試験出題基準. https://www.mhlw.go.jp/file/05-Shingikai-10803000-Iseikyoku-Ijika/0000169910.pdf（2019年７月25日閲覧）
2）Ban S, Okuda Y, Noda M, Tsuruki J, Kawai T, Kono H: Contamination of dental zirconia before final firing: effects on mechanical properties. Dent Mater J, 32（6）: 1011-1019, 2013.
3）Maseki T, Maeno M, Ogawa S, Nara Y: New enamel micro-crack examination using Near-IR light transillumination with fluorescence-staining. Dent Mater, 32S, 1, e18, 2016.

修復

Question 19

「間接修復で用いるレジンコーティング法について教えてください」

Atsushi KAMEYAMA
亀山敦史
松本歯科大学　歯科保存学講座

間接修復の問題点
象牙質ー歯髄複合体保護の観点から

コンポジットレジン修復の場合、健全歯質の削除はほとんど必要なく、う蝕検知液を指標に過不足なく感染歯質を除去すればよい。つまり、感染がなく、バリアー層となり得るう蝕象牙質内層や、保持効力を得るための健全歯質を削除する必要はない。また、窩洞表面の象牙細管はほぼ閉鎖しているため、術後疼痛などを引き起こす危険性は極めて少ない。

一方、インレーやアンレーなどの間接修復では、窩洞形成時にアンダーカットの存在は許されない。また、コンポジットレジンインレー（アンレー）やセラミックインレー（アンレー）では、インレー体の破折を防止するために、深くて幅の広い窩洞形成が必要となる。当然のことながら、う蝕象牙質内層はもちろん、健全歯質の削除も必要となる場合が多いため、外部からの刺激は象牙細管から歯髄へと伝わる可能性が高く、これにより術後疼痛の危険性も高くなる。

このように、象牙質ー歯髄複合体保護の観点からみると、間接修復はコンポジットレジン直接法に比べて酷な状況を強いていることがわかる。

接着の観点からみた間接修復のさらなる問題点

間接修復の場合、その方法がインレーであれクラウンであれ、窩洞ーセメント間、セメントー修復物間の２つの界面が同部位に存在することになる。どちらの接着界面に問題が生じた場合でも、修復の欠陥に直結するため、直接修復に比べて大きな欠点となり得る。

それだけではない。修復材料の装着に用いるセメントは、たとえ接着性を有しているものであったとしても、直接修復で用いるレジン接着システムには大きく劣る。たとえば、Sarr らの報告[1]によると、各社から販売されている各種接着性レジンセメントの象牙質への接着強さは、２ステップセルフエッチング接着システムを用いてコンポジットレジンを接着させた場合に比べてはるかに低い（図１）。

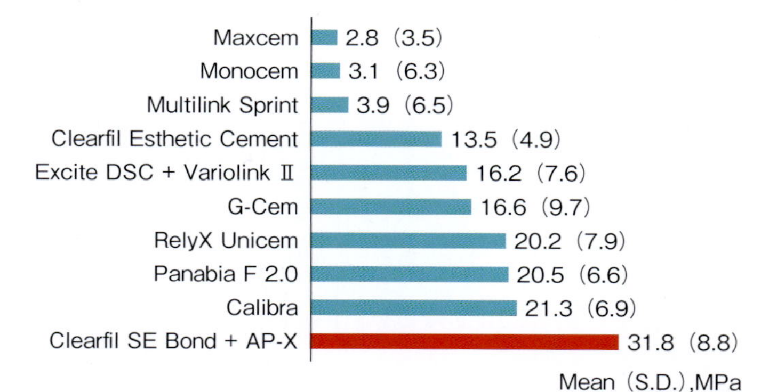

図❶　コンポジットレジン直接修復と間接修復での接着強さの違い。２ステップセルフエッチングシステム（Clearfil SE Bond）の接着強さに比べて、各種接着性レジンセメントの接着強さはあきらかに低い（参考文献[1]より引用改変）

なぜレジンコーティングが必要か

形成後のエナメル質が失われた歯は、上皮が喪失し、結合組織が剥き出しになった状態と同じよ

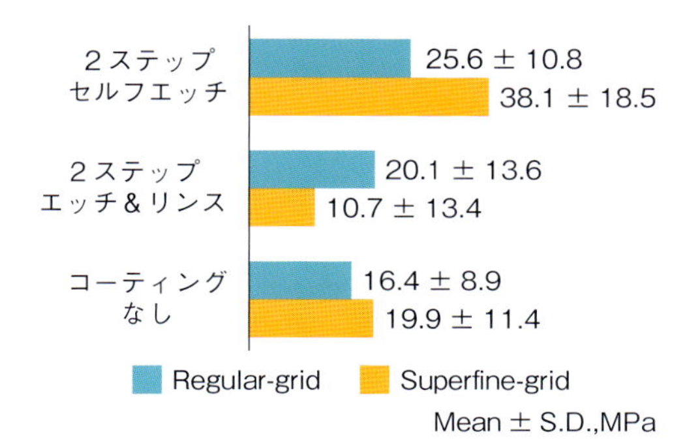

図❷ 象牙質にレジンコーティングを施し、コンポジットレジンブロックを接着性レジンセメントで接着した場合の接着強さ。レジンコーティングなしの場合に比べて、2ステップセルフエッチングシステムとフロアブルコンポジットレジンでレジンコーティングした場合、接着強さの向上が認められる。また、レギュラーのダイヤモンドポイントでの形成面に比べて、微粒子のダイヤモンドポイントでの形成面で、より接着向上効果が高くなった。一方、2ステップエッチ＆リンスシステムを用いると接着向上効果は得られなかった（参考文献[2]より引用改変）

うなものである。歯周組織であれば、結合組織が剥き出しになったとしても上皮が再生するが、象牙質はそのような再生能力をもち合わせておらず、失ったエナメル質を取り戻すことはできない。したがって、レジンコーティングを行うことは、象牙質―歯髄複合体を保護するためにも大切な工程であることがわかる。

さらに、レジンコーティングを行うことで、接着性レジンセメント単体では得られない接着強さが得られるのも大きな長所である。つまり、歯質に対して接着性の高いボンディングレジンを先に応用しておくことで、レジンセメントのやや低い接着性を補うことが可能となる。

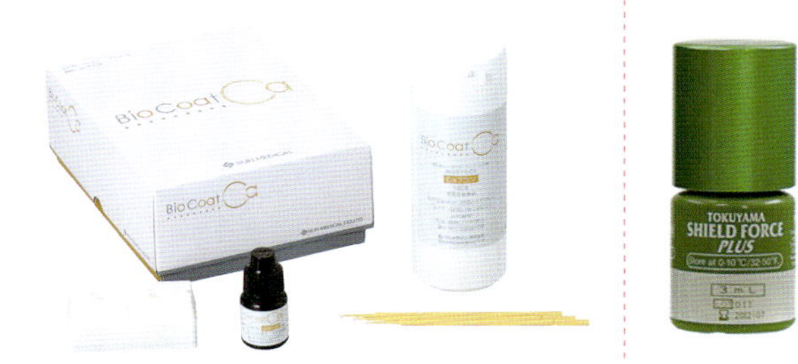

図❸ レジンコーティング専用材料の一例。Bio コート Ca（サンメディカル：左）、シールドフォースプラス（トクヤマデンタル：右）

レジンコーティング材に何を使うか

1．内側性窩洞へのコーティング材の選択

形成面へのレジンコーティングに用いる材料としては、まず2ステップセルフエッチング接着システムを応用し、その上にフロアブルコンポジットレジンを薄く塗布する方法が一般的である。

もちろん、他のボンディングシステムでも応用可能であるが、2ステップエッチ＆リンスタイプの接着システムはお勧めできない。インレー修復窩洞のような内側性窩洞に応用すると、リン酸エッチング後に水洗を行っても、その湿潤程度のコントロールが非常に難しく、とくに凹隅角部分では水分が過剰に残留する可能性もある。また、形成面の粗さの状態によっては、逆に接着性が低下してしまう危険性がある（図2）[2]。

同様の理由で、内側性窩洞に対して1ステップタイプのセルフエッチングシステムを用いる場合、成分中の溶媒を均一な条件で除去することが難しいため、接着性の低下を招く可能性が高い。

2．外側性窩洞へのコーティング材の選択

クラウンの支台歯形成後では、コーティング被膜をできるだけ薄く仕上げたい場合もあるだろう。その場合、1ステップタイプのセルフエッチングシステムでも応用可能である[3]。しかし、本法では被膜厚さが小さくなる分、本来レジンコーティングで求めるべき外部刺激遮断効果が減弱する可能性が高い。また、コーティング被膜が薄いうえにその最表層は酸素に触れたことで重合が不完全となっている。つまり、コーティング層の大半は重合不完全な層ということになり、接着性向上効果が十分に発揮できない[4,5]。

Takahashi らの報告[5]によると、1ステップタイプのシステムを用いる場合、メーカー指定の方法で接着材を塗布・光照射を行ったのち、再度接着材を塗布・光照射することで、接着強さの向上効果が得られる。1ステップタイプの接着システムや1ステップの専用コーティング材を用いる場合、コーティング材の重ね塗りを行ったほうがよさそうである。なお、いわゆる1ステップタイプのコーティング専用材料も市販されている（図3）。

レジンコーティングを併用した間接修復の勘どころ

本項では、有髄歯のインレー（アンレー）窩洞に対して２ステップセルフエッチングシステムとフロアブルコンポジットレジンでコーティングする場合を例に挙げて、その術式を示す。

1．窩洞形成

通法に従い、う蝕罹患歯質の除去を行ったのちにダイヤモンドポイントで窩洞形成を行う。次いで、形成面のスミヤー層の接着界面への残留防止のために、微粒子ダイヤモンドポイントなどを使用して、より滑らかな面に仕上げる（**図４a**）。

なお、通常は間接修復でのアンダーカットは許容されないが、フロアブルコンポジットレジンでは、軽度のアンダーカットを埋め立てることができ、この時点ではアンダーカット除去を目的とした健全歯質の追加除去は必要ない。

2．防湿

とくに臼歯部では相対湿度が非常に高いため、接着性に影響を及ぼすことが考えられる[6,7]。ラバーダムが不可能であれば、ZOO（アプト）などの口腔内バキューム装置を用いて防湿を施す（**図４b**）。なお、コットンロール（ロールワッテ）による簡易防湿では、湿度を下げることはできない。

3．セルフエッチングプライマーの塗布

メーカー指定の方法で窩洞全体にセルフエッチングプライマーを塗布する。とくに内側性窩洞ではプライマーの溶媒成分が凹隅角部に残存しやすいので、十分でかつ確実なエアブローを行う[8]。

4．ボンディング材の塗布

アプリケーターを用いて適切量を塗布し、十分な光照射を行う。

5．フロアブルコンポジットレジンの塗布

アプリケーターまたはディスポーザブルの筆を用いて薄く塗布し、十分な光照射を行う。

6．辺縁の修正

窩洞外に付着したコーティング材は、マイクロスコープや歯科用ルーペによる拡大視野下で丁寧に除去し、フィニッシングラインの明瞭化を図る。

7．低重合層の除去

酸素に触れた状態で光照射されたレジンコーティング面表層には、低重合層が存在する。この低重合層は付加型シリコーンゴム質印象材の硬化を阻害するため[9]、アルコール綿球を用いて低重合層を十分に拭掃除去しておく必要がある。

8．印象採得

低重合層を除去しても、付加型シリコーンゴム質印象材の面あれを完全に防ぐことは難しい。したがって寒天―アルジネート連合印象が望ましい。

9．仮封

一般的には、水硬性仮封材の使用が望ましい[3]。また、咬頭被覆を必要とするアンレー修復の場合には、窩洞とその周囲に水溶性の分離材をたっぷりと塗布してから、常温重合レジンによるテンポラリーアンレーをチェアーサイドで製作する。

この際、非ユージノール系あるいはカルボキシレート系の仮着用セメントを用いて装着する（**図４e**）。ワセリンやココアバターなど、その後の除去が困難な分離材を使用してしまうと、できあがったアンレーの接着性を阻害してしまうため使用できない。筆者は、分離材としてウォッシャブルセップ（サンメディカル）を好んで使用している（**図４c、d**）。同様に、水溶性分離材を併用すれば、レジン系仮封材の使用も可能である。

10．次回来院時のチェック項目

仮着期間中の不快症状や自発痛、刺激時痛の有無をまずチェックし、窩洞形成による歯髄傷害やコーティングの不備がないことを確認しておく。

次に、被着面の残留仮封・仮着材を拡大視野下で確実に除去する。とくに、テンポラリーアンレー装着時には、咬合関係や機能的な歯冠形態をしっかりと付与したつもりでも、テンポラリーア

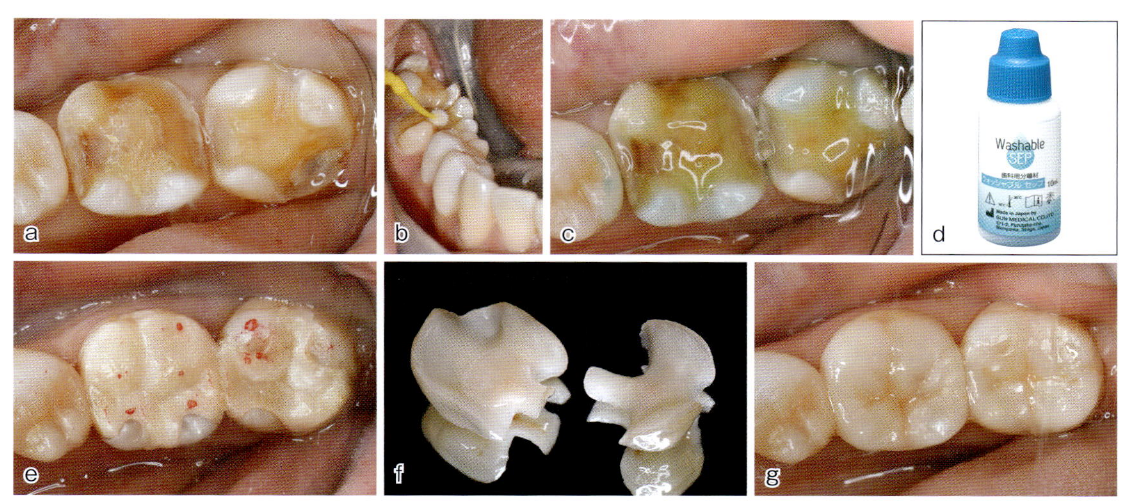

図❹　レジンコーティング法併用時の術式。a：窩洞形成後、b：ZOO による防湿下でのレジンコーティング処理、c、d：水溶性分離材（ウォッシャブルセップ／モリタ）の塗布、e：チェアーサイドでのテンポラリーアンレーの製作と仮着、f：完成したセラミックアンレー、g：接着性レジンセメントによる装着後

ンレー内面の仮着材に汚染や溶解が認められる場合がある。そのような場合には、何らかの修復物脱落因子が存在している場合があり、そのまま装着してしまうと術後にトラブルが発生する場合がある。タッピング時の早期接触や偏心運動時の干渉があれば、たとえ高い接着性や辺縁封鎖性を実現できたとしても臨床上は失敗である。

したがって、筆者は暫間修復時の仮着材の溶解や変色にも注意を払うことで、チェアーサイドではなかなか把握しにくい個々の患者の動的な咬合・顎運動の状態を推測し、将来的なトラブルの予測にも活用するように心がけている。

11．インレー・アンレー体の装着

確実な防湿を施した後に窩洞とインレー体内面の両方に適切な前処理を行い、接着性レジンセメントで装着する（**図4f、g**）。このときに注意すべき事項としては、「レジンコーティング材に何を使用したか」ということである。

コーティング材がフロアブルコンポジットレジンであった場合には、フィラーが比較的高密度に含まれているので、コーティング表面へのシランカップリング処理が有効となる。一方、１ステップの接着システムやコーティング専用材料には、フィラーが含有されている場合と含有されていない場合とがある。

フィラー未含有であれば、当然シランカップリング剤を使用しても接着向上効果は得られない。したがって、使用しているコーティング材の成分を十分に熟知し、その接着や重合の機序をイメージしながら接着操作を行うことが大切である。

【参考文献】

1）Sarr M, et al.: Immediate bonding effectiveness of contemporary composite cements to dentin. Clin Oral Invest, 14: 569-577, 2010.
2）Kameyama A, et al.: Microtensile bond strength of indirect resin composite to resin-coated dentin: Interaction between diamond bur roughness and coating material. Bull Tokyo Dent Coll, 50: 13-22, 2009.
3）Nikaido T, et al.: Concept and clinical application of the resin-coating technique for indirect restorations. Dent Mater J, 37: 192-196, 2018.
4）Feitosa VP, et al.: Effect of resin coat technique on bond strength of indirect restorations after thermal and load cycling. Bull Tokyo Dent Coll, 51: 111-118, 2010.
5）Takahashi R, et al.: Microtensile bond strengths of a dual-cure resin cement to dentin resin-coated with an all-in-one adhesive system using two curing modes. Dent Mater J, 29: 268-276, 2010.
6）Kameyama A, et al.: The effects of three dry-field techniques on intraoral temperature and relative humidity. J Am Dent Assoc, 142: 274-280, 2011.
7）Haruyama A, et al.: Influence of different rubber dam application on intraoral temperature and relative humidity. Bull Tokyo Dent Coll, 55: 11-17, 2014.
8）Abo H, et al.: Clinical observation of the tooth surface during air-drying of self-etching primer under 3D video microscope. Appl Adhes Sci, 4: 7, 2016.
9）中野　恵，他：印象材が象牙質レジンコーティング面とレジンセメントとの接着に及ぼす影響．接着歯学，17（3）：198-204，1999.

Question 20

「セレクティブエッチングの適応と有効性について教えてください」

Akimasa TSUJIMOTO　Masashi MIYAZAKI
辻本暁正　宮崎真至
日本大学歯学部　保存学教室修復学講座

エッチングモードの違い

現在市販されている歯質接着システムは、被着歯面に対してリン酸エッチングを行う「エッチ＆リンスシステム」と、これを用いない「セルフエッチシステム」に大別される。前者は、エナメル質に対して強固な機械的嵌合を形成し、これが接着耐久性の向上に寄与している。しかし、象牙質へのリン酸エッチングは術後の知覚過敏の発現に繋がるとともに、脱灰象牙質へのレジン成分の浸透が不十分となり、この部分が生体内酵素の影響を受けて劣化の場となることが懸念されている。

１あるいは２ステップセルフエッチシステムは、接着性モノマーが酸として機能して歯質を脱灰することを特徴とし、ハイドロキシアパタイトと化学的接着系を形成する。しかし、その歯質脱灰能はリン酸と比較して低いため、とくにエナメル質の接着に関しては不安が残る。そこで、セルフエッチシステムを比較的大型の窩洞に用いる際には、「セレクティブエッチング」が推奨されてきた[1)]。

セレクティブエッチングの適応と有効性

セレクティブエッチングは、エナメル質窩縁のみを選択的にリン酸エッチングする技法で、臨床的にもエナメル質への接着耐久性を獲得するためには欠かせない歯面処理法とされている。セレクティブエッチングの応用は、われわれの研究においてもその効果が認められており（**図１**）[2)]、他の国際研究機関においても同様である[3)]。

一方、臨床研究の成績からは、セルフエッチングのみとセレクティブエッチングの併用を比較すると、臨床的に差は認められない、あるいは製品によってその効果は異なるものとされている[4)]。

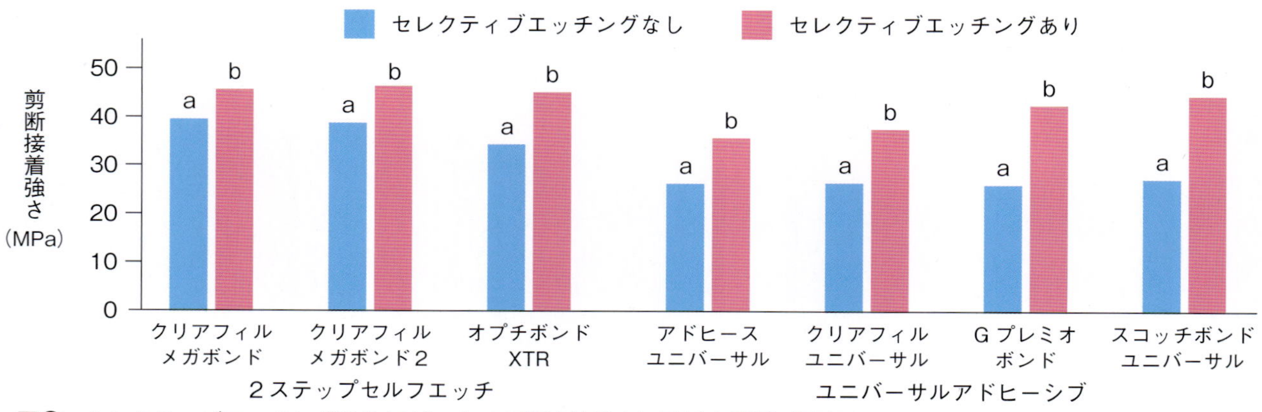

図❶　セレクティブエッチングの有無がエナメル質接着強さに及ぼす影響（異なるアルファベットはエッチングの有無によって有意差があることを示している）

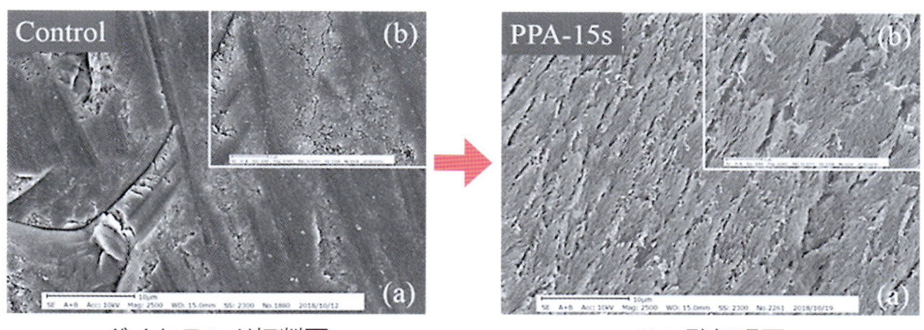

図❷　エナメル質におけるダイヤモンド切削面（左）およびリン酸処理面（右）の電子顕微鏡像。エナメル質をリン酸エッチンングすることで、被着面は粗糙化される

2ステップセルフエッチシステムにおける効果

2ステップセルフエッチシステムでは、セレクティブエッチングを併用した群と、これを行わなかった群の13年にわたる臨床経過が報告されており、その併用の有無は、総合的な臨床評価に影響を及ぼすことはなかったとされている[4]。そのため、窩洞の接着対象として象牙質がほとんどを占める臼歯部修復症例では、必ずしも2ステップセルフエッチシステムとセレクティブエッチングの併用は必要ではないと考えられる。

もちろん、前歯部の破折あるいは臼歯部でも大型欠損症例などでは、セレクティブエッチングを行うことが推奨されている。

ユニバーサルアドヒーシブにおける効果

1ステップセルフエッチシステムは、組成成分のさらなる改良によってユニバーサルアドヒーシブの開発に繋がった。この接着システムは、被着歯面に対してエッチ＆リンス、セルフエッチあるいはセレクティブエッチングという異なるモードでの使用が可能とされる。

ユニバーサルアドヒーシブに関するシステマティックレビューからは、この接着システムとリン酸エッチングの併用は象牙質接着強さに影響を及ぼさないものの、エナメル質接着強さは有意に向上することが認められている[5]。したがって、ユニバーサルアドヒーシブの臨床応用では、セレクティブエッチングが必須とされている。

さらに、最新の臨床研究によれば、ユニバーサルアドヒーシブを臼歯部Ⅱ級窩洞に対してセレクティブエッチングを行った場合、その3年生存率は94.7％であったとされており、2ステップセルフエッチシステムにおける91.2％を上回るものであった[6]。つまり、エナメル質のリン酸エッチングによって①清掃作用、②粗糙化作用、③接着面積の増加効果、④ヌレ性の向上効果、および⑤極性化作用を獲得することができる（図2）。

これらの効果により、ユニバーサルアドヒーシブを用いた修復では、確実な歯質接着性と予知性の高い予後を得るためにも、セレクティブエッチングモードでの使用が推奨される。

臨床における留意点（図3）

セレクティブエッチングを行うにあたり、使用するエッチング材の稠度、塗布法あるいは窩洞の部位などを考慮する必要がある。不用意な施術によってリン酸エッチングが象牙質に塗布されると、セルフエッチシステムの種類によっては接着耐久性が低下する可能性が指摘されている。エッチング材が象牙質に流れ込まないようにするには、適度な粘性を有するエッチング材に合ったサイズの

修
復

◆症例：ユニバーサルアドヒーシブとコンポジットレジンを用いてセレクティブエッチングモードで対応

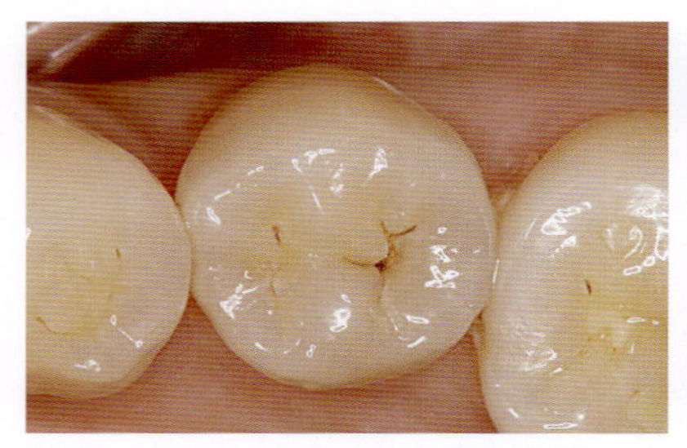

図❸a　患者は5|の冷水痛を主訴に来院した

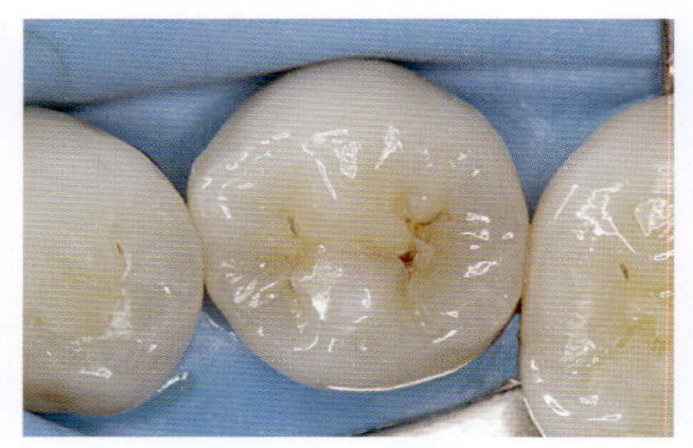

図❸b　ラバーダム法を行うことは、歯面の汚染を防止するとともに、術野を明示するためにも有効である

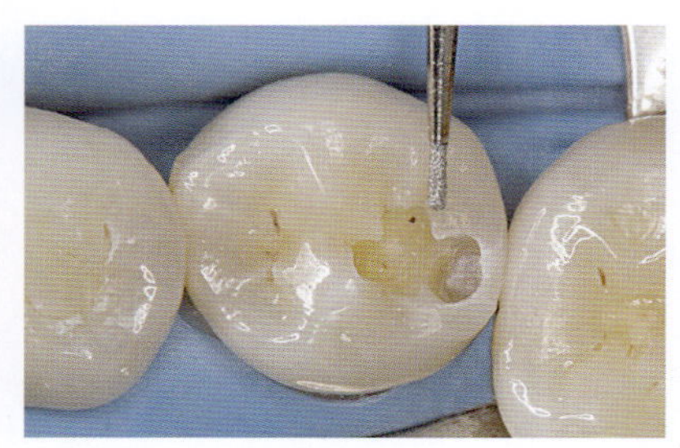

図❸c　う窩の開拡として行うエナメル質の除去は、ダイヤモンドポイントを用いて慎重に行う

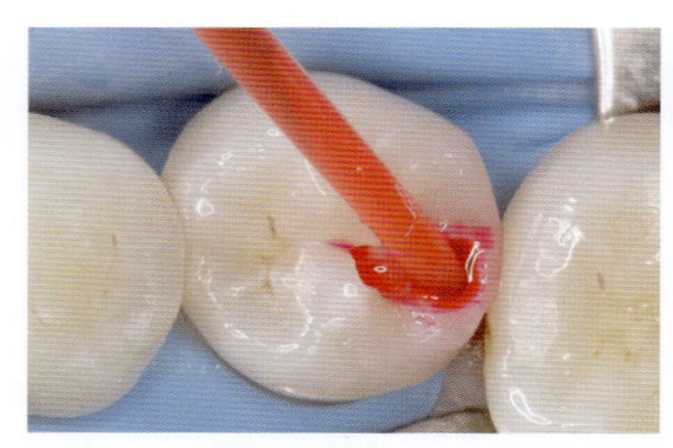

図❸d　う蝕検知液を用いて罹患歯質を染色する。自然着色、病巣の硬さ、染色性などを参考にして、罹患歯質を除去する

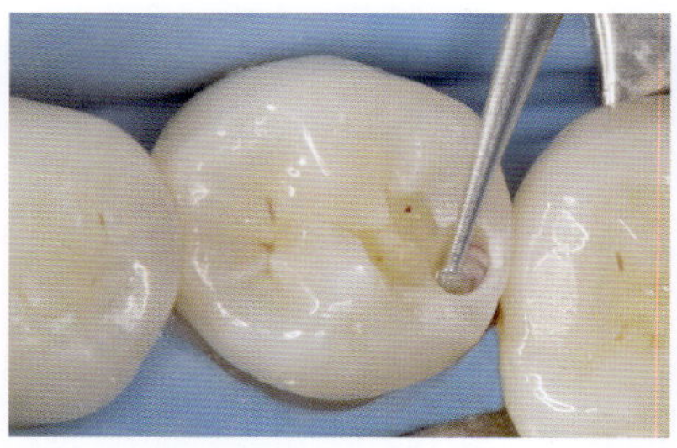

図❸e　ステンレス製ラウンドバーを用いて罹患歯質の除去を行う。このとき、染色性とともに切削感を参考するとともに、う蝕円錐の形態をイメージしながら行うことが大切である

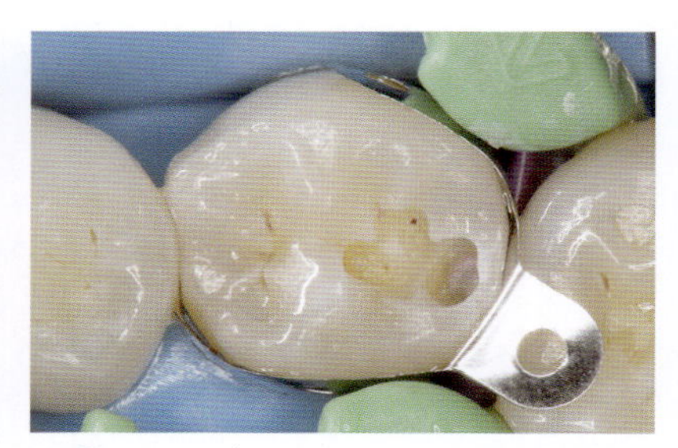

図❸f　タブマトリックスを設置し、ウェーブウェッジならびにV3リング（V3システム／デンツプライシロナ）を用いて隔壁を行う

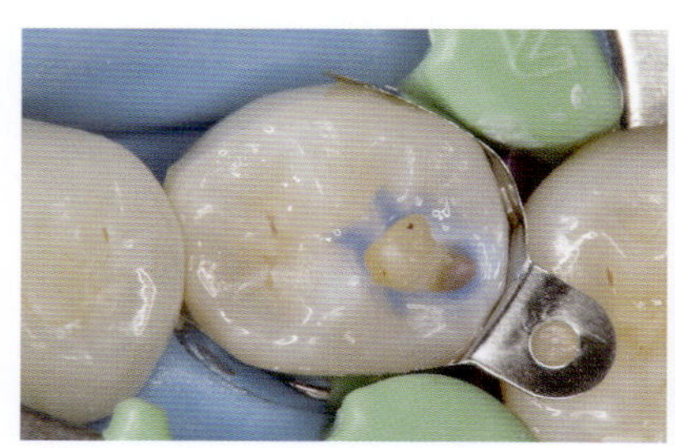

図❸g　セレクティブエッチングを行う際は、窩縁部の無小柱エナメル質から内部のエナメル質に向かってエッチング材を塗布する

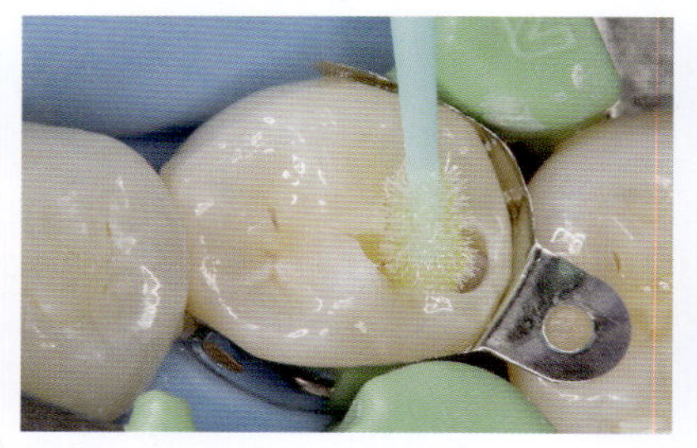

図❸h　ユニバーサルアドヒーシブは十分な量を塗布する。これによって窩洞内部のスミヤー層を除去するとともに、モノマーの浸透性が向上する

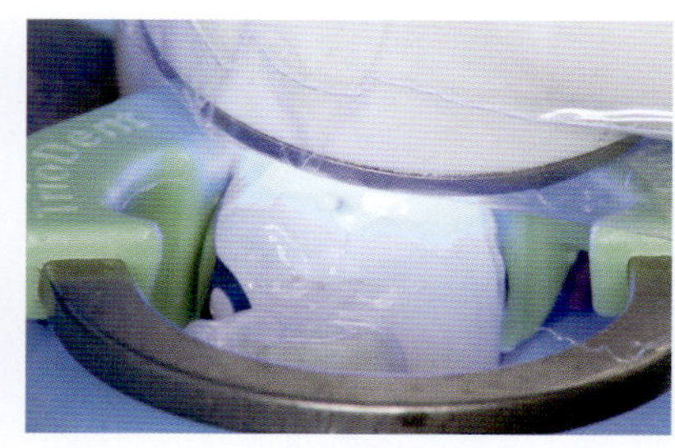

図❸i　光照射は窩洞に近接させて行うことで、十分なエネルギーを供給できる

ゲージを有するニードルをもつシリンジタイプの製品を用いることが大切である。

また、エナメル質の構造的特徴にも留意する必要がある。すなわち、その最表層の7～30㎛には無小柱エナメル質が存在している。これは、脱灰によっても明瞭な小柱構造が示さず、さらにフッ化物イオン濃度が高いところから耐酸性を示すと考えられている。したがって、セレクティブエッチングを行う際は、窩縁部の無小柱エナメル質から内部のエナメル質へとエッチング材を塗布することで、その塗布時間に差をつけるなどの臨床技法を用いることを考慮する。

前歯の破折症例やⅣ級窩洞の修復においては、被着面表層に存在する無小柱エナメル質を一層削除するようにベベルを付与した後に、セレクティブエッチングを行うことが推奨される。

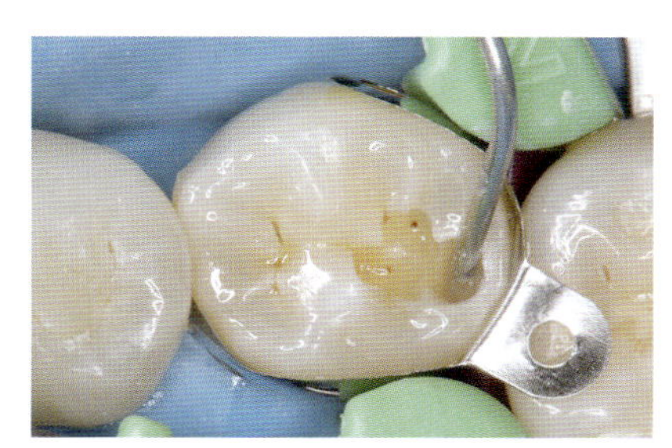

図❸j　隣接面窩底部をフロアブルレジンを用いてライニングを行う

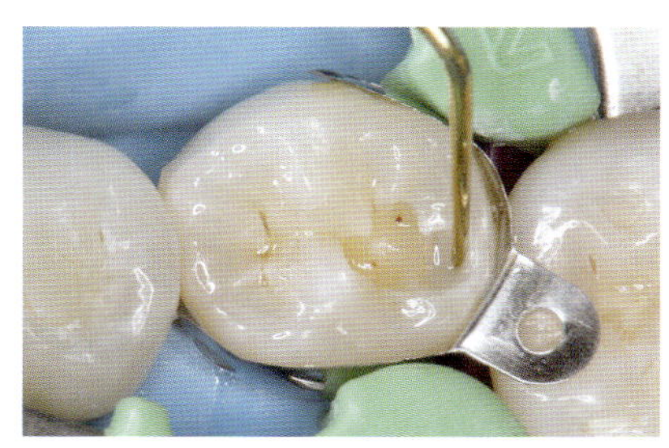

図❸k　探針状の充塡器（MM ステインアプリケータ／サンデンタル）を用いてフロアブルレジンを窩洞になじませる

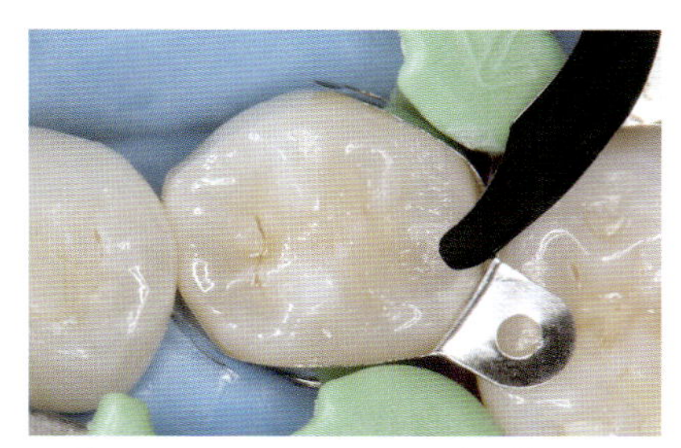

図❸l　DLC コーティングが施された充塡器（DLC MM レジンクリエータ／サンデンタル）とペーストタイプのコンポジットレジンとを用いて、適切な解剖学的形態を付与する

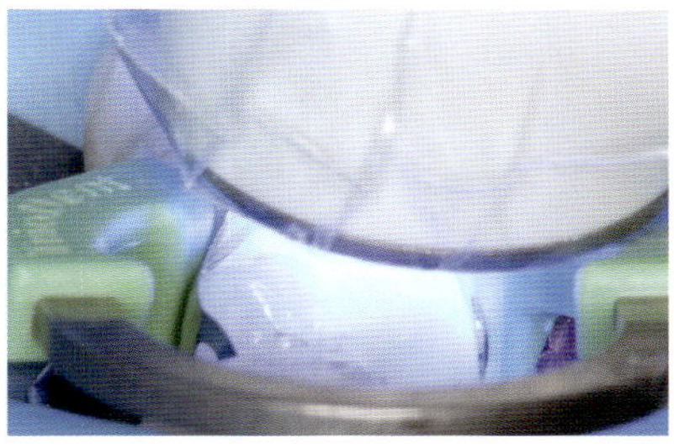

図❸m　コンポジットレジンに対しても、十分な光エネルギーを供給する

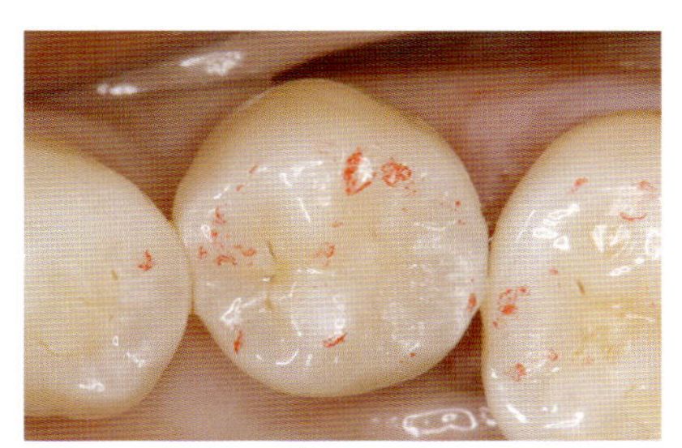

図❸n　咬合診査。修復処置における形態回復の原則は「原形態の回復」である

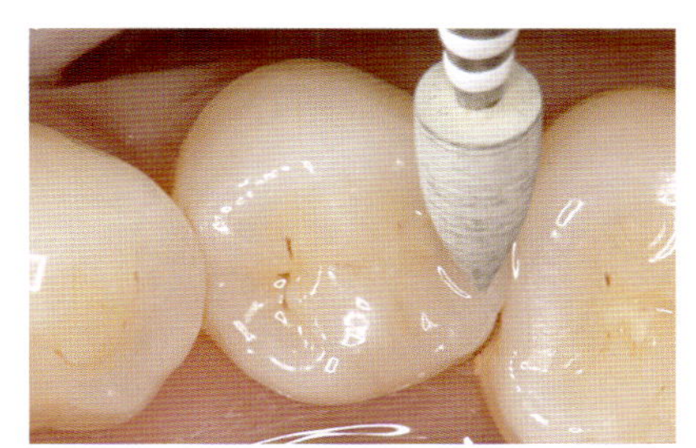

図❸o　コンポジットレジン専用の研削材（コンポマスター CA ／松風）を用いて研磨を行う

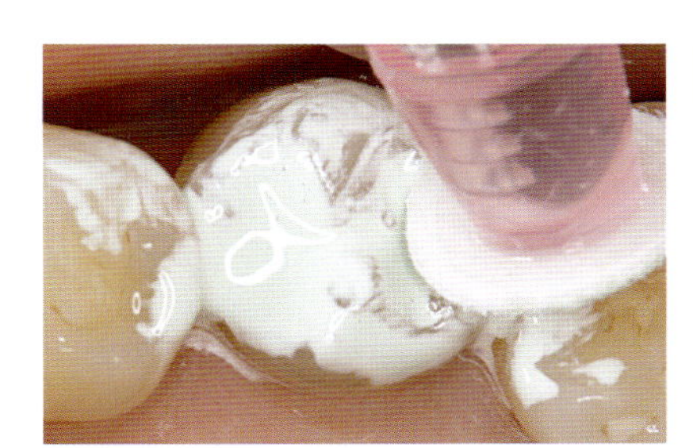

図❸p　必要に応じて、ペーストとバフ（ダイレクトダイヤペーストキット／松風）を用いて最終研磨を行う

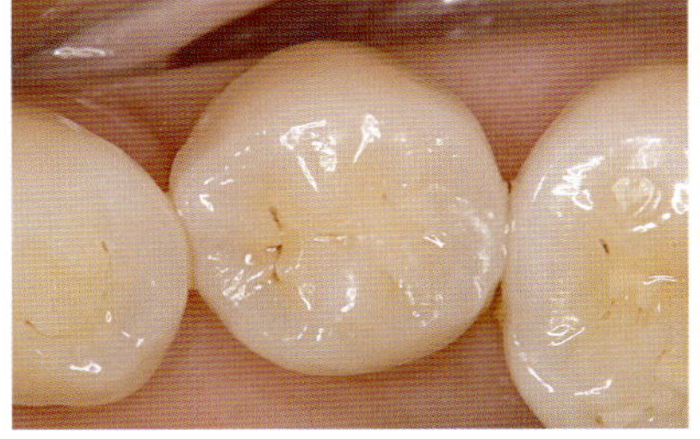

図❸q　術後。審美的な修復のためには、器材の選択も重要な事項となる

【参考文献】

1）Miyazaki M, Tsujimoto A, Tsubota K, Takamizawa T, Kurokawa H, Platt JA: Important compositional characteristics in the clinical use of adhesive systems. J Oral Sci, 56: 1-9, 2014.

2）Suda S, Tsujimoto A, Barkmeier WW, Nojiri K, Nagura Y, Takamizawa T, Latta MA, Miyazaki M: Comparison of enamel bond fatigue durability between universal adhesives and two-step self-etch adhesives: Effect of phosphoric acid pre-etching. Dent Mater J, 37: 244-255, 2018.

3）Frankenberger R, Lohbauer U, Roggendorf MJ, Naumann M, Taschner M: Selective enamel etching reconsidered: better than etch-and-rinse and self-etch?. J Adhes Dent, 10: 339-344, 2008.

4）Peumans M, De Munck J, Van Landuyt K, Van Meerbeek B: Thirteen-year randomized controlled clinical trial of a two-step self-etch adhesive in non-carious cervical lesions. Dent Mater, 31: 308-314, 2015.

5）Cuevas-Suárez CE, da Rosa WLO, Lund RG, da Silva AF, Piva E: Bonding performance of universal adhesives: An updated systematic review and meta-analysis. J Adhes Dent, 21: 7-26, 2019.

6）van Dijken JW, Pallesen U: Three-year randomized clinical study of a one-step universal adhesive and a two-step self-etch adhesive in class II composite restorations. J Adhes Dent, 19: 287-294, 2017.

Question 21

「マイクロスコープ下で行うコンポジットレジン修復のコツを教えてください」

Yoshihiro SUGAWARA
菅原佳広
日本歯科大学新潟病院　総合診療科

マイクロスコープは、倍率変更可能な拡大視野と同軸照明による明るい視野、そして動画や静止画の記録が特徴といえる。これらを十分に活かしたコンポジットレジン修復は、肉眼的に行われたものと比較して大きなアドバンテージがある。

しかし、処置時間が長くなるなどのデメリットもある。そのため、患者説明を十分に行うとともに、マイクロスコープ下で用いる器具や術野のコントロールの仕方なども工夫する必要がある。

画像記録と患者説明

病状説明を行う際は、手鏡を使用して実際に歯を見せながら行うのが一般的である。全顎的な治療計画においては、事前に資料を収集したうえで、カウンセリングルームなどで行われることが考えられる。しかし、これらの説明は術前に限られ、患者は術中や術後に自分の歯がどのようになったのか、どのような治療が施されたのかを十分に理解することは難しいであろう。

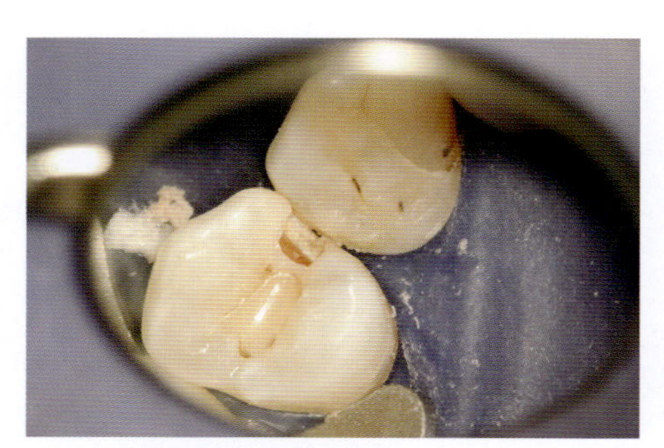
図❶　病状説明時の口腔内写真

マイクロスコープ下でのコンポジットレジン修復は、通常の処置と比較してチェアータイムが長くなる傾向にある。さらに、麻酔を打たれてラバーダムを装着し、ガリガリ削られるといった具合に、患者がストレスを感じる場面が多い。患者は、ストレスと引き換えに得られた治療後の状態をしっかり理解できなければ、不信感のほうが大きくなってしまうだろう。

マイクロスコープにはカメラを搭載でき、術者の視野を動画や静止画で記録することが可能であるため、その映像を利用して充実した患者説明を行える。処置開始直前に現状を撮影し、予定処置の概要をチェアーサイドのモニターに映し出して説明することにより、患者の不安を和らげることができるのではないかと考える（**図1**）。

筆者は、フットペダルの操作で写真を撮影できるようにシステムを組んでいるため（**図2**）、術中の写真も簡単に撮ることができる。たとえば、う蝕除去完了時（**図3**）、充塡時（**図4**）、充塡完了時（**図5**）、研磨完了時（**図6**）などの写真を患者に見せながら、術直後に1～2分程度、処置について説明している（**図7**）。

長年、マイクロスコープを用いて術後の説明を行ってきた経験から、あきらかに患者からの信頼を得ている実感がある。そのため、画像記録と患者説明は必ず行うことが重要であると考える。

罹患歯質の取り残しなどの確認

確実なう蝕治療に必要なことのひとつに、罹患

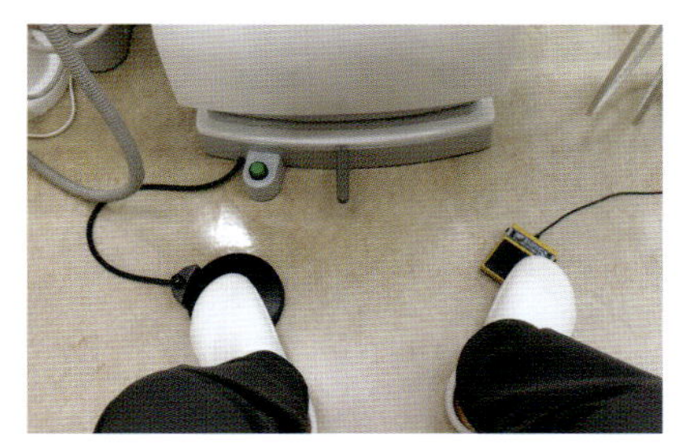

図❷　右足のフットペダルによる写真撮影

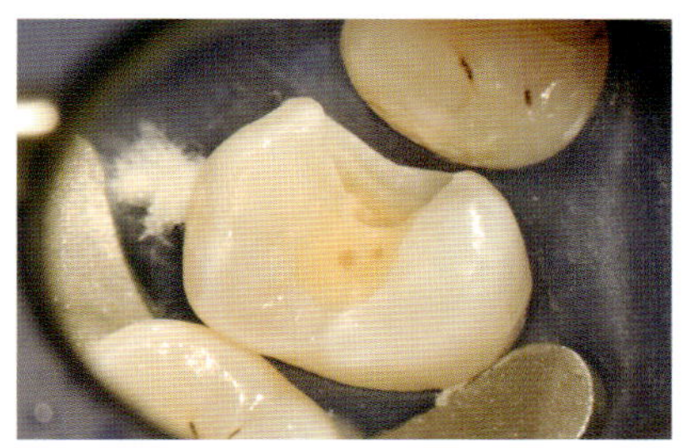

図❸　患者説明のためのう蝕除去時の写真

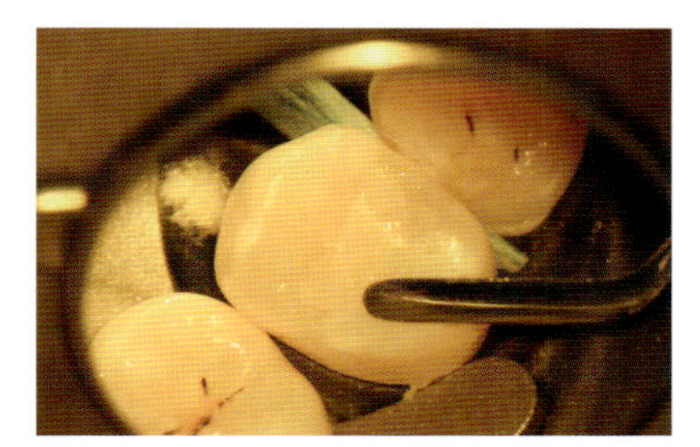

図❹　同、充塡中の写真

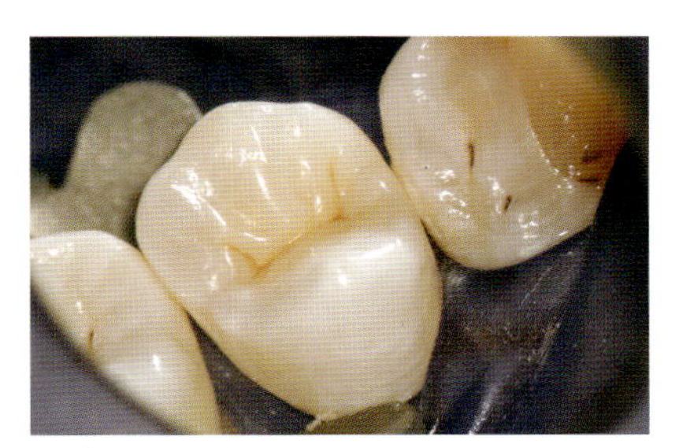

図❺　同、充塡完了時の写真

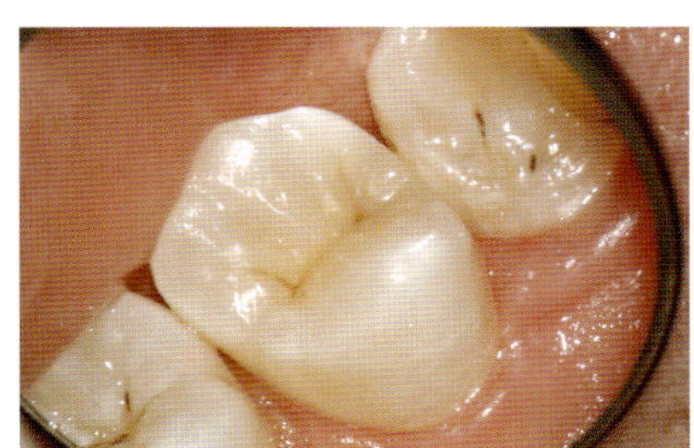

図❻　同、研磨完了時の写真

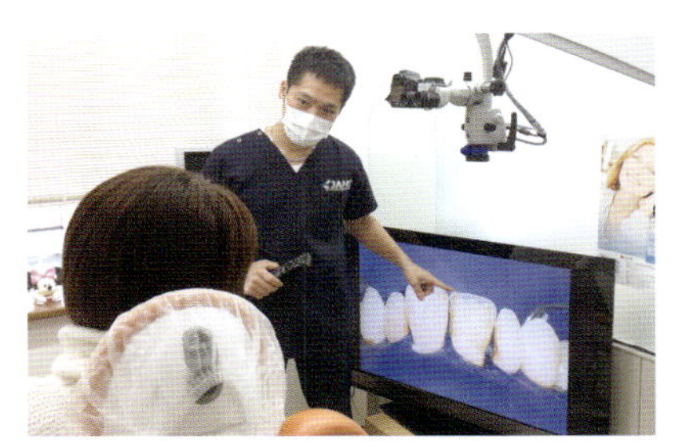

図❼　術直後の患者説明の様子（別症例）

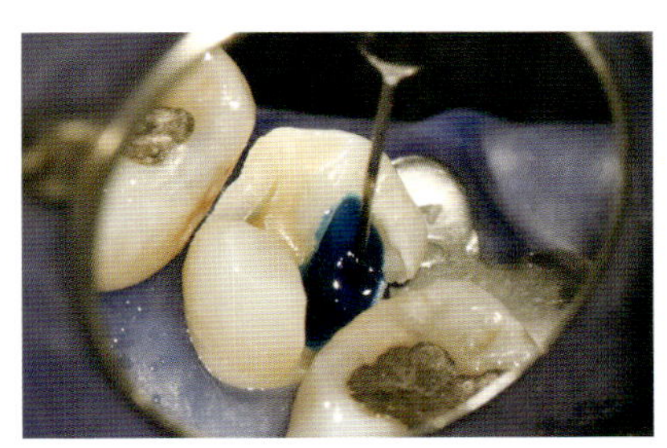

図❽　う蝕検知液による罹患歯質の染色

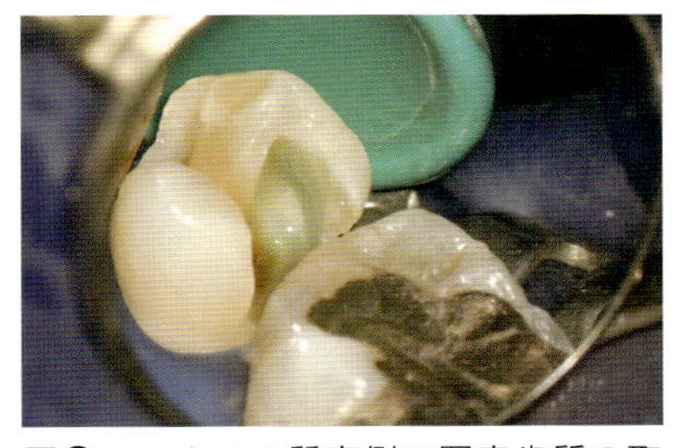

図❾　エナメル質裏側の罹患歯質の取り残し

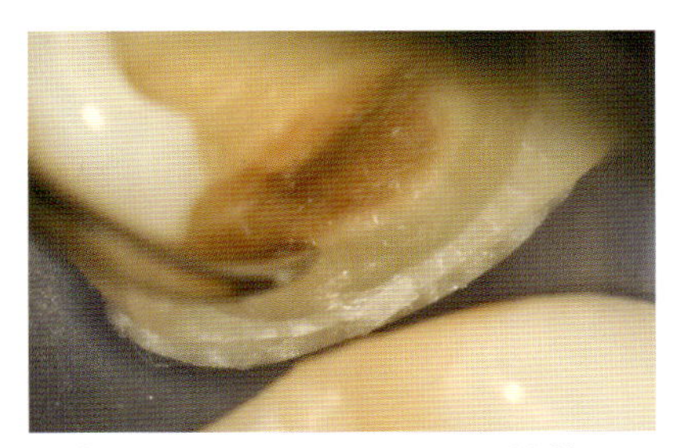

図❿　脱灰して脆くなった、接着に不利なエナメル質

歯質の除去がある。う蝕検知液を用いて客観的に除去すべき罹患歯質を把握することは重要であるが（図８）、術者の目に見えていなければまったく意味がない。

健全歯質の温存を考えると、どうしても内部が広く入り口が小さめの窩洞形成になりがちである。このような場合、エナメル質の裏側のエナメルデンティンジャンクション部の染色された罹患歯質の取り残しが起きやすい（図９）。そのため、マイクロスコープ下のミラーテクニックで、確実に目視して除去する必要がある。

また、裸眼視野では旧コンポジットレジン修復を除去する際に取り残しも多く、脱灰して脆くなったエナメル質など、接着処理を行うには不都合なものの除去が困難である。そのため、拡大視野にてしっかりと確認して行う必要がある（図10）。

マイクロスコープに適した器具の選択

マイクロスコープ下で処置をしても、裸眼視野

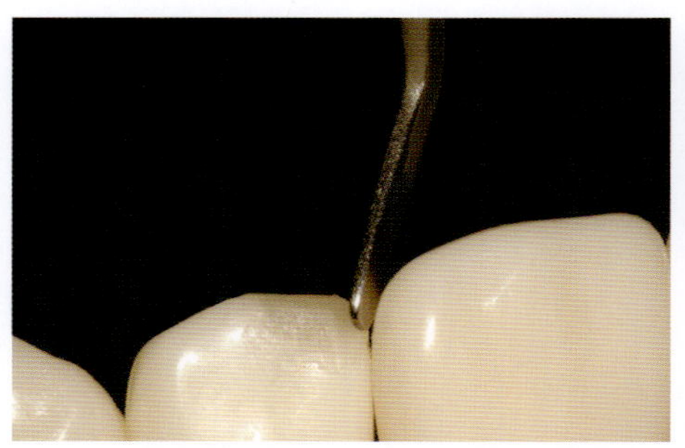

図⓫　必要な場所に到達しない先端の厚い充塡器

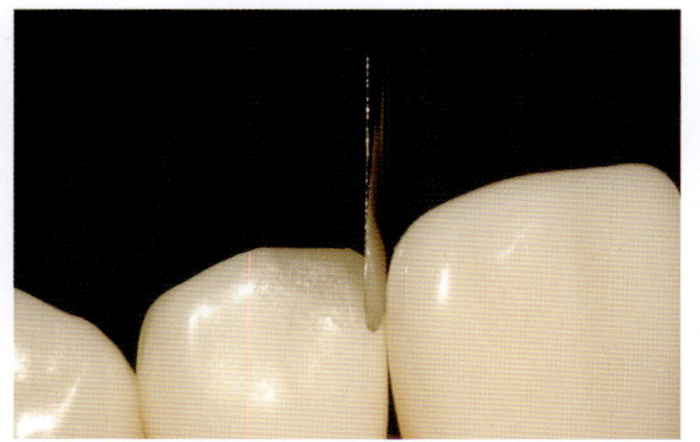

図⓬　必要な場所に到達する先端の薄い充塡器

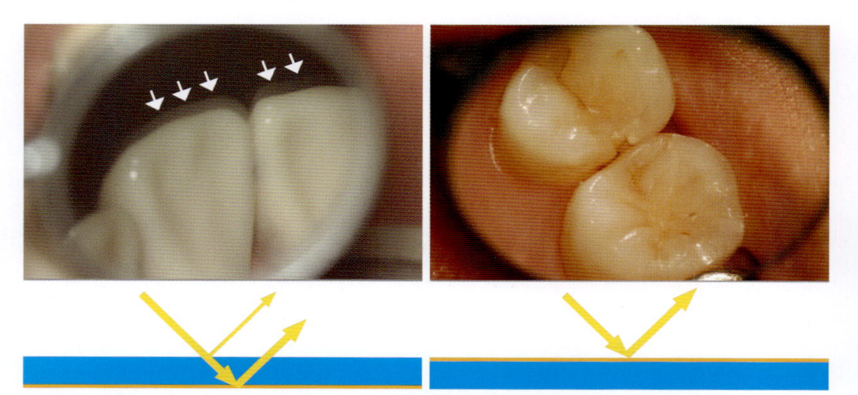

図⓭　通常のガラスミラー（左）と表面反射型ミラー（右）の違い

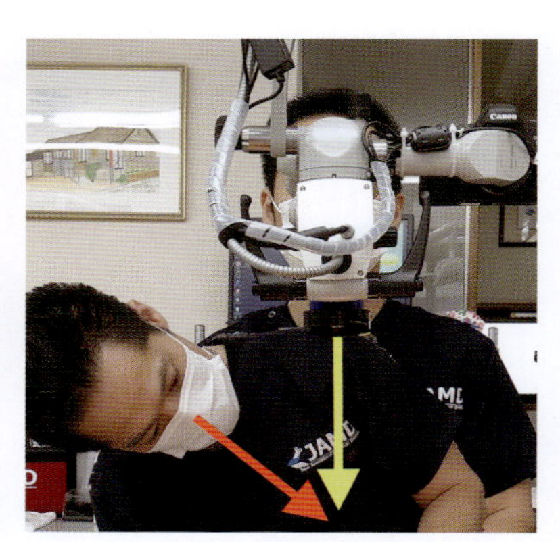

図⓮　拡大視野と裸眼視野の効果的な切り替え

で行っても、概念的な処置の内容が異なるわけではないが、細部の状態が見えることによって処置の繊細さに差が出ると思われる。とくに、隣接面コンタクト部の周囲には先端の厚い充塡器などは到達できず（**図11**）、思うように処置できないことに気づく。大まかな部位を処置する場合、マイクロスコープ下で行ったとしても通常と同じ器具を用いるが、それだけでは不十分であり、先端が極めて薄い充塡器や極細の探針などの器具が必要となる（**図12**）。

また、デンタルミラーには一般的なガラスミラーと表面反射型ミラーがある。ガラスミラーはガラスの下面に反射面があるため、この反射面とガラス表面の反射像が二重に見えてしまう。裸眼視野ではこの事実に気づけるほど見えていないため、ほとんど気にならないと思われる。しかし、マイクロスコープ下では二重の反射像がはっきり見えるため、明瞭な視野が得られない。よって、表面反射型のミラーを使用する必要がある（**図13**）。

マイクロスコープと裸眼の切り替え

マイクロスコープ下のコンポジットレジン修復において、マイクロスコープを覗いてすべての処置を行っていると誤解されることがある。実際は、状況に応じて拡大視野と、横から覗いた裸眼視野を切り替えて処置している。

同軸照明で影ができにくいうえに、充塡中にマイクロスコープのライトでコンポジットレジンが重合しないようにオレンジ色のフィルターを使用するため、充塡している部位の深度（奥行き）を把握しにくくなる。これに対応するためには、拡大視野で細部の確認を行いながら、横からの裸眼視野で大まかな形態を確認していく必要がある

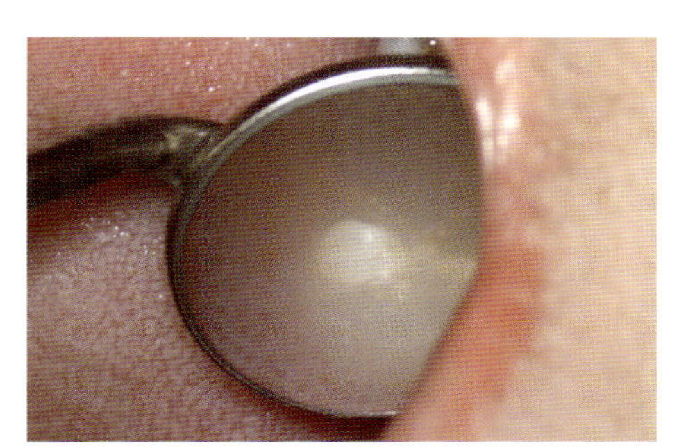

図⑮　ミラーの曇りと口唇によって阻害された視野

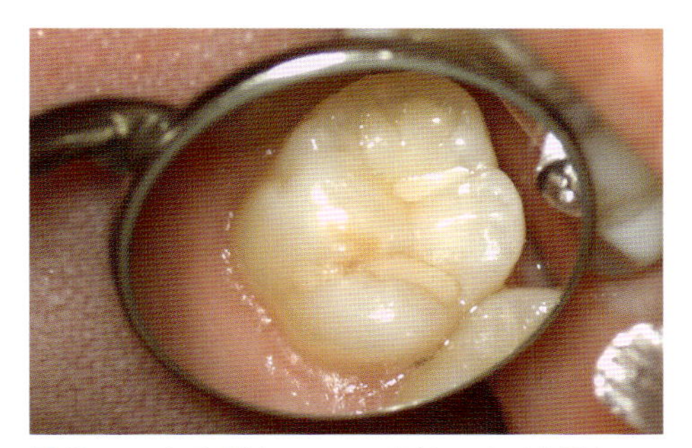

図⑯　口角牽引とエアー噴射による視野

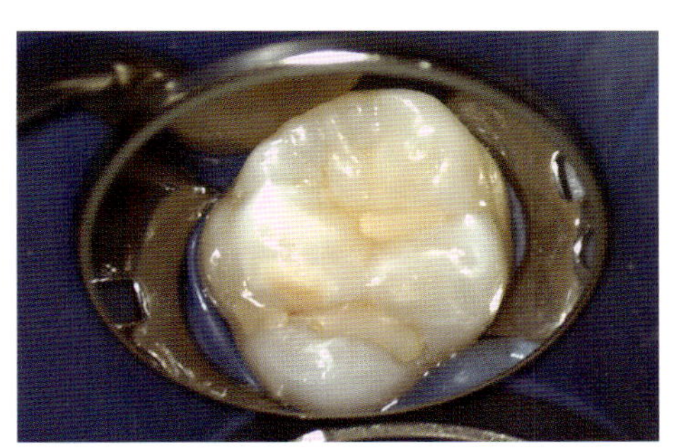

図⑰　ラバーダム防湿によって得られた視野

（図14）。とくに深度の確認は注意深く行う。

フィールドコントロール

フィールドコントロールとは術野を整えることを意味し、とくにコンポジットレジン修復においては広く多数歯露出したラバーダム防湿を行うことが望ましいと考える。

たとえば、上顎臼歯部の治療を行う際にミラーで患歯を観察すると、呼気の影響によってミラーが曇り、口唇がミラーに被さるため、視野を阻害することになる（図15）。スリーウェイシリンジを用いて口角を牽引し、エアーを噴射することによって観察できるが（図16）、この状態で処置を行うことは難しい。これに対し、ラバーダム防湿を行うと、口角は牽引されミラーの曇りもなくなり、良好な視野が得られる（図17）。

接着について考慮すると、歯面に呼気による結露があれば接着阻害されていると考えるべきであろう。さらに、マイクロスコープ下の処置では、拡大視野を得ることと引き替えに見えていない死角ができてしまう。そのため、処置中の誤嚥や誤飲の可能性も高くなり、安全管理上の理由からも、ラバーダム防湿を行うべきであろう。

また、患歯の反対側に患者の開口量を一定に保つために、バイトブロックを装着することが望ましい。マイクロスコープ下のミラーテクニックでは、患者の開口量が変わるたびにミラーを介在しての焦点距離が変わるため、フォーカスがずれてしまい、そのつどフォーカス調整する必要が生じる。開口量を一定に保ち、ミラーを位置づけることができれば作業効率も上がり、ストレスなく処置を行える。

まとめ

マイクロスコープを用いたとしても、急にコンポジットレジン修復がうまくなるわけではない。初めはいままで気づかなかった修復治療のエラーに気づいて悩むこともあると思うが、確実に見えていることによって、その解決策にきっと辿り着けるであろう。

そして、その解決策を実行するためには拡大視野が必要となる。美しさと機能性を得るためには基本的なことから見直して、すべてのプロセスを着実に行っていく必要があると筆者は考えている。

Question 22

「最新のホワイトニングについて教えてください」

Tomoyuki TSUBAKI
椿 知之
東京都・TEETH ART

当初、国内で厚生労働省の認可を受けているオフィスホワイトニング剤は、松風 ハイライト（松風）、ピレーネ（ニッシン）、ティオンオフィス（ジーシー）の３種類であったが、2018年にウルトラデントジャパンから新しく発売されたオパールエッセンス ブーストが認可された。

一方、厚生労働省から認可されたホームホワイトニング剤は、NITE ホワイト エクセル（デンツプライシロナ）、ハイライト シェードアップ（松風）、オパールエッセンス 10％（ウルトラデントジャパン）およびティオンホーム（ジーシー）の４種類だったが、ティオンホームの薬剤成分が変更・改良されて、ティオンホーム プラチナが新たに発売された。

オパールエッセンス ブースト

オパールエッセンス ブースト（**図１～５**）は、アメリカで発売されている光照射が不要の Opalescence Boost を日本用に改良したものである。使用直前に35％過酸化水素水を基材に混ぜて使用する方式は、アメリカで発売されている製品と同じである。

オパールエッセンス ブーストは、1998年に発売された初期タイプの Opalescence Xtra と変わらない特徴的な赤色をしている。これは、塗布した薬剤の部分がわかるように着色しているのだが、当初は薬剤を活性するために光の強度があまり強くないコンポジットレジン重合用のハロゲンライトを使用していたため、ブルーライトに効率的に光を吸収する赤色にしたとのことである。この理由により、当時のオフィスホワイトニング剤は赤色の製品が多かった。

ティオンホーム プラチナ

ティオンホーム プラチナ（**図６、７**）は、薬剤が白色をしており、マウストレーに薬剤を塡入した際にその多寡がわかりやすい。また、今回新たに加えられたポリエチレングリコールが歯の表面の水分と反応し、水になじみやすく、すみやかに歯に浸透するようになっている。

また、ジェルの pH は8.0から6.3に変更されたため、長期保存での品質の安定が見込める。ティオンホーム プラチナに使用するマウストレー用のシートはエチル重合体を採用しており、歯列への適合性がよい。

セルフ式ホワイトニング

最新のホワイトニングというより最近話題になっているホワイトニングといえるのが、セルフ式のホワイトニングである。数年前に紫外線 LED を使用して過酸化物を使用せずに歯を白くするホワイトニングマシーンを開発した会社が、厚生労働省から「患者が自分で薬剤を歯に塗布して白くすることは薬機法、医療法、歯科医師法違反にはならない」旨の回答を受けてから爆発的に広まった。

セルフ式ホワイトニングは、ポリリン酸ナトリウムや酸化チタンなどの医薬部外品、口腔化粧品

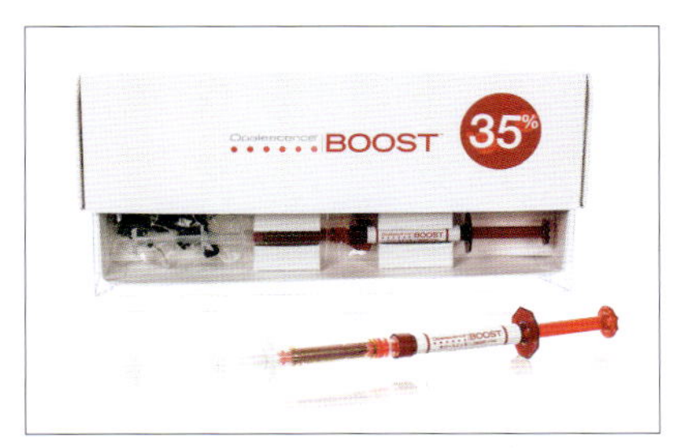

図❶　オパールエッセンス ブースト

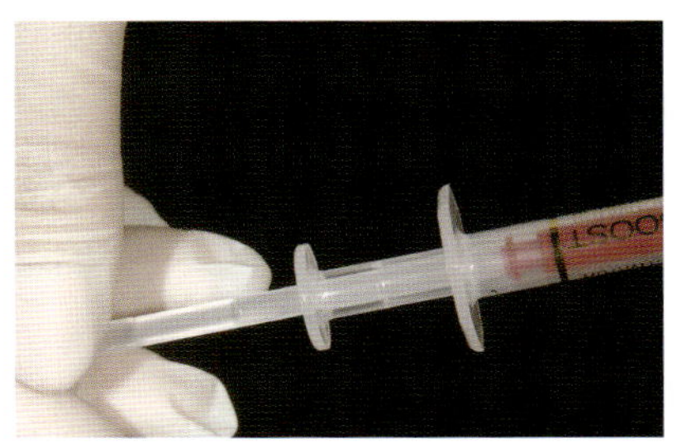

図❷　連結された２本のシリンジのうち、透明なシリンジの小プランジャーを押し込む

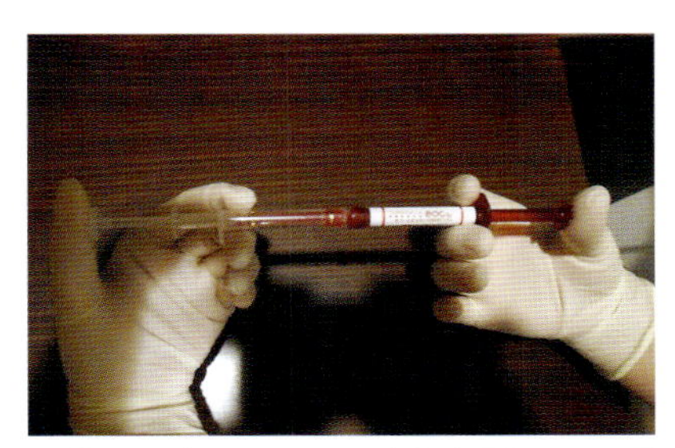

図❸　２本のシリンジを交互に 50 回往復させて薬剤を十分に混和する

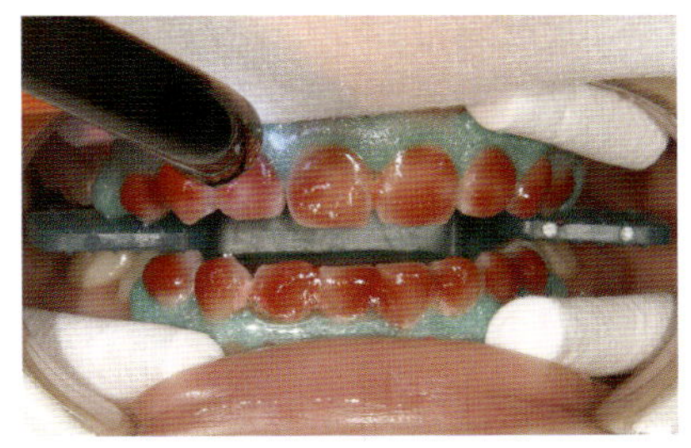

図❹　歯面に塗布し、必要に応じて光照射を行う

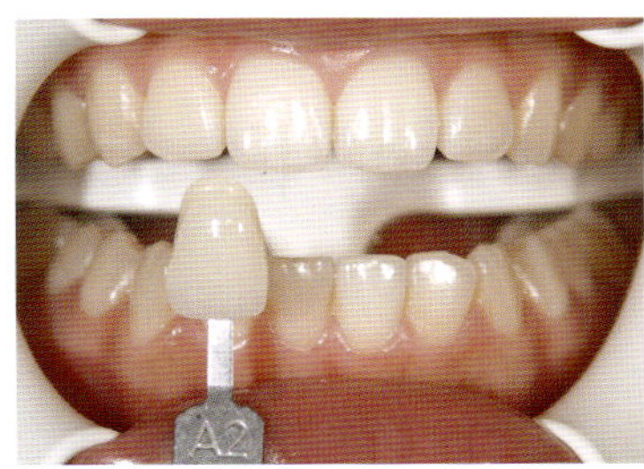

図❺　オパールエッセンス ブーストにおける術前（左）、術後（右／３回）

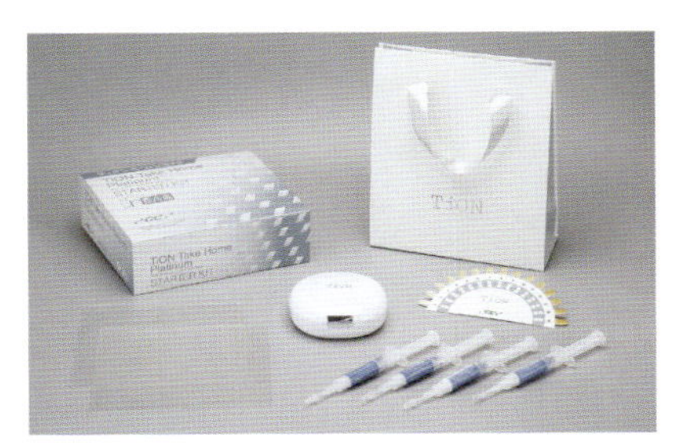

図❻　ティオンホーム プラチナ

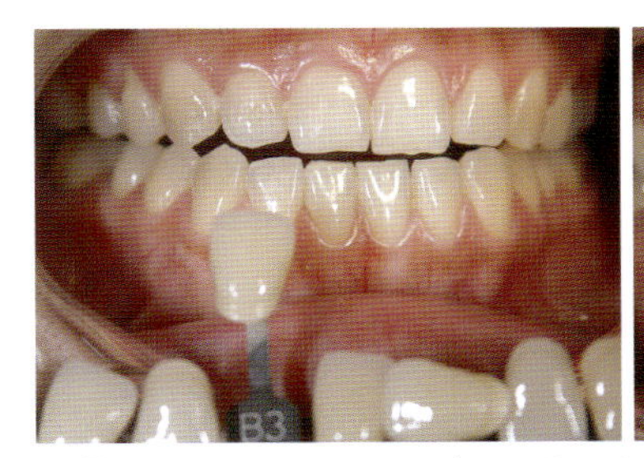

図❼　ティオンホーム プラチナにおける術前（左）､術後（右／ 12 回）

として市販されている薬剤に LED のライトを照射して、患者が自ら行う。店舗スタッフはやり方を指導するだけで、施術は行えない。

店舗はエステサロンやネイルサロン、美容室などに併設されているタイプが多かったが、最近ではセルフ式ホワイトニングの専門サロンが多くなってきている。もちろん、過酸化物を使用していないため、歯科で行うホワイトニングのように歯自体は白くできないが、患者は歯科のホワイトニングとの違いがわからず、また費用が安いため、セルフ式ホワイトニングに流れてしまっている現状がある。

問題点は、使用する輸入ライトに規制がなく、強いライトを使用して火傷や知覚過敏を起こしたり、光過敏症などの患者への安全性の担保であろう。また違法だが、医薬部外品に過酸化水素水を混ぜていたり、歯科衛生士が患者に施術を行うサロンも出てきている。われわれ歯科医師は、患者に対しての啓蒙活動も必要である。

知覚過敏の対処法

ホワイトニング後、一時的に知覚過敏が生じる

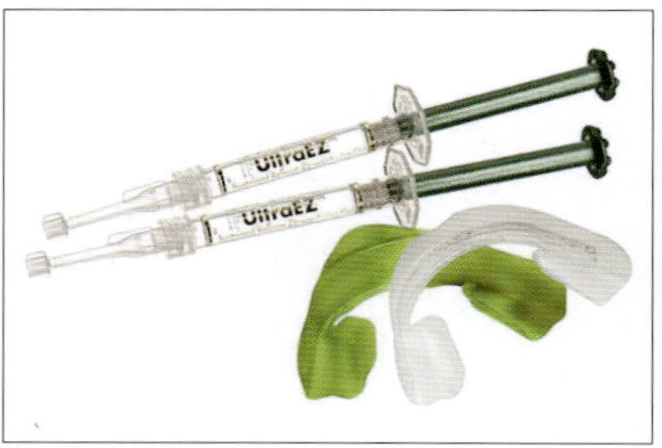

図❽　ウルトライーズ（ウルトラデントジャパン）。シリンジタイプと簡易トレータイプ。アメリカでは最も一般的な知覚過敏抑制剤。3％硝酸カリウムと0.25％中性フッ化ナトリウム配合。オフィスホワイトニングではホワイトニング後に歯に塗布後5分程度放置する。ホームホワイトニングではホワイトニングトレーに入れて15分～1時間装着する

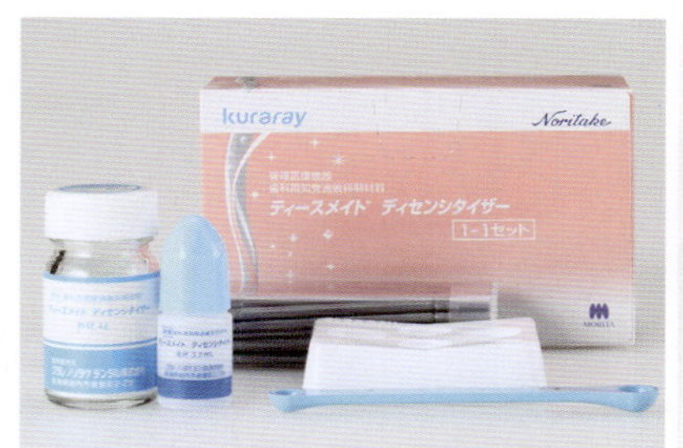

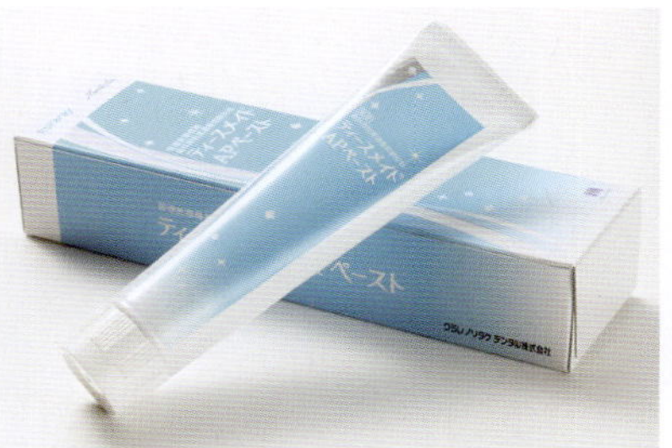

図❾　ティースメイト® ディセンシタイザー（左）、APペースト（右／ともにクラレノリタケデンタル）。ハイドロキシアパタイトによる知覚過敏抑制剤。混和タイプとペーストタイプがある

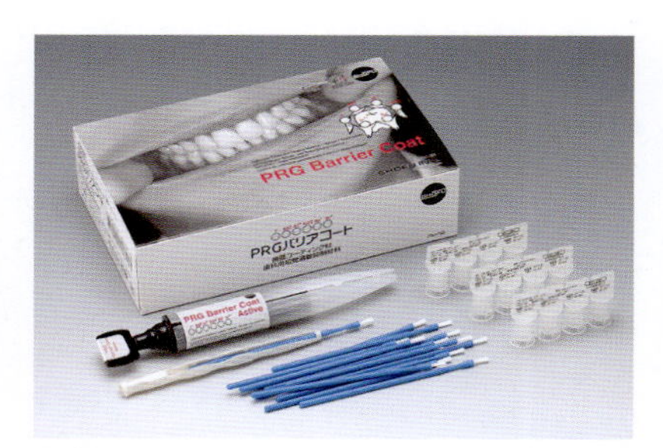

図❿　PRGバリアコート（松風）。光重合型の知覚過敏抑制剤。ホワイトニング終了後に使用する

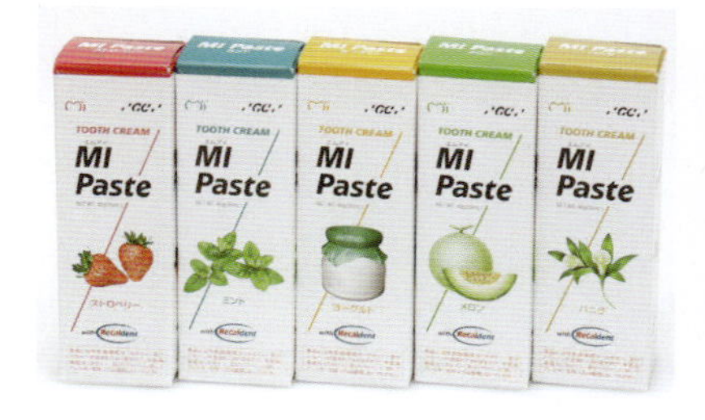

図⓫　MIペースト（ジーシー）。CPP-ACP配合のペースト。ACPは非結晶性のリン酸カルシウムで、エナメル質の微細な間隙に入り込み、知覚過敏を抑制する

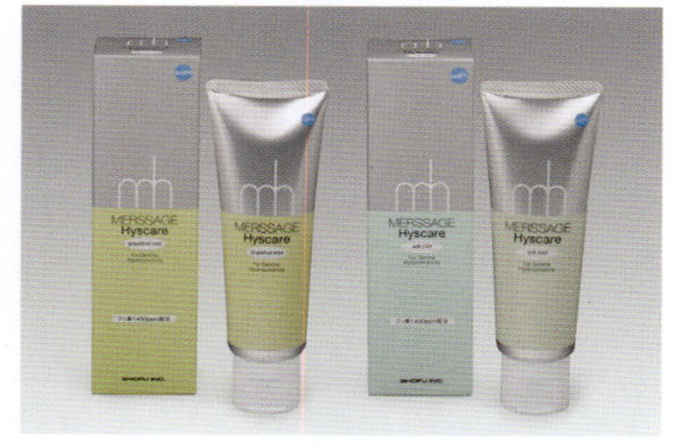

図⓬　メルサージュ ヒスケア（松風）。フッ化ナトリウム、硝酸カリウム、乳酸アルミニウム配合の歯磨剤

ことがあるが、通常は数時間～数十時間で消退する。知覚過敏が生じたときは、ホワイトニングの回数を減らしたり、時間を短縮、もしくはホワイトニングを一時中断する。また、知覚過敏抑制剤や知覚過敏抑制効果のあるペースト・歯磨剤によって改善できる場合がある（**図8～12**）。

知覚過敏抑制剤には、フッ化ナトリウム、硝酸カリウム、乳酸アルミニウムなどがある。また、知覚過敏を抑制する目的ではないが、CPP-ACPも知覚過敏抑制効果がある。使用方法は、歯科医院で歯に直接塗布する方法と、患者が自宅で使用する方法がある。

ホワイトニングによる知覚過敏の改善は、確実に行えば終息する方法はいまのところ見当たらない。まずは知覚過敏を最小限に抑えるようにし、知覚過敏が出てしまった場合は複数の方法を組み合わせて知覚過敏を緩和させるしかない。また、患者にはホワイトニングによる知覚過敏は、数時間で治まることをよく説明することが必要である。

【参考文献】

1）椿 知之：ホワイトニング＆プリベンション．クインテッセンス出版，東京，52-55，2011.

column

ホワイトニングのクーリングオフ

Tomoyuki TSUBAKI
椿 知之
東京都・TEETH ART

◉特定商取引法

美容医療のトラブルが急増したことを受けて、消費者庁は 2017 年 12 月 1 日に一部の美容医療を特定継続的役務に加え、そこに歯のホワイトニングが入った。これにより、患者は条件によっては８日以内のクーリングオフや中途解約ができるようになった。

特定商取引法とは「訪問販売など消費者トラブルを生じやすい特定の取引類型を対象に、トラブル防止のルールを定め、事業者による不公正な勧誘行為等を取り締まることにより、消費者取引の公正を確保するための法律」である。歯のホワイトニングのほかにも脱毛や脂肪吸引、しみ、しわとりなども新たに特定継続的役務に認定された。

５万円以上でかつ１ヵ月以上の治療期間になる歯のホワイトニングを行う場合は、特定商取引法により患者に書面の交付や重要事項の説明を行わなければならない。また、患者は８日以内であれば無条件に解約でき、８日以降でも中途解約はいつでも可能である。

◉特定継続的役務の行政規定

特定継続的役務を提供する場合は下記のように規定される。

1．誇大広告の禁止
2．不当な勧誘行為の禁止
　1）不実告知、事実不告知の禁止
　2）威迫・困惑行為の禁止
　3）迷惑勧誘行為等の禁止
3．契約締結前、契約締結時の書面交付の義務
4．契約解除妨害の禁止
5．業務及び財産の状況を記載した書類の備え付け及び閲覧等

以上各項に違反した場合は、行政処分（指示または業務停止命令）の対象となる。

◉特定継続的役務の民事規定

1．クーリングオフ

1）契約書面を受領した日から起算して８日間は、患者は書面により契約の解除を行うことができる。

2）役務提供契約をクーリングオフした場合には、患者は書面により関連商品の販売契約についてもクーリングオフすることができる（歯の漂白のために用いられるマウスピース、歯の漂白剤など）。

3）契約をクーリングオフされた場合、医院は患者に対して、既に提供済みの役務の対価のほか、損害賠償請求や違約金の請求を行うこともできない。

クーリングオフの期間は書面の交付がなされてから８日間であるため、契約締結時に書面を交付しなかった場合は契約から８日以降でもクーリングオフは可能になっている。

2．中途解約

1）患者は、契約書面を受領した日から起算して８日間が経過した後は、将来に向かって契約の解除ができる。

2）すでに役務の提供を行っていた場合、医院が請求できる損害賠償の金額は、下記の①と②を合算した額が上限となる。

①提供済みの役務の対価に相当する額
②契約解除によって通常生ずる損害の額として、美容医療では５万円又は契約残額の 20％に相当する額のいずれか低い額

3）役務の提供を開始する前の場合、医院が請求できる損害賠償の金額の上限は、美容医療の場合２万円である。

4）役務提供契約が解除された場合、患者は関連商品についても契約の解除ができる。

①関連商品が返還された場合→当該関連商品の通常の使用料に相当する額
②関連商品が返還されない場合→当該関連商品の販売価格に相当する額
③関連商品が患者に引き渡されていなかった場合→契約の締結及び履行のために通常要する費用の額（書面作成費、印紙税、催告費用等）

5）中途解約の規定に反する特約で患者に不利なものは無効となる。

◉

１ヵ月以上通院していなくても、施術前から１ヵ月以上の治療期間を想定している場合や、治療は１ヵ月未満としても１ヵ月経過後に無料でアフターケアを行う場合でも特定継続的役務に該当する。特定継続的役務に該当しないようにするか、該当させて禁止事項を守り、クーリングオフや中途解約を容認するかは、歯科医院を経営する歯科医師の判断によるであろう。

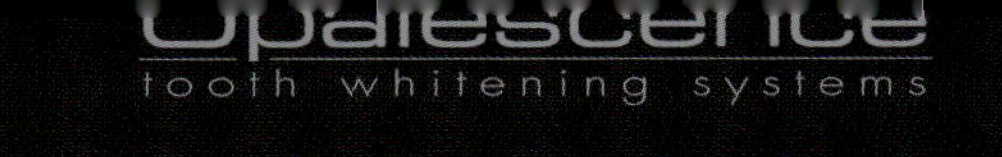

MY SMILE IS
Joyful

患者様の笑顔を、短時間で輝かせる
オフィスホワイトニングシステム
オパールエッセンスBOOST™

オパールエッセンスBOOST™の
詳しい情報はこちら

Opalescence BOOST

オフィスホワイトニング材
オパールエッセンスBOOST™

知覚過敏抑制材
ウルトライーズトレイ

販売名: オパールエッセンス BOOST／一般的名称: 歯科用漂白材／高度管理医療機器／承認番号:22900BZI00033000／冷蔵保存
販売名: ウルトライーズ／一般的名称:歯科用知覚過敏抑制材料／管理医療機器／医療機器認証番号:223AKBZX00097000／室温保存
販売名: マイクロFXチップ／一般的名称:歯科用注入器具／一般医療機器／医療機器届出番号:13B1X10086000068

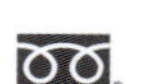
0120-060-751 ULTRADENTJAPAN.COM

ULTRADENT

第3章

インプラント

Question 23

「審美領域におけるインプラント埋入のタイミングと術式の選択について教えてください」

Reiji SUZUKI
鈴木玲爾
明海大学歯学部　機能保存回復学講座　オーラル・リハビリテーション学分野

審美修復エリア、すなわちエステティックゾーンにおけるインプラント修復は患者の満足度を高めるために、予知性のある審美－機能－形態が備わった修復治療が要求される[1]。その際、抜歯後のインプラントの埋入タイミングによって、治療期間、治療手技、そして治療結果に影響を及ぼす。そのため、欠損部における感染の有無、既存骨の量、とくに唇側歯槽骨の厚みもしくは有無、軟組織の状態など、上顎前歯部における必要な解剖学的分析を行う[2]。そのうえで、抜歯後の埋入のタイミングおよび適切な術式を選択する。

もし可能であれば、抜歯即時埋入は理想的な術式であるといえる。抜歯と同時にインプラントを埋入することで、不必要な腫れや痛みを抑えることができ、条件がよければ即時プロビジョナルレストレーションも可能である。早期に審美・機能回復を図ることで、患者の満足度は高くなる。しかし、すべての症例で抜歯即時埋入は可能ではない。そのため、抜歯早期埋入、抜歯待時埋入を選択肢としてもつことで、あらゆる患者の希望を叶えることが可能となる。

本項では、それぞれの術式のメリット、デメリットと術式の選択基準を考える。

インプラント体の埋入時期

抜歯からインプラント埋入までの期間を「治癒期間」といい、ITIコンセンサス会議では以下のType1～4までの4つに分類される。以下にそれぞれの定義を示す[3]。

Type1：Immediate Placement／抜歯即時埋入

その名のとおり抜歯をしたその日にインプラントを埋入する術式である。抜歯即時埋入は、厚い骨壁（1㎜以上）と厚い軟組織を有する理想的な部位に対してのみ推奨されており、理想的でない場合他の埋入プロトコールを検討する必要がある[4,5]。また、抜歯窩より下方に初期固定を得られるだけの骨量が必要であり、抜歯窩とインプラント埋入方向が一致する場合、インプラントの長径が長くなる。

抜歯窩に炎症性の組織や病変を残さないよう丁寧に掻爬し、新鮮な骨面を露出させる。埋入したインプラントと抜歯窩内に生じたギャップには骨補填材を填入する。可能であれば、即時プロビジョナルレストレーション、もしくはカスタムしたヒーリングアバットメントを装着してソケットシールを行う。

Type2・3：Early Placement／抜歯早期埋入

Type2

軟組織が治癒した段階でインプラントを埋入する。通常抜歯から4～8週間後に埋入する。治癒後に抜歯窩は完全に軟組織で閉鎖される。フラップ閉鎖がしやすく、骨再生に有利に働く。

Type3

抜歯後、骨の治癒がX線写真で確認できた時点で埋入する。Type2の埋入では十分な初期固定が得られない大きな根尖病巣があるような症例で適応される。このような部位では、12～16週間という長い治癒期間をとることが望ましい[4]。

◆ Type1：Immediate Placement ／抜歯即時埋入

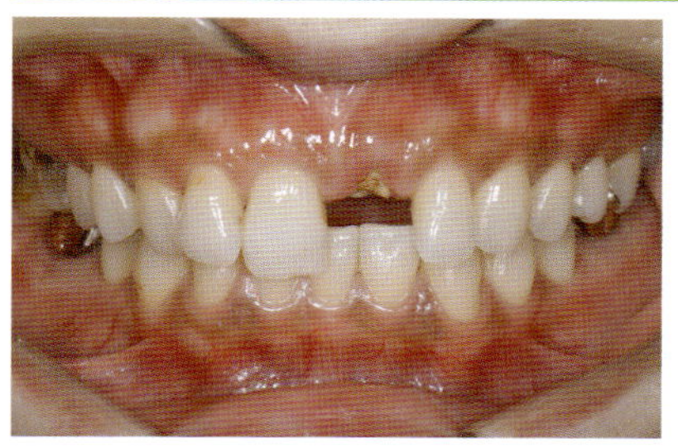
図❶　初診時正面観。|1 は唇側歯肉縁下にて歯根破折を認める

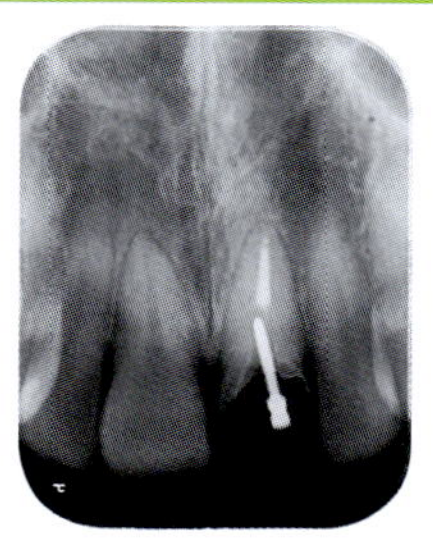
図❷　初診時デンタルＸ線写真。辺縁歯槽骨の吸収は認められない

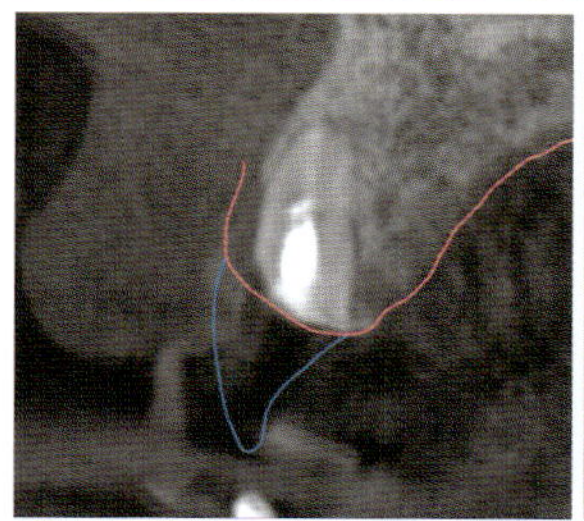
図❸　CBCT 検査より、根尖部には炎症はなく一次固定を得られるだけの十分な歯槽骨の存在を確認した

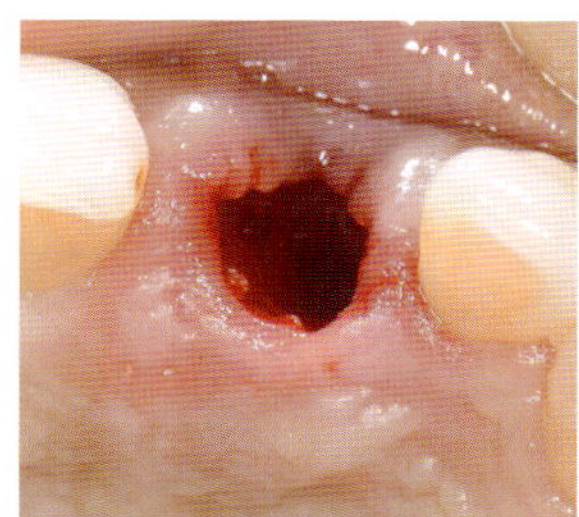
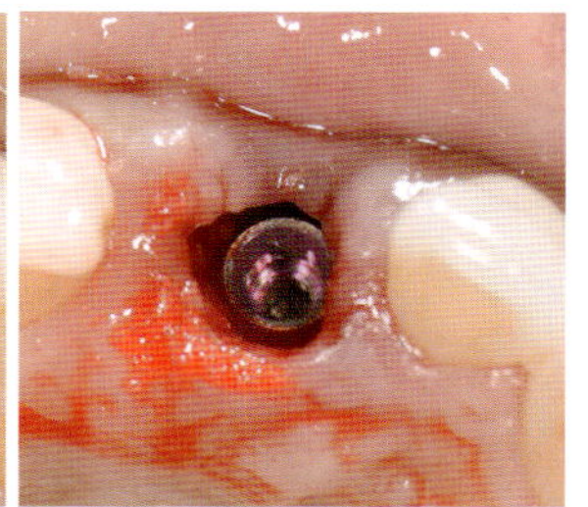
図❹　慎重に分割抜歯を行い、ガイデッドサージェリーにてインプラントを所定の位置に埋入した

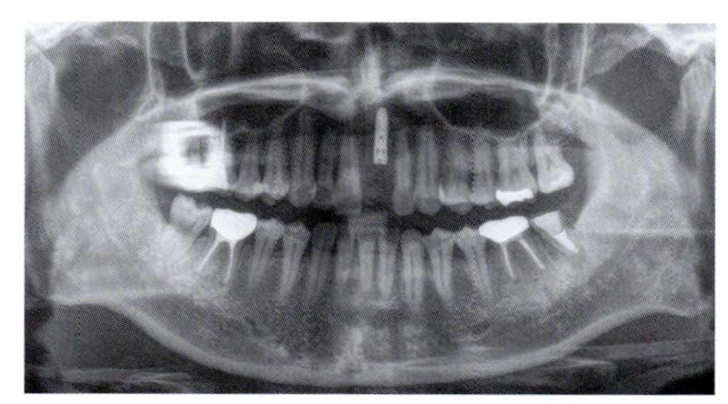
図❺　埋入後にパノラマＸ線写真を撮影し、三次元的位置を確認

Type4：Late Placement ／抜歯待時埋入

抜歯から少なくとも６ヵ月以上経過し、完全に治癒した歯槽堤にインプラントを埋入する。意図的に行う術式ではなく、抜歯から数年後に患者がインプラント治療を希望するような症例ということになる。骨は治癒しているが骨吸収を伴うことが多く、硬軟組織の歯槽堤増大術が必要になることもある。抜歯待時埋入を選択する場合は、治療期間中の歯槽堤変化を最小限にするために抜歯窩保存術を行うことが望ましい[6,7]。しかし、抜歯に伴う歯槽頂部の骨吸収を完全に抑制できないことがあきらかにされており[8,9]、最終的にはリッジオグメンテーションの必要性が出てくる可能性がある。

症例

Type1：Immediate Placement ／抜歯即時埋入

患者：35歳、女性

主訴：上顎前歯の審美回復

|1 は、数年前に紹介元の歯内療法専門医により歯内療法処置を受け、硬質レジンジャケット冠を装着。以後、経過は良好であったが、食事中に硬いものを噛んだ際に破折し、審美的回復を主訴に来院された。歯冠部歯質は歯頸部から破折しており、唇側破折部位は歯肉縁下２㎜に達していた（**図１**）。プラークコントロールは良好でプロービングポケットデプス（PPD）は２～３㎜であり、辺縁歯槽骨の吸収は認められなかった。

初診時デンタルＸ線写真検査から、唇側の健全歯質を歯肉縁上まで矯正的挺出を行うと歯冠歯根比が逆転するため、保存不可と判断した（**図２**）。両隣在歯は天然歯であり、感染もなく唇側歯槽骨も保存されていることから、抜歯即時埋入が適応と診断し、患者に説明し同意を得た。CBCT により診査を行うと、唇側歯槽骨は保存されており、根尖部には炎症はなく、一次固定を得られるだけの十分な歯槽骨の存在を確認した（**図３**）。

その後、非外傷的に抜歯を行い、ガイデッドサージェリーにてインプラントを埋入した（**図４、５**）。抜歯時には、最小限の侵襲で外傷を極力与えない

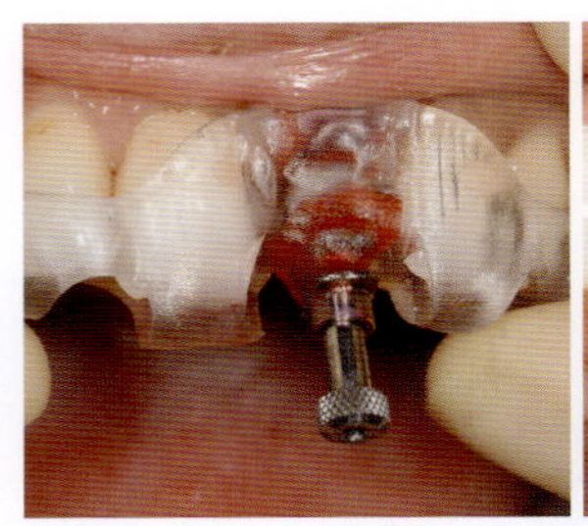
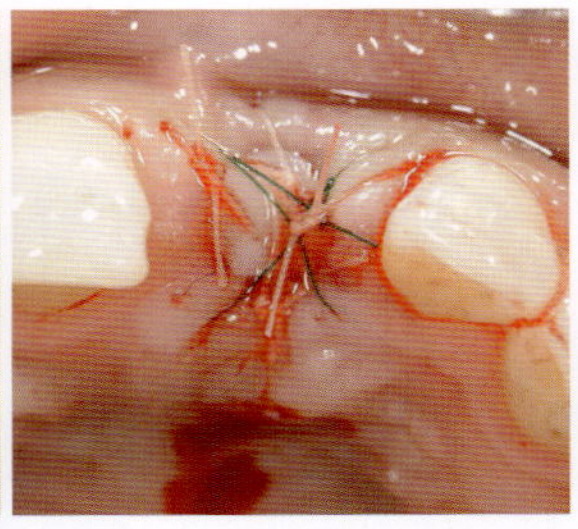

図❻　インプラント埋入後にサージカルインデックスを採得。その後口蓋より遊離歯肉を採取し、ソケットシールを行った

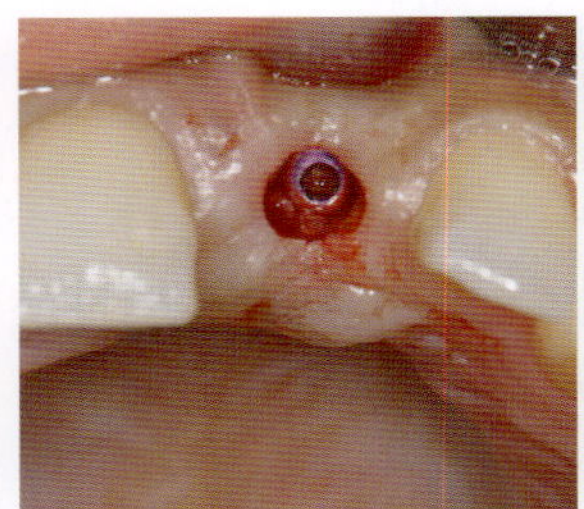
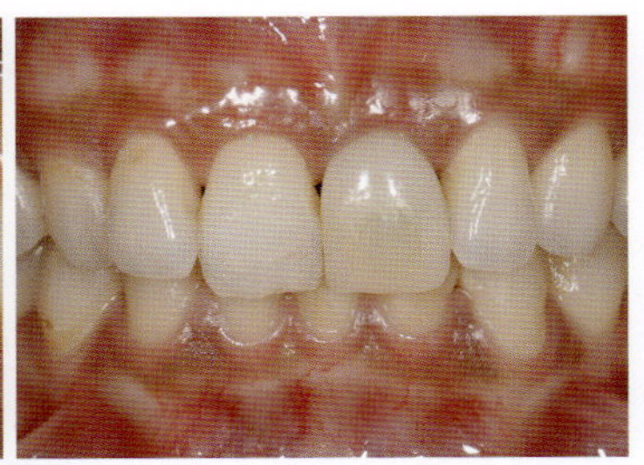

図❼　インプラント直上の粘膜をパンチアウトし、プロビジョナルレストレーションを装着した

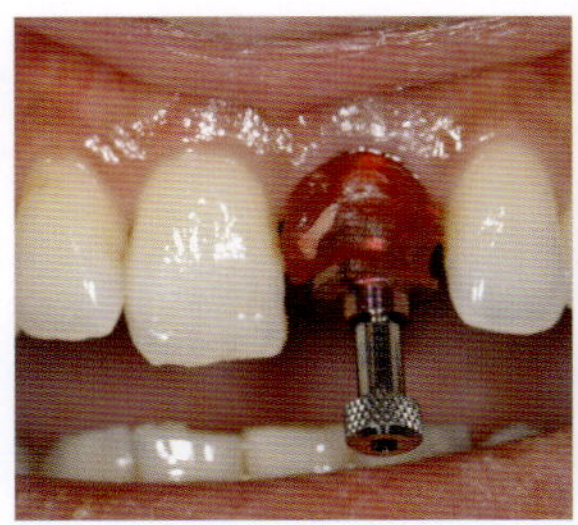
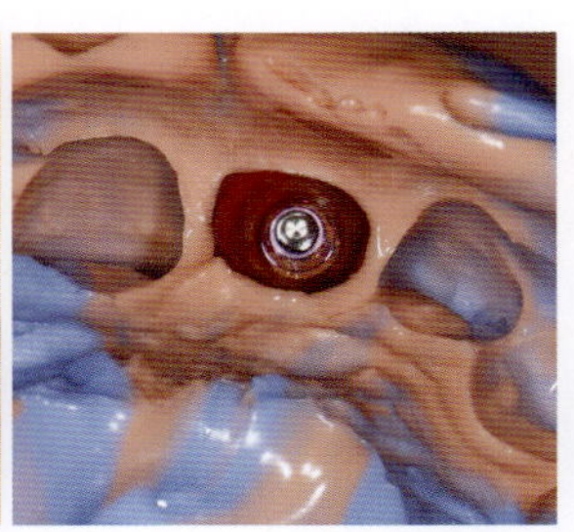

図❽　カスタムインプレッションコーピングを作製し、最終補綴物の印象採得を行った

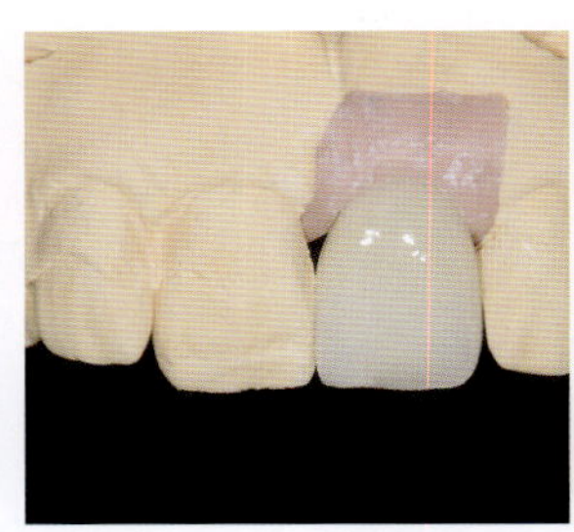
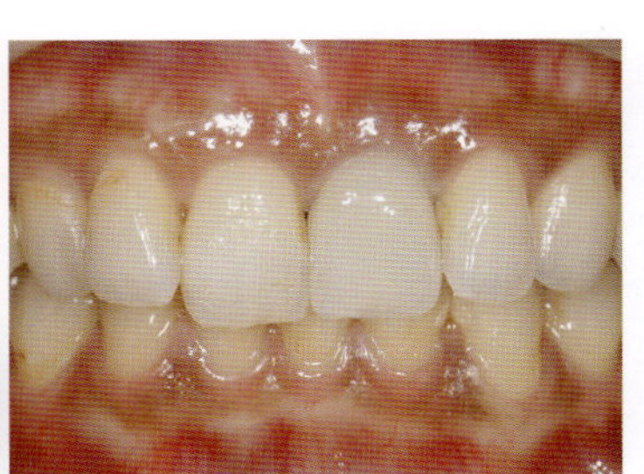

図❾　ポーセレンフューズドジルコニアクラウンを作製し、スクリューリテインにて装着した

ように行う必要がある。フラップレスでの抜歯は、フラップを開いた抜歯と比較して、骨治癒初期過程では骨吸収を抑制することが報告されている[10]。そのため、抜歯窩即時埋入ではフラップレスでのアプローチが推奨される。インプラント埋入後、サージカルインデックス[11]を採得した。即時修復をする予定であったが、埋入トルクが規定値に達しなかったため、骨補填材を填入後、遊離歯肉移植を併用しソケットシール[12]を行った（**図6**）。

インプラント埋入５ヵ月後、プロビジョナルレストレーションを装着した（**図7**）。２ヵ月間経過観察を行い、カスタムインプレッションコーピング[13]を作製し、最終補綴物の印象採得を行った（**図8**）。ポーセレンフューズドジルコニアクラウン（以下、PFZ）をスクリュー固定にて装着した。

術後、経過は良好である（**図9**）。

Type2・3：Early Placement ／抜歯早期埋入

患者：45歳、女性

主訴：上顎前歯の違和感

1|の慢性根尖性歯周炎と診断され、歯内療法専門医による歯内療法処置を受けるも違和感が消失せず、セカンドオピニオンで来院された。プラークコントロールは良好でPPDは２～３㎜であり辺縁歯槽骨の吸収は認められなかった（**図10**）。

パノラマＸ線診査では、根尖に小豆大の根尖歯周炎様透過像を認めた（**図11**）。浸潤麻酔下にて根尖部のボーンサウンディングを行ったところ、根尖部骨吸収が予想された。CBCTにて根尖部骨吸収量の三次元的診査を行うと、唇側歯槽骨の開窓を伴う大きな骨欠損を認めた。欠損補綴のオプションの選択肢として、両隣在歯は天然歯であることからインプラント修復が第一選択であることを説明し、患者の同意を得た。

CBCTによる診査より辺縁歯槽骨の厚みは十分であったが、根尖部歯槽骨の吸収が顕著であり、十分な一次固定を得られないType3と診断した（**図12**）。また、感染リスクもあることから抜歯即時埋入ではなく早期埋入を行うことにした。1|を非外傷的に抜歯後、根尖部の不良肉芽を十分に掻爬、吸収性の骨補填材を填入し、オベイトポンティック[14]を装着した（**図13**）。

抜歯から16週間治癒期間を設け、一時固定が得られる程度の根尖部歯槽骨の治癒を待ち、インプラント埋入手術を行った。粘膜の切開、剥離を行い、残存する肉芽をすべて掻爬した後に、通法に

◆ Type2・3：Early Placement ／抜歯早期埋入

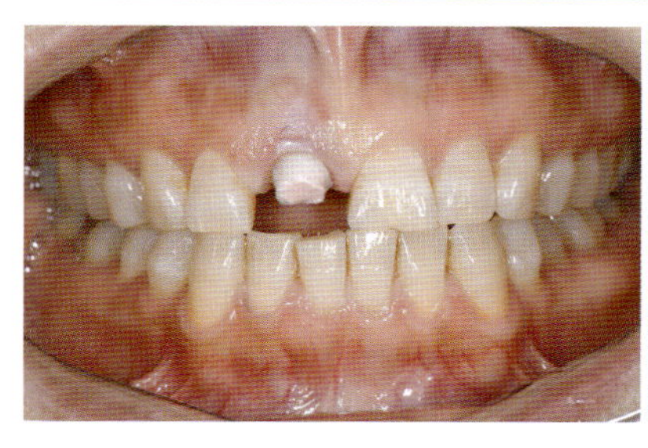
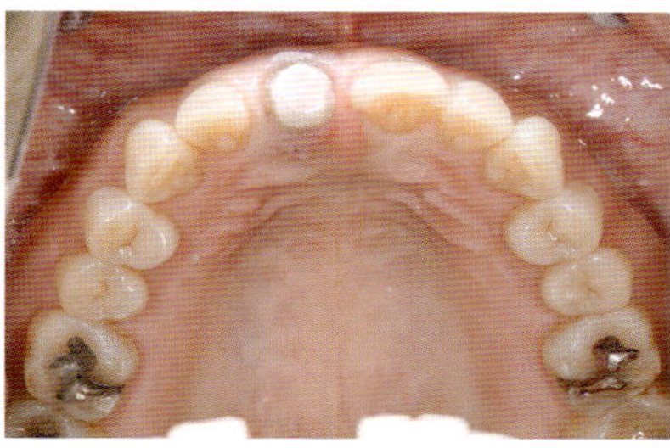

図⑩　初診時口腔内写真。プラークコントロールは良好で PPD は 2～3 ㎜であり、辺縁歯槽骨の吸収は認められなかった

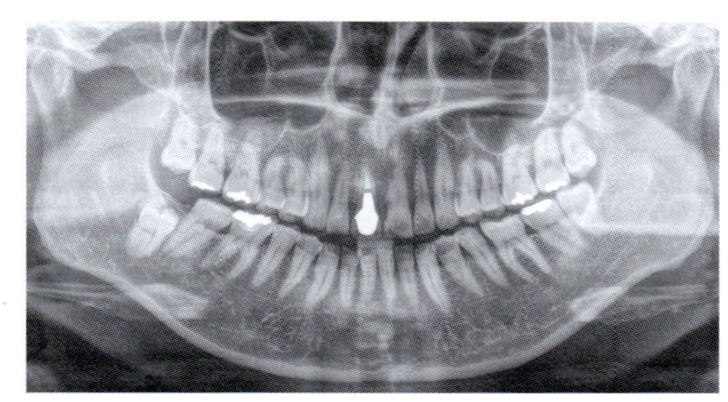

図⑪　初診時パノラマＸ線写真より、根尖に小豆大の根尖歯周炎様透過像を認めた

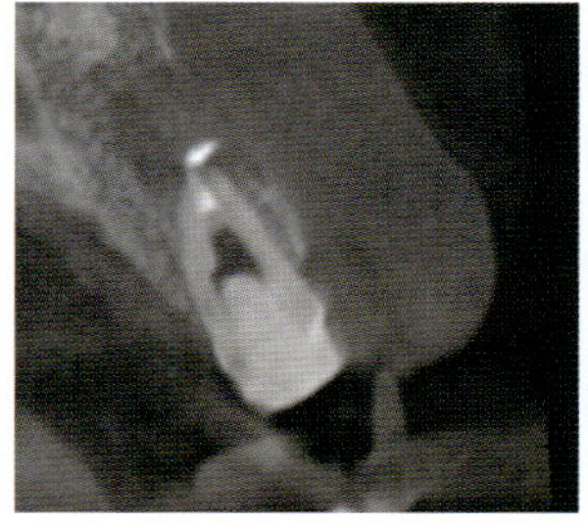
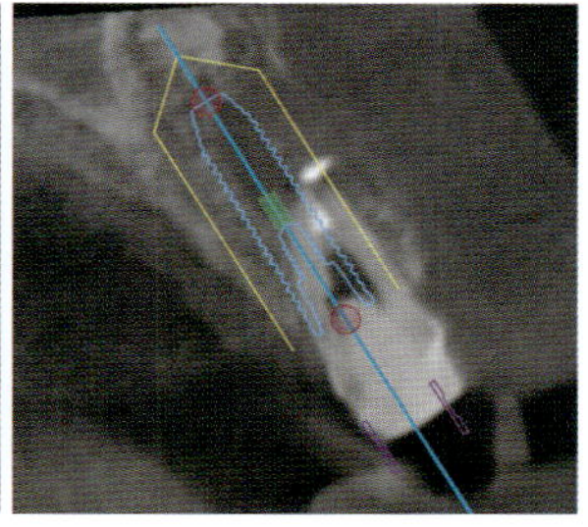

図⑫　CBCT による診査より辺縁歯槽骨の厚みは十分であったが、根尖部歯槽骨の吸収が顕著であり、十分な一次固定を得られない Type3 と診断した

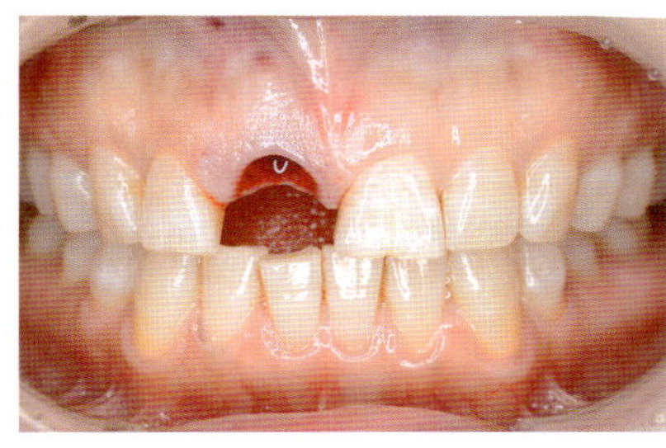
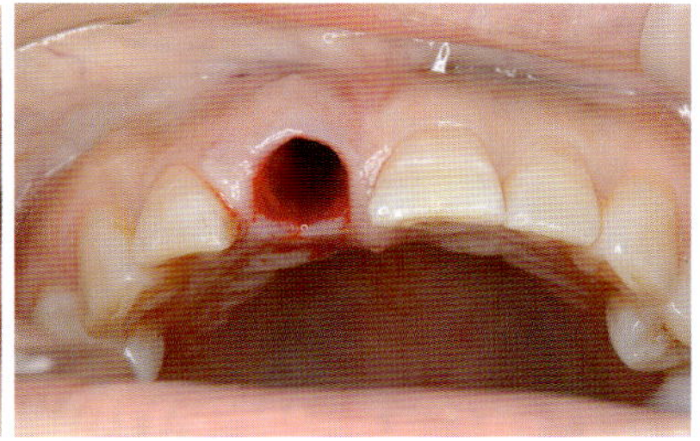

図⑬　唇側歯槽骨を破損させないよう非外傷的に抜歯を行ったのち、根尖部の不良肉芽を徹底的に掻爬した

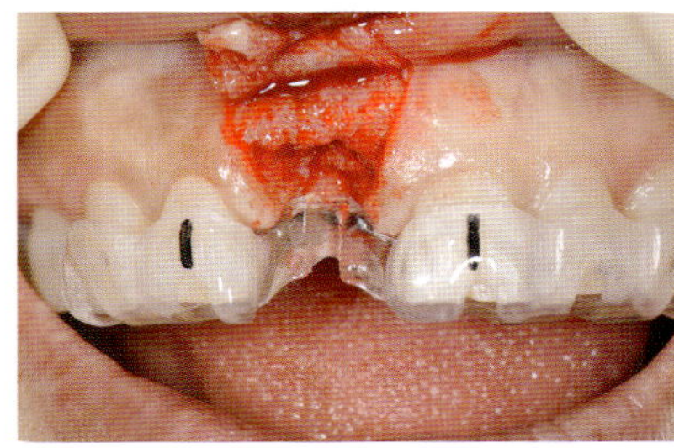
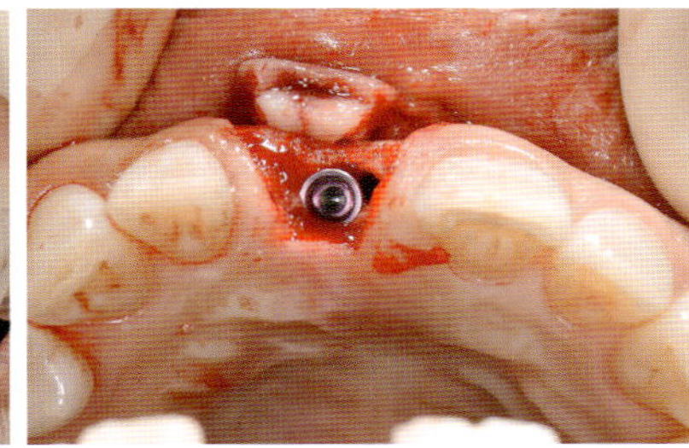

図⑭　歯肉弁切開剝離後、残存する肉芽を徹底的に掻爬し、通法に従ってドリリングを行い、インプラントを埋入。十分な初期固定を得た

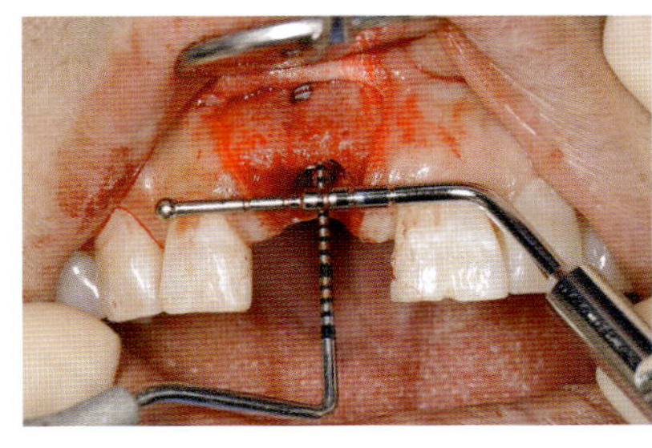
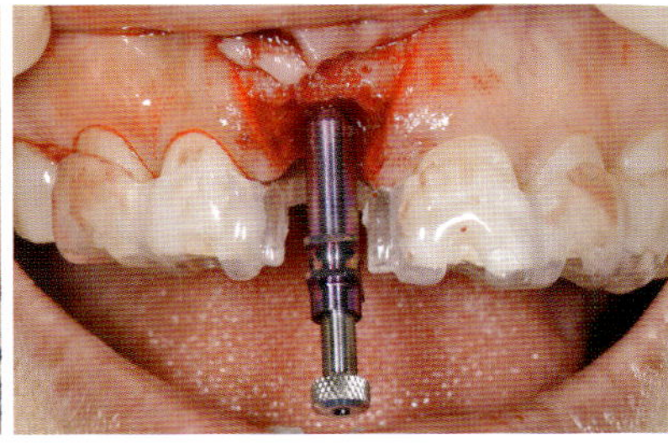

図⑮　三次元的埋入ポジションを確認し、サージカルインデックスの採得を行った。インプラントの近心に骨内欠損、唇側に開窓を認める

従いインプラントを埋入した。同時に、辺縁部および根尖部における骨欠損部には骨補塡材および吸収性のメンブレンを用いて GBR を行った。

インプラント埋入後、サージカルインデックスを採得し縫合を行った。その後、ポンティックを再装着し、一次手術を終了した（**図14～17**）。また、サージカルインデックスを採得することで、あらかじめプロビジョナルレストレーションを作製で

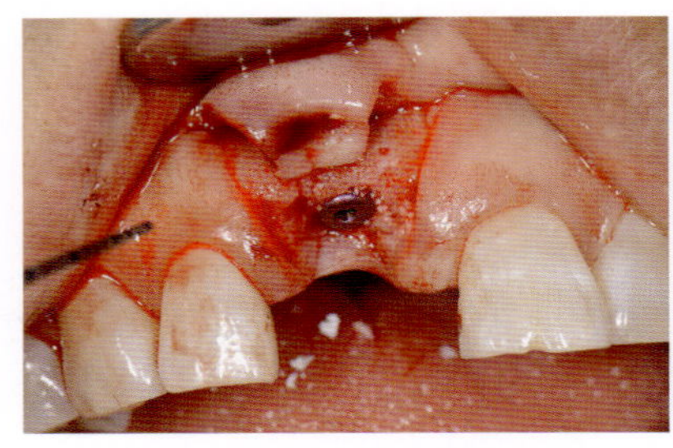
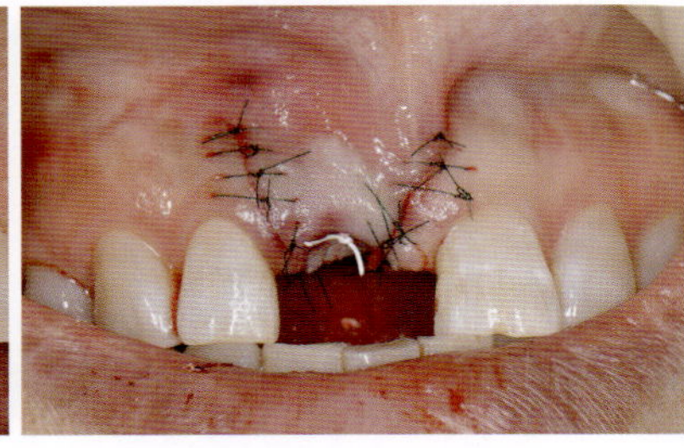

図⑯　骨欠損部に骨補填材を填入し、吸収性メンブレンを設置後縫合を行った

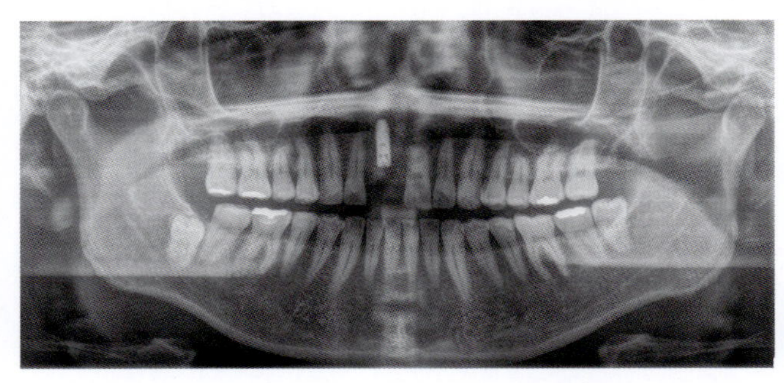

図⑰　埋入後、パノラマＸ線写真を撮影し、三次元的位置を確認

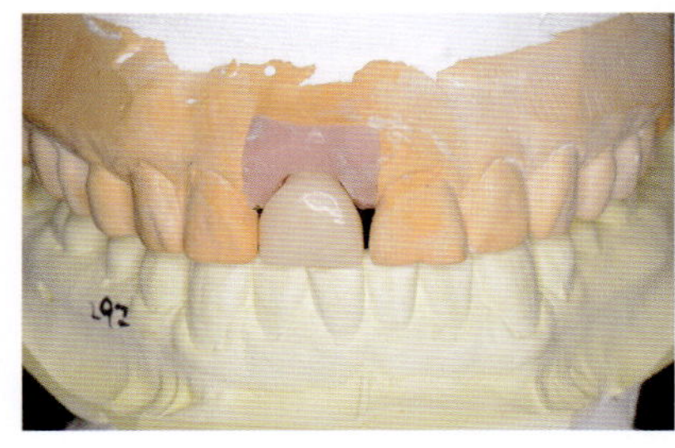
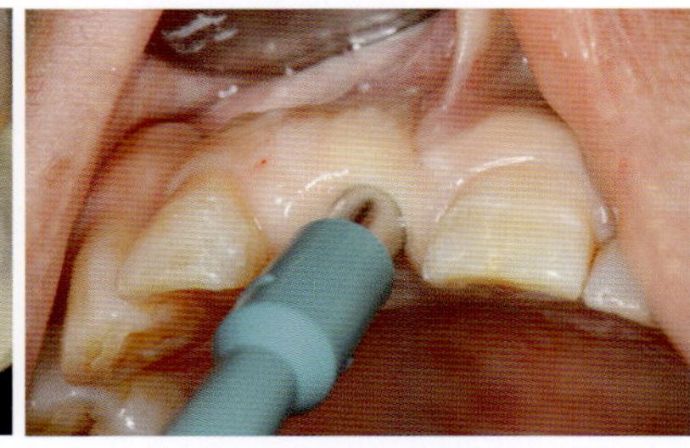

図⑱　サージカルインデックスを採得することで、あらかじめプロビジョナルレストレーションを作製できる

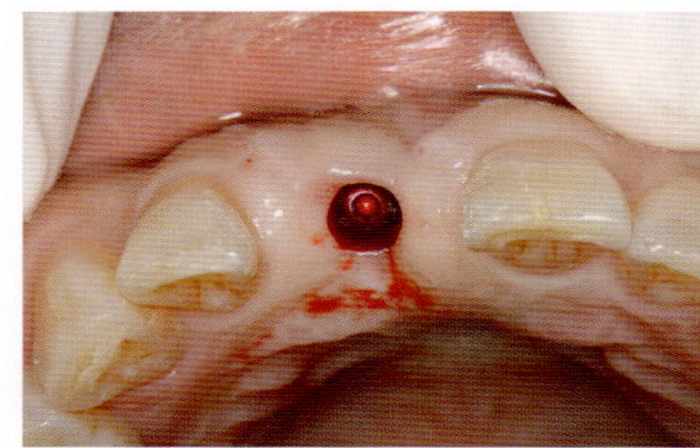
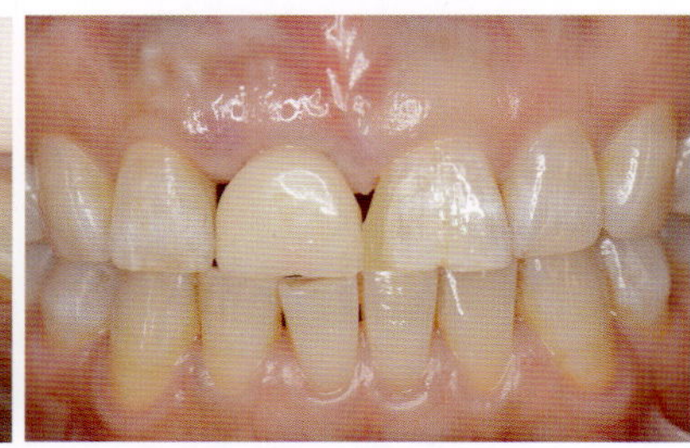

図⑲　６ヵ月の免荷期間を待ち、浸潤麻酔後、ディスポーザブルのティッシュパンチを用いてインプラント直上の粘膜のパンチアウトを行い、プロビジョナルレストレーションを装着した

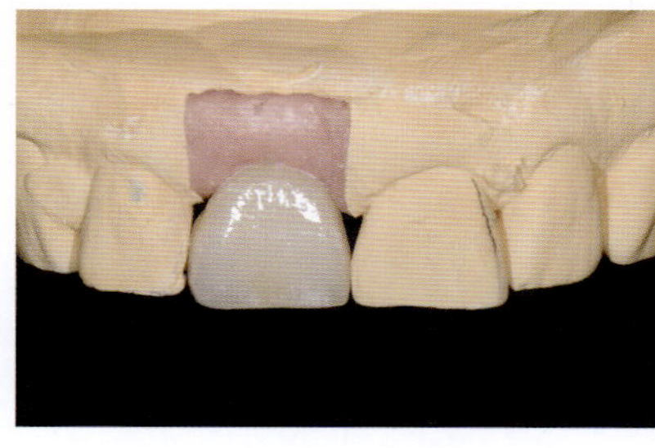
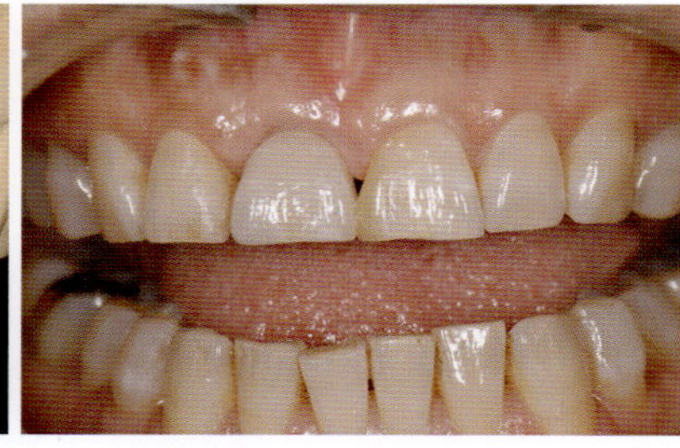

図⑳　プロビジョナルレストレーション装着後、２ヵ月間経過観察ののち、印象採得のうえ PFZ をスクリュー固定にて装着した

きる（**図18**）。

６ヵ月の免荷期間ののち、浸潤麻酔のうえでディスポーザブルのティッシュパンチを用いてインプラント直上の粘膜のパンチアウトを行い、プロビジョナルレストレーションを装着した（**図19**）。

２ヵ月間の経過観察後、印象採得のうえ PFZ をスクリュー固定で装着した（**図20**）。

最終綴物装着後３年、経過は良好である。

◆ Type4：Late Placement ／抜歯待時埋入

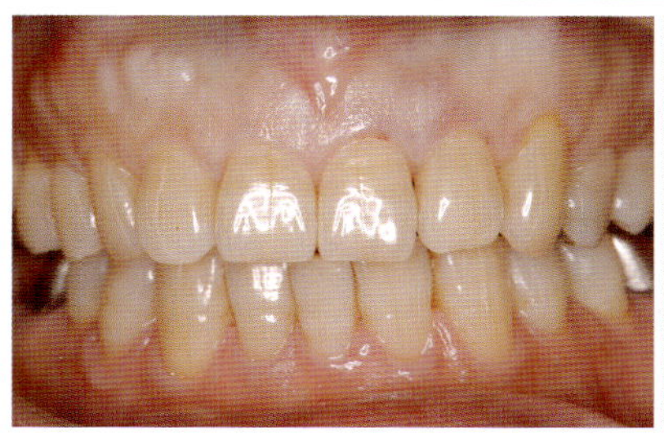
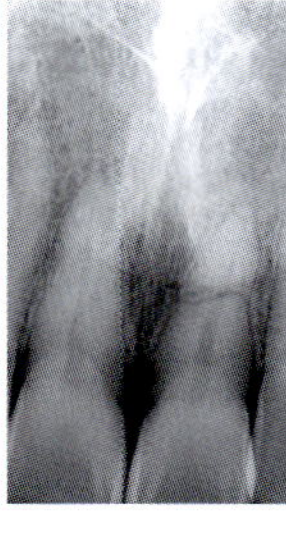
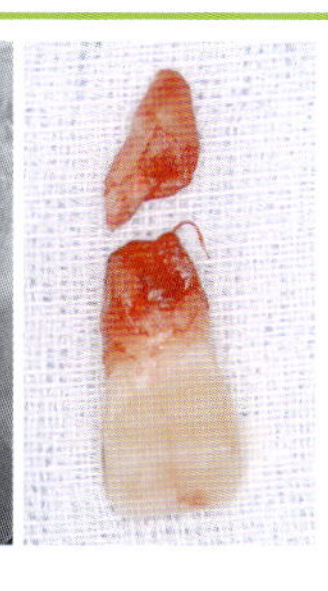

図㉑　プラークコントロールは良好であったが、|1の歯頸部からは出血を認め、動揺度は１～２度程度であった。デンタルＸ線検査から、|1歯根の水平破折を認めた

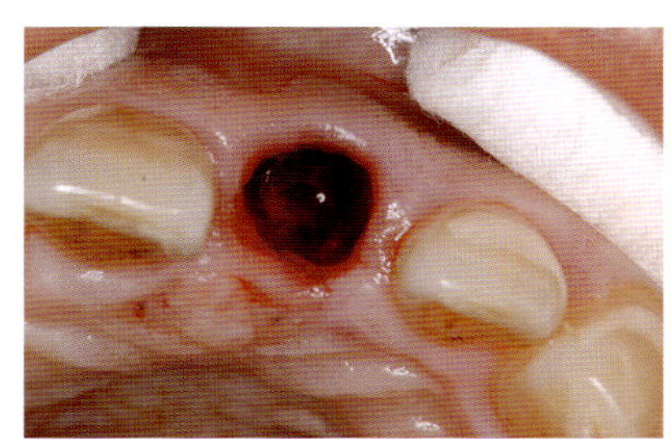
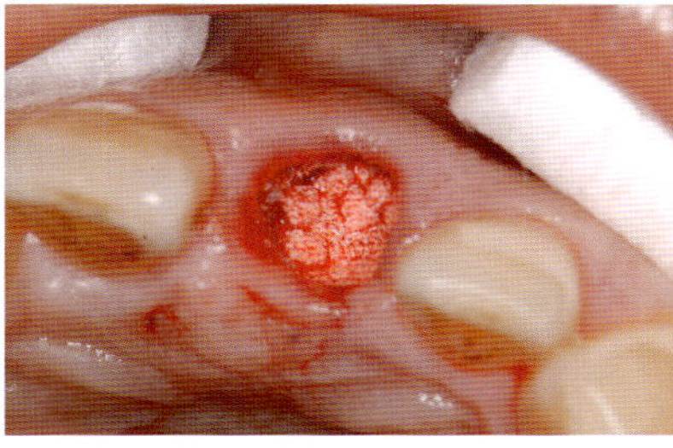

図㉒　非外傷的に慎重に抜歯し、可及的に不良肉芽を掻爬した後、将来的な唇側歯槽骨の吸収を最小限にするために骨補填材を填入し、ソケットプリザベーションを行った

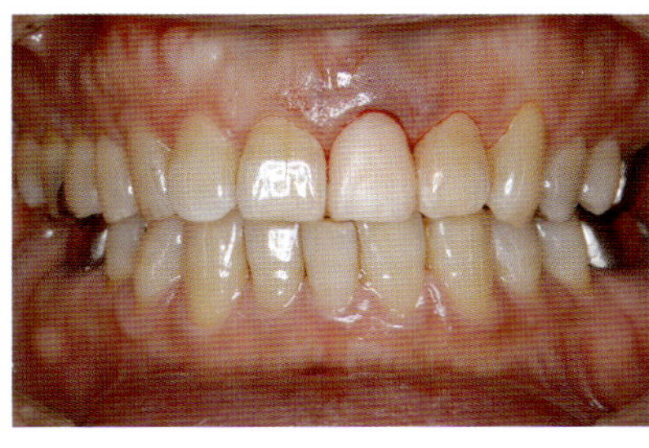
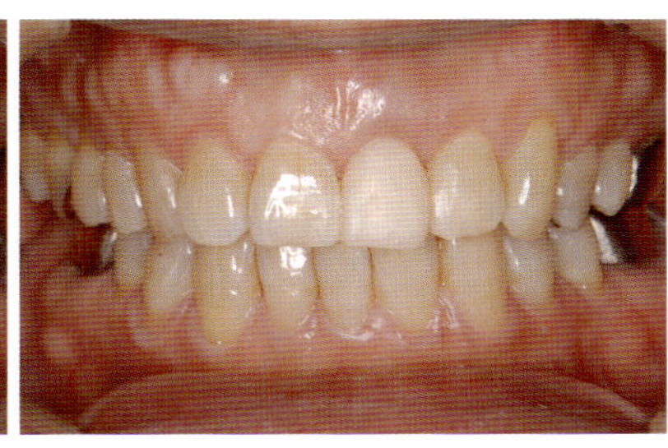

図㉓　骨補填材の流出の防止と周囲軟組織の保存のために、オベイトポンティックを両隣在歯にスーパーボンドにて接着した

Type4：Late Placement ／抜歯待時埋入

患者：55歳、男性

主訴：上顎前歯の動揺

数日前に転倒し、上顎前歯を強打。痛みは消失したが、動揺が気になり来院された。プラークコントロールは良好であったが、|1の歯頸部から出血を認め、動揺度は１～２度程度であった。デンタルＸ線検査から|1歯根の水平破折を認めたため（**図21**）、保存不可と判断し、両隣在歯が天然歯であることからインプラント修復が第一選択になることを説明し、同意を得た。

受傷から数日経過しており、炎症も認めたことから感染の可能性を疑い、抜歯即時埋入ではなく抜歯待時埋入を行うことにした。非外傷的に慎重に抜歯し、可及的に不良肉芽を掻爬したのち、将来的な唇側歯槽骨の吸収を最小限にするために骨補填材を填入し、ソケットプリザベーションを行った（**図22**）。骨補填材の流出防止と周囲軟組織の保存のためにオベイトポンティックを両隣在歯にスーパーボンドにて接着した（**図23**）。

６ヵ月後、ボーンサウンディングより抜歯窩の治癒を認めたため、インプラント埋入手術を行った。抜歯窩の治癒状態は良好で、硬軟組織ともに増大の必要性はなかった。三次元的埋入ポジションを考慮しながら、通法に従ってドリリングを行い、インプラント埋入後にサージカルインデックスを採得し、縫合後オベイトポンティックを再度接着し一次手術を終了した（**図24～28**）。

６ヵ月の免荷期間を待ち、浸潤麻酔のうえでディスポーザブルのティッシュパンチを用いてインプラント直上の粘膜のパンチアウトを行い、プロビジョナルレストレーションを装着した（**図29**）。２ヵ月間の経過観察のち、カスタムインプレッションコーピングを作製し、最終補綴物の印象採得を行った（**図30**）。その後、ジルコニアアバットメントにPFZを仮着用セメントにて装着した。

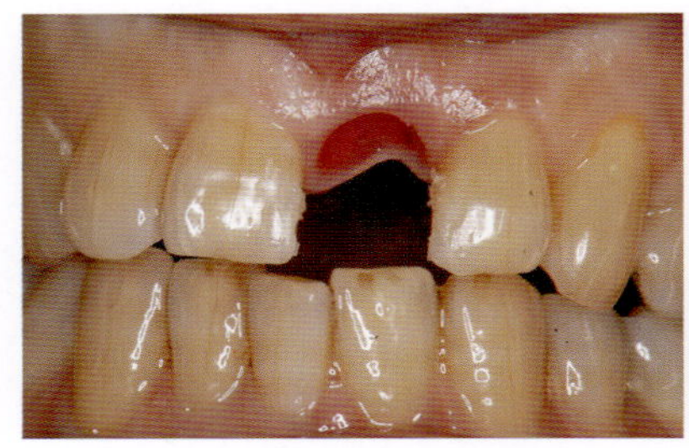
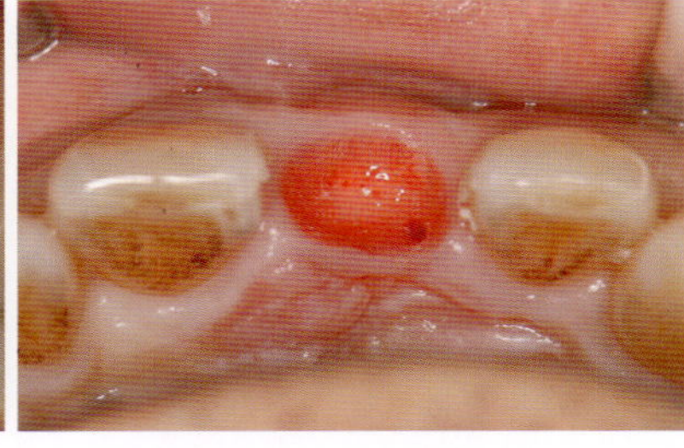

図㉔　抜歯後６ヵ月で硬軟組織の治癒を認めた。欠損部両側歯間乳頭の高さは保存されている

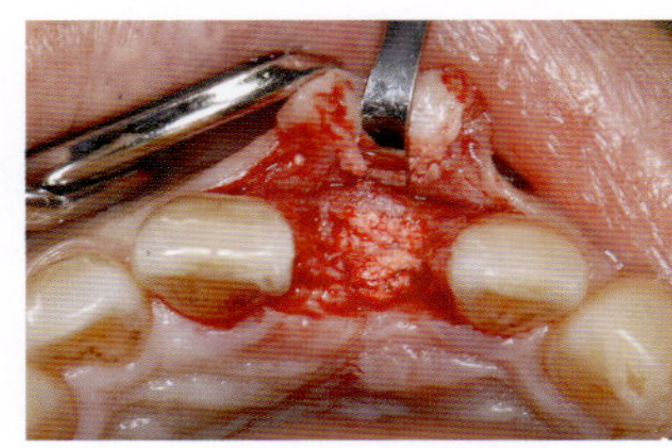
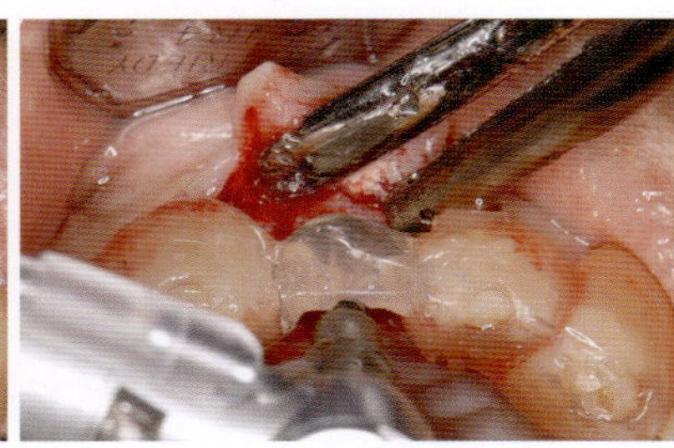

図㉕　パピラプリザベーションテクニックを応用し、粘膜を切開剝離後、通法に従ってドリリングを行った

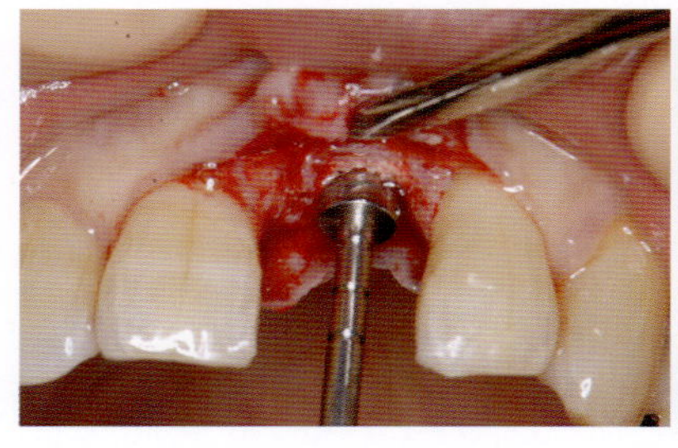
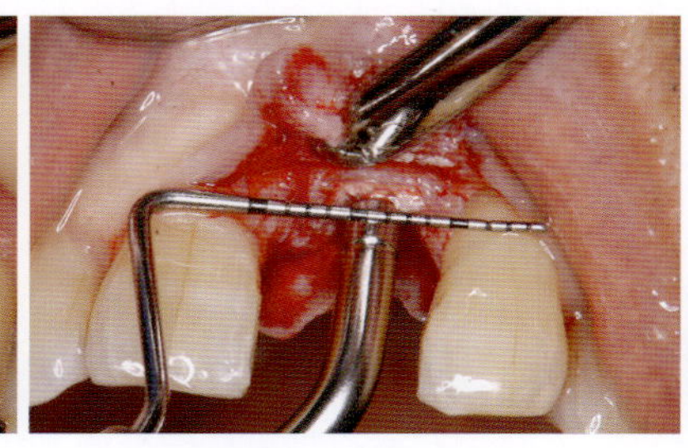

図㉖　ステップごとに、埋入深度、角度、隣在歯との位置関係など、三次元的埋入ポジションを確認する

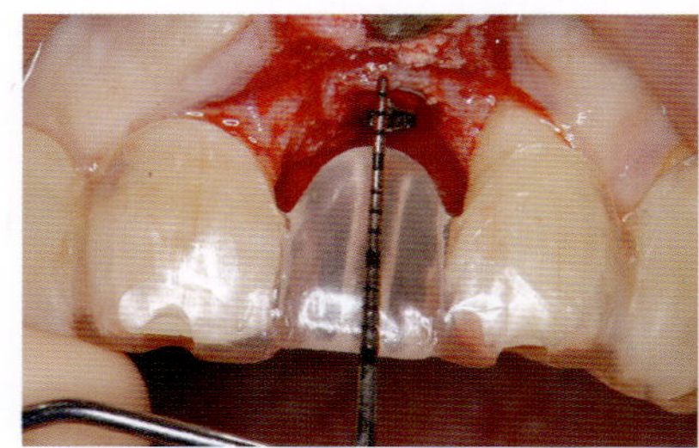
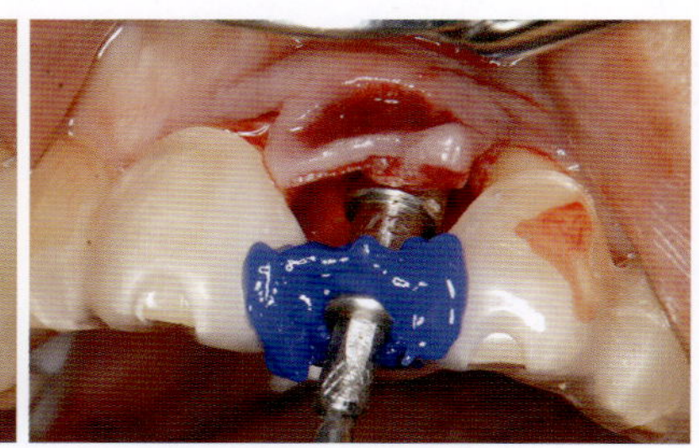

図㉗　インプラント埋入後、あらかじめプロビジョナルレストレーションを作製するため、サージカルインデックスの採得を行う

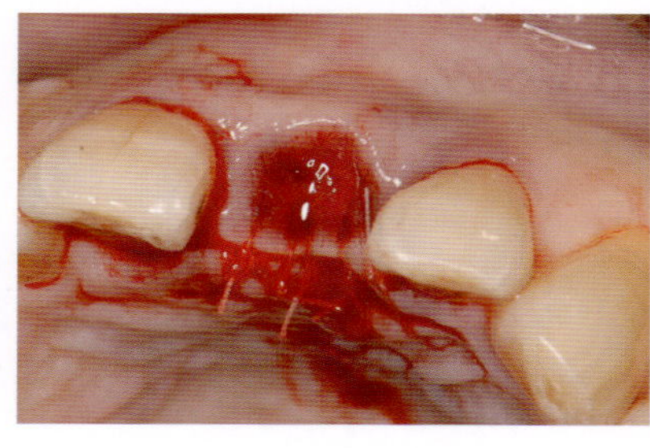
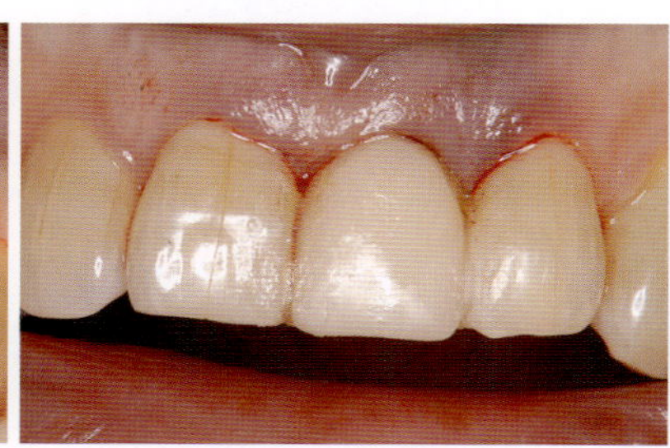

図㉘　縫合後、オベイトポンティックを再度接着し、一次手術を終了した

術後８年、経過は良好である（**図31**）。

考察

上顎前歯部における審美的成功の重要な必要条件は、適正な補綴主導型インプラント埋入ポジションのみならず、十分な厚みと高さをもつ唇側骨壁が残存していることである[15]。そのためには天然歯列における硬軟組織の再生が重要であり、抜歯後の治癒における硬軟組織の変化が重要な鍵となる[16]。

第４回ITIコンセンサス会議では、抜歯即時埋入は厚い骨壁（１㎜以上）と厚い粘膜が存在する理想的な症例が推奨されている。理想的ではない場合、審美的結果を獲得するために抜歯早期埋入や抜歯待時埋入プロトコールの選択が望ましい 。

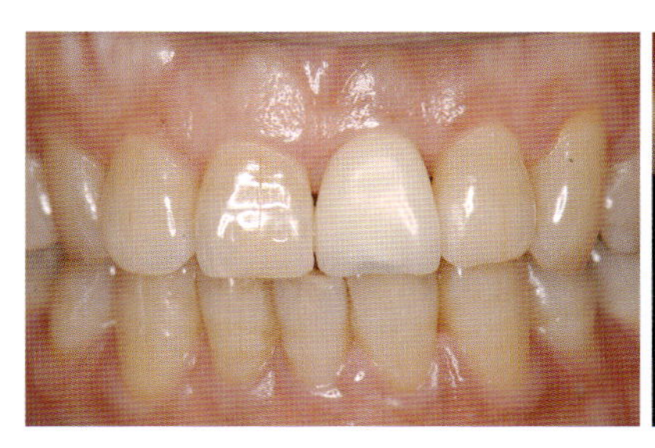
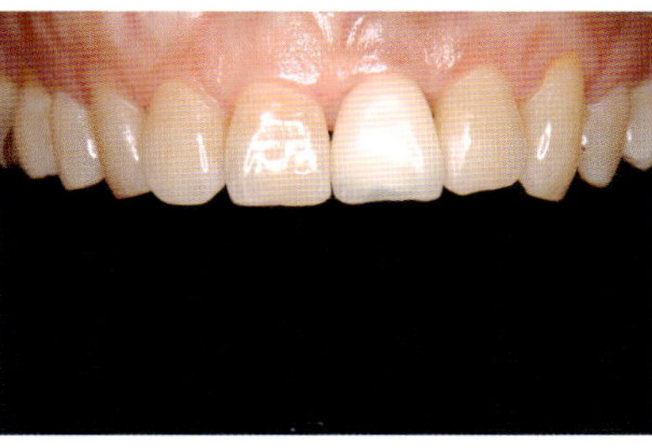

図㉙　6ヵ月の免荷期間ののち、浸潤麻酔後、ディスポーザブルのティッシュパンチを用いてインプラント直上の粘膜のパンチアウトを行い、プロビジョナルレストレーションを装着した

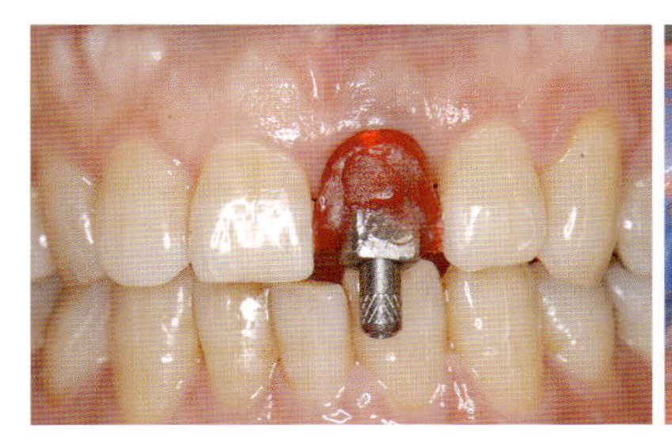
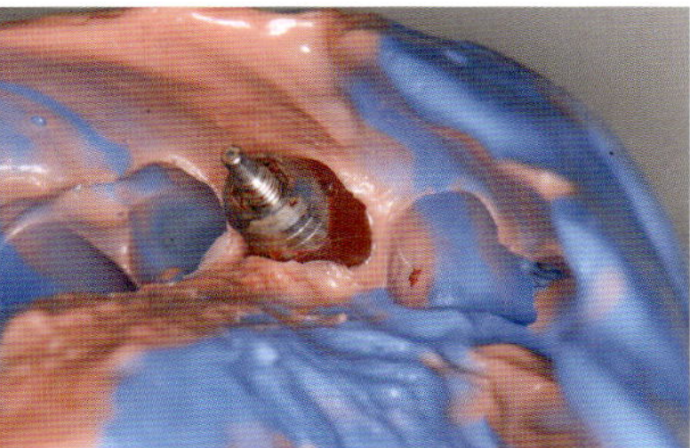
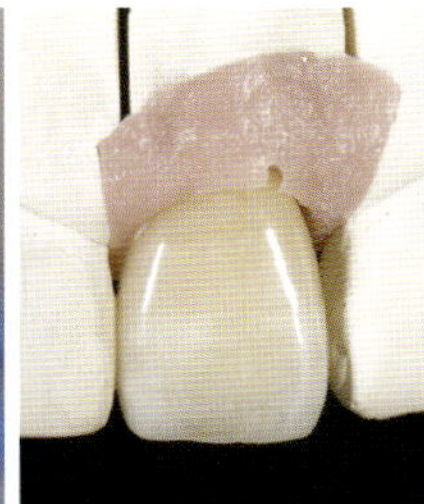

図㉚　2ヵ月の経過観察ののち、カスタムインプレッションコーピングを作製し、最終補綴物の印象採得を行った

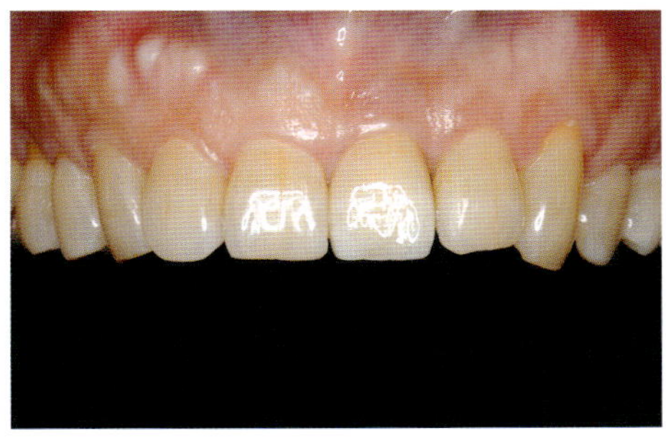

図㉛　ジルコニアアバットメントにPFZを仮着用セメントにて装着した。術後8年、経過は良好である

【参考文献】

1）Garber DA, Belser UC:Restoration-Driven implant placement with restoration-generated site development. Compend Contin Educ Dent. 16（8）: 796-804, 1995.

2）Buser D, Martin W, Belser UC : Optimizing estheticsfor implant restoration in the anterior maxilla: anatomic and surgical considerations. Int J Oral Maxillofac Implants. 19 : 30-42, 2004.

3）Hämmerle CH, Chen ST, Wilson TG Lr, Consensus statements and recommended clinical procedures regarding the placement in extraction sockets. Int J Oral Maxilofac Implants. 19: 26-28, 2004.

4）Morton D, Chen ST, Martin WC, Levine RA, Buser D: Consensus statementsand recommended clinical procedures regarding optimizing esthetic outcomes in implant dentistry. Int J Oral Mxilofac Implants. 29: 216-210, 2014.

5）Vignoletti F, Sanz M, Immediate implants at fresh extraction sockets: from myth to reality. Periodontol 2000. 66（1）: 132-152, 2014.

6）Darby I, Chen ST, Buser D: Ridgpreservation techniques for implant threrapy. Int J Oral MaxilofacImplants. 24: 260-271, 2009.

7）Avila-Ortitz G, Elangovan S, Kramer KW, Blanchette D, Dawson DV: Effect of Alveolar ridge preservation after tooth extaction; a systematic review and meta-analysis. J Dent Res. 93（10）: 950-958, 2014.

8）Araujo MG, Lindhe J: Ridge alteratione following tooth extraction with and without flap elevation; an experimental study in the dog. Clin Oral Implants Res. 20（6）: 545-549, 2009.

9）Araujo MG, Silva CO, Misawa M, Sukekava F: Alveoral socket healing; What can we learn ? Periodontol 2000. 68（1）: 122-134, 2015.

10）Fickl S, Zuhr O, Wachtel H, Bolz W, Huzeler M: Tissue alterations after tooth extraction with or without surgicall trauma: a volume study in the beagle dog. J Clin Periodontol. 35（4）: 356-363, 2008.

11）Richard Lazzara : Surgical Index the Quintessence. 1（11）/1998-1963 .

12）Landsberg CJ: Implementing socket seal surgery as a socket preservation technique for pontic site development: surgical steps revisited--a report of two cases. J Periodontol. 79（6）: 945-954, 2008.

13）Kenneth F. Hinds : Custom Impression Coping for an Exact Registration of the healed Tissue in the Esthetic Restoration. Int J Periodont Rest Dent 17: 585-591, 1997.

14）Kan JY, Rungcharassaeng K, Kosic JC: Removable ovate Pontic for peri-implant architecture preservation during immediate implant placement. Prat Proced Aesthet Dent. 13（9）: 711-715, 2001.

15）Grunder U, Gracis S, Capelli M: Influence of the 3-D bone-to-implant relationship esthetics. Int J Periodontics Restoration Dent. 25（2）: 113-119, 2005.

16）Araujo MG, Silva CO, de Mendonca AF, Lindhe J: Ridge alterations following grafting of fresh extraction sockets in man. Arandomized clinical trial. Clin Oral Implants Res. 26（4）: 417-422, 2015.

Question 24

「垂直的な骨吸収が著しい審美領域でのインプラント治療の選択肢を教えてください」

Tsuneyasu TATSUTA
龍田恒康
明海大学歯学部　病態診断治療学講座　口腔顎顔面外科学分野１

垂直的なGBR

1．大きな骨欠損症例の原因とは

1）重度の歯周病で骨吸収した症例

2）顎顔面外傷で歯と同部歯槽骨を喪失した症例

などが考えられる。

2．機能的・審美的条件を兼ね備え長期間安定したインプラント治療を行うためには

1）骨組織と軟組織のマネジメントが不可欠

インプラント埋入時の原則として、埋入方向が唇側に傾斜した場合、唇側の骨に裂開を生じることが多く、逆に口蓋に傾斜した場合は最終補綴物の形態がオーバーカントゥアになり、プラークコントロールが不良となりやすい[1)]。

3．その歯周組織のマネジメントのためには

1）歯槽堤あるいは顎堤全体的な骨増生（bone augmentation）としての「骨移植（bone grafts）」

2）「骨再生誘導法（GBR：Guided bone regeneration）」

さまざまな治療法を選択・併用するために、分析と診断が必要となる。

4．垂直的な骨増生のためには

1）骨増生のための三要素（細胞・足場・シグナル因子）の確保

骨増生のための三要素が確保されることで、確実で早期の骨増生が期待できる。

①細胞：間葉系幹細胞（MSCs：mesenchymal stem cells）[2)]

間葉系幹細胞は、間葉ストローマ細胞とも呼ばれ、さまざまな種類の細胞に分化することができる。自己再生能力をもつ多能性細胞で、脂肪細胞、軟骨細胞、骨芽細胞へと分化する。

②足場（スキャフォールド）：骨補填材

骨伝導性のある移植材がスキャフォールドとなり、二次的に骨形成される。

③シグナル因子としての多血小板血漿（PRP：Platelet-Rich Plasma）[3)]

- BMP（Bone Morphogenetic Protein）
- FGF-2（線維芽細胞成長因子）
- TGF-β（transforming growth factor β：組織成長因子）
- IGF1（insulin-like growth factor：インスリン様成長因子）
- PDGF（platelet-derived growth factor：血小板由来成長因子）

これらの因子により骨増加作用が促される。また、骨基質中に存在する骨形成タンパクで、とくに遺伝子組み換え骨誘導タンパク質（リコンビナントBMP-2）は、米国では商品化されインプラント治療での骨補填材へ応用されている。

2）骨移植（bone grafts）

①自家骨（Autogenous graft：上顎骨、下顎骨、etc.）

自家骨は、高い骨誘導能による骨芽細胞の骨形成能を有している。

②他家骨（Allogeneic graft：脱灰凍結乾燥骨［DFDBA］、非脱灰凍結乾燥骨［FDBA］）

他家骨は、骨誘導能による骨芽細胞の骨形成能

を有している。

③異種他家骨（Xenograft：ウシ由来多孔性骨補塡材、etc.）

骨増生のスキャフォールドの構築に有用である。

④人工材料（Alloplast：HA［ハイドロキシアパタイト：非吸収性］、β-TCP［三リン酸カルシウム：吸収性セラミックス］、炭酸アパタイト etc.）

骨増生のスキャフォールドの構築に有用である。

⑤形状別の分類

• ベニアグラフト（veneer graft：**図1**）[4,5]

• オンレーグラフト（onlay graft）

オンレーグラフトは、下顎骨を移植材料として選択した場合に骨吸収が少なく、短期間に母床骨と一体化するといわれている。また、母床骨と適合させたうえで、移植片をミニスクリューにて固定することが肝要である。

一方で、移植片の固定がされていないと血流が不十分となり、ブロック骨は著しく吸収、あるいは腐骨化することもある。

• 細片骨移植

メンブレン（細胞遮断膜）を用いて、上皮などからの結合組織の侵入遮断が肝要である。

⑥自家骨の採骨部位

• オトガイ部骨（mental bone：正中部）

• 下顎枝部骨（mandibular ramus bone：下顎枝前縁部皮質骨部）

• 下顎大臼歯頬側部骨（Lower molar buccal bone：頬棚部）

• 腸骨（Iliac bone：腰部）

• 脛骨（Tibial bone：膝部）

しかしながら、術野が異なる採骨部への外科的侵襲を考慮して、人工の骨補塡材を併用して行うこともある。

3）骨再生誘導法（GBR：Guided bone regeneration）

GBR も骨移植に併用される有効な手技で、非吸収性あるいは吸収性のメンブレン（細胞遮断膜）を骨と歯根膜の間に設置し、骨内欠損部への上皮の侵入を食い止め、理想的な形態の骨増生を図る。

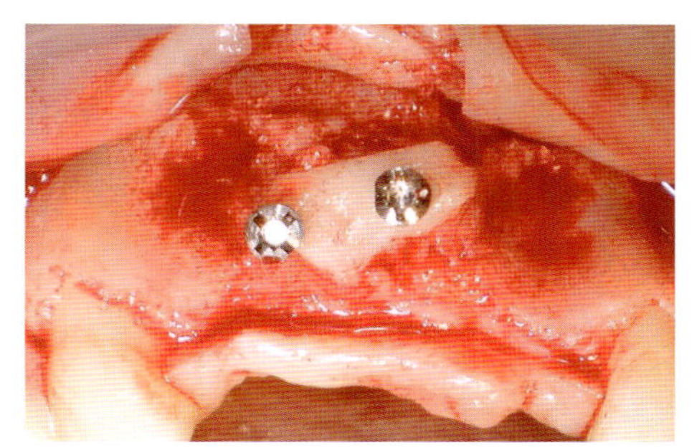

図❶ 下顎枝皮質骨移植後の一次手術時術中所見

つまり、スペースメイキングに関しては、メンブレンを介して上皮などの結合組織などが骨再生スペースの侵入を防ぎ、可及的に母床骨の再生を図る。

細胞遮断膜には、非吸収性、吸収性があり、それぞれ下記のような特徴がある。

①非吸収性膜：e-PTFE 膜（延伸ポリテトラフルオロエチレン膜）、チタンメッシュ

非吸収性膜は、結合組織侵入の確実な遮蔽が可能で、骨再生が期待できる。一方で、骨再生完了時期に除去するための手術が必要であり、結果的に撤去手術回数が増える。縫合部が哆開し、感染リスクが高い。感染が確認された場合、感染移植片とメンブレンを除去する。

②吸収性膜：ポリ乳酸などの合成高分子膜、コラーゲン膜などの天然高分子膜

吸収性膜は、二次感染を起こさなければ吸収されて消失するため、撤去手術回数が必要ない。一方で、早期に吸収した場合に確実な遮蔽が期待できない。したがって、場合によっては再 GBR を要す。

4）外科的手技による術式

①仮骨延長術（distraction osteogenesis）[6,7]

②上顎洞底挙上術（maxillary sinus floor elevation）[8,9]

③ Le Fort I 型骨切り術（interpositional technique）／腸骨ブロック移植（**図2、3**）

インプラント

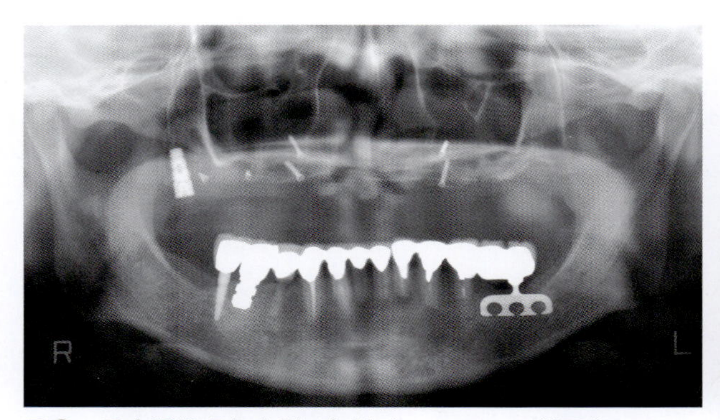

図❷　重度顎堤吸収症例の初診時パノラマＸ線写真

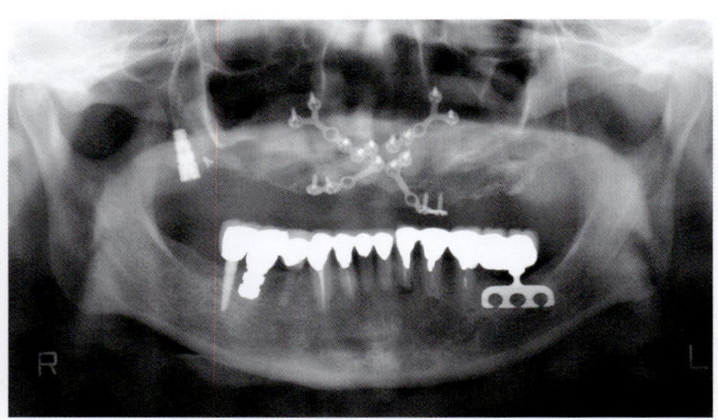

図❸　Le Fort Ｉ型骨切り術で腸骨ブロック移植術後のパノラマＸ線写真

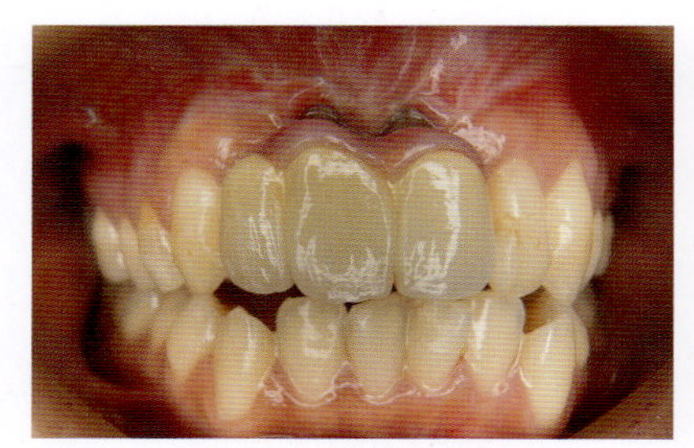
図❹　外傷による欠損症例の、補綴物装着時の口腔内写真

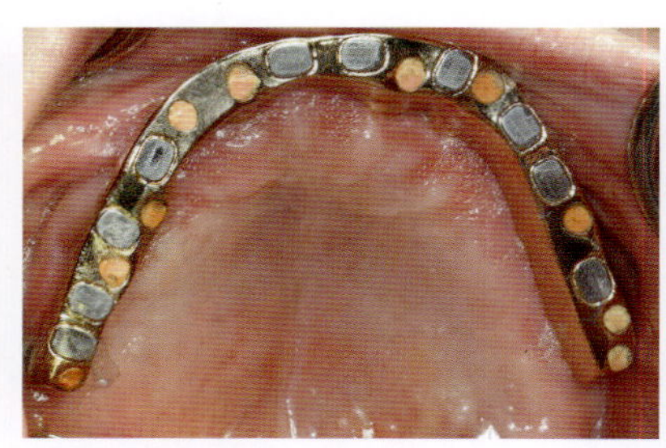
図❺　磁性アタッチメント付きバーアタッチメントの口腔内写真

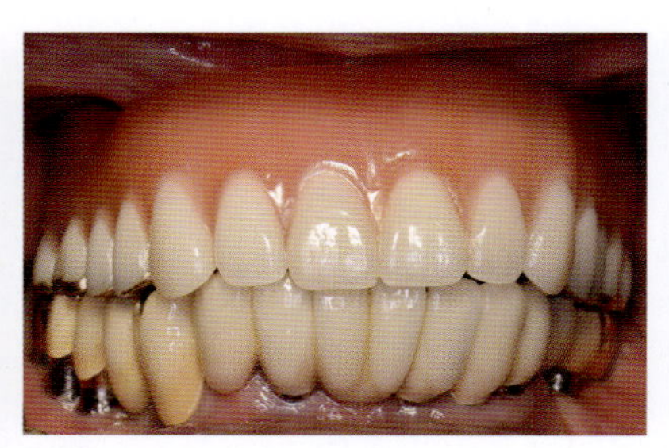
図❻　インプラントオーバーデンチャー装着時の口腔内写真

ピンクポーセレンの臨床応用

ピンクポーセレンは、垂直的歯槽部組織の欠損が多い場合などでの使用が考えられる。歯槽骨が吸収したために、補綴物の歯冠長が長くなるケースでは、歯頸部付近をピンクポーセレンで築盛して疑似歯肉を作り、歯頸線を揃えて自然な形にバランスをとる（**図４**）。

喪失した歯周組織の形態を補綴装置に付与することで、ある程度の審美的要素を補填できる。

インプラントオーバーデンチャー

インプラント支持が困難な場合は、最小限のインプラント体にアタッチメントを選択し、インプラント支持と粘膜支持の最良のバランスを図る（**図５、６**）。アタッチメントの選択においては、アタッチメントが低いほど支台となるインプラントへの側方力は減少するが把持効果も減少する。

下記にアタッチメントの種類と特徴を示す[10]。

１．ボールアタッチメント

回転、沈下（スペーサーを付与した場合）。

２．バーアタッチメントジョイントタイプ

回転、沈下（スペーサーを付与した場合）。

３．バーアタッチメントユニットタイプ

動きを許容しない。

４．磁性アタッチメント

フラットタイプでは側方移動のみ、ドームタイプでは回転のみ、ソフトタイプまたは自己補償タイプでは回転、沈下。

５．ロケーター

回転、沈下、メールの選択によって、回転許容量は可変。

それぞれの選択肢の利点・欠点

1．ゴールドスタンダードとされている自家骨

自家骨は、骨成長因子や骨原生細胞が存在し、骨誘導能による骨芽細胞の骨形成能を兼ね備えた最も優れた骨補塡材である。また、感染症の問題も回避される点では安心できる。

骨誘導とは、近接する組織に骨組織が存在しないなかで骨新生を示し、それら骨誘導性のある移植材により一次的に骨形成される。

また、骨伝導とは、近接する骨組織からの細胞遊走により新たな骨組織が形成されることを意味し（骨を呼び込み、骨形成を促進する性質）、それら骨伝導性のある移植材がスキャフォールドとなり二次的に骨形成される。

骨増生に対して最も予知性の高い方法は、自家ブロック骨に吸収性膜と骨補塡材を併用することである[11]。一方で、チタンメッシュによる骨増生で粘膜骨膜弁の縫合不全による創哆開は、移植床全体への二次感染へのリスクが高い（**図７**）。

2．垂直的歯槽骨延長術による仮骨延長術

骨採取を必要とせず比較的短期間に骨形成と軟組織の延長も同時に期待できる。しかし、実際に舌側歯肉剝離を行わずに移動骨片を作製することがしばしば困難で、移動骨片の傾斜や偏位もある。また、骨延長後の仮骨形成不良などもあり、延長ロッドの対合歯への干渉、創面の哆開などの問題もある。

3．メインテナンスにおけるポイント

患者の年齢、ADL（Activities of Daily Living：日常生活動作）、介護的因子や上部構造の管理維持的因子に対して、経年的な配慮が要求される。セルフケアのレベル低下によるインプラント周囲炎を考慮する。

また、義歯床によるインプラント体の被覆、アタッチメントの連結などによって清掃性が低下し、周囲組織炎症になり得る。これを回避するためには、たとえばアタッチメントを介している場合は義歯床縁を短くし、自浄性・清掃性を向上させる。

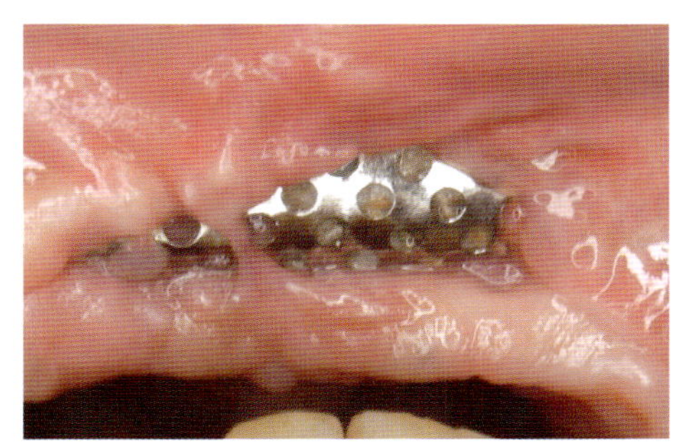

図❼　チタンメッシュによる骨増生後、創哆開した際の口腔内写真

【参考文献】

1）河津 寛，法月謙一：インプラント補綴（術式とインプラント技工）．クリニカルインプラントロジー外科 補綴 技工（山本美朗，河津 寛〔編〕），クインテッセンス出版，東京，129-403，2000.

2）Pittenger, M F, et al.: Multilinease potential of adult human mesnchymal stem cells. Science, 284: 143-147, 1999.

3）澤 裕一郎，他：自己血からの多血小板血漿（PRP:Platelet Rich Plasma）を用いた上顎前歯部自家骨移植の1例．日口外誌，46：372-374, 2000.

4）Misch CM, et al.: Reconstruction of maxillary alveolar defects with mandibular symphysis grafts for dental implants：a preliminary procedural report. Int J Oral Maxillofac Implants, 7：360-366, 1992.

5）Jensen J, et al.: Varying treatment strategies for reconstruction of maxillary atrophy with implants. Results in 98 patients. J Oral Maxillofac Surg, 52：210-216, 1994.

6）ILIZAROV GA: The tension-stress effect on the genesis and growth of the tissue, Part I；the influence of the stability of fixation and soft tissue preservation. Clin. Orthop, 238: 249-281, 1989.

7）Chin M,Toth BA：Distraction osteogenesis in maxillofacial surgery using internal devices：Review of five cases. J Oral Maxillofac. Surg, 54: 45-53, 1996.

8）Boyne PJ, James RA. Grafting of maxillary sinus floor with autogenous marrow and bone. J Oral Surg, 38: 613-616, 1980.

9）嶋田 淳：インプラントのための骨採取・骨移植・骨造成テクニック．クインテッセンス出版，東京，2010.

10）日本口腔インプラント学会（編）：口腔インプラント治療指針 2016.

11）Döri F, et al.: Effect of platelet-rich plasma on the healing of intrabony defects treated with an anorganic bovine bone mineral and expanded polytetrafluoroethylene membranes. J Periodontol, 78: 983-990, 2007.

Question 25

「前歯単歯欠損症例に対して、歯頸線の不揃いを改善する方法はありますか?」

Takashi WATANABE
渡辺隆史
福島県・小滝歯科医院

最も効果的な手段は矯正的挺出（エクストルージョン）の臨床応用

前歯部におけるインプラント補綴では、審美性の確保がインプラント成功の重要な要件の一つとなる。

単歯インプラント補綴における審美性を評価するための客観的な基準として、歯冠部と歯肉部を点数化して評価する White Esthetic Scores（WES）と Pink Esthetic Scores（PES）がある[1, 2]。WES は５項目、PES は７項目からなり、それぞれ０～２の三段階評価をして審美性を点数化するわけであるが、すべての項目、とりわけ PES の要件を満たすことは極めて難しい（**表１**）。

とくに、上顎４前歯のインプラント補綴では、歯間乳頭が温存され、歯頸線が左右対称に揃っていることが求められるが、前歯審美領域における唇側骨壁の多くは抜歯によって吸収し、その結果、唇側の歯肉は高さと厚みを失い、歯肉辺縁すなわち補綴物の歯頸線が不揃いとなってしまう。そのような歯肉の状態が改善されないまま行われたインプラント補綴は、患者の審美的な要求に十分応えることができない結果となってしまう（**図１**）。

どのような場合であれ、インプラントは周囲を骨に囲まれている必要があるが、インプラントショルダーの周囲には１㎜程度の骨吸収が生じてしまう。そのため、骨吸収によるインプラント体の露出を避けようとすると、インプラントショルダーの周囲には２㎜以上の骨幅が必要になる。しかしながら、前歯部領域の骨は狭く薄い。

とくに前歯部唇側の歯槽突起部は、皮質骨、海綿骨と並んで束状骨によって構成され、その束状骨にはシャーピー繊維が入り込み、層板骨とともに固有歯槽骨を形成している。歯を喪失し、シャーピー繊維がなくなると、束状骨もすみやかに喪失してしまう。すなわち、歯を失うことで、唇側の骨壁の多くは吸収してなくなってしまうのである。

表❶　単歯インプラント補綴における審美性の客観的評価法の WES と PES（参考文献[1]より引用改変）

WES	PES
• 歯の形態	• 近心歯間乳頭
• 輪郭や大きさ	• 遠心歯間乳頭
• 色調	• 辺縁歯肉のレベル
• 表面性状	• 辺縁歯肉の形態
• 透明度と光沢度	• 歯槽の豊隆
	• 歯肉の色調
	• 歯肉の質感

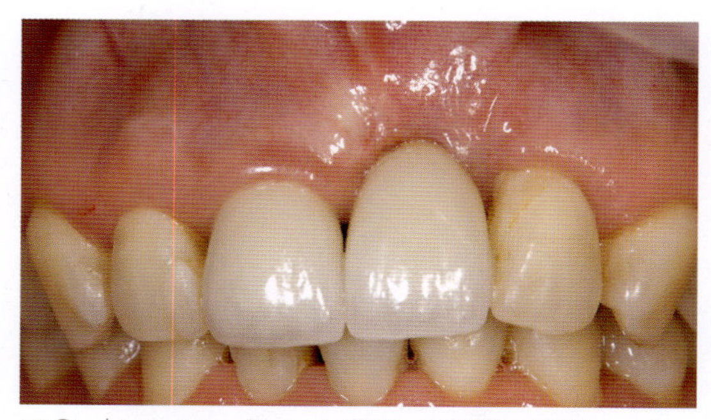

図❶　1|のインプラント補綴。歯頸線の不揃い。オッセオインテグレーションは得られ、インプラント周囲組織の炎症もないが、歯肉の歯頸線は不揃いで、歯冠長の長い上部構造となってしまっている。前歯インプラント補綴における審美性の獲得は、患者満足度において最も重要な要件である

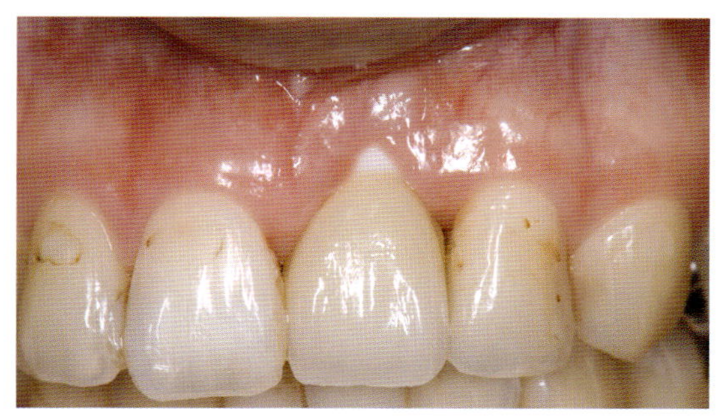

図❷ 1 のインプラント補綴。術後の歯肉粘膜の吸収。バイオタイプが Thin-scallop で、術後に唇側の骨壁が吸収し、粘膜が退縮して歯頸線は不揃いとなり、ジルコニアアバットメントの露出が認められた

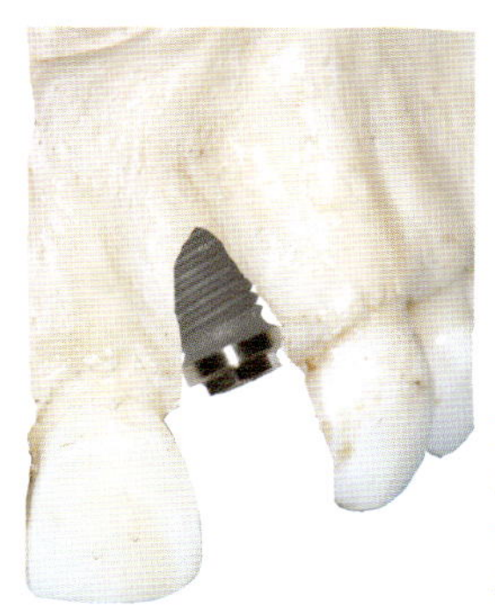

図❸ 前歯唇側骨壁の吸収。上顎前歯部単歯欠損症例の多くでは、すでに唇側の骨壁が失われているため、骨再生術が必要になる

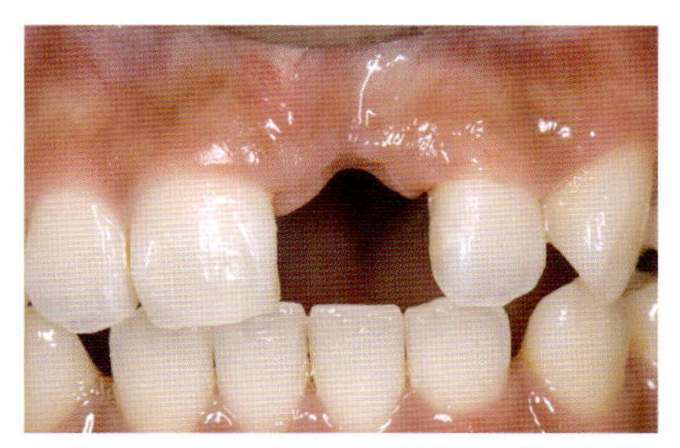

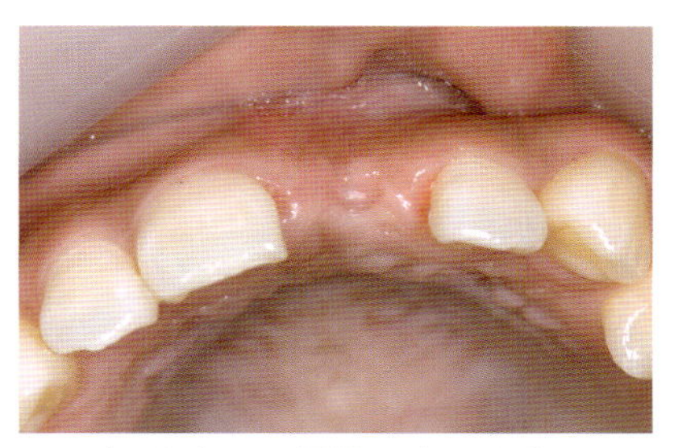

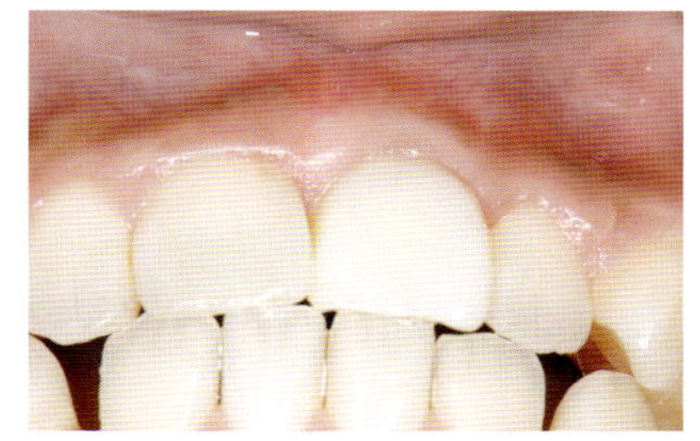

図❹ 1 インプラント補綴。交通事故によって 1 を失い、顎堤は大きく陥没している。CTG により歯頸線周辺の顎堤粘膜の厚みを増大し、歯頸線を揃えた

さらに、インプラント周囲の粘膜の厚さも骨吸収に影響する[3)]。粘膜が薄いと、歯根膜のないインプラント周囲の粘膜上皮は十分な血液供給が期待できないため、粘膜の厚みを確保しようと骨吸収が生じてしまう。Thin-scallop のバイオタイプ症例ではとくに注意が必要で、慎重にインプラントの術式を決定しなくてはならない（**図2**）。

このように、前歯単歯欠損症例に対する歯頸線の不揃いは、唇側骨壁の吸収と歯槽粘膜の垂直的高さと水平的な幅の不足が連動することによって起きているため、唇側骨壁の吸収を抑制する何らかの手段が必要になる。この唇側歯槽骨の吸収を抑制するための手段として、ソケットプリザベーションや抜歯即時インプラント埋入が盛んに行われてきたが、これらの手法をもってしても、ある程度の吸収は免れない[4, 5)]。そのため、プロセティックソケットシーリングやソケットシールドテクニックなど、歯槽堤の維持のための手法が考案されている。

しかしながら、そもそもインプラントを必要とする症例の多くは、すでにこの唇側歯槽骨の骨壁がう蝕や歯周病、外傷や歯根破折などが原因で大きく失われていることが多い（**図3**）。そのような症例では、骨を再生誘導するための骨再生誘導法（GBR）やブロック骨移植、仮骨延長法などの侵襲の大きな外科手術が必要になる。

歯頸線の不揃いは、GBR だけでは改善しきれず、時には遊離歯肉移植（FGG）や結合組織移植（CTG）による軟組織増大術が必要になる。とくに CTG は、歯頸部付近の粘膜の厚みを増して歯頸線を揃える場合に有効で、一次手術、二次手術、プロビジョナル装着後の３回のタイミングで行うことができる。しかしながら、その増やしたい量によっては、ドナーサイトに大きな外科的侵襲が加わるため、慎重に対応したい（**図4**）。

一方で、矯正的な歯の挺出（エクストルージョン）によって、歯頸線付近の辺縁歯槽骨の垂直的な添加や歯肉の増加を誘導できることが古くから知られている（**図5**）。この現象をインプラント埋入部位へ臨床応用することによって、歯頸線の不揃いの改善が期待できる（**図6**）[6, 7)]。

エクストルージョンは前歯単歯欠損症例におけるインプラント補綴において、不揃いの歯頸線を改善するために極めて有効な手段であるが、この

インプラント

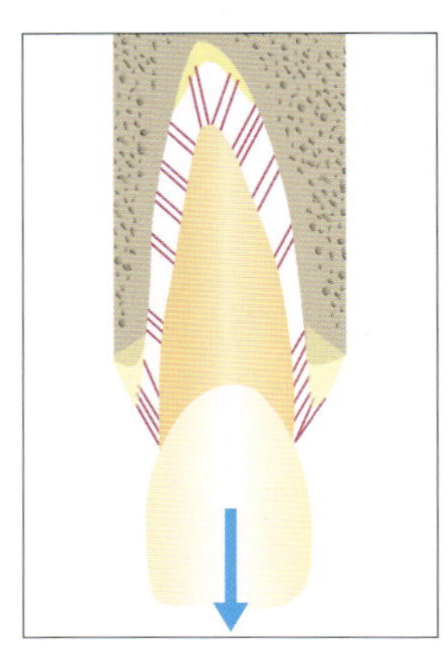

図❺ エクストルージョンによる骨の添加と矯正力。歯に矯正力が加わると、圧迫側の歯根膜には破骨細胞が現れ、骨吸収が起き、牽引側には造骨細胞が現れて骨のリモデリングが生じる。エクストルージョンでは、矯正力に抵抗する圧迫領域がほとんどないため、歯根膜全体が牽引側となり、根尖領域ならびに辺縁歯槽部に骨の添加が生じる。また、それと同時に、辺縁歯肉の歯冠側への垂直的な増加が生じる。このような骨のリモデリングを効果的に生じさせるための矯正力は持続的でなおかつ25g/㎠程度の極めて弱い力でなくてはならない（渡辺隆史，徳永哲彦（編著）：はじめてのMTM．歯界展望別冊，2011．より引用改変）

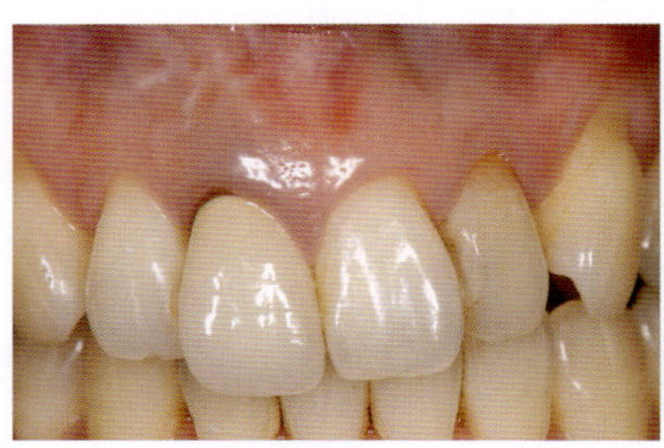

図❻a 1|初診時正面観。1|はホープレスでインプラント補綴を計画した。バイオタイプは、Thin-scallopで抜歯後の唇側骨壁の骨吸収ならびに歯肉退縮が危惧される

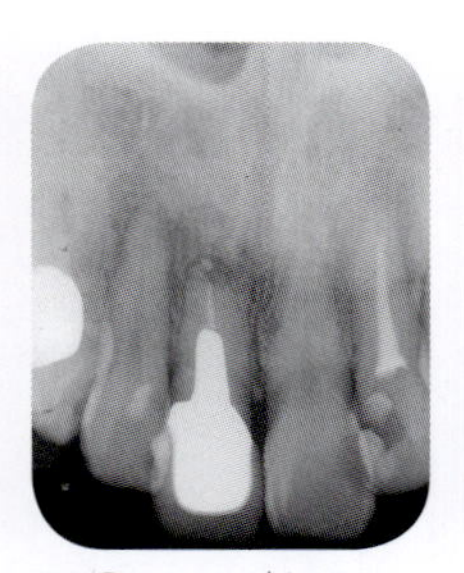

図❻b 1|初診時デンタルX線写真。歯根は短く、根尖部に透過像が認められた

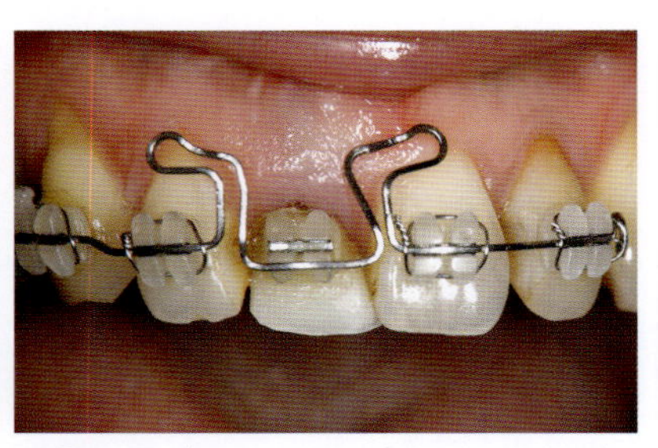

図❻c 1|エクストルージョン時正面観。インプラントサイトディベロップメント（根尖部・辺縁歯槽骨の骨添加と歯肉の垂直的な増大）を目的に、L-loopによるエクストルージョンを行った。効果的に骨と歯肉を誘導するには、持続的で極めて弱い矯正力が必要である。歯肉量が垂直的に増大しているのに注目

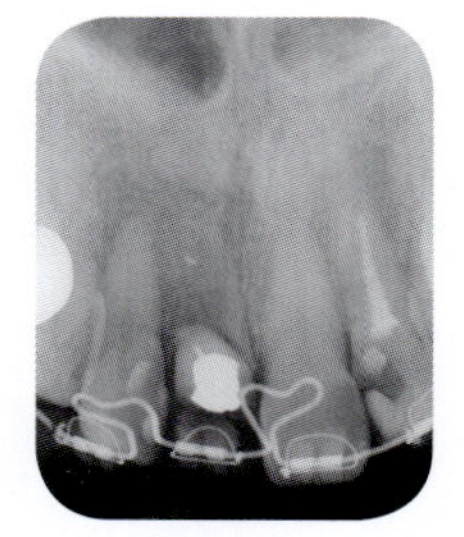

図❻d 1|エクストルージョン終了時デンタルX線写真。根尖部に十分な骨が添加されていることに注目。これはインプラントの初期固定に大きな役割を果たすだけでなく、抜歯窩とインプラント体とのギャップを小さくすることができる

方法では垂直的な歯肉量の増大は期待できても、バイオタイプまでは変えることができない。そこで筆者は、歯根を挺出させながら口蓋側へ移動し、辺縁歯肉の厚みを増してバイオタイプを改善する方法を考案した（**図7**）[8]。

まとめ

エクストルージョンを臨床応用することによって次のような改善が見込まれる。

1．辺縁歯槽骨の垂直的な骨のリモデリング
2．根尖部の骨のリモデリング
3．辺縁歯肉の垂直的な歯冠側への増大
4．舌側（口蓋側）移動を併用することによるバイオタイプの改善
5．抜歯の際に生じるインプラントと歯肉辺縁とのギャップの減少

◉

本項では、この現象を利用してインプラント埋入部位の歯頸線を揃える手法を紹介した。これらは、前歯唇側骨壁の吸収や歯肉の退縮を補償する手段として極めて有効に働くため、従来の手法に加えてエクストルージョンを会得しておきたい。

【参考文献】

1）Belser UC, Grütter L, Vailati F, Bornstein MM, Weber HP, Buser D. Outcome evaluation of early placed maxillary anterior single-tooth implants using objective esthetic criteria: a cross-sectional, retrospective study in 45 patients with a 2- to 4-year follow-up using pink and white esthetic scores. J Periodontol. 80（1）:140-151, 2009.

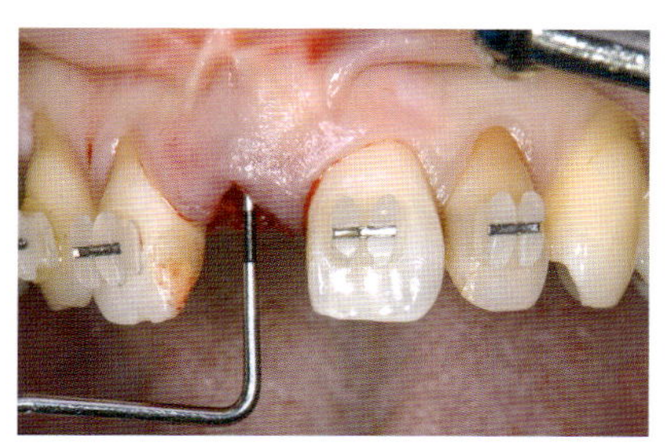

図❻e　インプラント一次手術時正面観。抜歯即時インプラント埋入を行った。ボーンサウンディングし、可能なかぎり、小さなフラップで埋入する。インプラント埋入と同時にGBRならびにCTGを行った

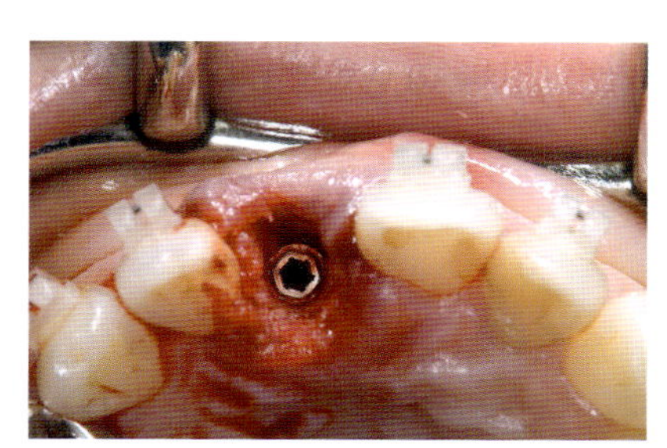

図❻f　インプラント一次手術時咬合面観。審美性を獲得するにはインプラントの三次元的な埋入位置が極めて重要である

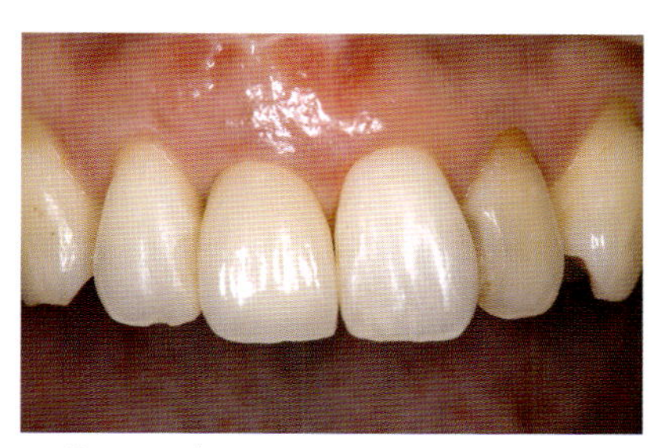

図❻g　1|術後（最終補綴物装着時）正面観。術後のわずかな歯肉退縮を見越して、|1の歯頸線より1㎜程度歯冠側に歯頸線を設定した。エクストルージョンを臨床応用することで良好な結果を得ることができた

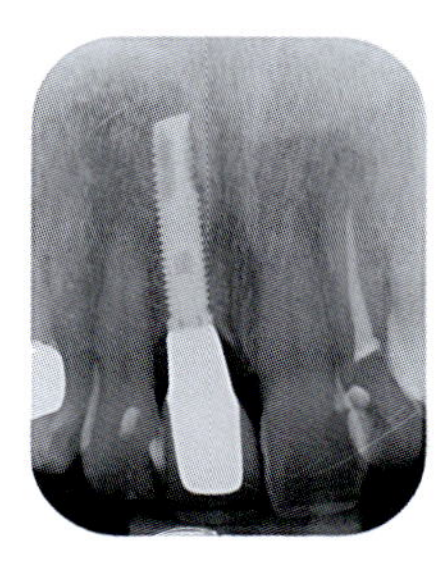

図❻h　術後８年９ヵ月のデンタルX線写真

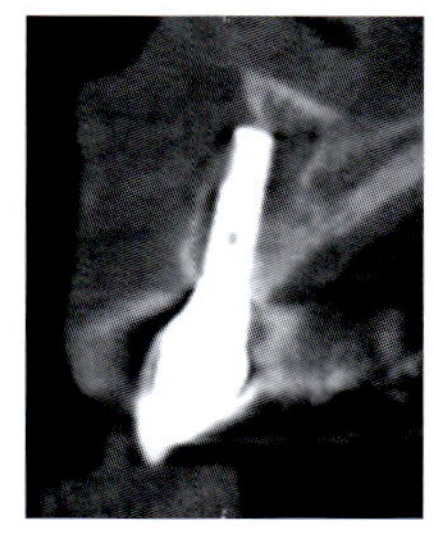

図❻i　術後８年９ヵ月のCBCT像。垂直的にも水平的にもインプラントの骨は安定した状態を保っている

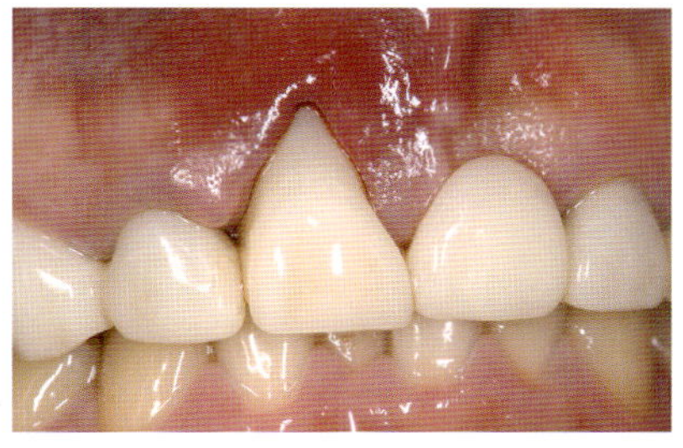

図❼a　1|初診時正面観。著しい唇側骨壁の吸収と同時に大きな歯肉退縮が認められる。根尖側にも付着歯肉は認められず、歯肉は浮腫性に炎症を起こしている

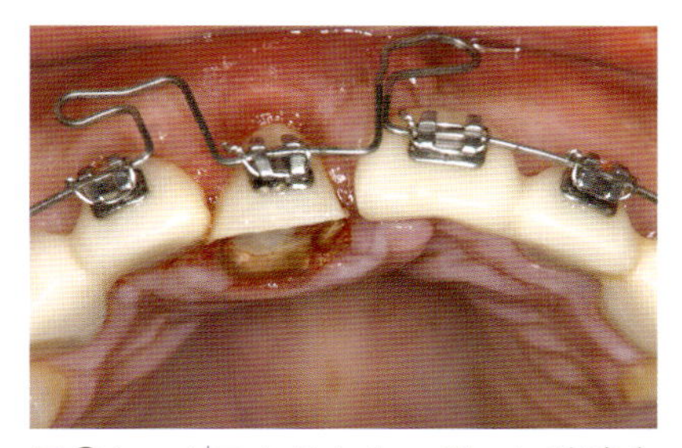

図❼b　1|エクストルージョン時咬合面観。L-loopセクショナルアーチを用い、歯根を歯冠側に牽引すると同時に口蓋側に歯体移動させた

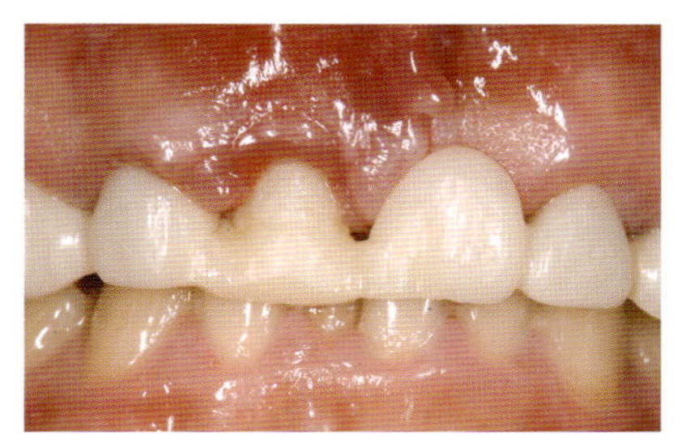

図❼c　1|エクストルージョン終了時正面観。1|唇側歯肉のバイオタイプの改善が認められる。CTGは行っていない

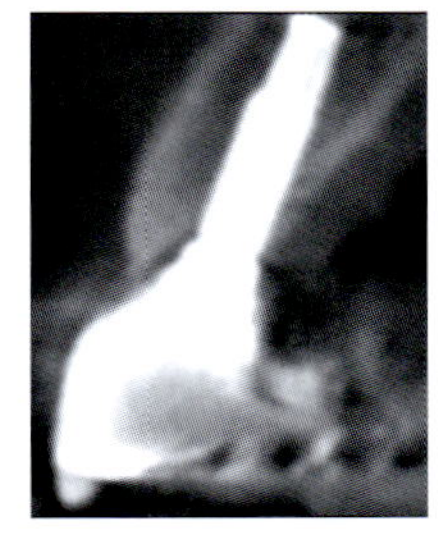

図❼d　術後４年。CBCT像。唇側骨壁の厚みに注目。エクストルージョンと口蓋移動の後、抜歯即時インプラント埋入を行った。インプラントと同時に、新たにできた唇側の骨壁を利用してGBRを行っている

2）Fürhauser R, Florescu D, Benesch T, Haas R, Mailath G, Watzek G. Evaluation of soft tissue around single-tooth implant crowns: the pink esthetic score. Clin Oral Implants Res. 16（6）: 639-644, 2005.

3）Linkevicius T, Puisys A, Linkeviciene L, Peciuliene V, Schlee M. Crestal Bone Stability around Implants with Horizontally Matching Connection after Soft Tissue Thickening: A Prospective Clinical Trial. Clin Implant Dent Relat Res. 17（3）: 497-508, 2015.

4）Paolantonio M, Dolci M, Scarano A, d'Archivio D, di Placido G, Tumini V, Piattelli A. Immediate implantation in fresh extraction sockets. A controlled clinical and histological study in man. J Periodontol. 72（11）: 1560-1571, 2001.

5）Botticelli D, Berglundh T, Lindhe J. Hard-tissue alterations following immediate implant placement in extraction sites. J Clin Periodontol. 31（10）: 820-828, 2004.

6）Mantzikos T, Shamus I. Forced eruption and implant site development: an osteophysiologic response. Am J Orthod Dentofacial Orthop. 115（5）: 583-591, 1999.

7）Salama H, Salama M. The role of orthodontic extrusive remodeling in the enhancement of soft and hard tissue profiles prior to implant placement: a systematic approach to the management of extraction site defects. Int J Periodontics Restorative Dent. 13（4）: 312-333, 1993.

8）Watanabe T, Marchack BW, Takei HH. Creating labial bone for immediate implant placement: a minimally invasive approach by using orthodontic therapy in the esthetic zone. J Prosthet Dent. 110（6）: 435-441, 2013.

Question 26

「審美性と清掃性を考慮したアバットメントの形態と上部構造について教えてください」

Kiyokazu MINAMI
南 清和
大阪府・ミナミ歯科クリニック

前歯部インプラントの上部構造を審美的に作製するには、適切な位置に埋入しなければならない（表１、図１）。埋入直後からプロビジョナルレストレーションでティッシュマネジメントを行い、歯肉が治癒したのち、アクセスホール付きセカンドプロビジョナルレストレーションを作製し、装着する。

経過観察後、カスタムインプレッションコーピングを作製し、印象採得にてプロビジョナルレストレーション形態を再現したガム模型を作製する。その模型よりアバットメントとサードプロビジョナルレストレーションを作製および装着する。

アバットメントは、ディスカラーレーションの見地からはジルコニアアバットメントが有利であるが、強度を考えるとチタンアバットメントが適応となる。ディスカラーレーションの発現には、歯肉の性状により差異があるため、適正を考慮しなければならない。また、最初に上部構造がオー

表❶　審美性を考慮したインプラントの埋入条件。近遠心的、垂直的、唇舌的に条件がある（参考文献[1, 2]より引用改変）

Mesio-Distal placement（近遠心的）
• インプラントと隣接歯間で２mm離す • インプラントとインプラント間で最低でも３～４mm離す
Apico-coronal placement（垂直的）
• インプラントのネックを最終補綴物のマージンから３～５mm根尖側に
Facio-lingual placement（唇舌的）
• インプラント頂部の外側カラーを、隣接歯の歯頸線を結んだ線から２mm内側に頬側骨壁の厚さを少なくとも２mm確保する

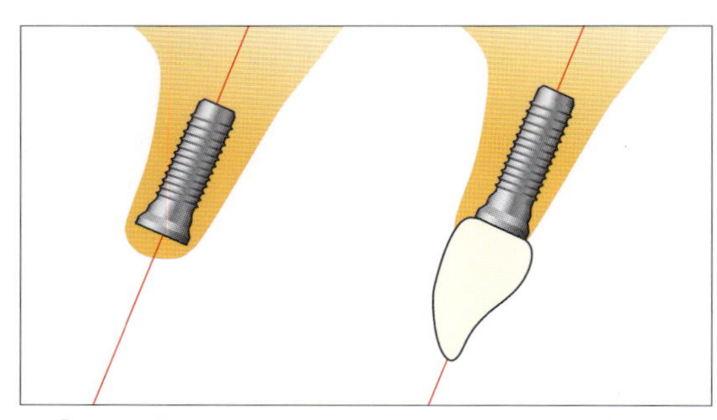

図❶　理想的な頬舌的埋入ポジション。頬側骨壁の厚さを少なくとも２mm確保し、やや口蓋側よりほぼ基底結節付近、歯根方向に平行に埋入する。インプラントの頬舌的な支持骨は長期的に安定する

症例１

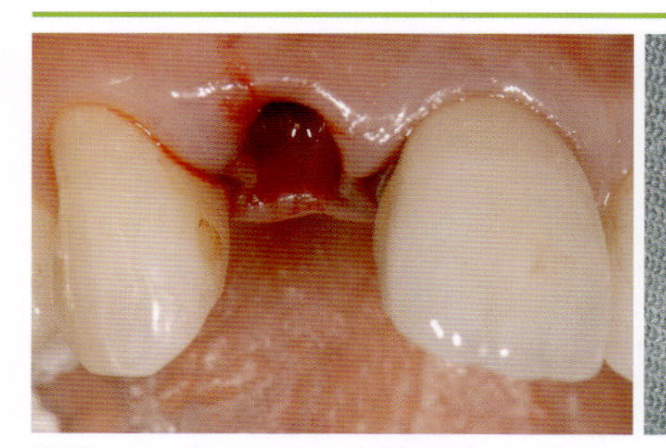

図❷　41歳、女性。歯根破折にて抜歯

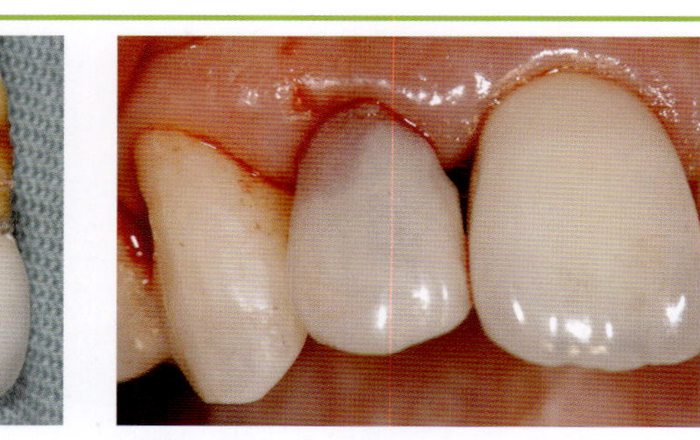

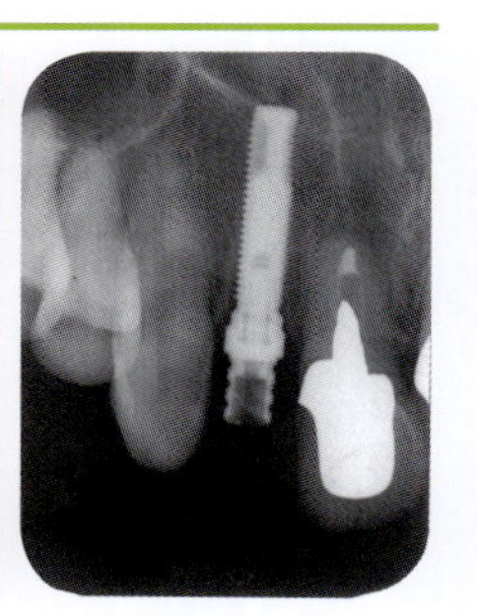

図❸　即時プロビジョナルレストレーションを作製

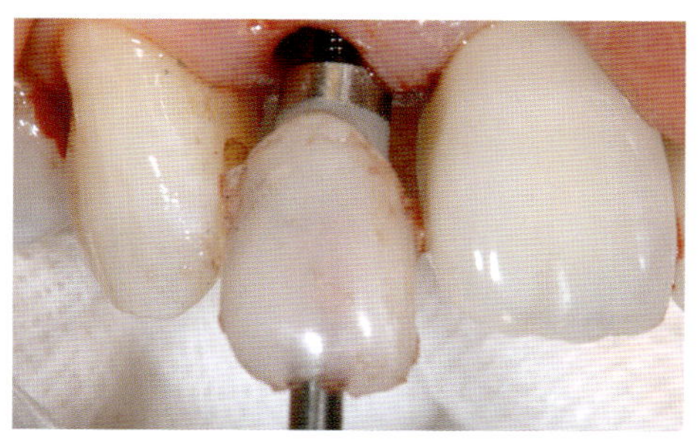

図❹　撤去後の形態修正が重要

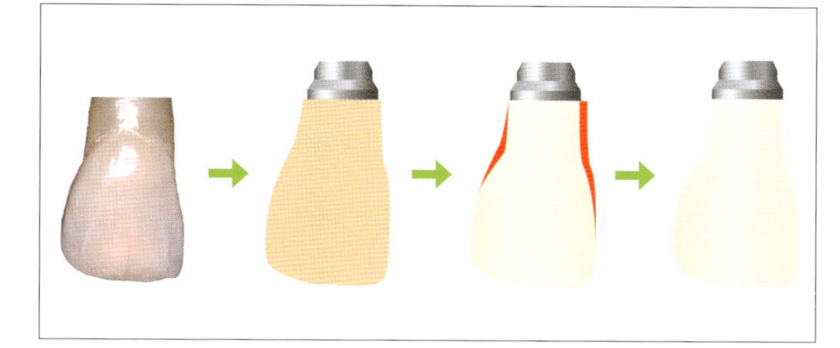

図❺　プロビジョナルレストレーションの立ち上がりをストレート形態に仕上げる

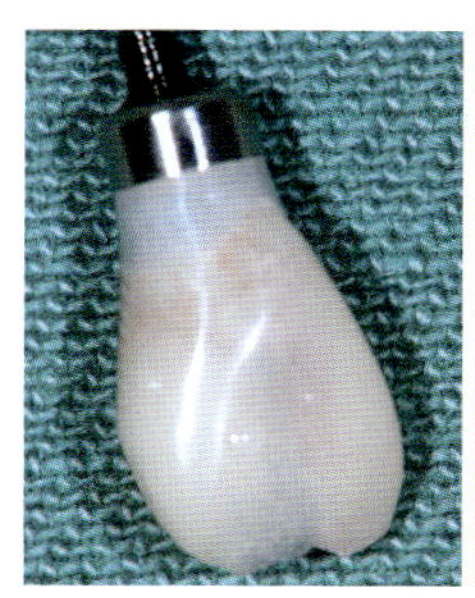

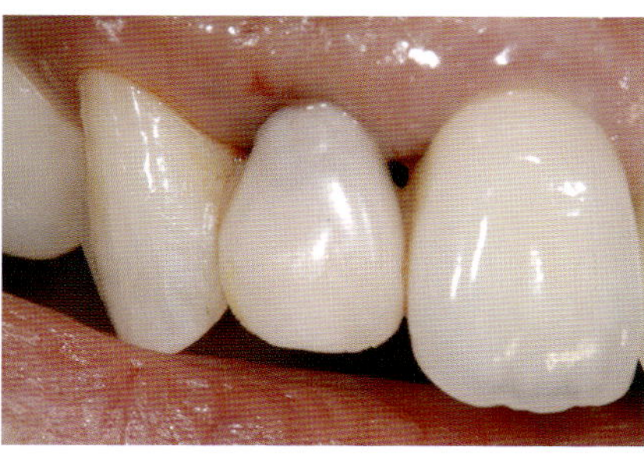

図❻　プロビジョナルレストレーション埋入時に最終形態に模倣すると、治癒過程において歯肉退縮を起こす可能性がある

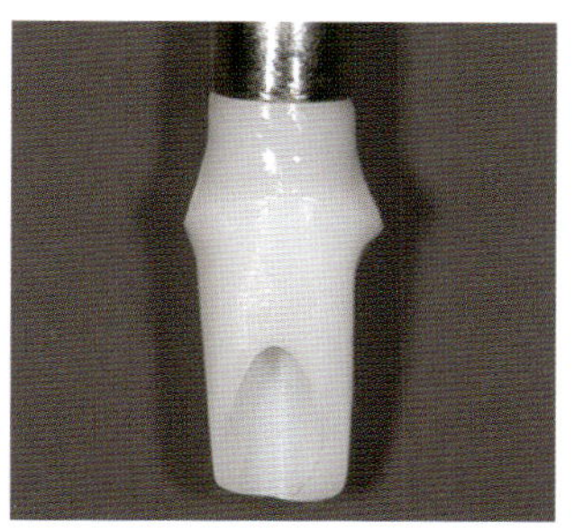

図❼　アバットメント貫通部の形態は、ストレート形態にて作製

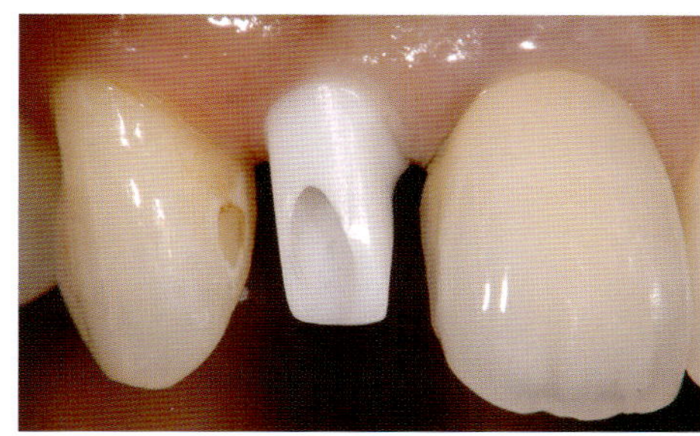

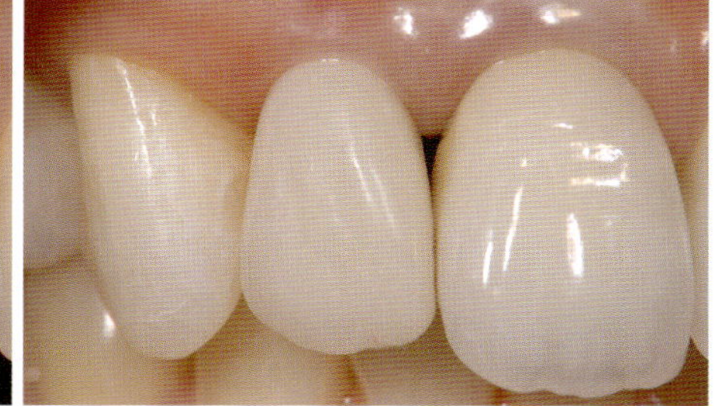

図❽　マージンは、歯肉縁下0.8～1㎜に設定する

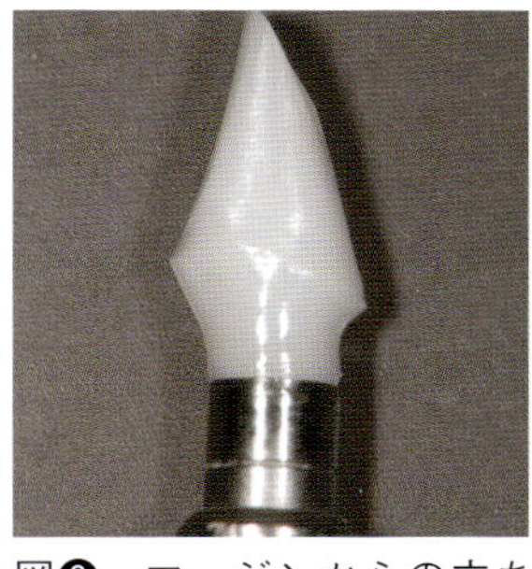

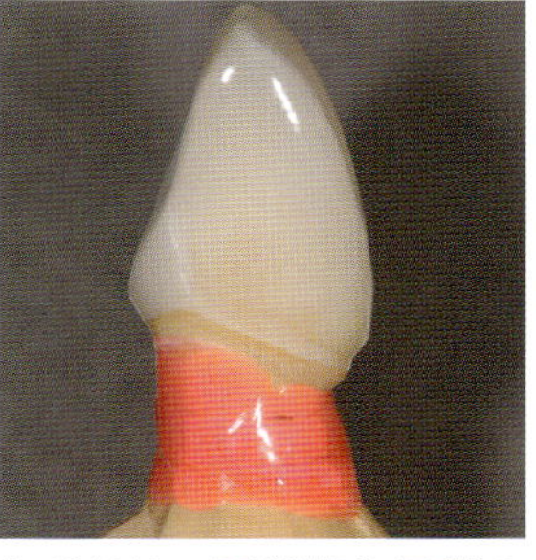

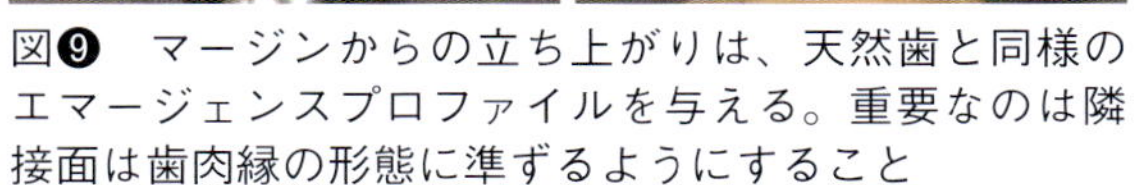

図❾　マージンからの立ち上がりは、天然歯と同様のエマージェンスプロファイルを与える。重要なのは隣接面は歯肉縁の形態に準ずるようにすること

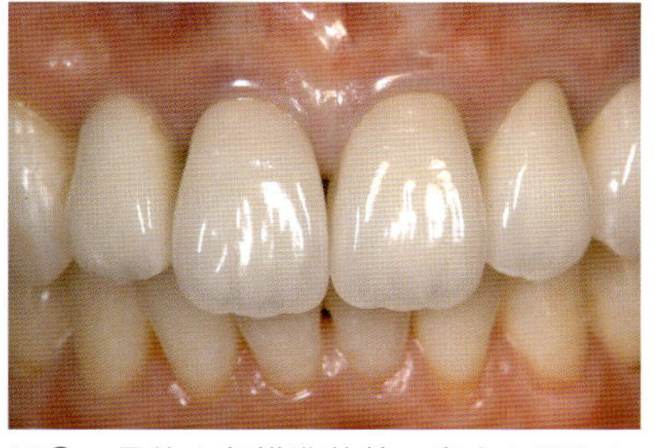

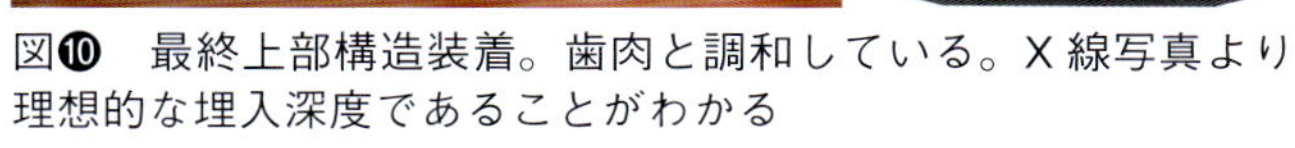

図❿　最終上部構造装着。歯肉と調和している。X線写真より理想的な埋入深度であることがわかる

ルセラミックスで二ケイ酸リチウムかジルコニアよるレイヤリングテクニックを用いて作製されたかによって、アバットメントの選択は変わってくる。二ケイ酸リチウムであれば、アバットメントの色調に影響するため、ジルコニアアバットメントの使用を推奨する。上部構造がジルコニアの場合は、アバットメントの色調はマスキングされるため、いずれの材質でも問題ない。

本項では、インプラント埋入手術２症例（症例１：**図２～10**、症例２：**図11～21**）をとおして、審美性および清掃性を考慮したアバットメントの選択について考察する。

症例２

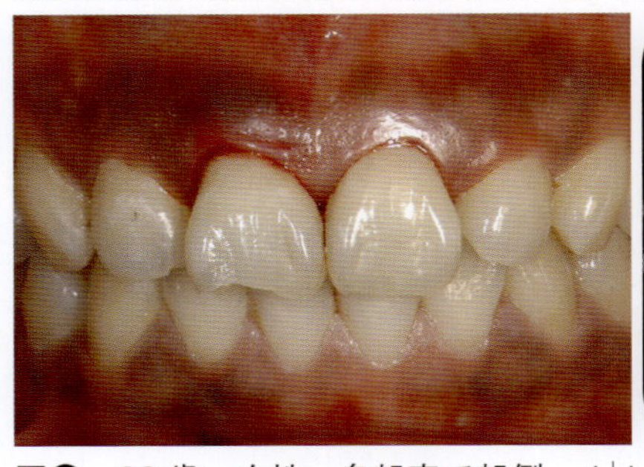

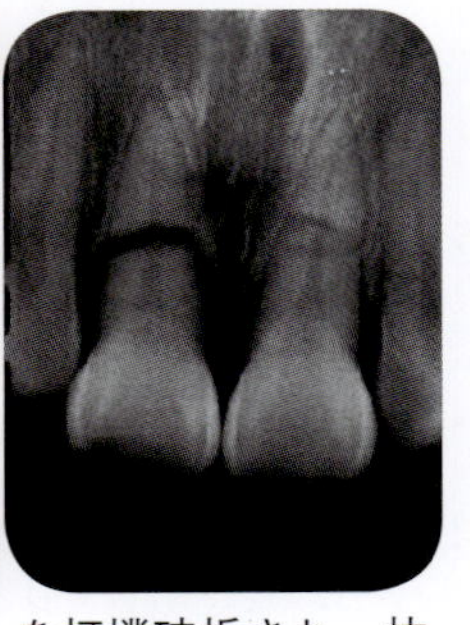

図⓫　32歳、女性。自転車で転倒、1|1 を打撲破折され、抜歯即時インプラント埋入を施術

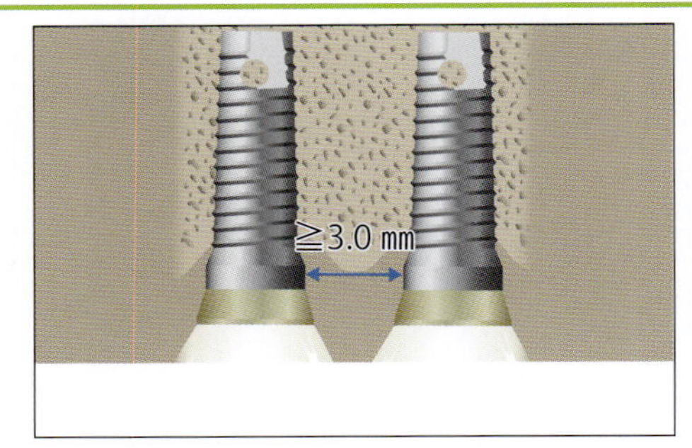

図⓬　隣接するインプラントの距離は、平均３mm以上が望ましい

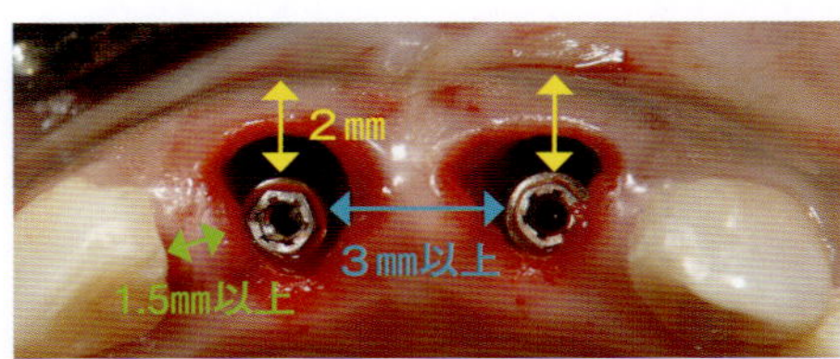

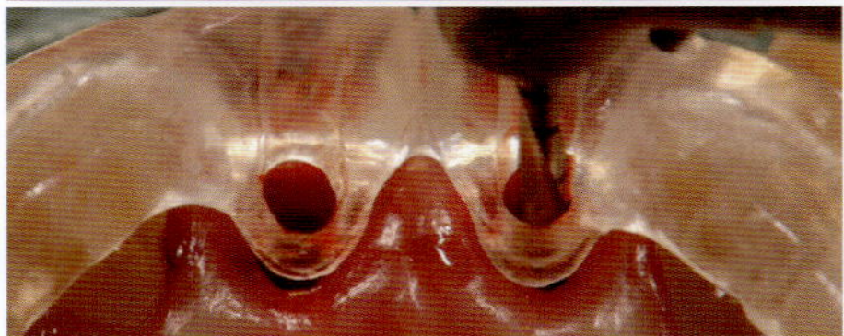

図⓭　症例によりサージカルガイドを使用し、原則に従って適正な位置にインプラントを埋入する。オペ時は隣接間の骨の保存に努める。隣接間骨を保存することで、歯間乳頭が温存される

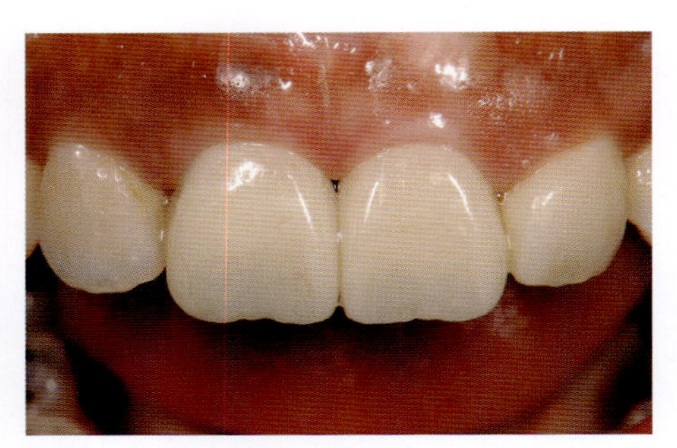

図⓮　セカンドプロビジョナルレストレーション。歯肉形態が適正である

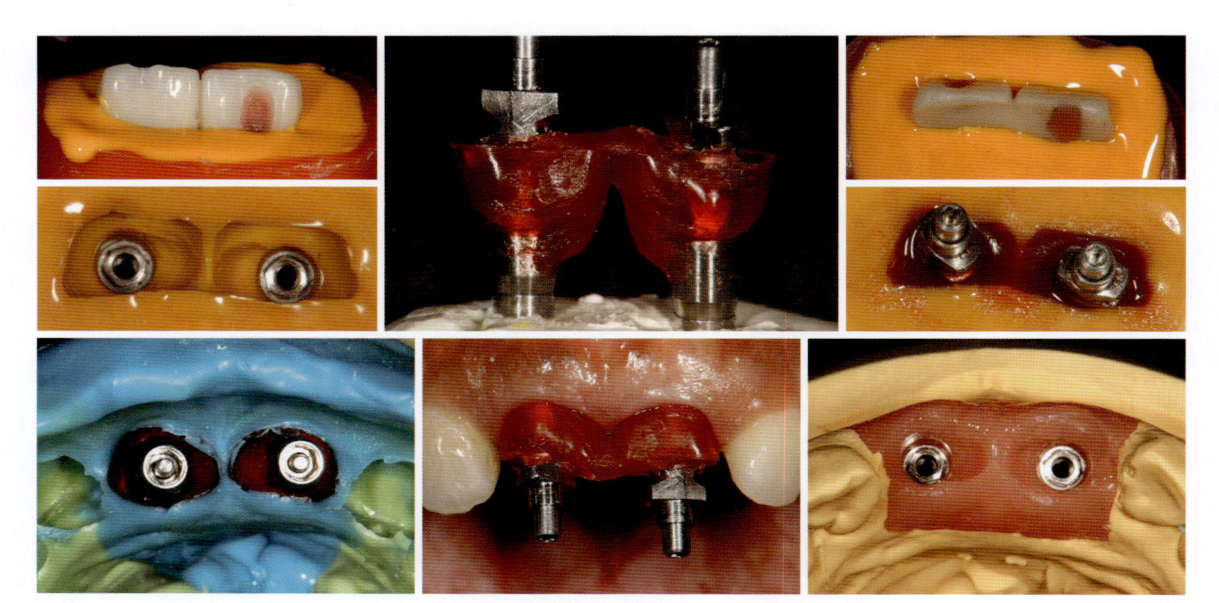

図⓯　セカンドプロビジョナルレストレーションの歯肉形態を、カスタムインプレッションコーピングにて印象採得

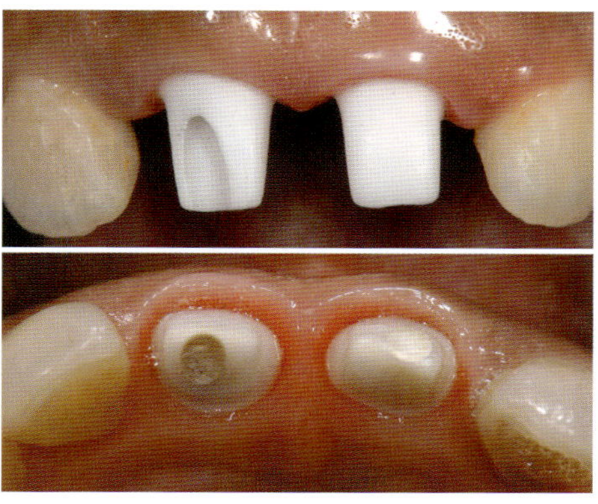

図⑯　ジルコニアアバットメントを装着

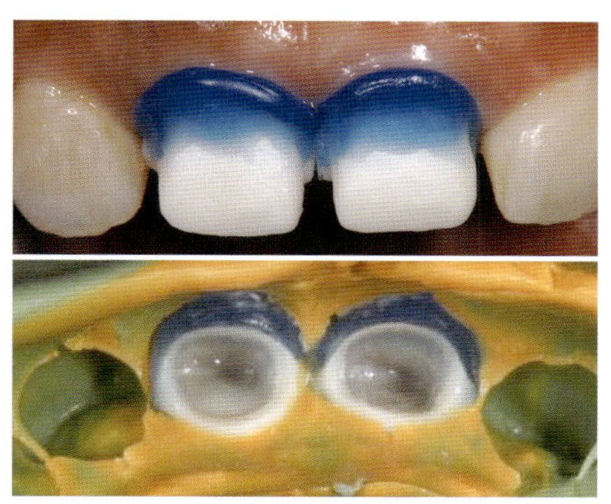

図⑰　外冠形態のサードプロビジョナルレストレーションの歯肉形態を、ジルコニアフレームにソフトワックスを馴染ませて、シリコーンにて取り込み印象を行う

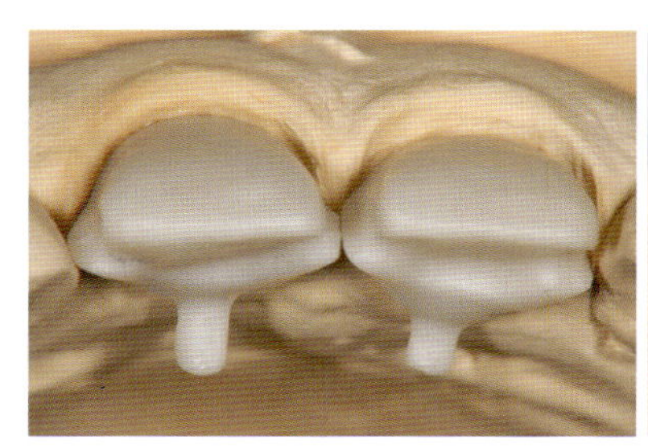

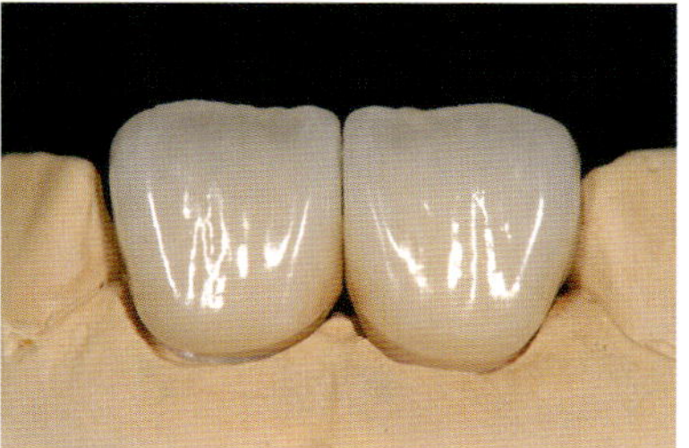

図⑱　形態が印記された模型にて、ジルコニアフレームにポーセレンをレイヤリングする

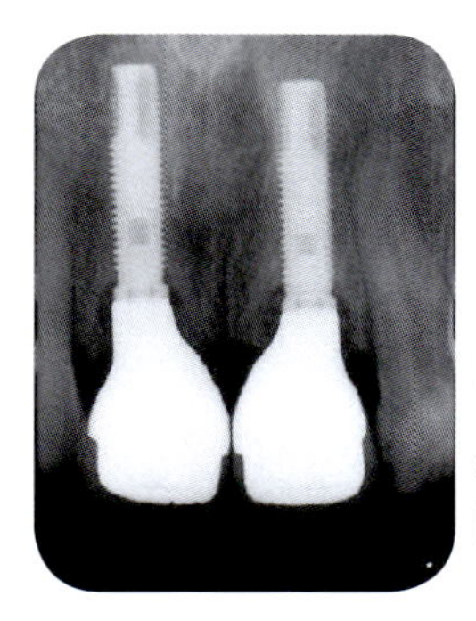

図⑲　インプラント間の距離が十分確保できて、隣接間の骨が保存されている

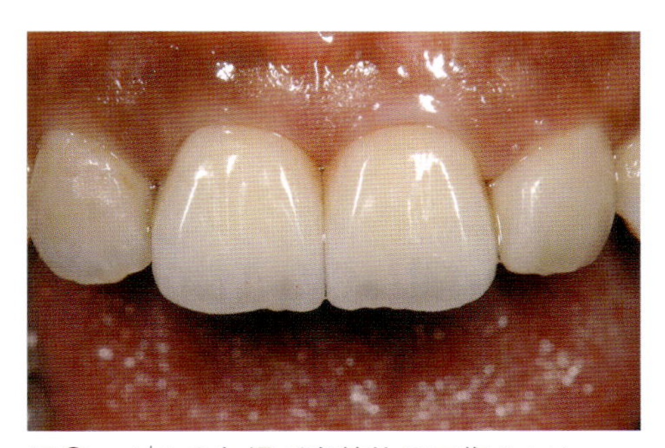

図⑳　1|1 の欠損が審美的に回復された

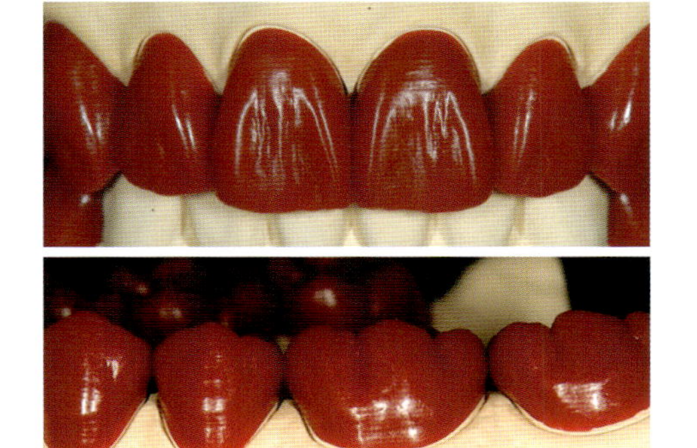

図㉑　生体に調和する補綴物の軸面形態はエンブレジャー（歯間鼓形空隙）が重要。前歯部では審美性を考えて、閉じた形態に。臼歯部においては、清掃性を考えて開いた形態で対応する

【参考文献】

1）Jovanovic SA, Paul SJ, Nishimura RD : Anterior implant-supported reconstructions : A surgical challenge. Pract Periodont aesthet Dent, 11（5）: 551-558, 1999.

2）Saadoun AP, LeGall M, Touati B : Selectionand ideal tridimentional implant position for soft tissue aesthetics. Pract Periodont aesthet Dent, 11（9）: 1063-1072, 1999.

Question 27

「ガイデッドサージェリーを用いた理想的なインプラントの埋入ポジションを教えてください」

Yoichi OGAWA
小川洋一
東京都・東京ステーション歯科クリニック

ガイデッドサージェリーの歴史

近年普及しているデジタルデンティストリーのなかでも、ガイデッドサージェリーはインプラント治療に多く貢献している。

はじめにインプラント埋入位置の診査方法について変遷を振り返りたい。初めは、オルソパントモとラジオグラフィックガイドを用いた診断である。この場合の診断は、当然平面的な二次元の診断しか行えず、この診断を基に製作されたサージカルテンプレートも二次元的な情報のみを反映するガイドとなっていた。筆者はこの時期を診断の黎明期と考えている。

コンピュータを用いた三次元的診断の歴史は古い。1993年、インプラントの診断をコンピュータ上で行うことに特化した解析ソフト「SIN/Plant」が開発され、1996年にわが国で臨床応用が開始、この時期をインプラント三次元的埋入診断の第一世代と考えている。

しかし、大きな課題として、診断結果を埋入手術時にガイドするためのサージカルテンプレートの精度には若干の誤差が伴った。この時代の手法は、術者がコンピュータ上で診断した三次元的埋入診断の結果である距離や角度を、技工操作で間接的に具現化する方法しか存在しなかったからである。

その後、2000年にSIMPLANT（デンツプライシロナ）での解析結果を直接的にサージカルテンプレートとして製作することが可能となった。この時期をインプラント三次元的埋入診断の第二世代と呼ぶことができよう。

すなわち、解剖学的形態と、術者が診断した三次元的な埋入計画の2つをデジタルデータ化し、埋入診断のデジタルデータを用いて直接サージカルテンプレートを製作することのできる「サージガイドシステム」が臨床応用されるようになったのである。

診断結果を直接的に具現化することのできるサージガイドシステムであるが、ガイド可能な三次元的成分は、近遠心的位置と角度、頬舌的位置と角度の4つの成分である。診断した埋入深度をガイドすることはできないため、埋入深度は術中に術者が目視にて決定することが求められた。

2008年、インプラント埋入において必要とされる三次元的構成成分である近遠心的位置と角度、頬舌的位置と角度、深度、回転の6つの成分を的確にガイドすることが可能なシステムとして、Biomet社から「ナビゲーターシステム」が開発され臨床応用された。この時期が第三世代である。

位置、角度、深度のガイドが可能となったことで、フラップレスによる埋入ばかりでなく、埋入計画をもとにした術前のプロビジョナルレストレーションの製作が可能となった。

埋入深度をガイドシステムでコントロールするためには、各インプラントシステムに対応した専用の形成ドリル、インプラント埋入に際しての専用マウントが必要となる。

現在では、ガイドシステムは各インプラント専用のシステムとして進化し、各メーカーから解析ソフトとガイドシステムが提供されている。CTと解析データ、口腔内スキャナーのデータ、CAD/CAMテクノロジーの融合はデジタルデンティストリーを進化させ、現在は第四世代といえよう。

上記のことから、ガイデッドサージェリーを応用するにあたり、埋入の位置と角度のみをガイドする場合は、既存のドリルシステムに汎用性のあるガイドを用いることで応用できる。埋入の位置、角度、埋入深度をガイドさせるためには、使用するガイドシステム専用のドリルシステムが必要であり、フラップレス埋入も可能になる。

なお、上部構造をCAD/CAMを用いて埋入前に製作するためには、それぞれのインプラントメーカーのプロトコルに準じる。

インプラントの埋入ポジションを適切に設定するために

インプラントの埋入ポジションは、以下の２つの要素に影響を与える。

- **埋入時の安全**

インプラント外科を安全に行うにあたり、重要な要素となる。

- **予知性**

三次元的埋入ポジションは、インプラント治療の予知性を左右する。

補綴的な要素としては、インプラントとその周囲骨へ伝達される荷重である。歯周的な要素としては、インプラント周囲組織の環境が重要である。

また、インプラント埋入診断を行う際には、外科的な安全以外にも、前述した補綴的要素と歯周的要素を併せて診断しなければならない。症例によっては、外科的要素を満たしていても、補綴的、歯周的要素を満たしていない場合もあり、骨造成などの付加的処置の必要性など注意深い診断が必要である。そして、ガイデッドサージェリーを応用する際には、埋入手術時に口腔内で埋入ポジションを変更できないことを把握しておきたい。

CTのデータのみでインプラントの埋入ポジションを正確に診断することは、ある程度の経験値を要するのではなかろうか。とくに、埋入予定部位付近に金属を用いた修復物が装着されている場合、アーチファクトの影響で、欠損部の正確な解剖学的形態の把握が困難な症例は少なくない。従来であれば、埋入時に骨形態を実際に観察し、適切な修正を加えていたが、ガイドを用いたフラップレス埋入ではそれが不可能である。

すなわち、精度の非常に高い埋入が可能なガイドシステムを用いたとしても、埋入の三次元的ポジションが診断の時点で間違っていれば、良好な結果を獲得することはできない。デジタルデータのみで埋入ポジションを決定するのは、難易度が高い。

ガイデッドサージェリーを臨床に応用する

1．前歯部審美領域

ガイデッドサージェリーを前歯部審美領域に応用するためには、どんなことに注意をすればよいのであろうか。前歯部のインプラントには審美的な歯肉形態の獲得が大きな要件であり、良好な長期予後とは獲得した歯肉形態の維持といえる。これを満たすために必要な条件とは、歯肉形態を獲得し、長期的に維持することが可能なインプラント周囲の骨形態の維持といえよう。

これを実現するためには、インプラントを三次元的に適切な位置に埋入し、同時にインプラント周囲に十分な骨を確保する必要がある。前歯部審美領域の症例を長期的に成功させるために必要な要素を、症例を通じて考察したい。

本症例は2009年、1|根尖部周囲の腫脹を主訴として来院（**図１**）。プロービングの結果、唇側中央部に11㎜の歯周ポケットを認め、歯根破折と診

インプラント

◆前歯部審美領域に ガイデッドサージェリーを応用してインプラントを埋入した症例

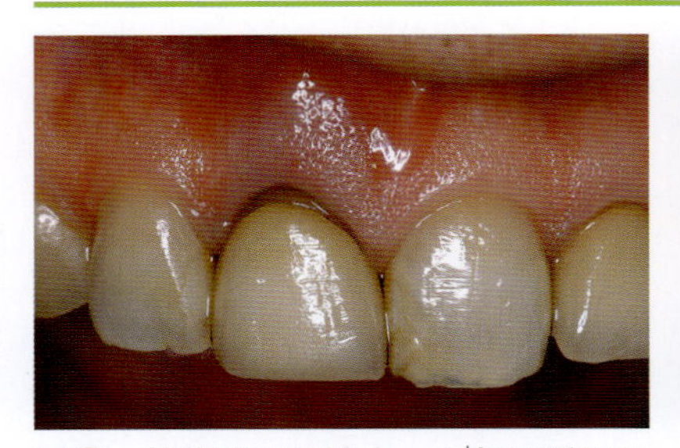
図❶　初診時の口腔内。1|部の腫脹を主訴に来院

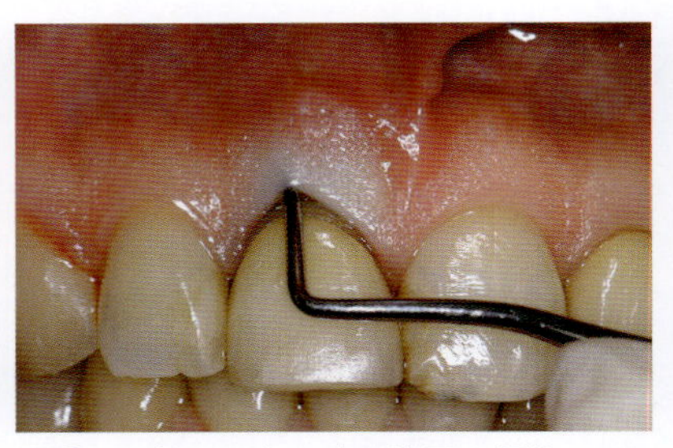
図❷　プロービングの結果、幅約２㎜、深さ11㎜の骨吸収を認め、歯根破折と診断した

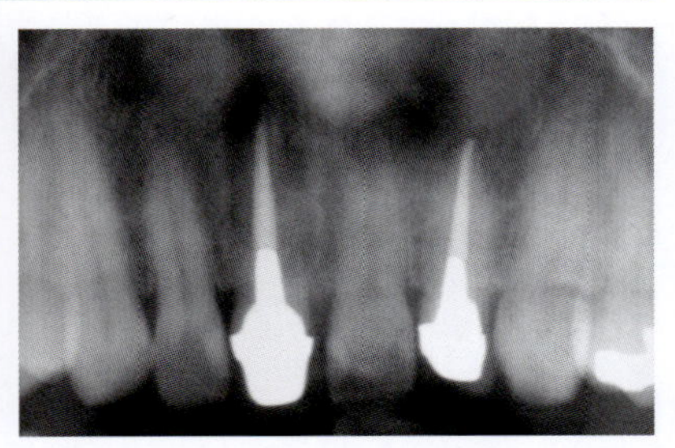
図❸　術前Ｘ線写真。根尖部に大きな透過像を認める。歯頸部近遠側の骨の高さは確保されている

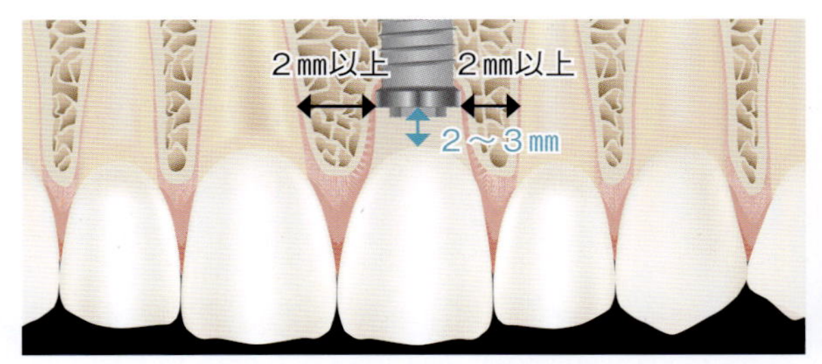

a：インプラント唇側面観

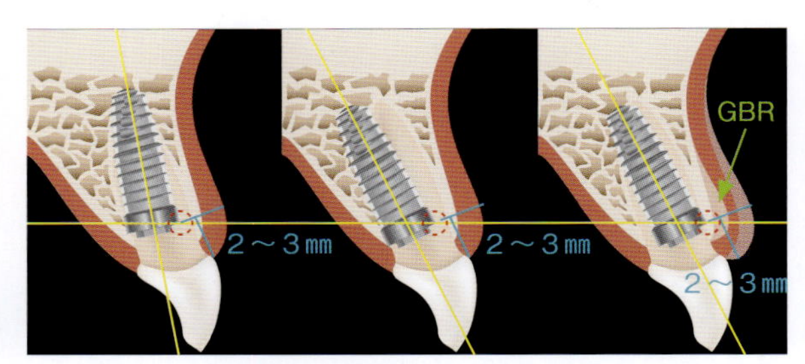

b：インプラント方向

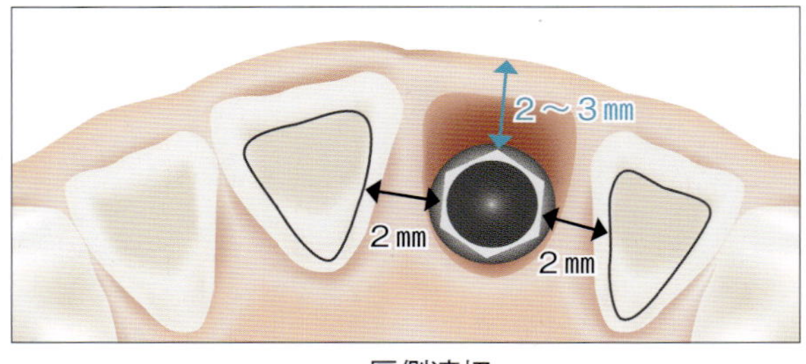

c：唇側適切

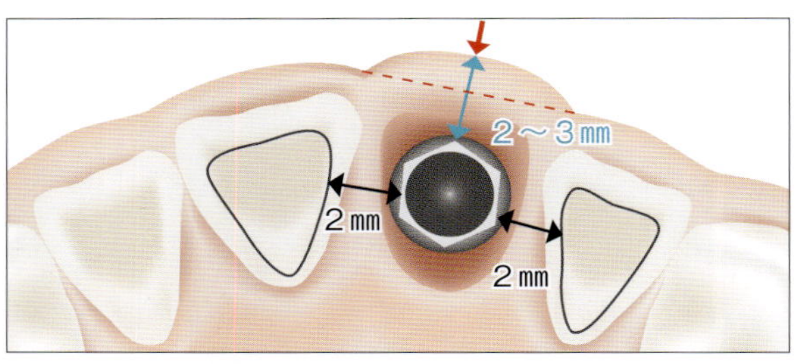

d：唇側不適切

図❹　前歯部において、審美的条件を満たすために必要なインプラントのポジションと歯槽骨の関係。審美的な歯肉形態を長期間維持安定させるためには、残存歯周囲の水平的な連続性も必要となる。dは歯肉の幅は確保されているが、連続性が損なわれているため、予知性が低い

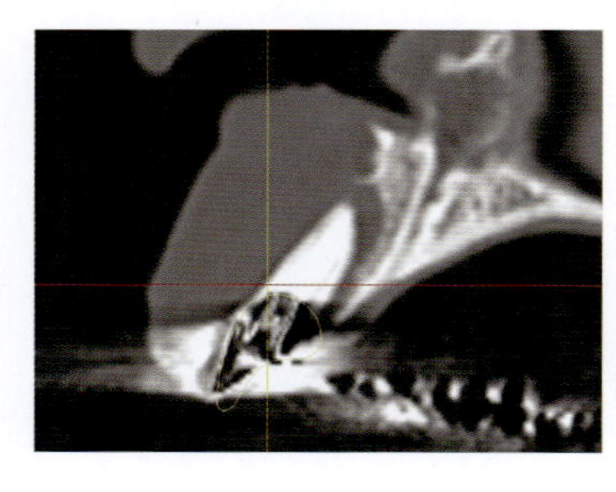
図❺　術前CT像。歯根周囲に骨の破壊を認めるも、骨破壊の幅が限局的であるため、抜歯即時埋入の計画を立案した

断した（**図２、３**）。抜歯即時埋入によるインプラント治療を計画した。

インプラントの三次元的埋入ポジションを診断するにあたり、インプラント周囲の骨を唇側、両隣在歯側の骨に分けて考え、以下の報告を参考にした。

Grunder[1)]は唇側では最低２㎜、Saadoun[2)]は隣在歯間に最低1.5㎜の骨が必要との報告し、埋入深度は獲得したい歯肉辺縁から３㎜とKois[3)]は報告している。これらの条件に加え、筆者はインプラント周囲の骨形態が隣在歯周囲の骨形態の連続性を損なわないことも、骨の保全に重要な因子と考えている（**図４**）。

上記の条件、CT像（**図５**）をもとに埋入位置を診断し、サージガイドを製作した。本症例では補綴装置によるアーチファクトがCT像の精度に影響を与えたが、上記の位置関係を慎重に診断した。そして、診断した三次元的埋入ポジションの

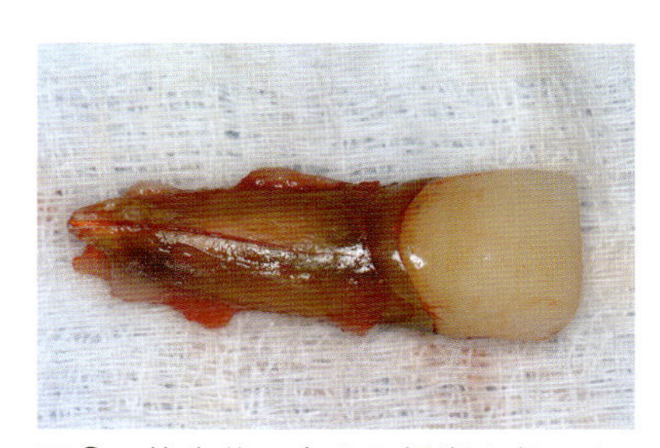

図❻　抜歯後、十分な掻爬を行った。歯頸部から根尖部までの破折が確認できる

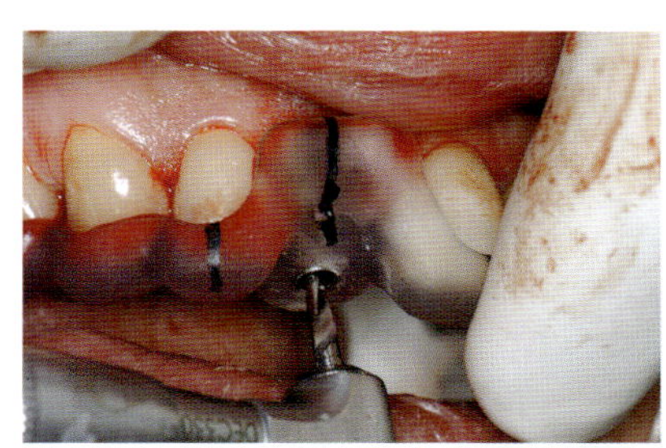

図❼　埋入計画に基づいて製作した歯牙支持タイプのサージガイドを用いて、ドリリングを行った

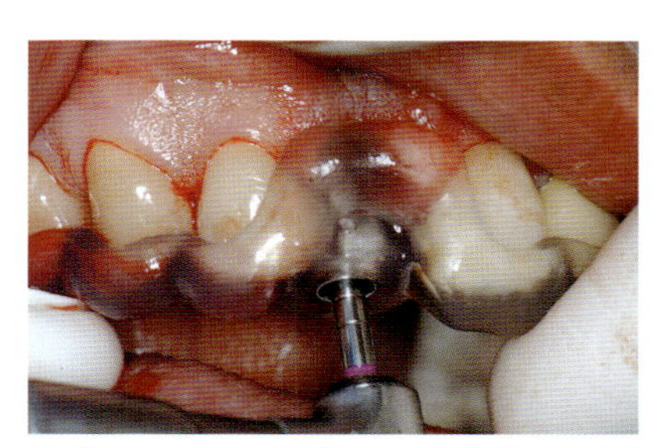

図❽　テーパー形状のバーを用いる際には、ガイドの支持方向に遊びが生じるため十分注意する

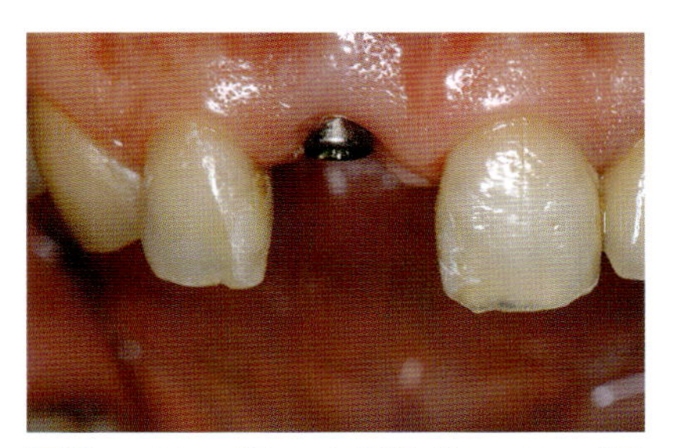

図❾　インプラント埋入後、インプラントと抜歯窩のギャップに十分な量の自家骨を填入し、治癒を待った

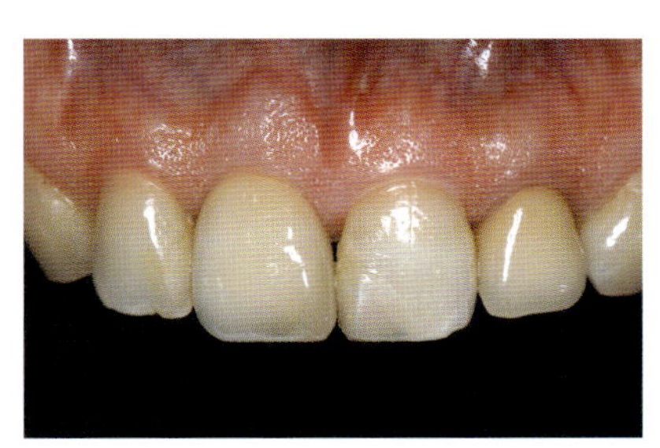

図❿　最終補綴物装着後の口腔内。歯間乳頭の形態も良好であり、審美的に満足のいく治療結果が得られた

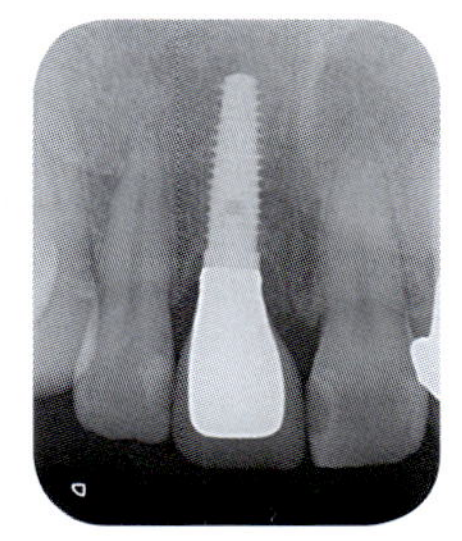

図⓫　インプラントが理想的なポジションに埋入された最終補綴装着後のX線写真。周囲骨は健全である

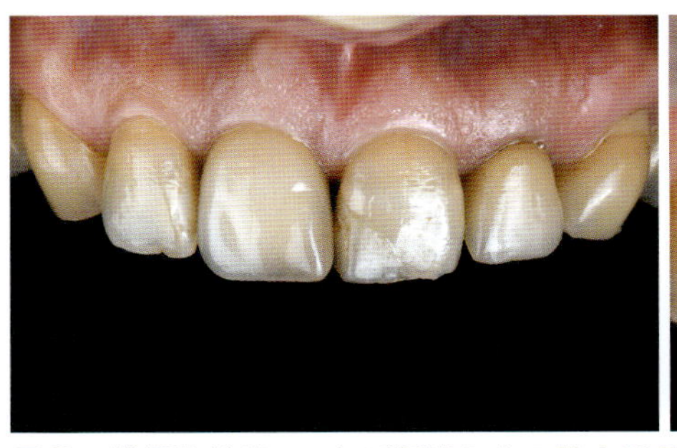

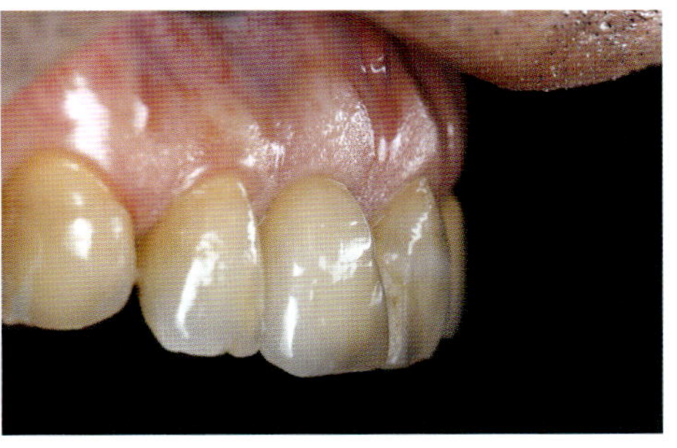

図⓬　補綴装着後10年が経過した口腔内所見。変化のない健全な周囲組織が確認できる。側方から観察すると、インプラント歯頸部の形態は天然歯部と同様に自然な形態を維持していることがわかる

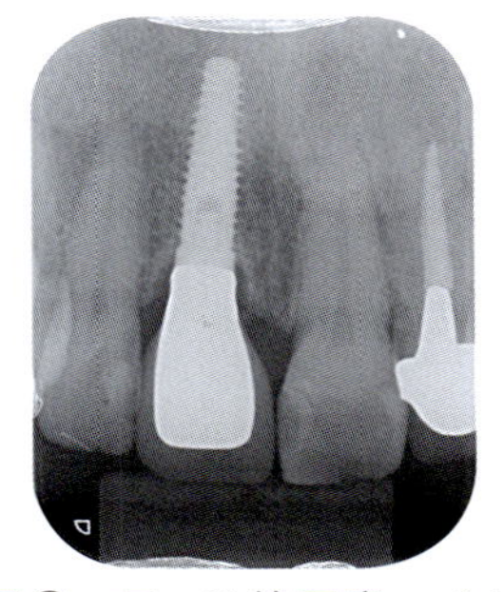

図⓭　同、X線写真。インプラントを囲むように骨梁が明瞭で健全な歯槽骨を確認できる

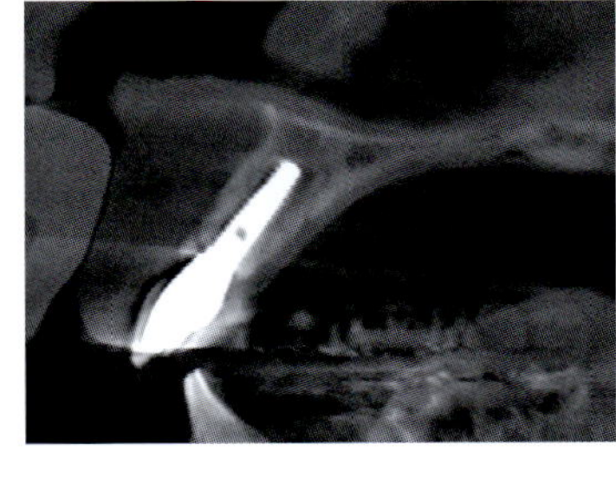

図⓮　同、CT像。インプラントの唇側部に移植した骨が十分な厚さで保存されていることが確認できる

データをもとにサージガイドの製作を依頼した。

その後、サージガイドを使用し、抜歯後即時にインプラントの埋入を行った（**図6～11**）。本症例に使用したサージカルガイドでは、埋入深度のコントロールはできないため、埋入深度は埋入外科時に歯肉辺縁を基準に3㎜根尖側に設定した。

骨接合が得られた後、通法に従って上部構造の製作と締結を行った。

術後10年が経過した2019年の口腔内とX線写真の所見（**図12、13**）から長期的に良好な結果が得られ本書のテーマである「美しさと機能性の共存」が達成できたと考えられる。

また、予後のX線写真とCT像（**図14**）の所見からインプラント周囲骨のが保存されていることがわかる。このことが審美的に良好な歯肉形態が長期安定している理由と考えられ、同時に適切なインプラント埋入ポジションの重要性が示唆される。

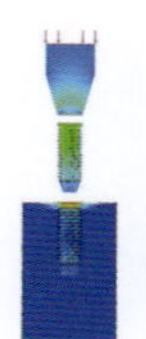
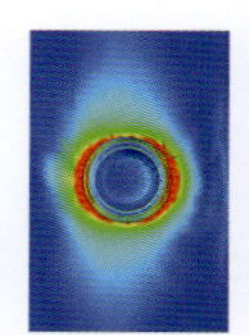
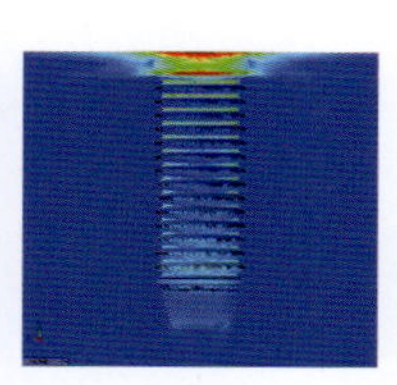
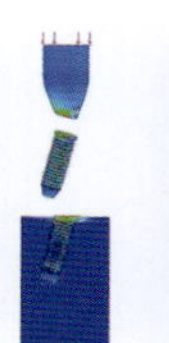
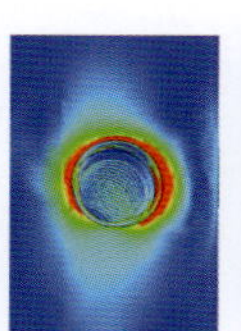
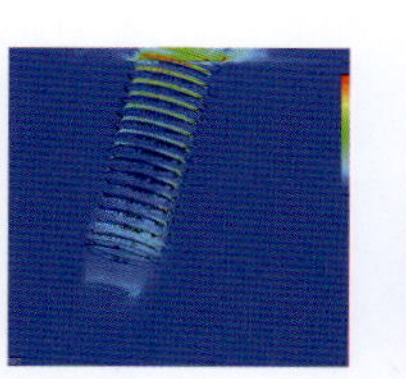
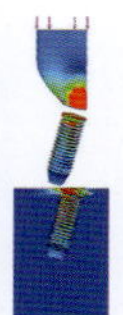
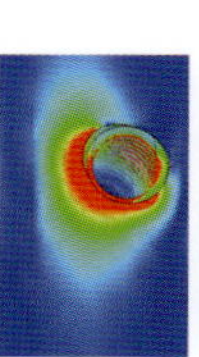
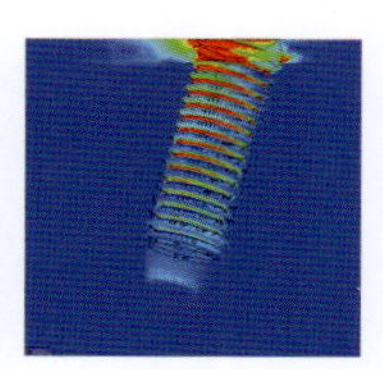

図⑮　有限要素解析の結果、インプラントの三次元的埋入方向と機能咬頭との位置関係の相関は、インプラント周囲骨に加わる応力に影響を与えることがわかる

2．臼歯部における注意点

臼歯部におけるインプラント埋入で注意すべき点は何であろうか。長期予後の獲得の条件として、インプラント周囲骨の保存があるとするならば、インプラントとその周囲骨に加わる荷重のコントロールは大切な要素となる。

Tawil[4]は、長期にわたる安定とは骨接合と咬合荷重の均衡であると述べている。Esposito[5]も過重負担は失敗の原因の多くを占めると報告し、他の多くの研究者も荷重のコントロールの重要性を報告している。また、筆者[6]も2013年にインプラントの長軸と機能咬頭のなす角度の違いがインプラント周囲骨に与える影響について検証し（**図15**）、咬合荷重がインプラント長軸からずれると、インプラント周囲骨へ伝わる力が増大することを報告した。つまり、荷重のコントロールは、インプラントの埋入ポジションと相関する。したがって、インプラント埋入ポジションの診断は、上部構造の形態を明確にしてから行う。

臼歯部症例（**図16～26**）では、CT撮影データに診断用模型に上部構造を想定したワックスアップを行い、三次元的にスキャニングしたデータを重ね合わせることで、解析ソフト上で上部構造と埋入ポジションの相関を考慮した埋入計画を立案することができる（図17）。欠損部に十分な骨が存在していれば、「ナビゲーターシステム」を応用したフラップレス埋入の適応症であり、事前にプロビジョナルレストレーションを製作し、埋入直後に装着できる。

まとめ

ガイデッドサージェリーとは、単に外科手術を簡便に行うために用いるものではない。冒頭にも述べたように、診断した適切な三次元的位置にインプラントの埋入を成功させることを目的にした術式である。

治療の成功とは長期予後の獲得であり、予知性を高めるための治療計画を立案するためには、CT像を正確に読像し、各症例ごとに最適な三次元的埋入ポジションを診断する必要がある。こうして長期予後を獲得したとき、患者は治療終了時以上の高い満足を得ることができる。

近年、デジタルデンティストリーは急速に臨床に取り入れられ、今後はますます進化し、適応症を拡大していくであろう。最後に、術前の診査・診断を確実に行うことが、デジタル技術を使いこなすための基本であると付言し、稿を終える。

【参考文献】

1）Grunder U, Gracis S, Capelli M. Influence of the 3-D bone-to-implant relationship on esthetics.Int J Periodontics Restorative Dent, 25（2）: 113-119, 2005.
2）Saadoun AP, LeGall M, Touati B. Selection and ideal tridimensional implant position for soft tissue aesthetics. Pract Periodontics Aesthet Dent, 11（9）: 1063-1072, 1999.
3）Kois JC. Predictable single tooth peri-implant esthetics: five diagnostic keys. Compend Contin Educ Dent, 22（3）: 199-206; quiz 208, 2001.
4）Tawil G : Peri-implant bone loss caused by occlusal overload: repair of the peri-implant defect following correction of the traumatic occlusion. A case report. Int J Oral Maxillofac Implants, 23（1）: 153-157, 2008.
5）Esposito M, et al.: Biological factors contributing to failures of osseointegrated oral implants.（I）. Success criteria and epidemiology. Eur J Oral Sci, 106（1）:527-551, 1998.
6）小川洋一：ゴールを見据えたインプラント治療計画のためのCT活用術．医歯薬出版，東京，2013.

◆臼歯部にガイデッドサージェリーを応用してインプラントを埋入した症例

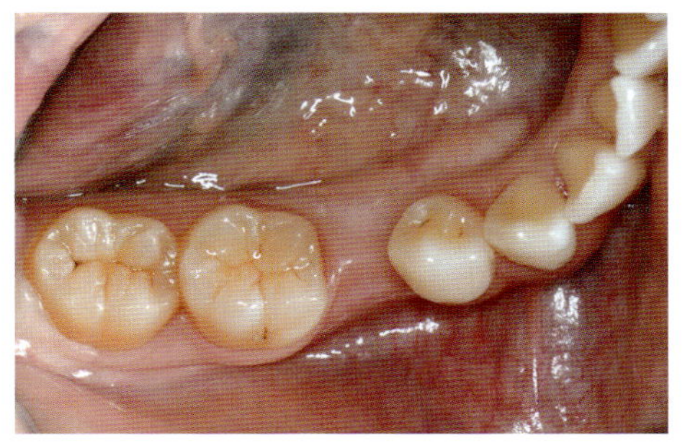

図⑯　術前の口腔内。5|の欠損を主訴に来院。最小限の骨幅は維持されている

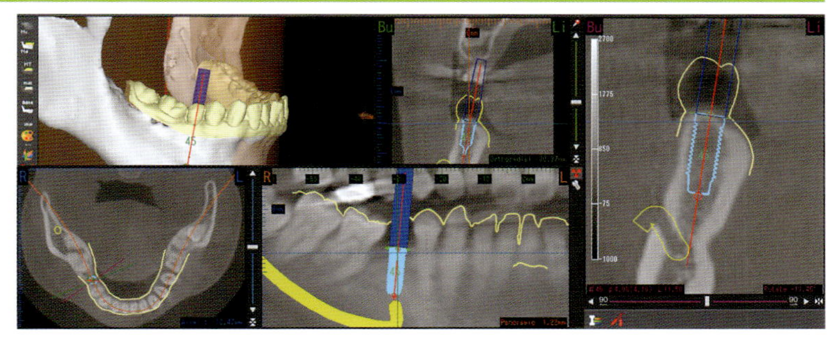

図⑰　フラップレス埋入を行うために、解析ソフトを用いて三次元的埋入位置を診断した

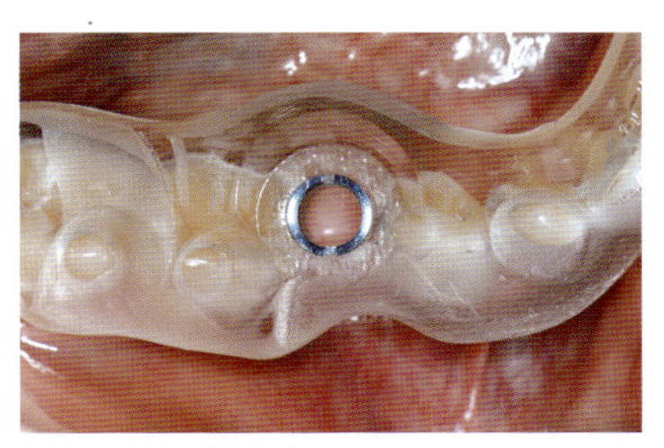

図⑱　埋入深度までコントロールできるナビゲーションシステムのガイド。専用のドリルキットが必要

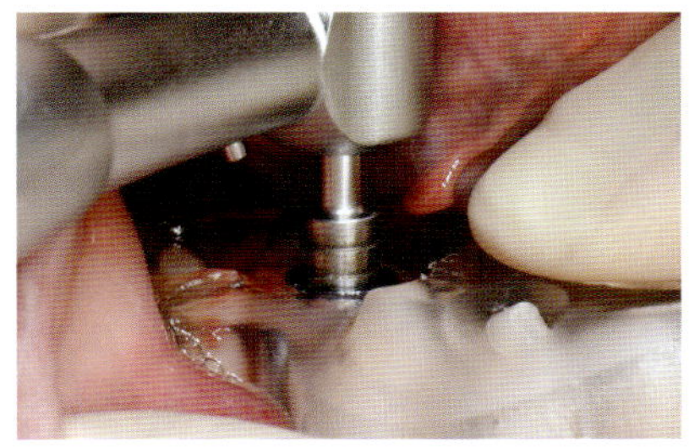

図⑲　専用のドリルで指定の深さまでドリリングを行うことで、三次元的な埋入をコントロールできる

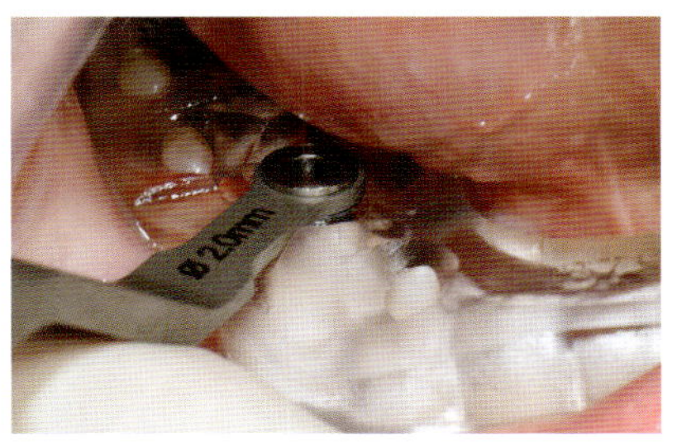

図⑳　各ステップのドリル径に合わせたハンドルを交換しながら、ひとつのガイドで形成ステップを進めることができる

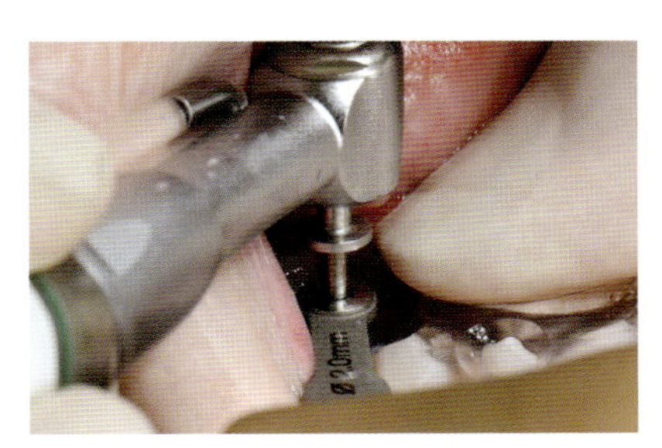

図㉑　形成深度はドリルストッパーの深度まで形成することで、所定の深度まで形成できる

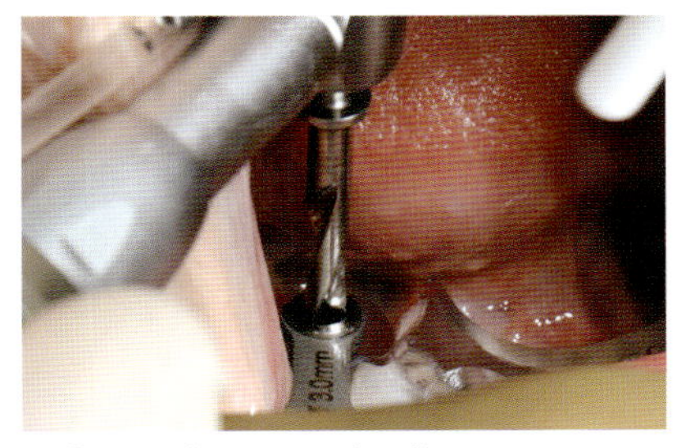

図㉒　形成ステップを進めるために3㎜のハンドルに交換し、3㎜のドリルで形成する

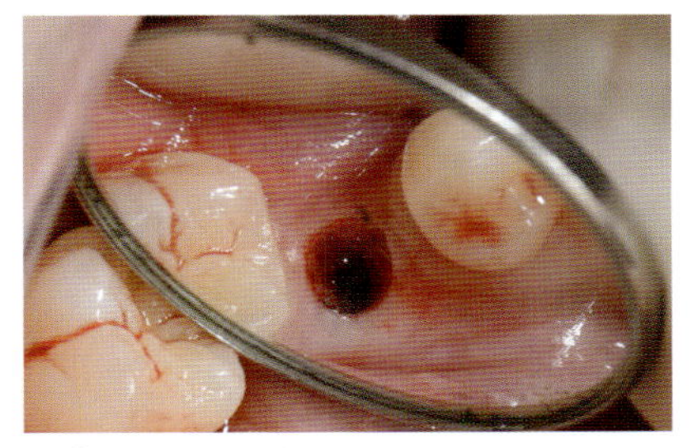

図㉓　サージガイドを用いて、フラップレスで形成窩がシミュレーションどおりに形成された状態

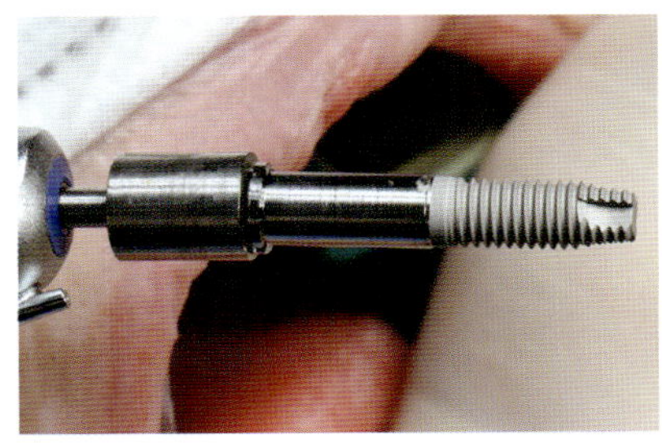

図㉔　埋入は、ナビゲーションシステム専用のフィクスチャーマウントを締結して行う

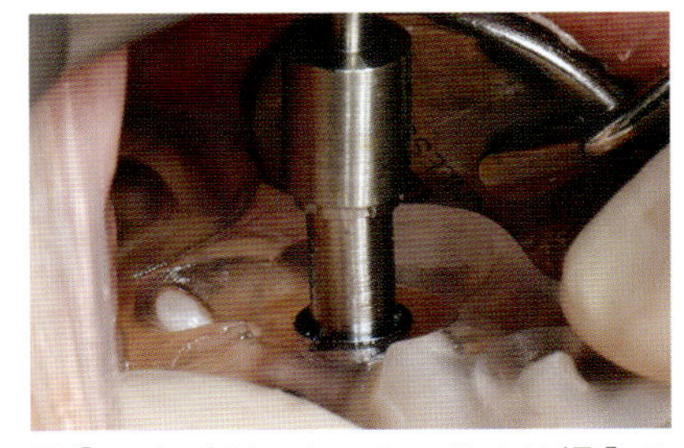

図㉕　ナビゲーターシステムは埋入の方向、深度のみならず、インプラント締結部の回転までも制御することが可能である

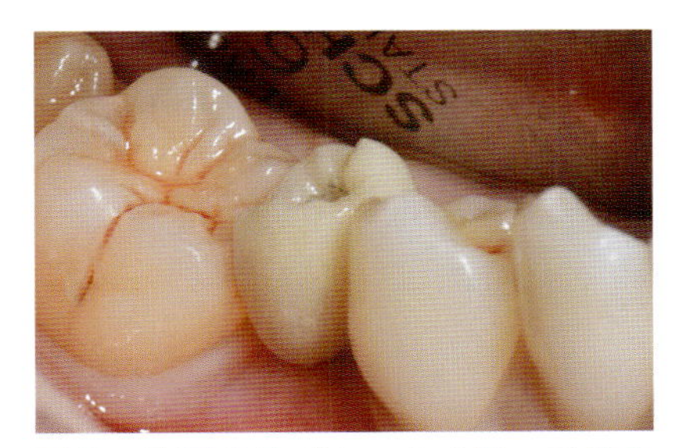

図㉖　専用のラボキットを用いて埋入前に暫間補綴物を製作することが可能で、埋入直後に締結することができる

インプラント

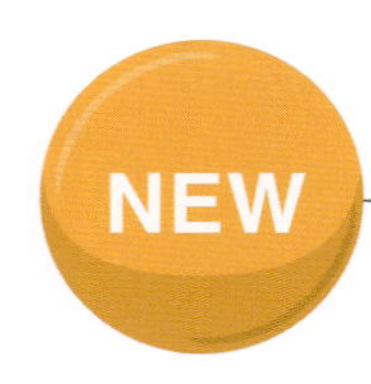

OptiBond™ eXTRa
Two-Component Adhesive

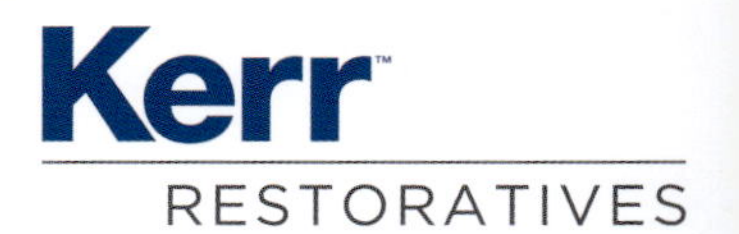

日々の診療をeXTRaなものに

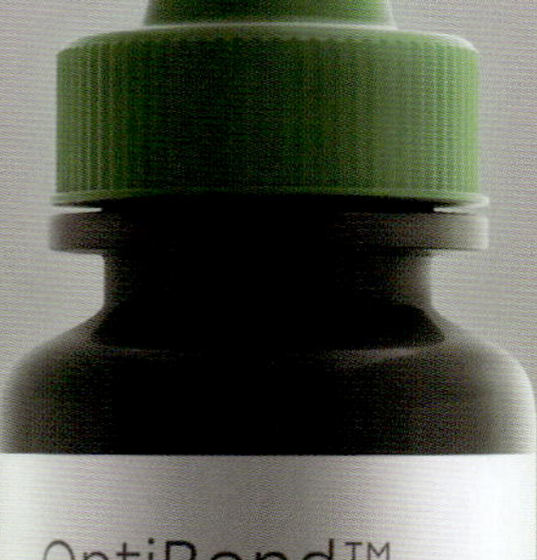

Primer　Adhesive

OptiBond™
eXTRa Universal
Adhesive
2
Net Vol. 5 ml

2019年 8月21日発売

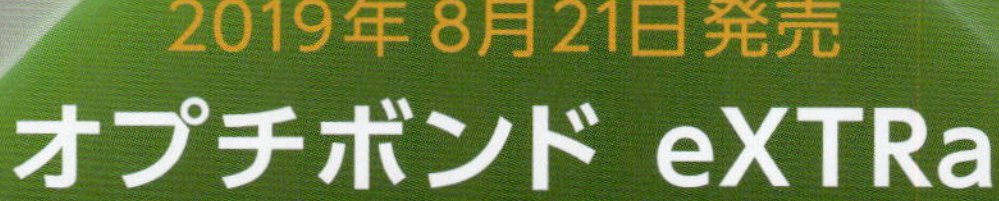

2液性ボンディング材

リンスインシャンプーのような1液2役ではなく、各々の性能を十分発揮するよう、プライマーとアドヒーシブを別々としました。

エッチングモードを選ばず、薄いボンディング層は辺縁封鎖性、適合性に優れ、全ての被着体に高い接着力を発揮します。

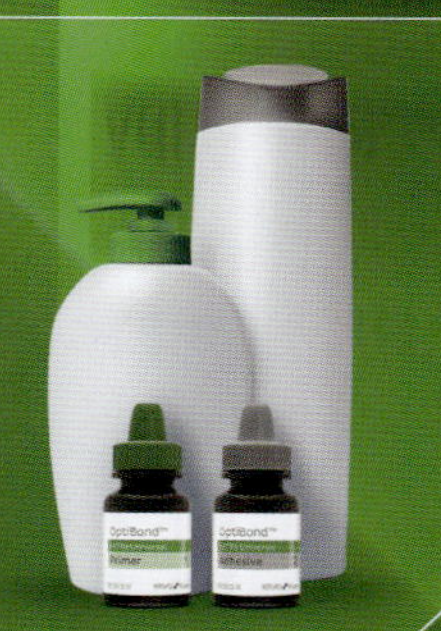

歯科用象牙質接着材・歯科セラミック用接着材料
歯科金属用接着材料・歯科用知覚過敏抑制材料
管理医療機器　医療機器認証番号：301ADBZX00004000

カボデンタルシステムズ株式会社
〒140-0001 東京都品川区北品川4-7-35 御殿山トラストタワー15F
カー製品担当 TEL:03-6866-7272 FAX:03-6866-7273
http://www.kavo.jp

オプチボンド eXTRa 新発売記念

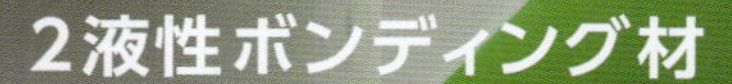

新発売記念特別講演　青島 徹児 先生　オンラインセミナーのご案内

天然歯の生体模倣(導入編) Biomimetic Approach in Restorative Dentistry

ダイレクトボンディングにおいて重要な審美と機能を両立する天然歯の模倣とともに、カーの新しいボンディング材「オプチボンド eXTRa」についてご講演いただきます。

申込締切 2019年10月25日(金)

日程 2019年10月30日(水) 20:00-21:30　**講師** 青島 徹児 先生　**受講料** 無料

詳細はこちらから　Kerrオンラインセミナー　検索　https://www.kavo.co.jp/webinar_info_kerr

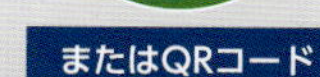

第4章

矯正

Question 28

「審美性を評価するための矯正歯科的な診断基準を教えてください」

Toshiya ENDO
遠藤敏哉
日本歯科大学新潟生命歯学部　歯科矯正学講座

Tweedは矯正歯科治療の目標として、①顔貌の最良なバランスと調和、②治療後の歯列の安定、③健康な口腔組織、④効率的な咀嚼機能を挙げている。つまり、矯正歯科治療の第一の目標は、顔貌の審美性の回復といえる。顔貌は、直接診察するか顔面写真を用いて検査するなどして評価する。

顔面写真の撮影

顔面写真の撮影では、イヤーロッドを用いて、フランクフルト平面と床面を平行に頭部を固定する（**図1**）。一方、頭部の固定を行わず、自然頭位で撮影することもある。

顔面写真は、正面、右側45°斜位および右側面の3方向から撮影する（図1a～c）。左右非対称な顔貌では、左側45°斜位と左側面を加えて、5方向から撮影する。撮影は、咬頭嵌合位で口唇を軽く閉じ、耳介と前額部を露出させ、正視した状態で行う。さらに、前歯と歯肉の露出度、口角の挙上度および前歯切縁の彎曲度を評価するために、スマイル時の顔面写真も撮影する（図1d）。

顔貌の垂直的評価

1．評価基準（図2）

顔貌の上下的なバランスは、正貌・側貌を三分割し、各分割部分の垂直距離（顔面高）で評価する。三分割部分は、上顔面、中顔面および下顔面である。

1）上顔面高

前額部頭髪の生えぎわ（トリキオン：Tr）から眉間（グラベラ：G）までの距離である。Trは、個人差と年齢差があり、歯科矯正治療によって位置を変えるのは困難である。

2）中顔面高

Gから鼻下点（サブナザーレ：Sn）までの距離である。

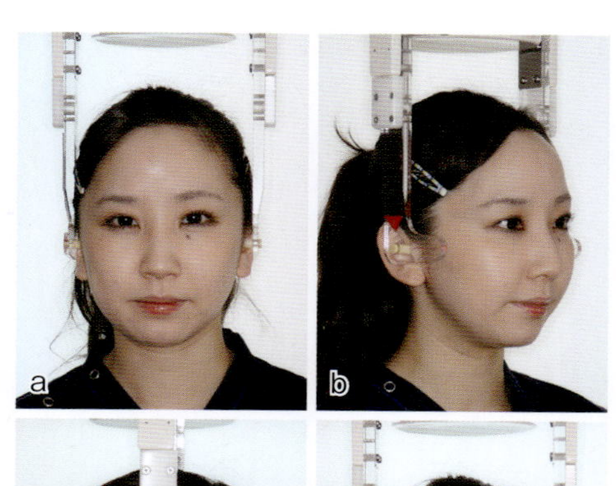

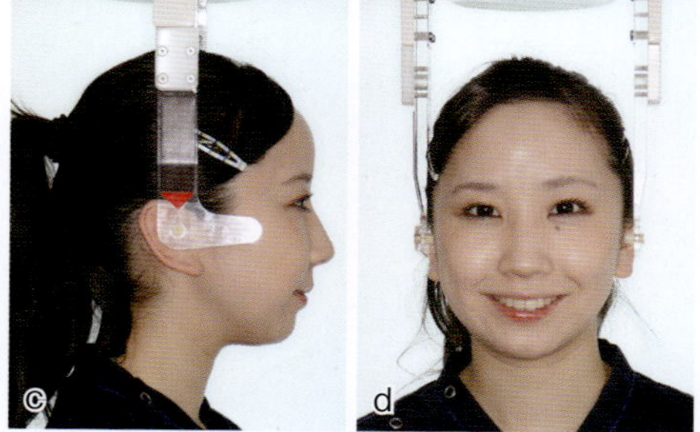

図❶　顔面写真。a：正面、b：右側 45°斜位、c：右側面、d：スマイル時

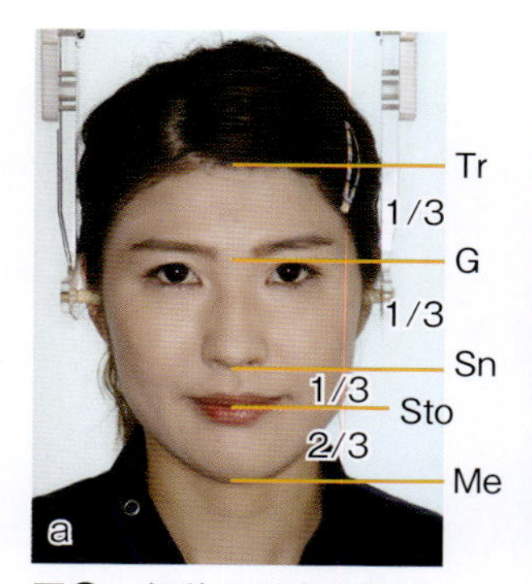

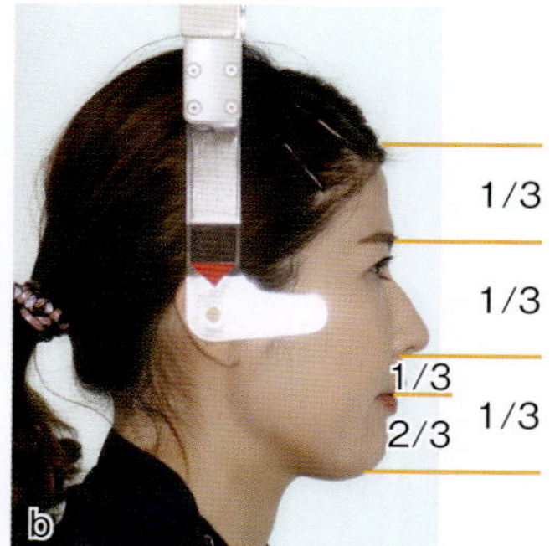

図❷　顔貌の垂直的評価。a：正面、b：右側面

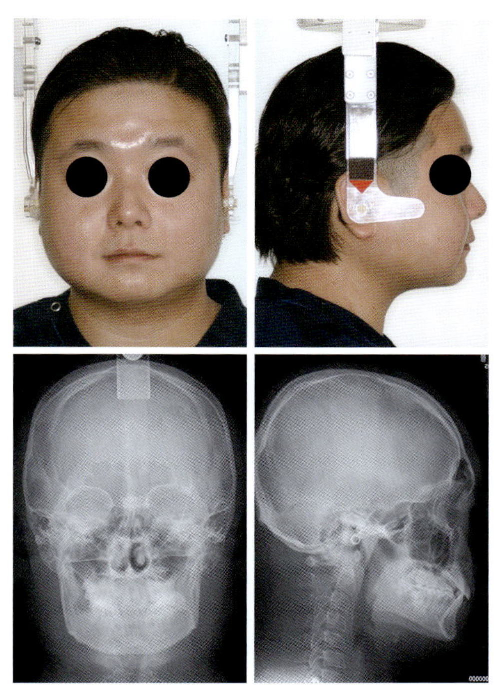

図❸　短顔型の顔貌とセファログラム

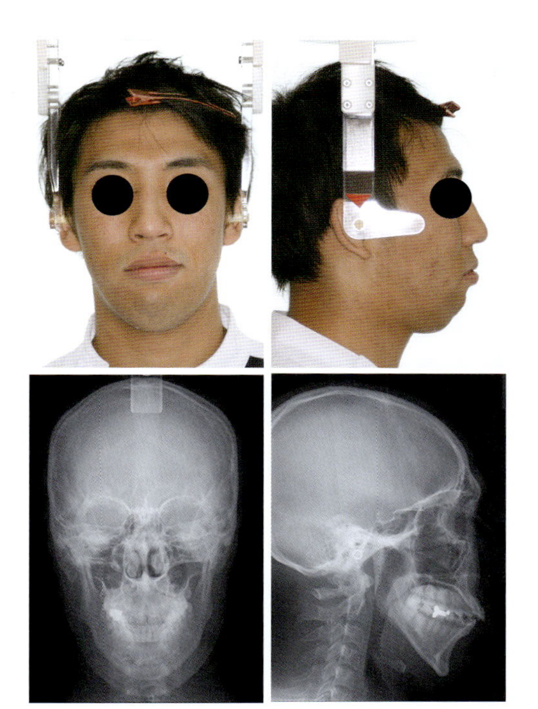

図❹　長顔型の顔貌とセファログラム

３）下顔面高

Sn からオトガイ部最下点（メントン：Me）までの距離である。

バランスのとれた審美的な顔貌では､上顔面高：中顔面高：下顔面高が１：１：１の比率になる。

2．顔貌の垂直的分類

中顔面高と下顔面高のバランスによって、短顔型、中顔型および長顔型の３つに顔貌を分類する。

１）短顔型（brachyfacial pattern）

中顔面高に対して下顔面高が相対的に小さい顔貌である（**図３**）。

２）中顔型（mesio facial pattern）

中顔面高と下顔面高のバランスが平均的な顔貌である。

３）長顔型（dolichofacial pattern）

中顔面高に対して下顔面高が相対的に大きい顔貌である（**図４**）。

3．不正咬合との関連

顔貌の審美性が問題になるのは、短顔型と長顔型である。これらの顔貌型は、特徴的な顔面形態のほかに、顎骨の成長方向と形態、筋の機能、不正咬合と関連がある（**表１**）。短顔型は過蓋咬合、長顔型では開咬、ハイアングルな顎態を有する骨格性反対咬合、下顎骨の後下方回転を伴う上顎前突と関連することが多い。

表❶　短顔型と長顔型の特徴

	短顔型	長顔型
前下顔面高	小	大
後下顔面高	大	小
正貌	方型	逆三角形
下顎の成長方向	前上方回転	後下方回転
下顎下縁平面角	小	大
下顎角	小	大
下顎結合部	厚・短	薄・長
歯槽部高	小	大
口蓋・口腔底の深さ	浅	深
臨床的歯冠長	小	大
口輪筋・咀嚼筋	強	弱
咬合力	強	弱
典型的な不正咬合	過蓋咬合	• 開咬 • 骨格性反対咬合 • 下顎骨の後下方回転を伴う上顎前突

4．矯正歯科治療との関連

成長発育が残っている若年者の過蓋咬合では、機能的矯正装置を用いて、臼歯の萌出を促進し、切歯の萌出を抑制して、短顔型を改善し、魅力的な顔貌を獲得する。成長発育が完了している成人の過蓋咬合では、マルチブラケット装置を用いて、臼歯を挺出し、切歯を圧下して、可及的に短顔型

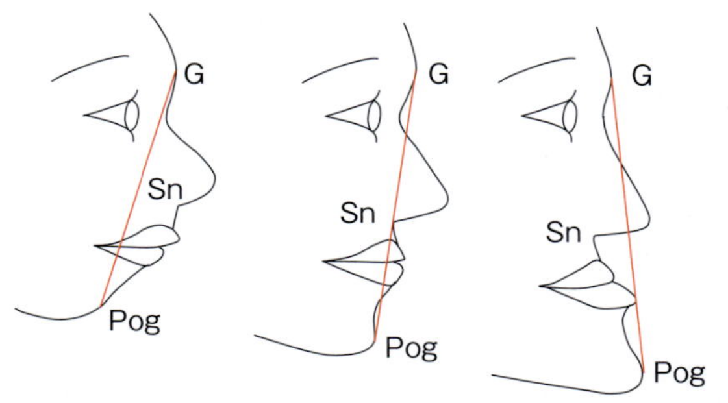

図❺　側貌型の分類。左から凸顔型、直線型、凹顔型

を改善する。

開咬、ハイアングルな顎態を有する骨格性反対咬合、下顎骨の後下方回転を伴う上顎前突では、臼歯の萌出や挺出を抑制し、下顎の後下方回転による長顔型の増悪を回避する。さらに、これらの不正咬合では、臼歯を圧下し、長顔型を改善して、魅力的な顔貌の獲得を図る。

短顔型や長顔型の不正咬合（顎変形症）では、機能咬合と審美的な顔貌の獲得のために、外科的矯正治療も一考に値する。

顔貌（側貌）の前後的評価

1．側貌型の評価基準と分類

上下顎骨の前後的位置関係によって、側貌を3型に分類する。3つの側貌型は、凸顔型(コンベックスタイプ)、直線型（ストレートタイプ）、凹顔型（コンケイブタイプ）である（**図5**）。

側貌型の分類に用いる計測点は、G、Sn およびオトガイ部正中の最突出点（ポゴニオン：Pog）である。

1）凸顔型

G-Pog ラインに対して、Sn が前方に位置する側貌型である。

2）直線型

Sn が G-Pog ライン上に位置する側貌型である。

3）凹顔型

G-Pog ラインに対して、Sn が後方に位置する側貌型である。

2．不正咬合との関連

側貌型は不正咬合と密接な関連がある。凸顔型はⅡ級不正咬合や下顎後退症、凹顔型はⅢ級不正咬合や反対咬合と関連する。直線型はⅠ級不正咬合に多い。凸顔型と凹顔型の側貌が審美的に問題である。

3．矯正歯科治療との関連

若年者のⅡ級不正咬合や下顎後退症では、機能的矯正装置や顎外固定装置を用いて、下顎の前方成長を促進したり、上顎の前方成長を抑制したりして、凸顔型の軽減や直線型化を行い、魅力的な顔貌を獲得する。若年者のⅢ級不正咬合や反対咬合では、上顎前方牽引装置やオトガイ帽装置を用いて、上顎の前方成長を促進したり、下顎の前方成長を抑制したり、凹顔型を直線型に矯正し、魅力的な顔貌にする。これらの不正咬合において、成人が機能的な咬合と審美的な顔貌と歯列を獲得するには、外科的矯正治療も行われる。

顔貌の対称性の評価

ナジオン（N）を通り、両側外眼角あるいは内眼角を結んだ線（外眼角線、内眼角線）に垂直な直線を顔面正中として、顔貌の左右対称性を評価する（**図6**）。

Me が顔面正中線上に位置していない場合には、下顎側方偏位である。両側口角を結んだ線（口唇線）と内眼角線あるいは外眼角線の平行性を評価する（図6）。口唇線の傾斜は下顎側方偏位や大臼歯高の左右差が関与する。

下顔面の評価

1．下顔面の比率

下顔面は、口唇や咬合の状態、歯の位置に影響を受け、顔貌全体の審美性を決定し、矯正歯科治療で改変が可能である。審美的な下顔面では、Sn から上下口唇接触点（ストミオン：Sto）までの距離と Sto から Me までの距離の比率が1：2である（図2）。

2．上下口唇の突出度

E ライン(esthetic line)は、鼻尖(プロナザーレ：

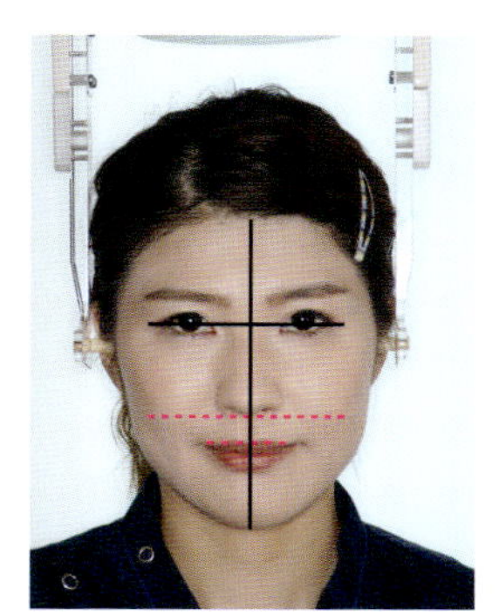

図❻　顔貌の左右対称性

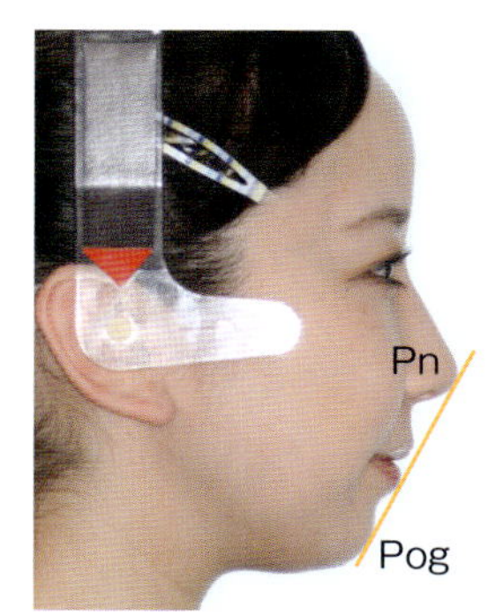

図❼　Eライン。審美的な上下口唇の突出度は、上唇がほぼEライン上にあり、下唇が1㎜程度前方にある

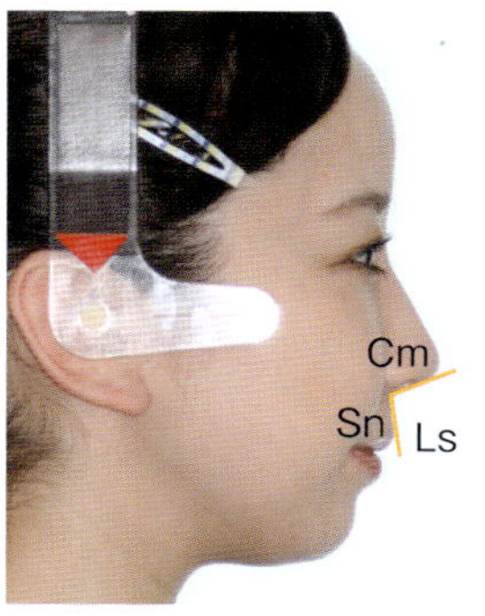

図❽　鼻唇角

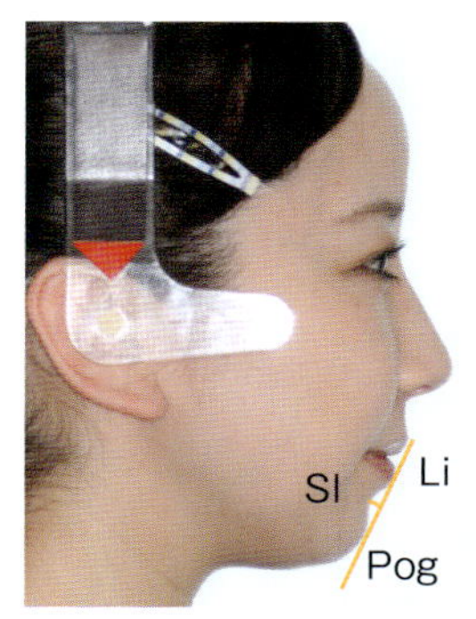

図❾　オトガイ唇溝の深さ

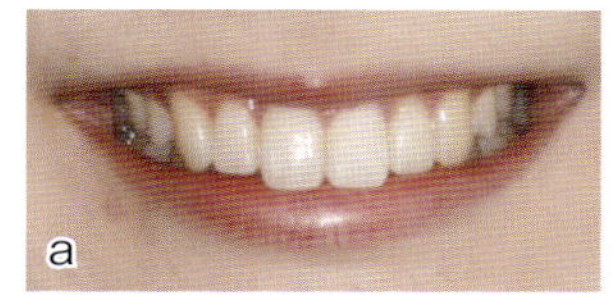

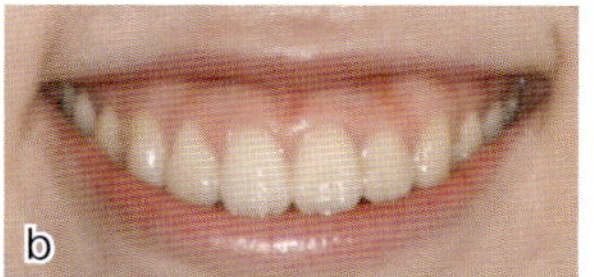

図❿　スマイルライン。a：アベレージスマイル、b：ガミースマイル

Pn）とPogを結んだ線で、上下口唇の突出度を評価する基準線である（**図7**）。Eラインに対する上下口唇の最突出点の距離で評価する。日本人で審美的な上下口唇の突出度は、上唇がほぼEライン上にあり、下唇が1㎜程度前方にある。Eラインによる評価は、オトガイの突出や後退に影響を受ける。非審美的な顔貌を有する下顎後退症では、上下口唇がほぼEライン上に位置する場合もある。顔貌の審美性が欠如している下顎後退症や下顎前突症では、Eラインを用いて上下口唇の突出度を評価する意義がない。

3．鼻唇角

鼻唇角（ナゾラビアルアングル：nasolabial angle）は、鼻柱最前部（コルメラ：Cm）、Snおよび上赤唇縁（ラブラーレ・スーペリウス：Ls）の成す角度（∠Cm-Sn-Ls）である（**図8**）。審美的な顔貌では、鼻唇角が110°前後である。鼻唇角は、上下顎の近遠心的・上下的位置、顎間関係、前歯の位置や傾斜に影響される。

4．オトガイ唇溝の深さ

審美的な顔貌には、良好に発育したオトガイと適度な深さのオトガイ唇溝が必要である。オトガイは下顔面の1/3、オトガイ唇溝からMeまでの領域である。オトガイ唇溝の深さは、下赤唇縁（ラブラーレ・インフェリウス：Li）とPogを結んだ線に対するオトガイ唇溝（labial mental sulcus：Sl）からの垂直距離である（**図9**）。審美的なオトガイ唇溝の深さは、4㎜程度である。オトガイ唇溝の深さは、下顎切歯の傾斜度や突出度、下唇の緊張度、オトガイの突出度の影響を受ける。

5．スマイルライン

1）審美的なスマイルライン

スマイルラインは、上顎において一側の犬歯から切歯、さらに他側の犬歯までの尖頭と切縁を結んだ線である。審美的なスマイルでは、スマイルラインが下唇のドライ－ウエットラインに一致する（**図10a**）。

2）スマイルの分類

上顎前歯と歯肉の露出量によって、スマイルを下記の3種類に分類する。

①ロースマイル（Low smile）

上顎前歯の露出量が歯冠長の75％未満のスマイルである。下顎前歯が露出することもある。

②アベレージスマイル（Average smile）

上顎前歯が歯冠長の75～100％露出する審美的なスマイルである。歯間乳頭や歯肉が1～2㎜程度露出することがある（図10a）。

③ハイスマイル（High smile）

上顎前歯部歯肉が3㎜以上過剰に露出するスマイルである。ガミースマイル（Gummy smile）やガミーフェイス（Gummy face）ともいう（**図10b**）。

Question 29

「審美的な矯正装置にはどのようなものがあり、また、どのように使い分ければよいでしょうか?」

Haruhisa NAKANO　Koutaro MAKI
中納治久　槇 宏太郎
昭和大学歯学部　歯科矯正学講座

一般人の矯正への意識

矯正歯科専門開業医の全国組織である公益社団法人日本臨床矯正歯科医会は、2009年6月、「歯並びの日（8月8日）」に向けて、全国の10～50代の男女計1,000名を対象に「歯並びと矯正歯科治療」に関する意識調査を実施した[1]。その結果、「歯並びは第一印象を左右する」と回答した人が72.6%にものぼり、近年における日本人の歯並びへの関心の高まりが浮き彫りになった。

一方、20～40代の歯列矯正を経験した女性400名を対象とした「成人後の歯列矯正」に関する意識調査によると、「なぜ成人するまで未治療だったのか」に対して、回答が多かった順に「費用面で治療が難しかったから」、「治療装置の見た目が気になったから」、「歯並びが気になっていたものの、治療する必要性を感じなかったから」、「治療中の痛みが気になったから」という結果が得られている。つまり、わが国においては「矯正装置をつけることに抵抗があるため、矯正治療を行わない」、「目立たない装置があれば治療したい」と考えている人が多いのが実状である。また、歯列矯正のうちどの種類を経験したかを聞いたところ、成人後の女性においては「金属ブラケット矯正」、「マウスピース矯正」、「裏側矯正」、「審美ブラケット矯正」という順であった。

そこで本項では、審美的な矯正装置である「審美ブラケットとワイヤー」、「舌側矯正」、「アライナー矯正」について解説したい。

審美ブラケットとワイヤー

1．審美ブラケット

現在、最も多く用いられているマルチブラケット装置はエッジワイズ装置である。エッジワイズ装置（Edgewise appliance）は、1928年 Angle E.H[2]により発表された。ブラケットのスロットサイズは0.022"×0.028"と0.018"×0.025"の２種類あり、どちらかを選択する。ブラケットの材質は、従来のステンレス製に加えて、審美ブラケットとして透明あるいは歯冠色に類似したプラスチック（コンポジットレジン）、セラミック、セラミックの一種であるジルコニア製がある。

審美ブラケットのメーカー、材質、特徴の一部を**表１**に示す。プラスチックブラケットは、ポリカーボネート樹脂（PC）やポリエチレンテレフタート樹脂（PET）を主成分としており、透明性が高いために歯の色に馴染みやすく、安価である。しかし、着色、摩耗、破折しやすい。そこで、アーチワイヤーを保持する部分にメタルスロットを導入したり、PCにガラスフィラーを含ませて機械的性質を向上させたブラケットも存在する。

セラミックブラケットは、生体親和性が高く、半透明で歯の色に馴染みやすく、着色も摩耗もしにくい。しかし、脆く、エナメル質より硬いため、対合歯が咬耗する場合がある。そこで、酸化ジルコニウムを安定化させたジルコニアセラミックスが開発された。従来のセラミックスより靱性があり、軽さを有しつつも金属と同程度の強度がある。

表❶　おもな審美ブラケット

メーカー	製品名	材質	特徴
トミー	エスタ MB	プラスチック	•透明性があり安価 •着色、摩耗、破折しやすい
ミツバオーソサプライ	シャイン M	プラスチック	
デンツプライシロナ	クリスタブレース	プラスチック	
デンツプライシロナ	クリアブラケット	プラスチック	
JM オーソ	アリス	プラスチック	
3M ユニテック	クリアティ	セラミック	•半透明で歯色に馴染みやすい •着色、摩耗しづらいが、脆い •エナメル質より硬いため、対合歯が咬耗する場合がある •ディボンディングが難しい •生体親和性が高い
トミー	クリスタライン	セラミック	
フォレストデント	グラムブラケット	セラミック	
ミツバオーソサプライ	シャイン MZ	ジルコニア	•着色、摩耗しづらい •乳白色で滑りがよく、靱性があり壊れにくい •生体親和性が高い
デンツプライシロナ	セルコン	ジルコニア	
バイオデント	コビー	ジルコニア	
ジーシーオルソリー	マニューバー	ジルコニア	

表❷　おもなホワイトワイヤー

メーカー	製品名	材質	特徴
ミツバオーソサプライ	SSC フレックスワイヤー	ステンレススチール	•3層 UV コートで剝がれにくく、歯の色に近い
ミツバオーソサプライ	W フレックスワイヤー	ニッケルチタン	
TP	エステティックワイヤー	ステンレススチール	•安価だが唇側のみのコーティング
オーティカ	ブリリアントコーティング	ニッケルチタン	•通常の白色
デンツプライシロナ	タイニロイ FX	ステンレススチール	•レモンゴールド、ピーチゴールドなどの複数色がある
トミー	センターロイホワイト	ニッケルチタン	•ロジウムコーティング。剝がれにくいが、金属色に近い
トミー	ステンレスホワイト	ニッケルチタン	
バイオデント	ICONIX ワイヤー	ニッケルチタン	

しかし、乳白色であるため、歯冠色にやや馴染まないことがある。

2．ワイヤー

アーチワイヤーの種類は、断面形態によって丸線(ラウンドワイヤー)と角線(レクトアンギュラーワイヤー）がある。材質は、ステンレス鋼、コバルトクロム合金、ニッケルチタン合金、ニッケルフリーのベーターチタン合金（チタンモリブデン合金）などが使用されている。

近年は、ブラケットのみでなくワイヤーも審美的なものが開発され、これらは一般的にホワイトワイヤーと呼ばれている。ホワイトワイヤーのメーカー、材質、特徴の一部を**表2**に示す。ホワイトワイヤーは、フッ素樹脂、PEN 樹脂・酸化チタンなどのコーティングが施されたアーチワイヤーである。ホワイトワイヤーでコーティングされたのものは、コーティングの耐久性が低かったりコーティングをするためにワイヤーのすべりが悪くなったりする課題がある。そこで、最近ではロジウムコーティングで耐久性を向上させ、治療期間中のブラッシングでコーティングが剝がれるのを防ぎ、また、食物色素などで着色することが少ないワイヤーも開発されている。しかし、ホワイトワイヤー全般は、ワイヤーの種類や材質に制限があり、矯正治療上の制約が増し、治療効率が低下することが多い。

図1に、通常のステンレス製ブラケット、プラスチックブラケット、ジルコニアブラケット、セラミックブラケットやホワイトワイヤー、それぞれの画像を示す。

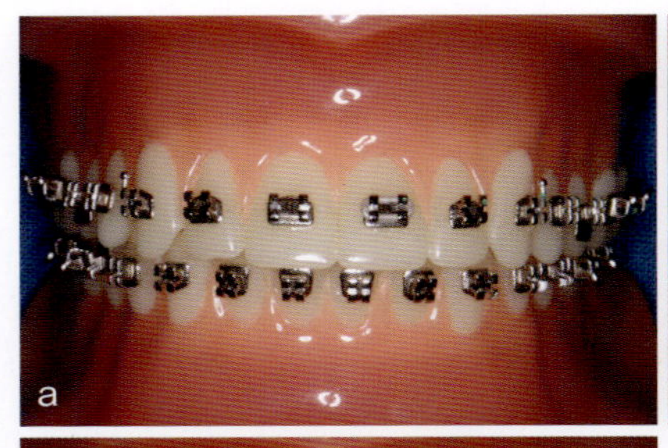
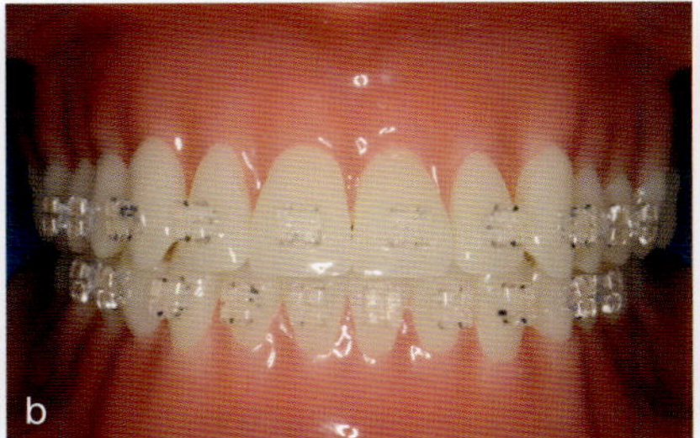
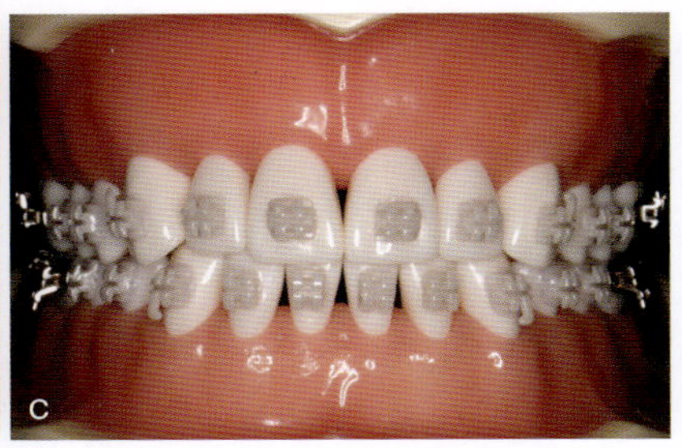
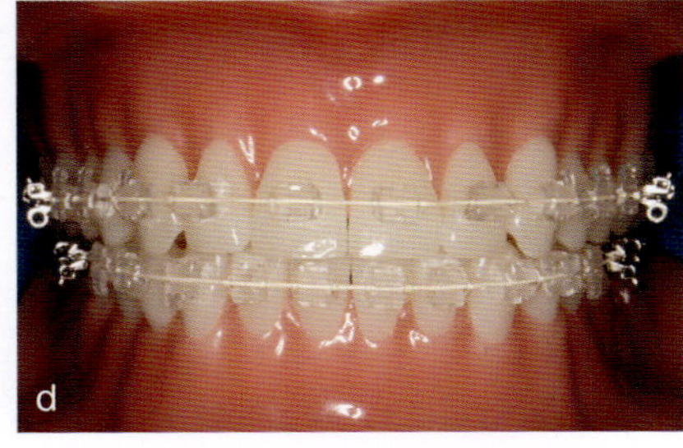

図❶　審美ブラケットとホワイトワイヤー。a:メタルブラケット、b:プラスチックブラケット、c：ジルコニアブラケット、d：セラミックブラケット＋ホワイトワイヤー

舌側矯正

舌側矯正とは、矯正装置（リンガルブラケット）を歯の裏側に装着する固定式の治療法である。舌側矯正のメリットは、他人から見えない、唇側のカリエスリスクが低い、臼歯の固定が強く前歯を舌側移動しやすい、舌癖改善に役立つなどが挙げられる。一方、デメリットとして、リンガルブラケットによる違和感・痛み、食事がしにくい、咀嚼障害、発音障害、装置の脱離、ブラケット間距離が短い、ワイヤーベンディングが難しいなどが挙げられる。また、舌側矯正はチェアータイムも長くなり、術者の技術が治療結果に大きく影響するシステムでもあった。

近年、上記のようなデメリットを解決するためにデジタル技術が応用され、さまざまなシステムが発表されている。わが国においても、CAD/CAMを応用した舌側矯正システムは、Incognitoアプライアンス システム（3M）、WIN（DW Lingual Systems Japan）、HARMONY（ハーモニー・ジャパン）、suresmile（Orametrix）などが実用化されている。

Incognitoは世界で最も利用されている舌側矯正システムの一つであり、2002年ドイツのWiechmann. Dにより報告された[3, 4]。この方法は、セットアップ模型を3Dスキャナーでデジタル化し、リンガルブラケットをCAD/CAMを用いてコンピュータ上で設計する。さらに、ワイヤーはロボットに作製させる[5]。つまり、舌側ブラケットとアーチワイヤーは、患者個別にカスタマイズされている。**図２**にIncognitoの製造工程を示す。

Incognitoによる治療を紹介する。患者は、初診時年齢19歳４ヵ月の女性で、叢生と過蓋咬合を主訴として来院した。口腔内所見・模型所見は、Angle Ⅱ級２類、過蓋咬合と叢生が認められた。Over jetは＋2.0㎜、Over biteは＋6.0㎜であった。パノラマX線写真所見では、第３大臼歯は存在せず、その他特記事項はなかった。また、側面頭部X線規格写真所見は、骨格系の角度計測からSNA 84.5°(+1SD)、SNB 78.0°(-1SD)、ANB 6.5°、歯系の角度計測はU1-FH plane angle 104.5°(-2SD)、L1-Mandibular plane angle 96.5°（Mean）等の値を得た。以上の所見から、わずかな上顎過成長および下顎劣成長による骨格性２級、歯性Angle Ⅱ級２類、上顎前歯部叢生を伴う過蓋咬合と診断した。

治療方針は、4|4抜歯を伴う矯正治療を行うこととした。矯正装置は、見えない矯正治療を希望したため、舌側矯正（Incognito）を選択した。それぞれ、初診時（**図３**）、Incognito装着時（**図４**）、上顎抜歯スペース閉鎖時（**図５**）、そして保定時の口腔内写真（**図６**）を示す。治療結果は、顔面正中に対して上下顎の正中は一致し、Over jetは＋2.0㎜、Over biteは＋1.0㎜であった。大臼歯関

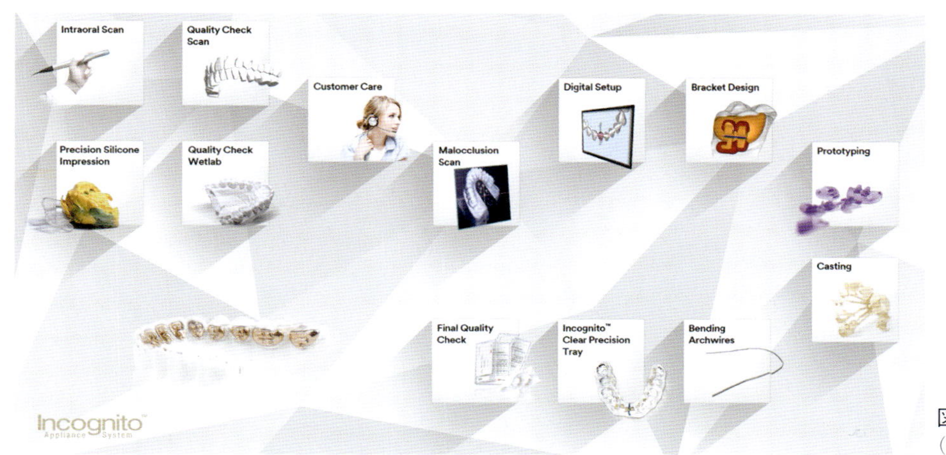

図❷　Incognito の製造工程
（画像提供：3M）

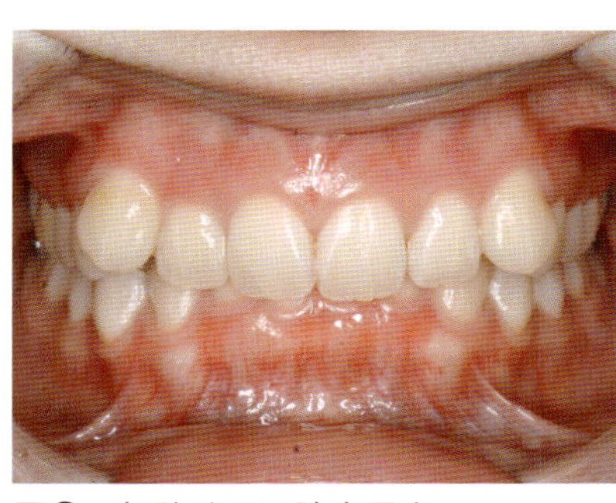
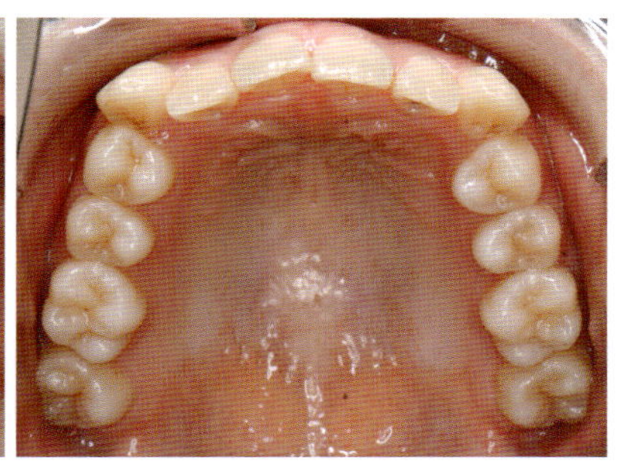

図❸　初診時の口腔内写真

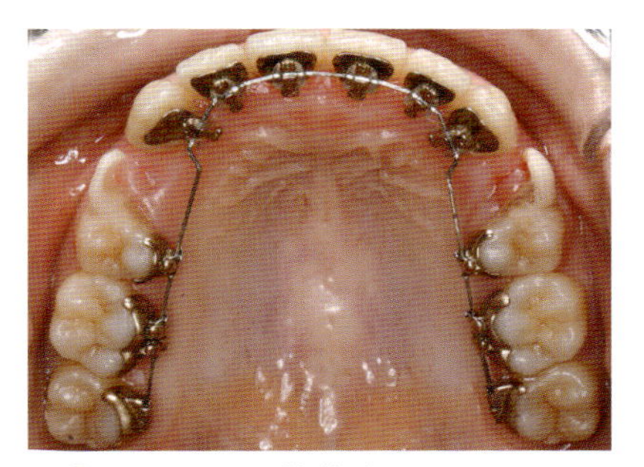

図❹　Incognito 装着時

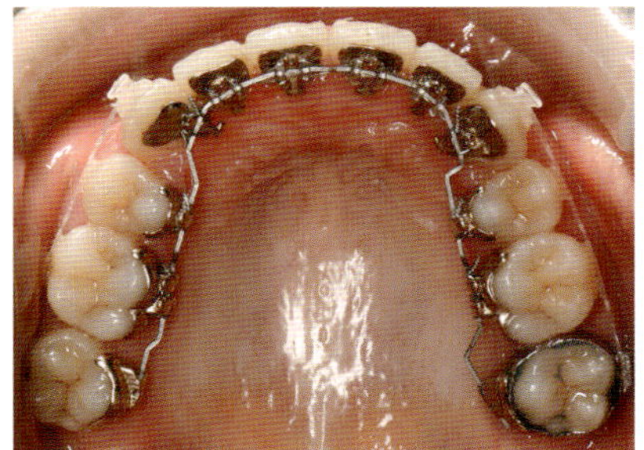

図❺　上顎抜歯スペース閉鎖時

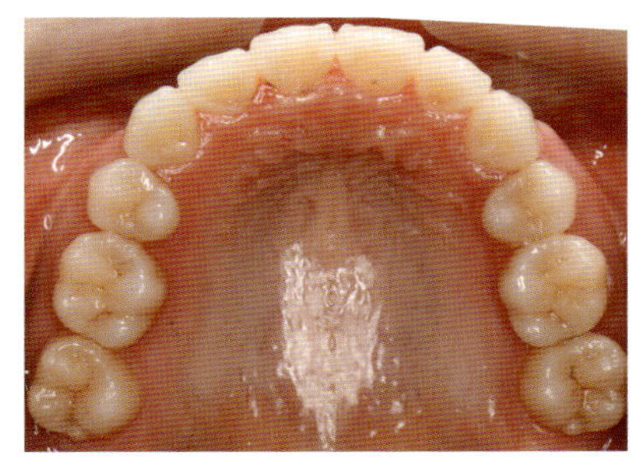

図❻　保定時

係は両側 Angle Ⅱ級、犬歯関係は左右ともⅠ級で良好な結果を得た。

アライナー矯正

近年、カスタムメイドの透明な可撤式アライナー型矯正装置を使用した矯正治療が増加している。アライナー矯正、マウスピース矯正ともいわれ、舌側矯正と同様に、矯正治療中であることを周りに気づかれずに行える可撤式の治療法である。

1997年、アライナー型矯正装置の作製にCAD/CAM 技術を応用したインビザライン（アライン・テクノロジー）[6, 7, 8] が発表された（**図7**）。わが国においては、代表的なインビザライン以外にも、CAD/CAM を用いたアライナー矯正システムとして、TRANSCLEAR（ジーシーオルソリー）、ASO Aligner（アソインターナショナル）、クリアアライナー（和田精密歯研）などが実用化されている。

インビザラインは、精密検査で得られた3D データをもとに、患者一人ひとりに合わせてマウスピースを設計する。クリンチェック（アライン・テクノロジー／**図8**）と呼ばれる三次元シミュレーションソフトを通じ、コンピュータ画面上で歯科医師が治療計画を策定、治療完了に至るまでのアライナーの必要個数、形状が決定され、治療開始前にすべてのアライナーが一度に製造され

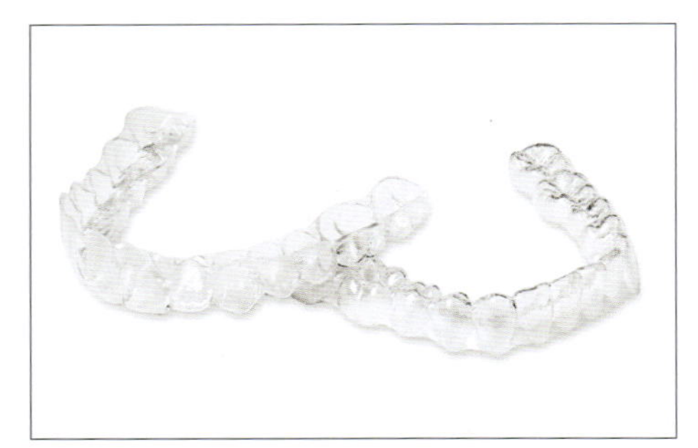

図❼　アライナー型矯正装置（インビザライン）

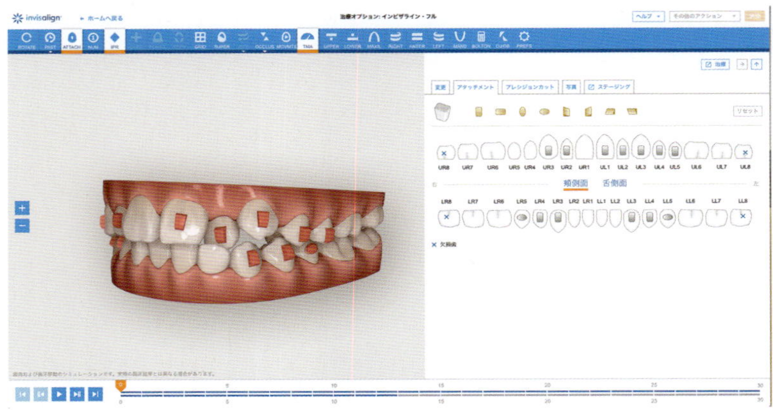

図❽　クリンチェックでのシミュレーション

る。1998年にアメリカ FDA（米国食品医薬品局）の医療品としての認可を受けた後、1999年にアメリカ、2001年にヨーロッパで導入された。その後、2002年にアライン・テクノロジー・ジャパンが設立され、2006年より日本においてもインビザラインの正式販売が始まった。

インビザラインによる治療を紹介する。患者は、初診時年齢31歳２ヵ月、女性。受け口、凸凹を主訴として来院した（**図９**）。口腔内所見・模型所見は、Angle Ⅲ級、前歯部反対咬合と叢生が認められた。Over jet は -0.2㎜、Over bite は±0.0㎜であった。顔面正中に対して上顎の正中が左側に2.0㎜に偏位していた。パノラマＸ線写真所見は、8|、8|8が存在していた。側面頭部Ｘ線規格写真所見は、骨格系の角度計測から SNA 82.3°(Mean)、SNB 80.7°(+1SD)、ANB 1.6°、歯系の角度計測は U1-FH plane angle 110.2°(-1SD)、L1-Mandibular plane angle 89.6°(-2SD) の値を得た。

以上の所見から、下顎過成長による軽度の骨格性３級、歯性 Angle Ⅲ級、前歯部反対咬合を伴う叢生と診断した。治療方針は、4|4/4|4、8|、8|8の抜歯を伴う矯正治療を行うこととした。治療初期は、リンガルアーチとセクショナルアーチを併用して部分的に叢生を改善した後、インビザラインにて治療を行った。それぞれ、アライナー装着時（**図10**）、保定時の口腔内写真（**図11**）を示す。

治療結果は、顔面正中に対して上下顎の正中は一致し、Over jet は＋1.5㎜、Over bite は＋2.0㎜であった。大臼歯関係は両側 Angle Ⅰ級、犬歯関係も左右ともⅠ級で良好な結果を得た[9)]。

アライナー矯正の現状と限界

アライナー矯正のメリットは、他人から見えない、取り外しが可能であるためにプラークコントロールが行いやすい、金属アレルギーの患者にも適応可能、ブラケットのボンディング、ワイヤーベンディング、結紮などがないため矯正専門医でなくても扱いやすいなどが挙げられる。

一方、デメリットとして、治療結果が患者の協力により影響される、圧下・挺出・歯軸・アンギュレーションのコントロールが難しい、抜歯症例は難しい、矯正専門医でなくても使用することができるため、矯正診断が適切でない場合はトラブルに繋がる可能性があるなど、注意が必要である。

近年、一部においてアライナー型矯正装置を用いたトラブルが発生している。大学病院においても、歯列を拡大しすぎたために上下顎前突を惹起し、口唇閉鎖ができない、口呼吸になってしまった症例や、上顎埋伏過剰歯犬歯などが埋伏しているにもかかわらず不用意に拡大してしまい、前歯や小臼歯の歯根吸収を招いた症例（**図12**）、臼歯が噛めなくなったなどの診断ミスと考えられるセカンドオピニオン症例が散見される。さらには、パノラマＸ線写真やセファロ分析などの検査もせずに、製作者側（企業・技工所など）から提示されるコンピュータ・シミュレーションを鵜呑みにしてアライナー矯正を行っているなど、信じがたい事実もある。

一方、厚生労働省は、海外カスタムメイド型矯正装置は、歯科技工士法上の矯正装置にも、薬事

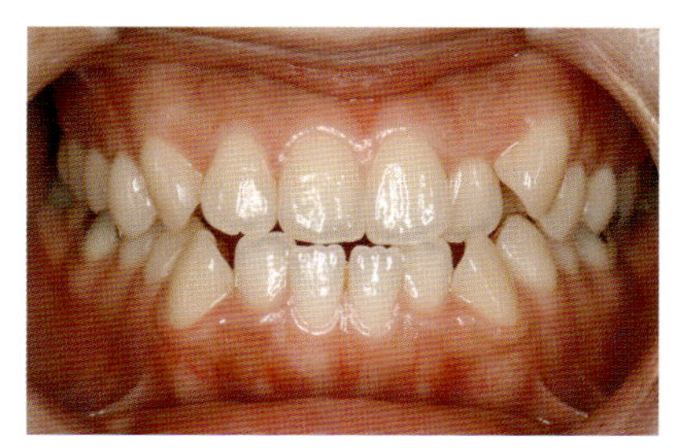

図❾ 初診時の口腔内写真（参考文献[9]より引用）

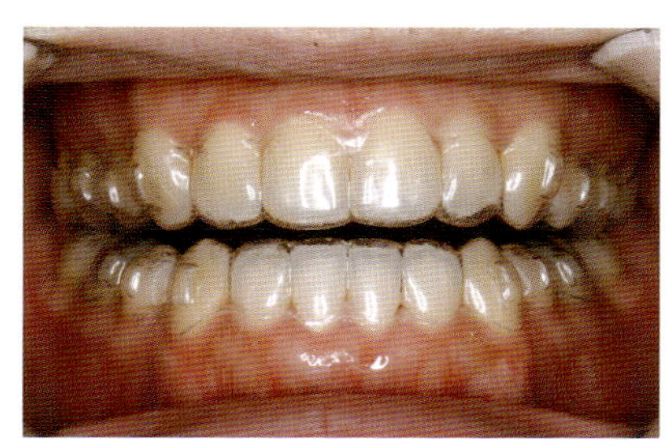

図❿ アライナー装着時（参考文献[9]より引用）

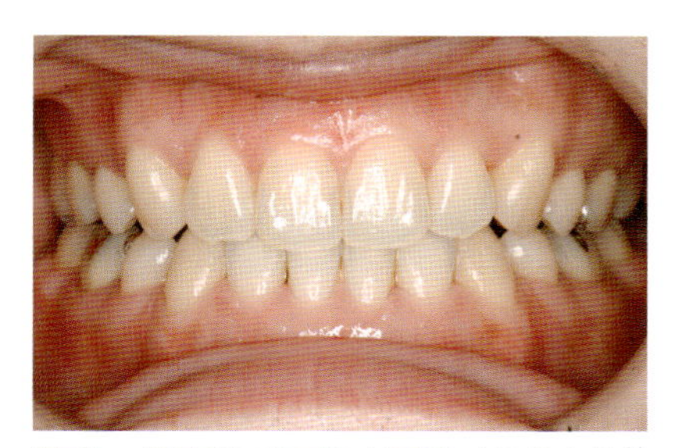

図⓫ 保定時の口腔内写真（参考文献[9]より引用）

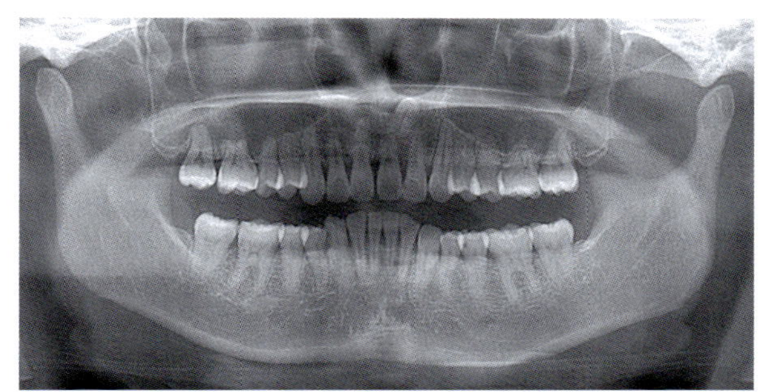

図⓬ 上顎前歯部に埋伏歯があるにもかかわらず、アライナー矯正で拡大を行った症例

法上の医療機器にも該当しないと示している（注：アライナーシートの材料自体は、2008年12月に薬事法上の認可を取得している）。加えて、診療にあたっては、「歯科医師が患者への十分な情報提供を行った上で患者の理解と同意を得ることを遵守するとともに、歯科医師の全面的な責任の下で使用されたい」と指示している。

そこで、公益社団法人 日本矯正歯科学会は、診断と治療計画の立案は、必ず治療を担当する歯科医師が行わなければならないとしている。したがって、担当歯科医師には、矯正診療に関する専門的な診断能力、治療技能、経験が不可欠であると示している[10]。

さらに、日本矯正歯科学会からは「海外カスタムメイド矯正装置の使用にあたっての遵守事項」が次のように示されている。

1．海外カスタムメイド矯正装置は、日本国の薬事法上の医療機器および歯科技工士法上の矯正装置に該当しないことを患者に説明すること。

2．海外カスタムメイド矯正装置以外に日本国の薬事法上の医療機器および歯科技工士法上の矯正装置による治療方法が存在することを、患者に十分説明すること。

3．海外カスタムメイド矯正装置を用いた治療を行う歯科医師は、個人の全責任において使用すること。

4．海外カスタムメイド矯正装置の使用に当たり上記内容を患者に十分な説明の上、理解と同意を得て同意書を作成すること。

以上より、アライナー矯正には限界があることを理解し、良好な結果が望めない場合に通常のマルチブラケット装置などで矯正治療を継続できる歯科医師が責任をもって行うべきであることを理解してほしい。

【参考文献】

1）公益社団法人　日本臨床矯正歯科医会ホームページ：意識調査　市民1000人に聞く「矯正歯科？」http://www.jpao.jp/15news/1535awareness-survey/（2019年9月7日アクセス）

2）Angle EH : The latest and best in orthodontic mechanism. Dental Cosmos, 70: 1143-1158, 1928.

3）Wiechmann D: A new bracket system for lingual orthodontic treatment Part Ⅰ：Theoretical brackground and development. J.Orofac.Orthp,63: 234-245. 2002.

4）Wiechmann D:A new bracket system for lingual orthodontic treatment Part Ⅱ：First clinical exoerience and further development. J.Orofac.Orthop. 64:372-388, 2003.

5）中納治久, 槇 宏太郎：CAD/CAM を応用した舌側矯正治療 法（iBraces/Incognito） の 紹 介 . Dental Medicine Research, 29（3), 259-265, 2009.

6）杉山晶二, 広瀬圭三, 居波 徹：フルデジタルによるカスタムリンガル矯正, 医歯薬出版, 東京, 8-29, 2017.

7）Robert L. Boyd: Esthetic Orthodontic Treatment Using the Invisalign Appliance for Moderate to Complex Malocclusions. Journal of Dental Education,72: 948-967, 2008.

8）Neal DK, Budi K, Ellen B, Ales O, Brent A: How well does Invisalign work? A prospective clinical study evaluating the efficacy of tooth movement with Invisalign. Am J of Orthod Dentofacial Orthop, 135（1）: 27-35, 2009.

9）一般社団法人 日本歯科審美学会（編）：歯科審美学．永末書店, 京都, 82-84, 2019.

10）槇 宏太郎, 他：アライナー型矯正装置による治療指針, 公益社団法人 日本矯正歯科学会 マウスピース矯正歯科装置指針 WG, 東京, 2017.

矯正

Question 30

「審美性と機能性を兼ね備えた垂直的・水平的な前歯位置の決定方法を教えてください」

Hiroshige MATSUZAKI
松崎浩成
茨城県・松崎歯科

前歯位置決定の際に考慮すべき項目は、顎顔面に対する解剖学的な位置（静的要因）、口唇の動きに調和した位置（動的要因）である。その決定方法について解説する。ただし、臼歯部の咬合状態が中心位で安定していることを前提とする。

上下・前歯位置の決定に臨床応用できる矯正的な分析

セファロ分析（頭部X線規格写真法）と模型分析により決定することができる。

参考までに、John C. Kois は、ヒンジの中心点から上顎中切歯切縁中央までの長さが人種・性別に関係なく、80% が100㎜ ± 5㎜の位置にあるとしている。

1．セファロ分析

現在、多数のセファロ分析法が用いられているが、ここではRicketts分析法（図１）に基づいた前歯位置決定に有効な次の５項目を解説する。

1）U1 to A-pog（角度、距離）：図２a
2）L1 to A-pog（角度、距離）：図２b
3）L1 extrusion：図２c
4）over jet、over bite：図２d
5）inter incisor angle：図２e

2．模型分析

模型分析においては、Bolton分析法が有効である。歯の大きさを分析するBolton分析法は、上顎の歯冠幅径の総和と下顎の歯冠幅径の総和の比で表され、とくに上下６前歯間の分析（Anteior tooth size ratio）は審美性・機能性両面を兼ね備

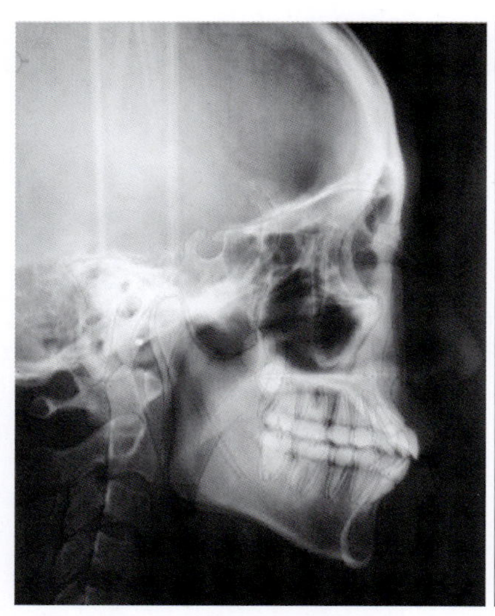

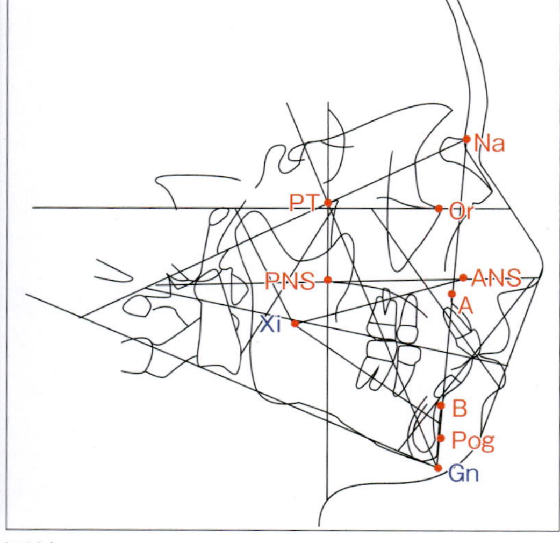

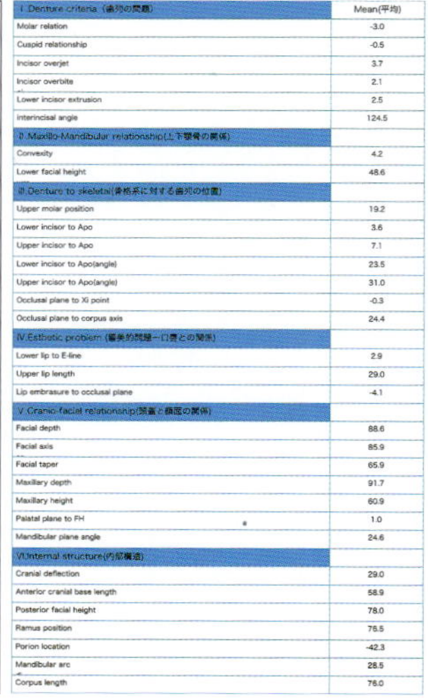

Ⅰ.Denture criteria（歯列の問題）	Mean(平均)
Molar relation	-3.0
Cuspid relationship	-0.5
Incisor overjet	3.7
Incisor overbite	2.1
Lower incisor extrusion	2.5
interincisal angle	124.5
Ⅱ.Maxillo-Mandibular relationship(上下顎骨の関係)	
Convexity	4.2
Lower facial height	48.6
Ⅲ.Denture to skeletal(骨格系に対する歯列の位置)	
Upper molar position	19.2
Lower incisor to Apo	3.6
Upper incisor to Apo	7.1
Lower incisor to Apo(angle)	23.5
Upper incisor to Apo(angle)	31.0
Occlusal plane to Xi point	-0.3
Occlusal plane to corpus axis	24.4
Ⅳ.Esthetic problem（審美的問題ー口唇との関係）	
Lower lip to E-line	2.9
Upper lip length	29.0
Lip embrasure to occlusal plane	-4.1
Ⅴ.Cranio-facial relationship(頭蓋と顔面の関係)	
Facial depth	88.6
Facial axis	85.9
Facial taper	65.9
Maxillary depth	91.7
Maxillary height	60.9
Palatal plane to FH	1.0
Mandibular plane angle	24.6
Ⅵ.Internal structure(内部構造)	
Cranial deflection	29.0
Anterior cranial base length	58.9
Posterior facial height	78.0
Ramus position	76.5
Porion location	-42.3
Mandibular arc	28.5
Corpus length	76.0

図❶　セファロ分析：側方（Ricketts分析法）

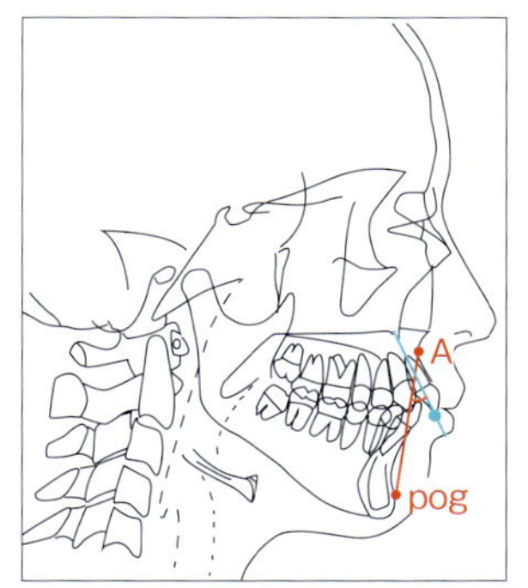

図❷a　U1 to A-pog（角度、距離）。角度：31.0°、距離：7.1mm

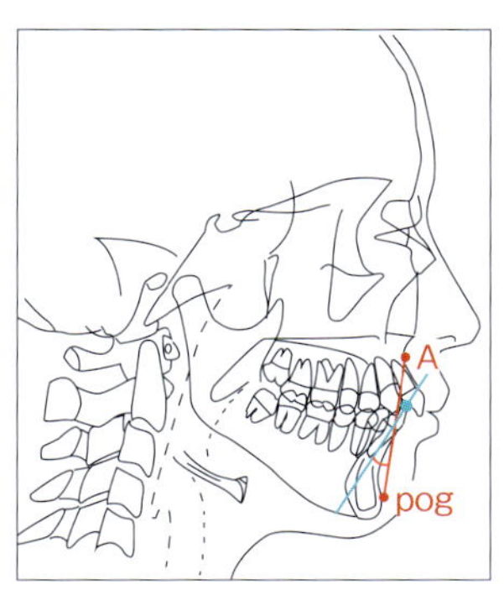

図❷b　L1 to A-pog（角度、距離）。角度：23.5°、距離：3.6mm

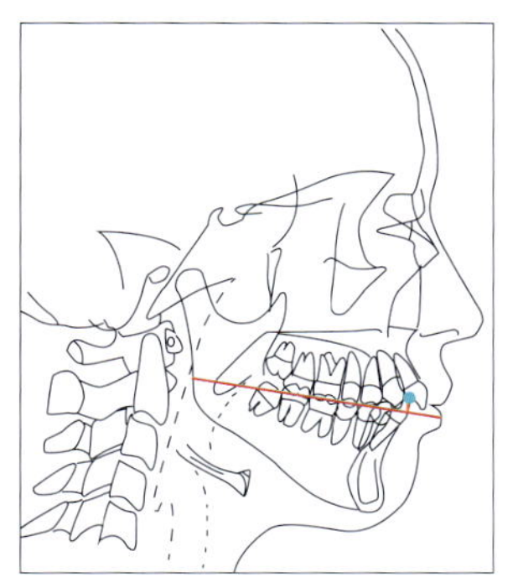

図❷c　L1 extrusion。咬合平面からの距離：2.5mm

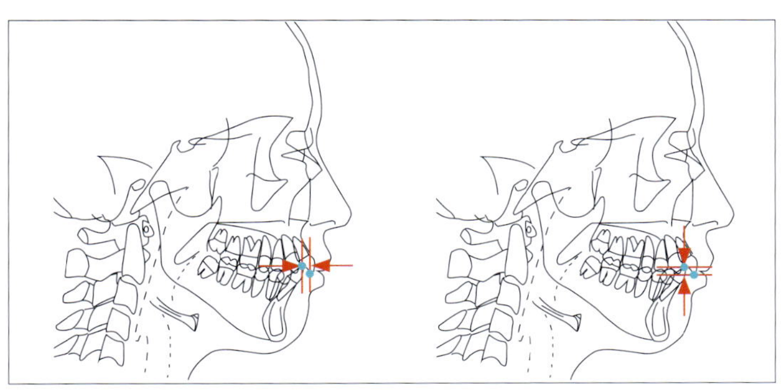

図❷d　over jet（左）距離：3.7mm、over bite（右）距離：2.1mm

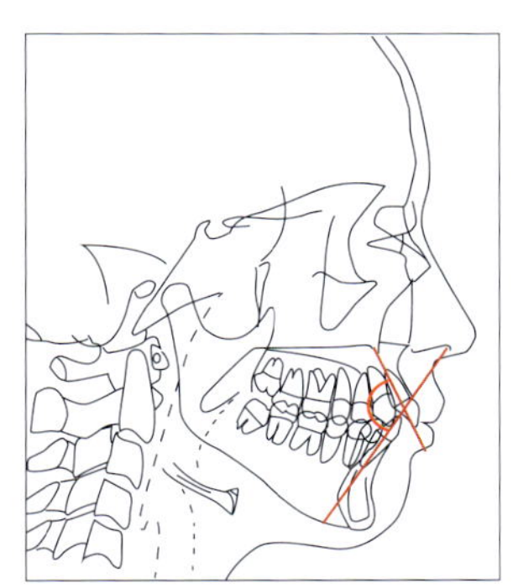

図❷e　inter incisor angle。角度：124.5°

$$\frac{\text{Sum Mand Ant.}}{\text{Sum Max Ant.}} \times 100 = (\text{Ideal} = 78.09 \pm 2.19)$$

$$\frac{\text{Sum Mand}}{\text{Sum Max}} \times 100 = (\text{Ideal} = 91.37 \pm 2.10)$$

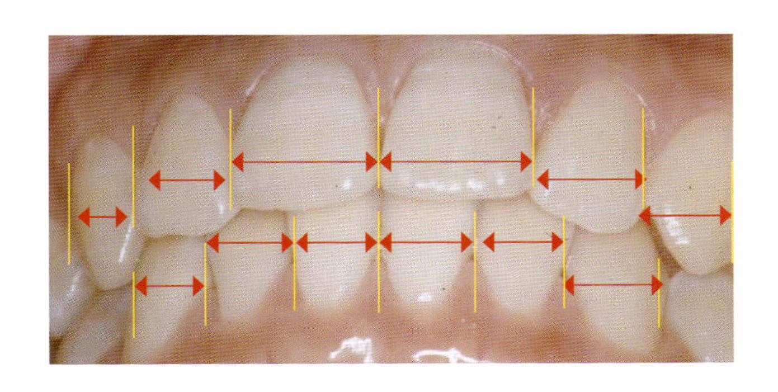

図❸　歯の大きさを分析する Bolton 分析法

えた前歯部審美修復を行う際に効力を発揮する。

下顎６前歯の歯冠幅径の総和を上顎６前歯の歯冠幅径で割った比率が、**図３**に示す理想値の範囲内にあれば、良好な審美性、緊密なアンテリアカップリングが得られる。

歯の審美的な位置とは

まず基準となるのは、上顎中切歯の位置である。この際、顎顔面（顔）のどの位置にあるべきなのかを考慮する必要がある。

解剖学的位置（静的要因）は前述した。ここでは、動的要因の具体的評価法を以下に示す。

１．上顎前歯の審美的な位置とは：上唇の位置（安静位、動的位置）で評価

１）上唇が安静位（緊張のないリラックスした状態）にある場合（**図４a**）

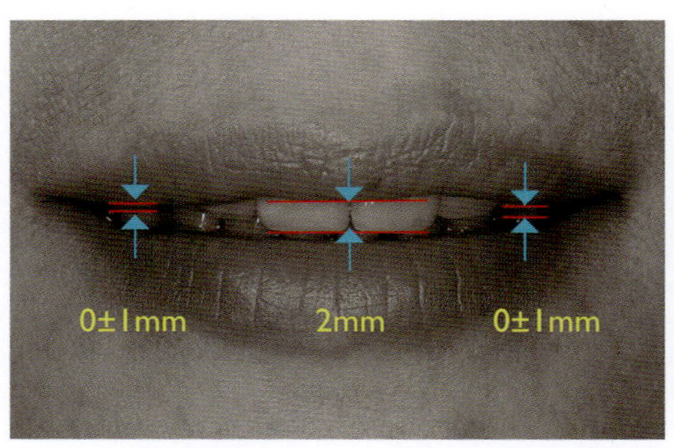

図❹a　上唇下縁から犬歯切縁０㎜、上顎中切歯切縁が２㎜見える位置。この状態を再現するため、Emma（エンマ）と発音させることでこの状態を得やすい

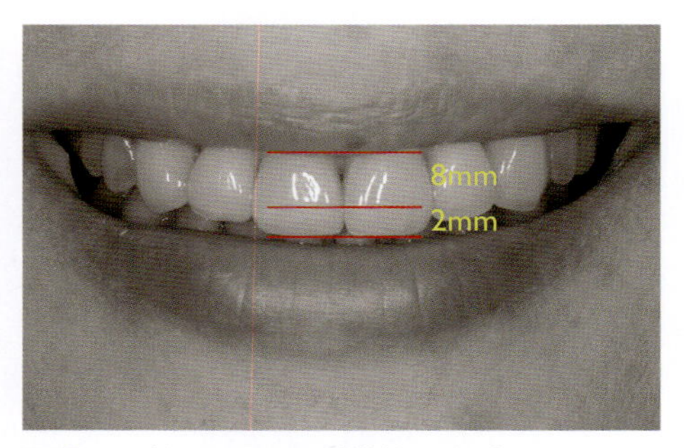

図❹b　笑ったとき（微笑む程度ではなく、最大限上唇が挙上した笑顔）。歯頸線まで見えるように

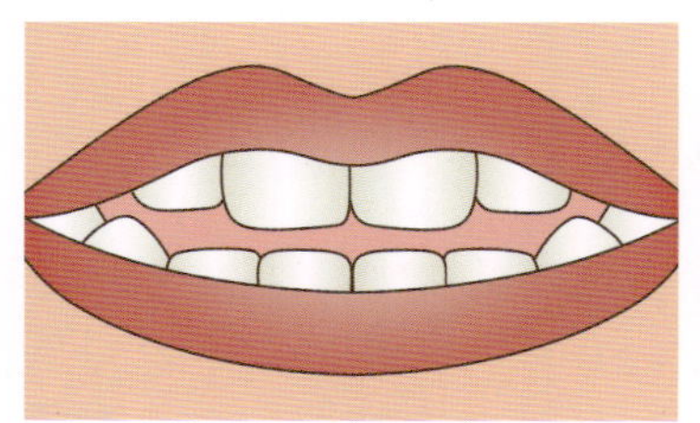

a：下唇が安静位

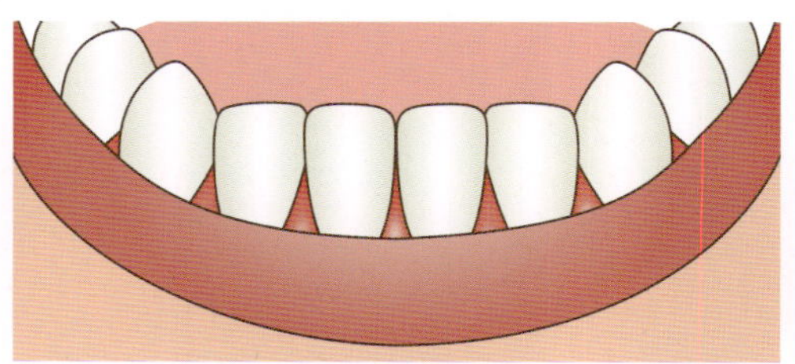

b：笑顔

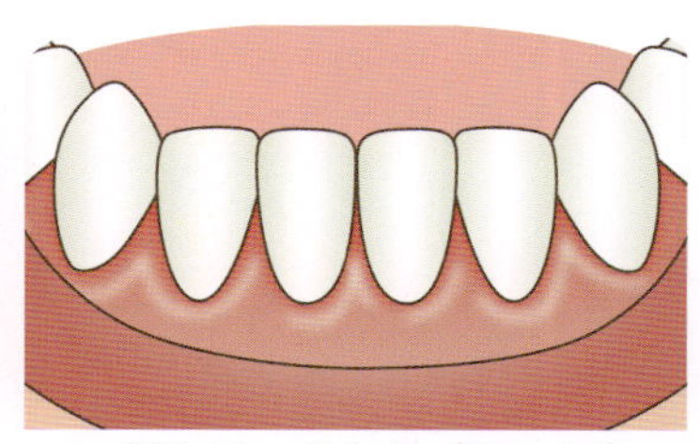

c：話しているとき（Shush!）

図❺　同一患者の下唇の動き（Kois center seminar より引用改変）

上唇下縁から犬歯切縁０㎜、上顎中切歯切縁が２㎜見える位置。

２）上唇が動的位置にある場合（図４b）

笑った際の歯頸線まで見える位置。

２．下顎前歯の審美的な位置とは：下唇の位置（安静位、動的位置）で評価

１）下唇が安静位にある場合

再現方法は上唇同様に下唇上縁から下顎中切歯切縁で、男性は１～２㎜、女性は0.5㎜である。

２）下唇が動的位置にある場合

下唇は、上唇と異なり、笑ったときよりも話しているときのほうが垂直的動きが大きいため、この動きを再現して評価する（**図５**）。

再現方法は、Shush（シャシュ）と発音させる（図５c）。これにより、下唇上縁が安静位より６㎜垂直的に下降する。下顎中切歯歯冠長は、約8.5㎜であることから、安静位より、男性は8.5㎜－１～２㎜＝7.5～6.5㎜、女性は8.5㎜－0.5㎜＝８㎜見える位置が理想となる。

３．機能的に正しい前歯の位置とは（機能と審美の融合）

ここまで上下中切歯の位置に関する評価法について述べた。これらが実際に機能した場合良好な結果を得るために、どのような要件を満たす必要があるのかについて解説する。

前歯の安定した機能を得るためには、Envelope of Function の評価が有効である。これは、Posselt の下顎限界運動範囲ではなく、習慣的咀嚼運動のとくに閉口路終末で生じる運動範囲である。この経路は、生後７ヵ月ほどで患者自身の神経筋運動パターンとして記憶され、補綴物やその他の要因で変化することはないといわれてい

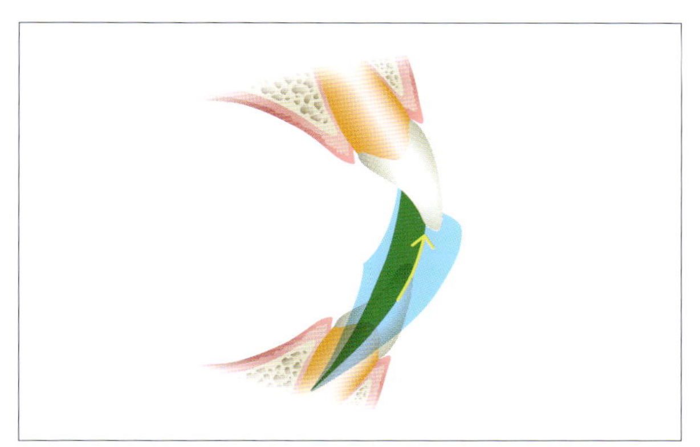

図❻a　患者固有の閉口路に調和した前歯位置と歯冠形態（Kois center seminar より引用改変）

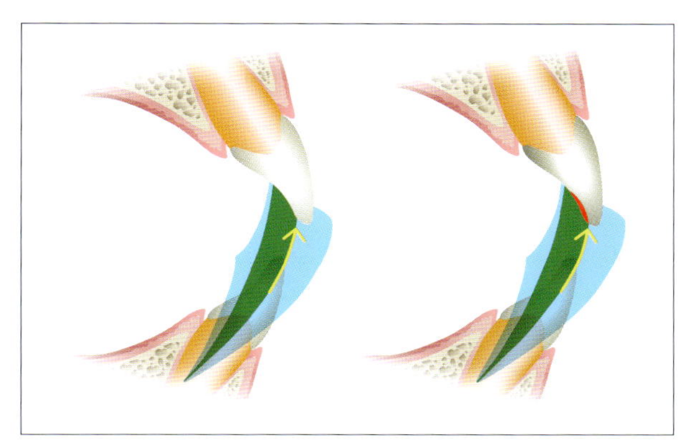

図❻b　上顎前歯が口蓋に位置している場合、赤の部分で咬耗が生じる（Kois center seminar より引用改変）

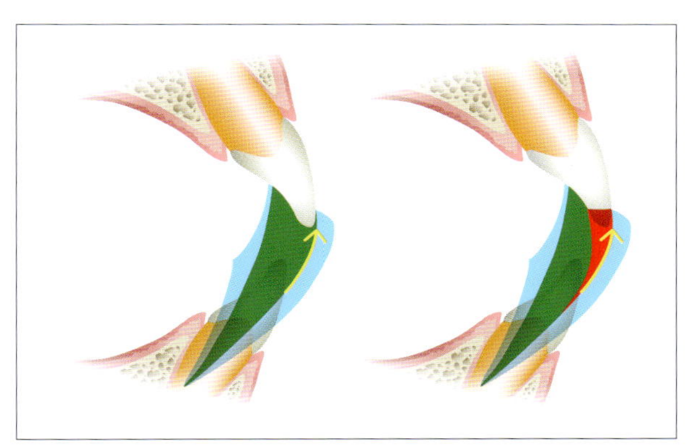

図❻c　上顎前歯がさらに口蓋に位置すると、赤の部分で破折が生じる（Kois center seminar より引用改変）

る（**図6a**）。

したがって、その神経筋運動経路と補綴的あるいは矯正的アプローチによって作り出された歯の機能経路を調和させることが重要である。歯の咬耗（**図6b**）、補綴物の破折（**図6c**）などは、この経路の不調和によって生じている。よって、歯の位置が確定したのち、プロビジョナルレストレーションなどにより評価し、新しい修復形態、とくに矢状面形態が患者自身の神経筋運動パターン内にあるようにする必要がある。

【参考文献】

1）宮下邦彦：カラーアトラス X 線解剖学とセファロ分析法. クインテッセンス出版, 東京, 1985.
2）宮下邦彦. 頭部 X 線規格写真法の基礎. クインテッセンス出版, 東京, 1999.
3）Bolton WA. Disharmony in tooth size and its relation to the analysis and treatment of malocclusion. Angle Orthodontist, 28（3）: 113-130, 1958.

Question 31

「上顎前歯フレアーアウト症例に対する矯正的な改善方法と留意点を教えてください」

Koichiro DOI
土居幸一郎
大阪府・土居歯科クリニック

フレアーアウトの原因とその対応

上顎前歯のフレアーアウト症例は、上顎前歯の唇側傾斜だけでなく、さまざまな問題を抱えており、治療計画の立案に最も苦慮する症例の一つである（**図1**）。

欠損放置や歯周炎などによる後天的な低位咬合が上顎前歯のフレアーアウトを惹き起こしている場合がほとんどである。大臼歯の欠損放置は、歯周組織が健全であれば小臼歯が垂直的な咬合支持を維持してくれるが、中等度〜重度歯周炎を伴う場合は、臼歯群の近心傾斜や舌側傾斜から低位咬合が起こり、これにより下顎前歯の突き上げによる上顎前歯のフレアーアウト、下顎前歯の挺出などが生じる。したがって、フレアーアウトの治療に際して大前提となるのが炎症のコントロールである。

すでに起きてしまっている低位咬合に対して、欠損がある場合には2つの対応法がある。ひとつは、欠損形態によってブリッジやパーシャルデンチャーなどによる補綴的な咬合挙上を行い、矯正的に上顎前歯フレアーアウトを改善する方法。この方法では、補綴介入の範囲が大きくなりがちであるため、慎重なアプローチを心がけなくてはならない。もうひとつが、臼歯欠損部にインプラントを応用し、これを固定源とした全顎的矯正治療を行い、残存歯にほとんど侵襲を加えることなく咬合平面を整える方法である。

欠損がなく、要抜歯部位もない場合は、侵襲の少ない全顎的な矯正治療が第一選択となる。

スピーの湾曲を意識する

臼歯部近心傾斜や上顎前歯部のフレアーアウトに伴って生じた下顎前歯の挺出に伴って、スピーの湾曲が強くなる。これが咬合の再構成を図るうえで治療を困難にする要因となる。

フレアーアウトが進行して唇側傾斜がひどくなると、下顎運動時に臼歯に強い干渉が生じて、臼歯部の咬合崩壊が一気に加速する（**図2**）。アンテリアガイダンスは上顎前歯部口蓋側と下顎前歯

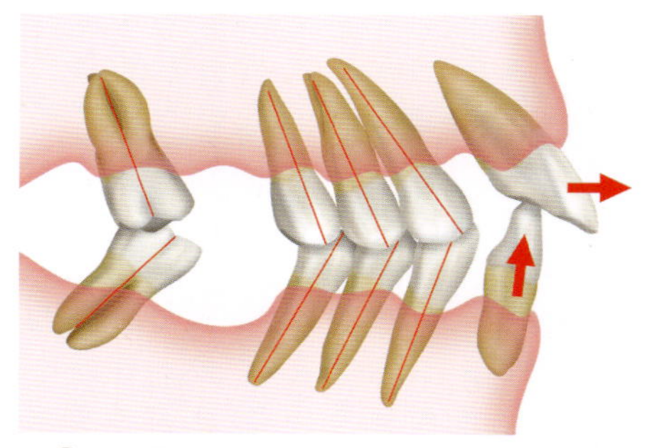

図❶　上顎前歯フレアーアウト症例の模式図（参考文献[1]より引用）

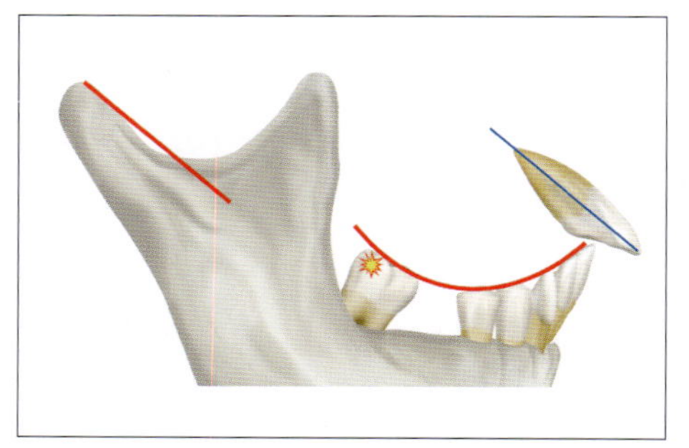

図❷　フレアーアウトにより臼歯部咬合干渉が生じる（参考文献[1]より引用）

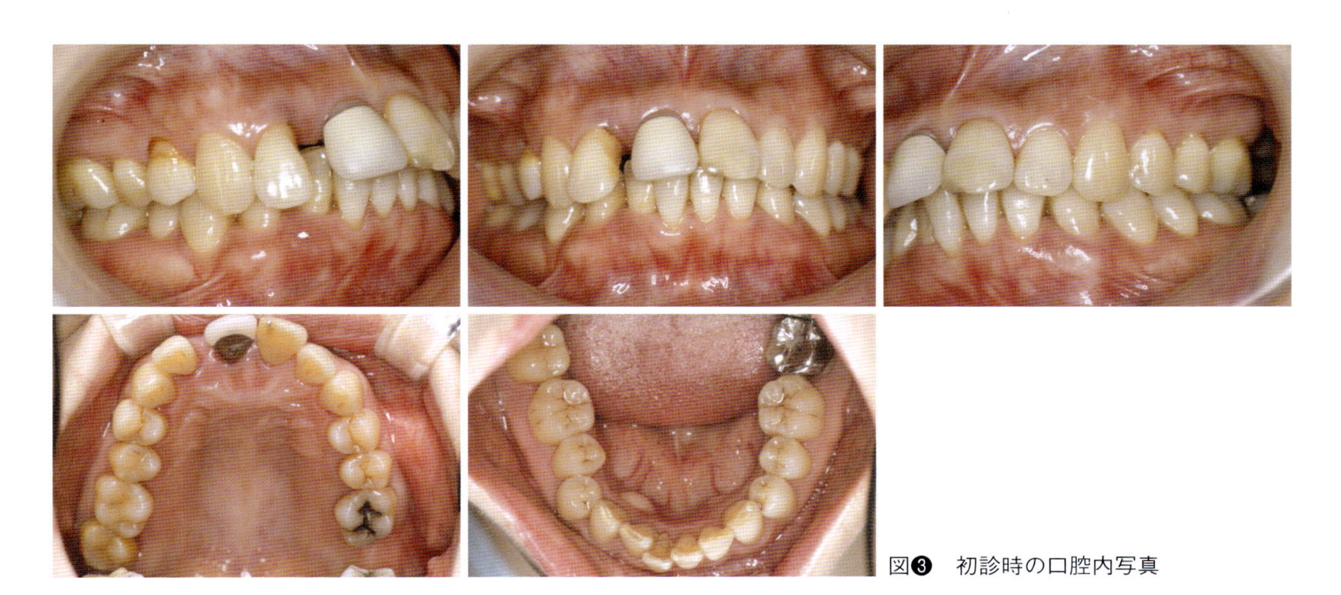
図❸　初診時の口腔内写真

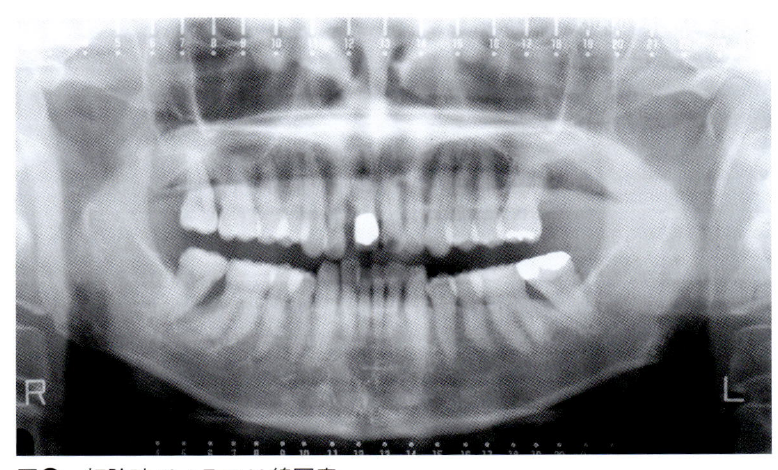

図❹　初診時パノラマX線写真

切縁によって構成され、前歯部における下顎運動の起点にもなっているため、下顎前歯の挺出や歯列不正がある場合、上顎前歯の位置や形態の改善が必要となる。これを補綴のみで解決しようとすると、無理な上顎前歯補綴治療となってしまい、予後も悪い。

したがって、上顎前歯フレアーアウトの治療においては、まずは下顎前歯切縁の位置と形態を適切な状態にしたうえで、唇側傾斜してしまった上顎前歯の歯軸を矯正治療で改善する必要がある。下顎前歯切縁の位置の改善方法は、大まかにいうと、前述した補綴的な咬合挙上による方法と、全顎的な矯正治療による方法の2つである。

症例

「上顎前歯部に隙間ができた」と訴える患者に対して、全顎的な矯正治療によってこれを改善し、治療後約8年経過した症例について経過とともに留意した点について解説したい。

患者は54歳、女性で、2 1|間に徐々に隙間ができてきたことを主訴に来院された。問診により、くいしばりを自覚していることがわかった。**図3**

矯正

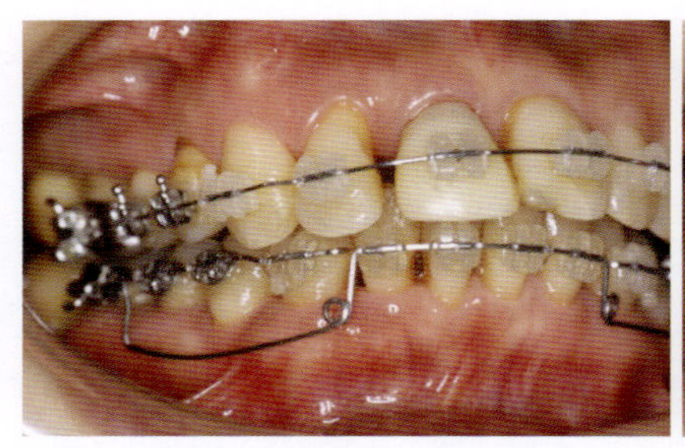
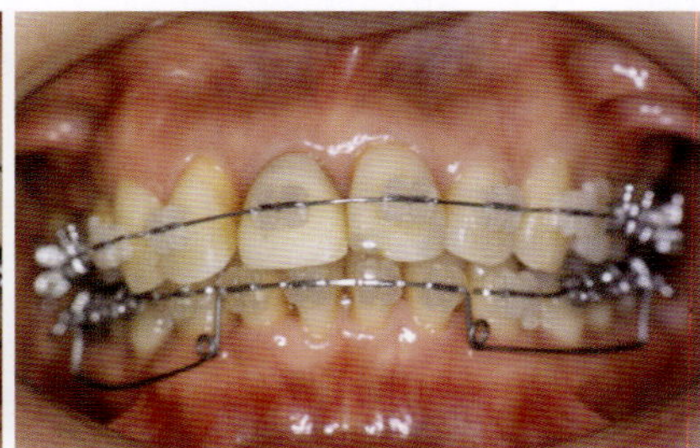
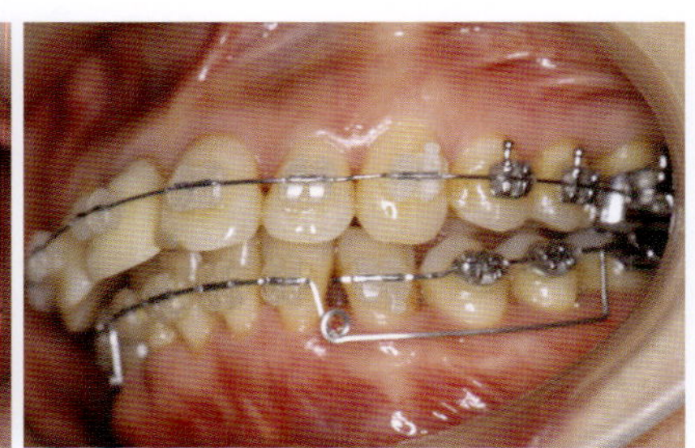

図❺　矯正治療開始５ヵ月時の口腔内写真

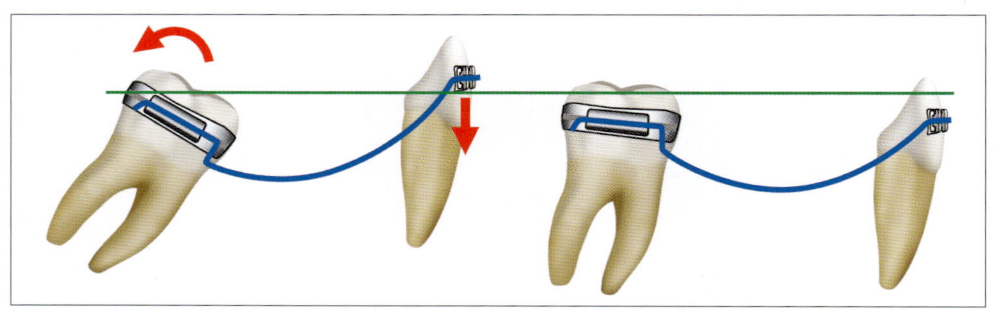

図❻　下顎前歯の圧下と大臼歯のアップライト（参考文献[1]より引用）

に初診時の口腔内写真を示す。中等度から部分的に重度の歯周炎を認め、パノラマX線写真では7|7、7|、2|に咬合性外傷によると思われる垂直的骨吸収が認められた（**図４**）。上顎前歯部はフレアーアウトし、下顎前歯部は挺出しており、下顎前方運動時の臼歯離開が得られていない状態であった。

歯周治療によって炎症のコントロールができると判断し、全顎的な矯正治療により咬合平面とフレアーアウトの改善を試みた。なお、側方セファロ分析では咬合平面に対する下顎切歯の挺出量は標準より約３㎜大きく、下顎切歯の前後的な位置はA-Pog.に対する距離が平均3.6㎜に対して７㎜と唇側位にあった。動的治療期間中、歯周組織に配慮し強い矯正力を加えないよう留意した。

図５は矯正治療開始５ヵ月時の状態である。ベーシックユーティリティーアーチを用いて、下顎前歯部の圧下と下顎大臼歯の遠心回転を行っている。使用したワイヤーは0.175×0.175ベータチタンワイヤー（TMA）で、下顎前歯を圧下する力の反作用で大臼歯を遠心にアップライトさせるモーメントが働き、このような下顎前歯の挺出症例にはもってこいのメカニクスである（**図６**）。また、over biteの改善を行った後にover jetの改善を図ることが重要である。

動的治療期間は１年８ヵ月で、**図７**は治療終了時の口腔内写真である。下顎両側臼歯部の頬舌的歯軸の変化を認める。歯周炎と咬合力によって臼歯部舌側傾斜が起こり、低位咬合が惹起されたと推測する。

上顎にはホーレータイプのリテーナーを装着しながらメインテナンスを行った。**図８**は治療から約８年後の状態である。歯周組織の状態は良好に保たれているが、術後４年くらいから患者がリテーナーをあまり入れていただけなかったこともあり、２１|間にわずかに離開を認めたためコンポジットレジンにて形態修正を行った。リテーナーを厳密に装着していただくよう、丁寧に説明するべきであったと反省している。

本症例のように、くいしばりがある場合は精密

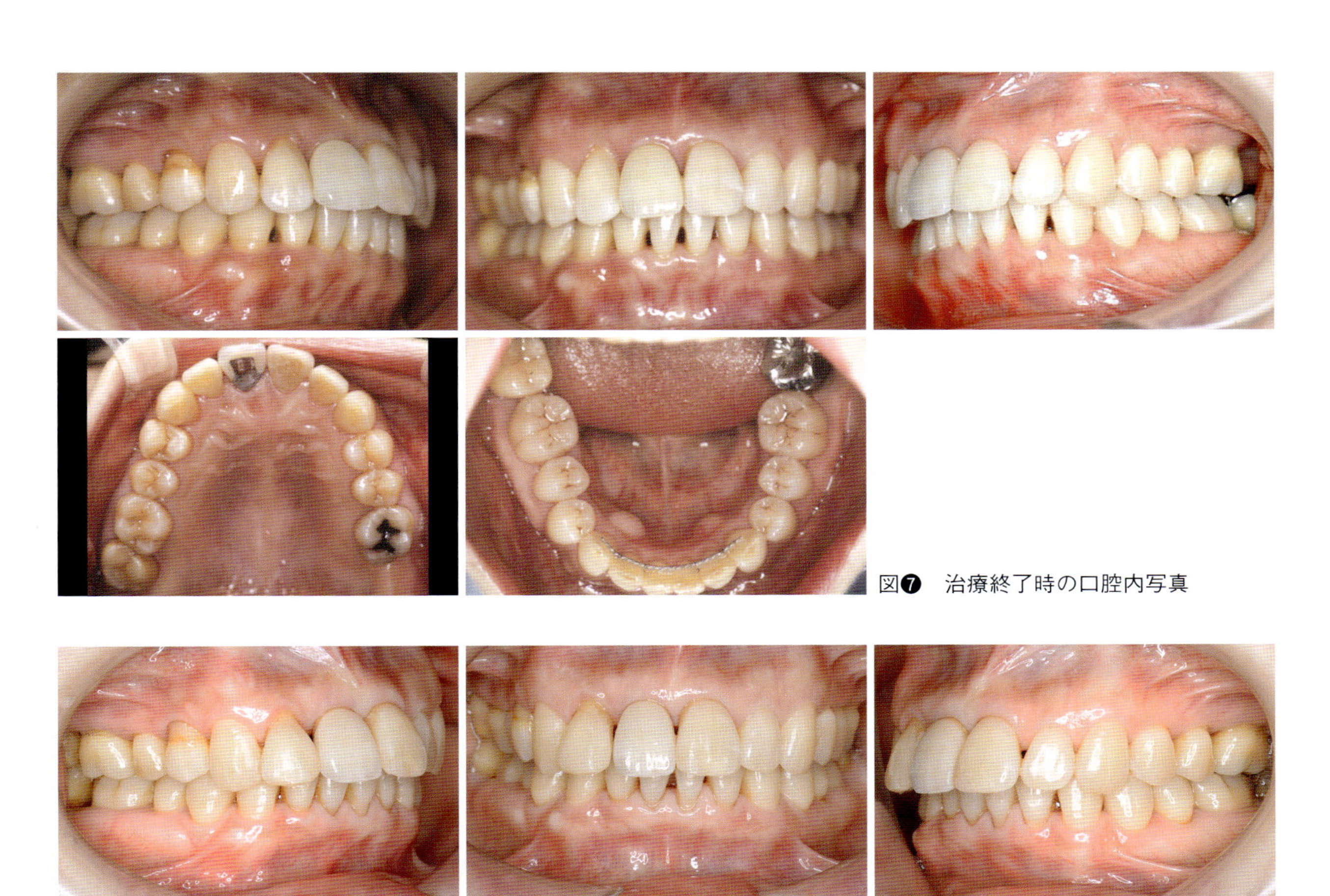

図❼　治療終了時の口腔内写真

図❽　治療８年後の口腔内写真

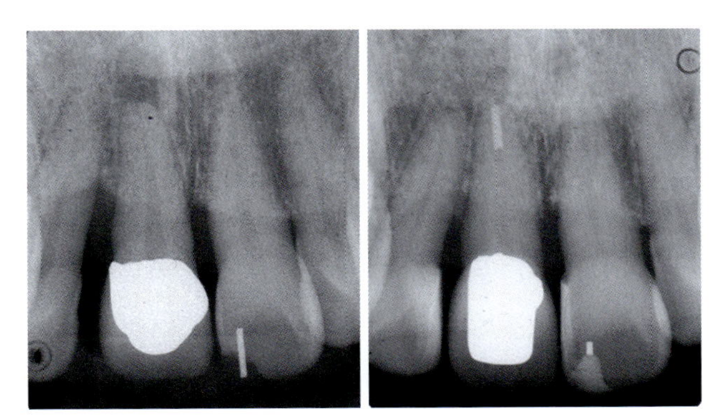

図❾　初診時（左）および術後８年時（右）の前歯部デンタルＸ線写真

なナイトガードを作製して、リテーナーとして使ってもらったほうがよかったかもしれない。初診時と術後８年の前歯部デンタルＸ線写真を図９に示す。2|近心にみられた骨吸収が若干回復している様子が観察された。

今後は歯周病学的なメインテナンスおよび咬合の厳密なチェック、リテーナーを利用しての離開の改善などを試みたいと考えている。

【参考文献】

1）渡辺隆史：治療のリスクと選択肢 リスクを回避した治療を選択する “Multidisciplinary Approach”．デンタルダイヤモンド社，東京，2017.

Question 32

「正中離開やブラックトライアングルに対して、矯正的なアプローチをする際のポイントを教えてください」

Kozo TANOUE
田上浩三
埼玉県・たのうえ歯科医院

前歯部に正中離開やブラックトライアングルがあると、審美的な影響を受けやすく、問題となることが多い。改善方法としては、補綴的なアプローチ、矯正的なアプローチの２つに分けられると思う。とくに、後者のポイントは“なぜその事象が起こっているのか”の原因をよく考えることである。本項では、矯正的なアプローチについて、具体的に実際の臨床例を提示して、留意点を解説していきたい。

正中離開に対するアプローチ

正中離開に対する矯正的アプローチについて、実際の２症例を通して解説する。

◉症例１

患者は20歳、女性。正中離開を主訴に来院され、補綴と矯正の治療法を説明して、矯正的治療を希望された（**図１**）。治療計画としては、2┼2にブラケットを付けて空隙をパワーチェーンにて閉じるという簡単な部分矯正である。

本症例は、正中の空隙を閉じて2|2の遠心に空隙をつくり、できた空隙によって補綴をするか、否かを検討する予定であった。

治療終了後、患者は2|2の遠心の空隙は気にならないとのことで、空隙は残したまま終了した。空隙が残っているため、後戻りの可能性が強いと判断して、1|1の口蓋側にワイヤーを接着性レジンにて固定した（**図２**）。

本症例の留意点は、空隙を閉じる際に傾斜移動ではなく、歯体移動により歯軸を整直させたことと、固定を強くしたことである。仮にコンポジットレジンで空隙を閉じていたら、多少は後戻りのリスクはなくなったと思われるが、治療を低侵襲にするために選択した結果であり、術後の経過も良好である（**図３**）。

◉症例２

患者は15歳、女性。前歯の隙間が気になるという主訴で来院（**図４**）。初めから矯正治療を希望していた。診査・診断を行うと、大臼歯左右１級L1 to APOは３㎜で、空隙を閉じて改善することとした。ボルトン分析（**図５**）では、下顎に対して上顎が大きいという分析結果であった。

このまま、空隙を閉じると上顎の歯冠幅径が

◆ 正中離開に対する矯正的アプローチ：症例１

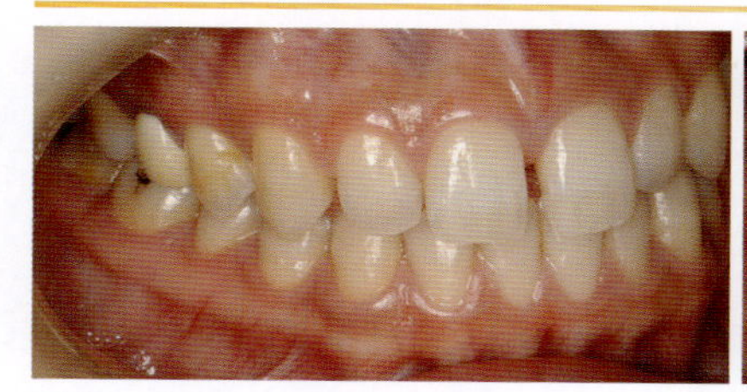
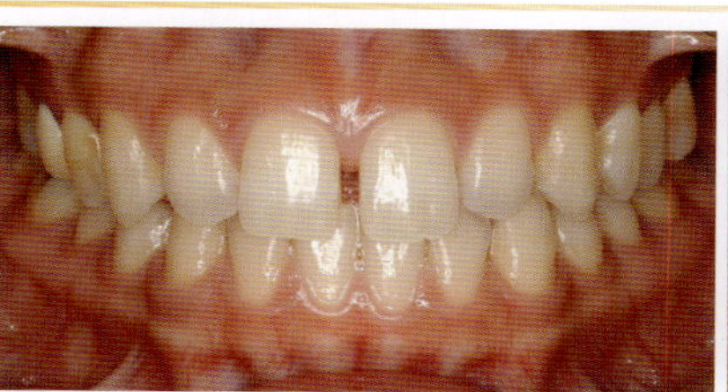
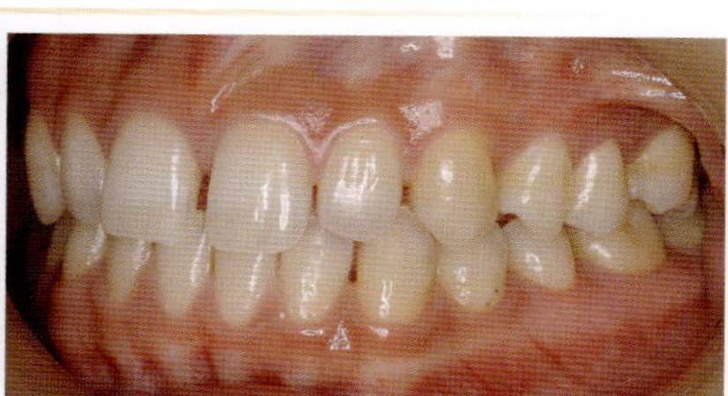

図❶　症例１：術前

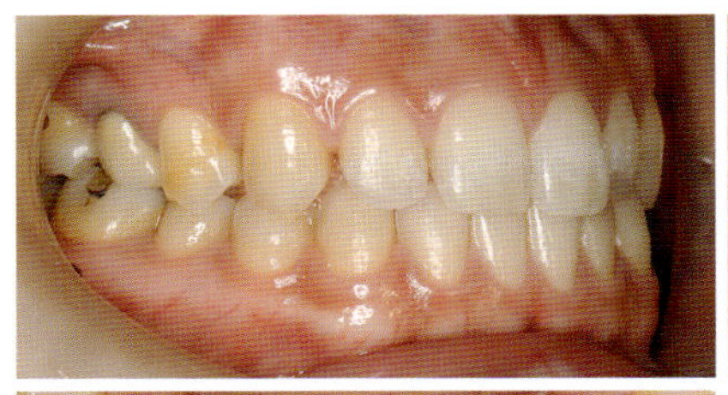
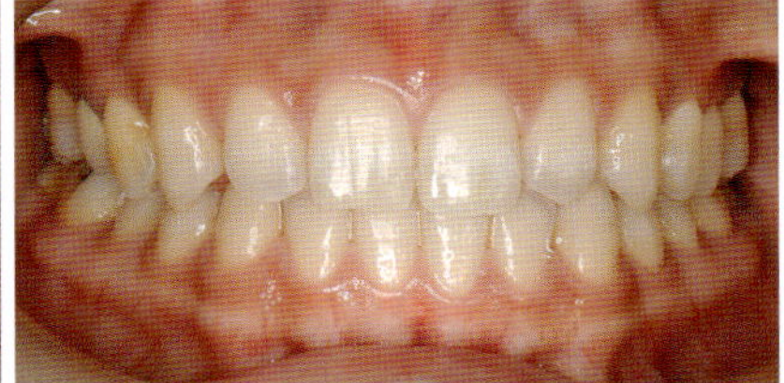
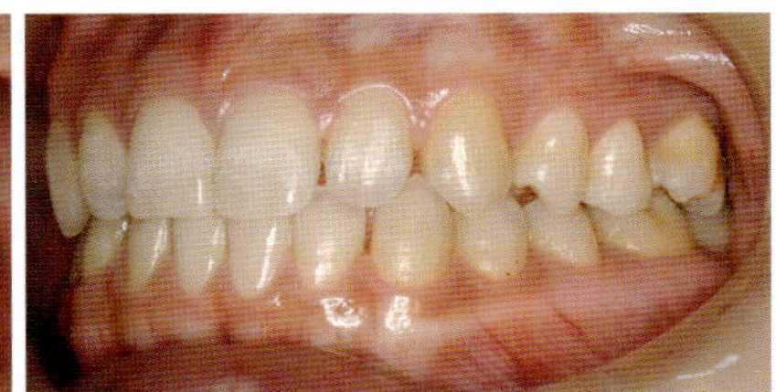
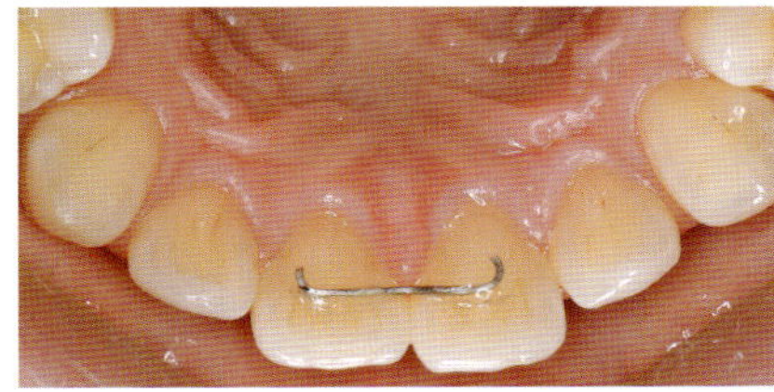

図❷　症例１：術後

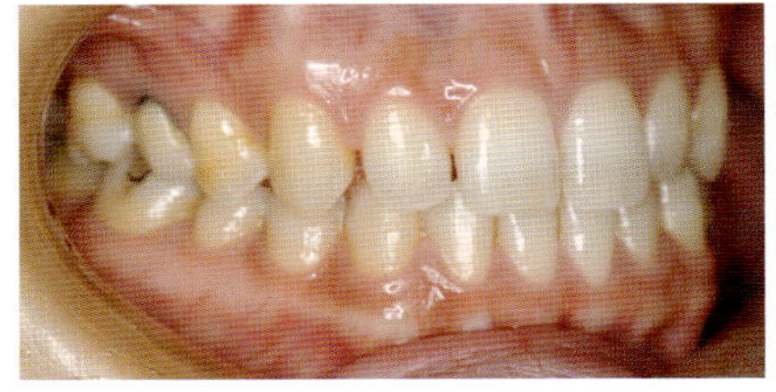
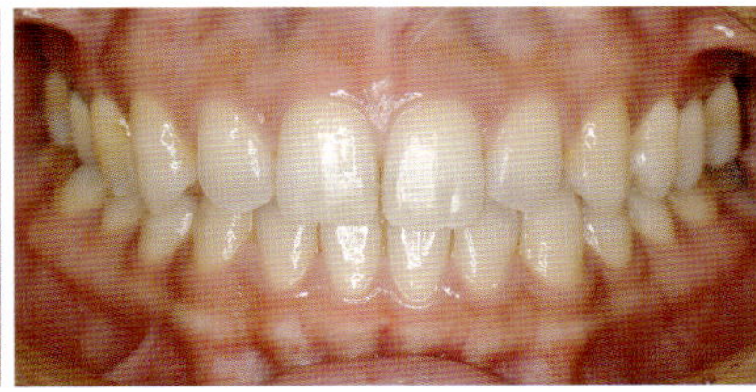
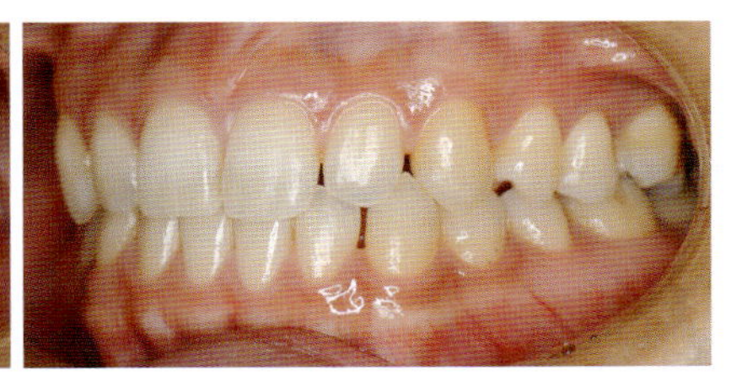

図❸　症例１：術後５年

◆ 正中離開に対する矯正的アプローチ：症例２

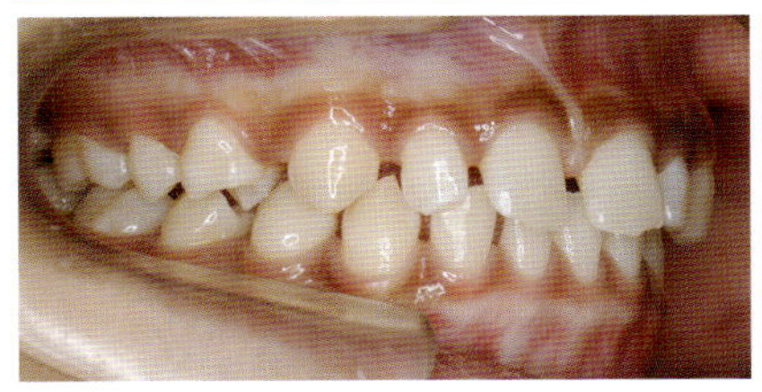
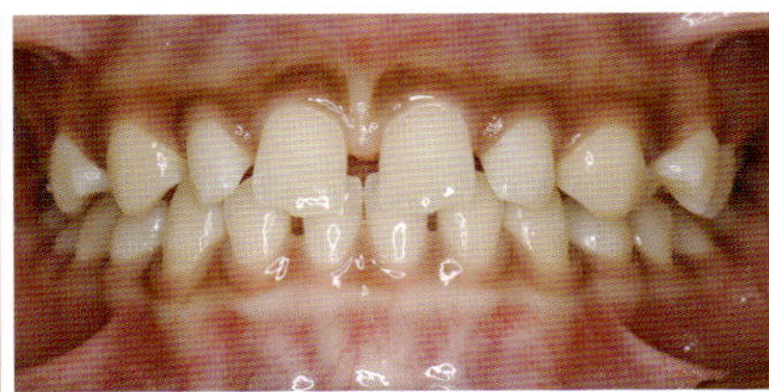
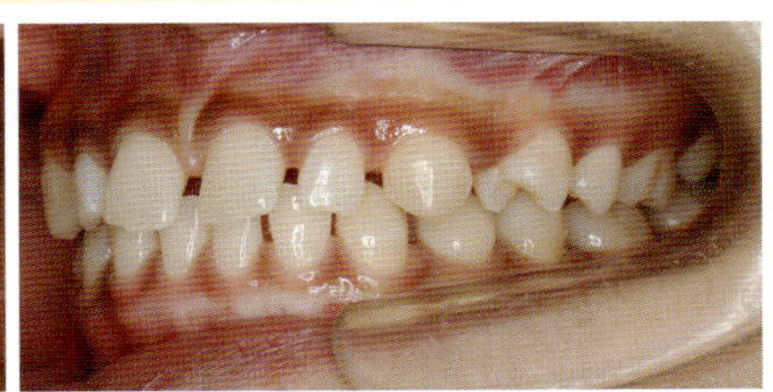

図❹　症例２：術前

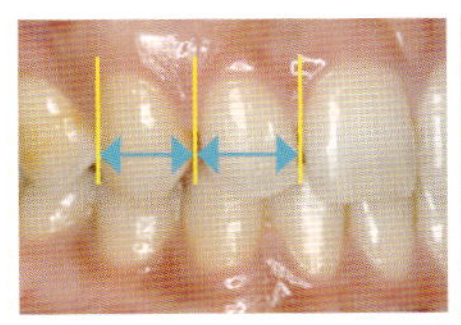
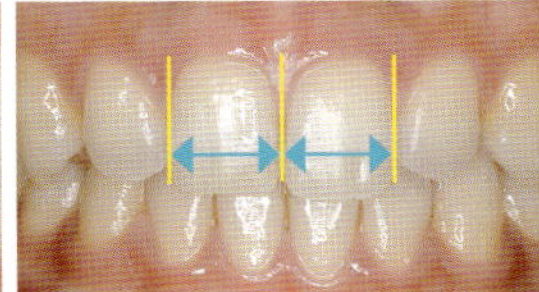
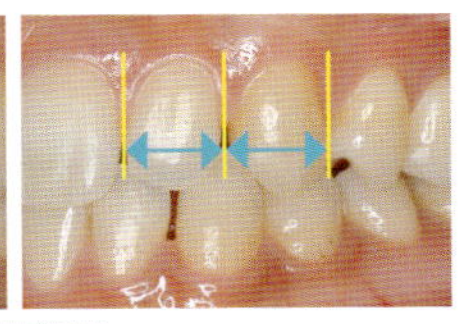
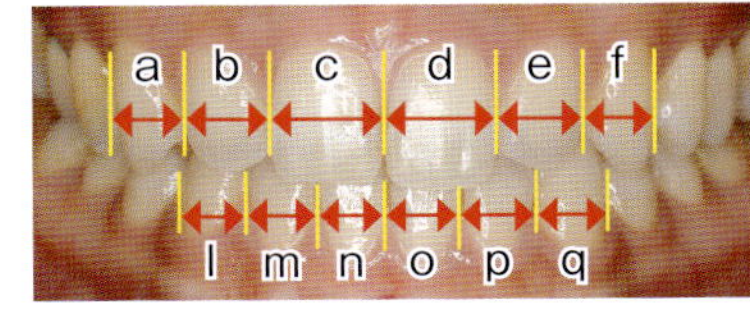

$$\frac{\text{Sum mand 6}}{\text{Sum max 6}} \times 100 = \frac{l+m+n+o+p+q}{a+b+c+d+e+f} \times 100 = \text{Anterior ratio}$$

（Ideal ＝ 78.09 ± 2.19%）

図❺　Bolton's analysis（ボルトン分析：調和した Anterior tooth-size-ratio）。犬歯が１級関係で、緊密な前歯の咬合関係を得るには、上顎６前歯の歯冠幅径の総和と下顎６前歯の歯冠幅径の総和の比が調和（平均値：78.09 ± 2.19%）しなければならない

下顎に対して小さいため、上顎に空隙が残るか、over bite が浅くなり切端咬合気味になるか、また犬歯関係がきれいな１級にはならないと予測した。したがって、ボルトン分析にて調和がとれるように、上顎の歯冠幅径をコンポジットレジンにて回復してから空隙を閉じる計画とした（図６、７）。

本症例に対する留意点は、ボルトン分析である。上顎の歯冠幅径を調整しないまま矯正治療を行った場合、適切な歯冠幅径と犬歯の１級関係を与えるのが困難であり、前歯の矮小歯や補綴物の形態異常を疑う際に、適切な歯冠幅径を与えたい場合に有効な分析法である。

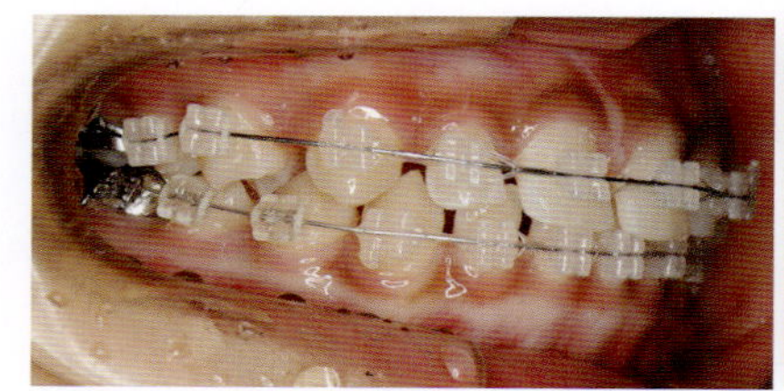
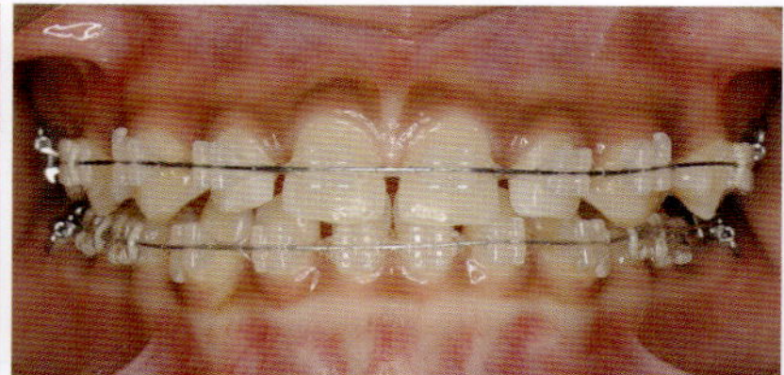
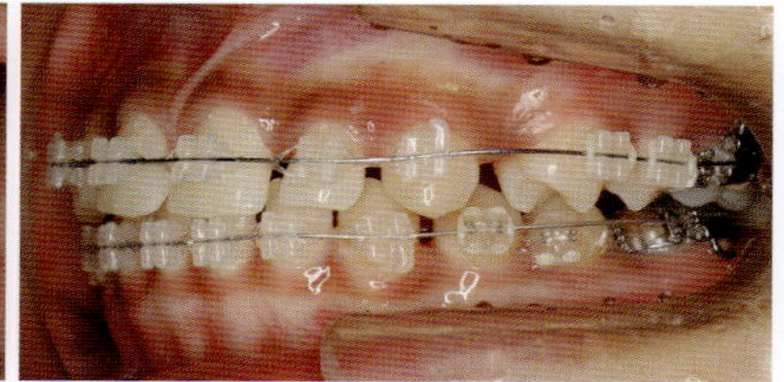

図❻　症例２：術中

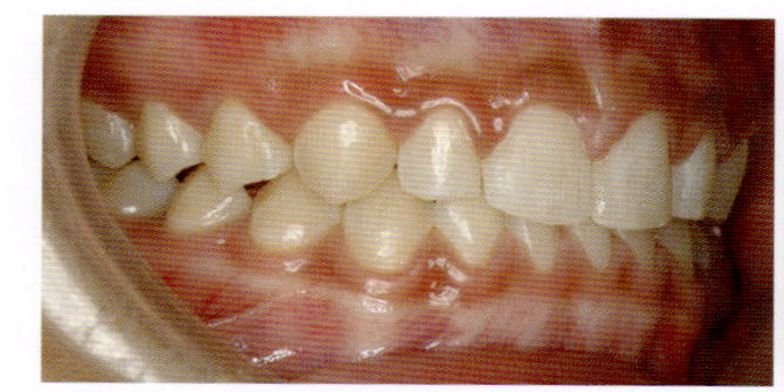
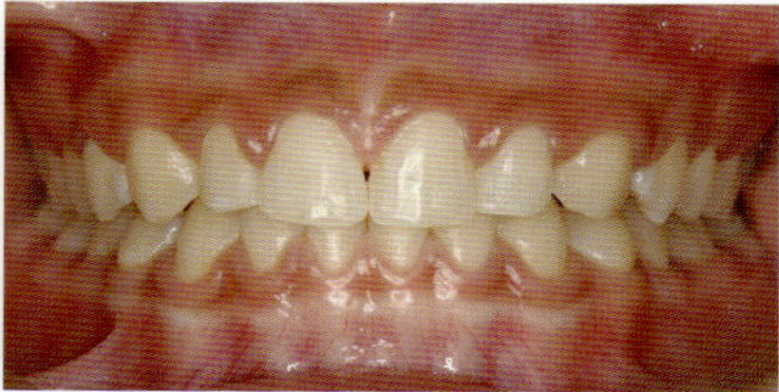
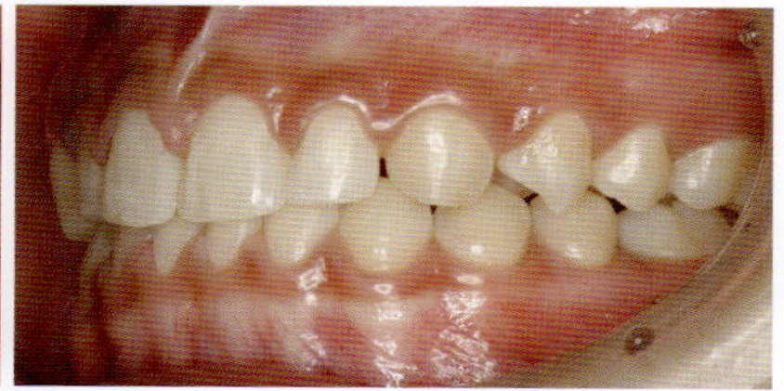

図❼　症例２：術後

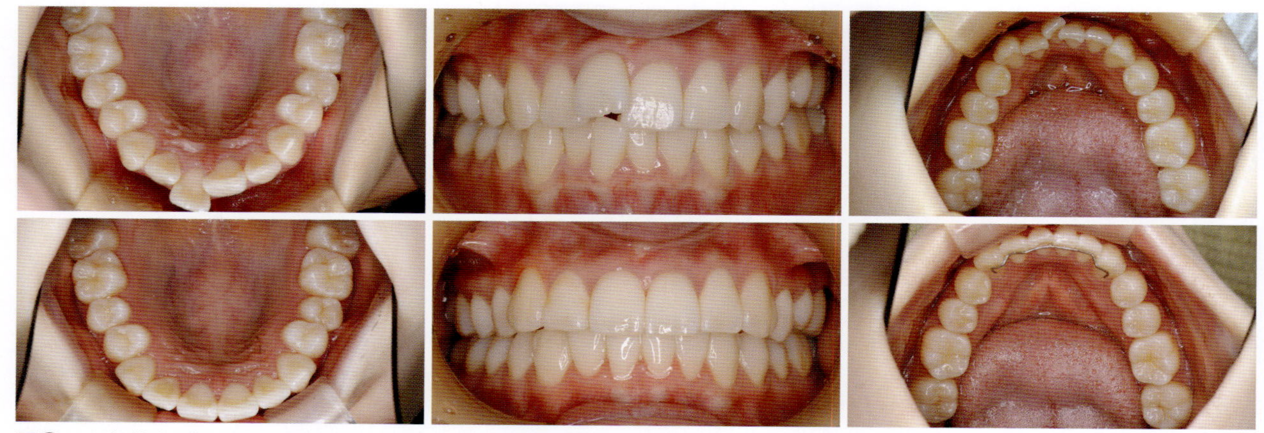

図❽　一般的なディスキング症例。術前（上）、術後（下）

ブラックトライアングルに対するアプローチ

ブラックトライアングルに対しての矯正的アプローチとして、ディスキング法が挙げられる。ディスキングとは、エナメル質内で隣接面を削合し、スペースを作って矯正する方法である。通常、抜歯するほどではないディスクレパンシーがある場合、ディスキングを行って調和をとることが多い。

図８は、ディスキングを用いた一般的な症例である。ブラックトライアングルは、通常、骨吸収による空隙であるが、ディスキングを応用することで補綴をせずともある程度の改善が期待できる。

◉反省症例

図９、10の症例は、中程度の骨吸収がある患者に矯正治療を行い、上顎の正中離開とブラックトライアングルの歯列不正は改善され、下顎の叢生も改善されたものの、ブラックトライアングルが目立ってしまった反省症例である。

上顎は正中離開があったため、歯冠を寄せながらディスキングを行った。術前と比べて改善しているようにみえる。下顎は叢生のため、ブラックトライアングルが目立たなかったが、歯列を整えると予想していなかった空隙ができてしまい、術前と比べて悪化してしまった。骨吸収がある叢生歯列を整えると、ブラックトライアングルが見えてくることが多いため、注意が必要である。

◉叢生ディスキング症例

図11、12は、骨吸収のある叢生に対して矯正治療、ディスキングを行い、ブラックトライアングルを目立たなくした症例である。骨吸収がある場合、コンタクトから歯槽骨までの距離が６㎜を

◆ ブラックトライアングルに対する矯正的なアプローチ：反省症例

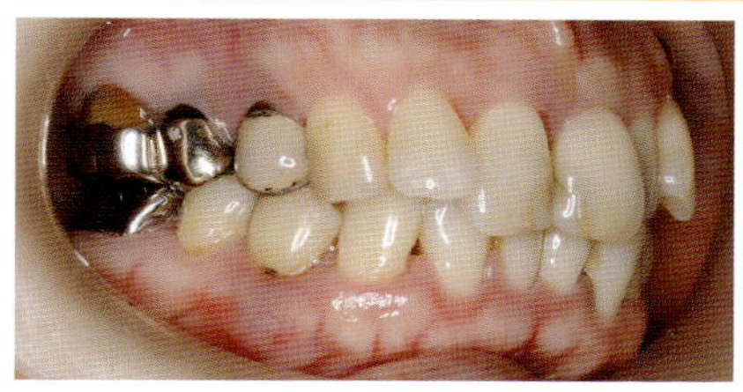
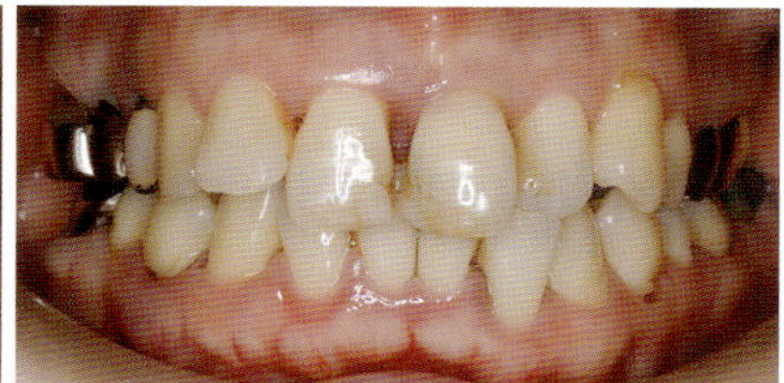
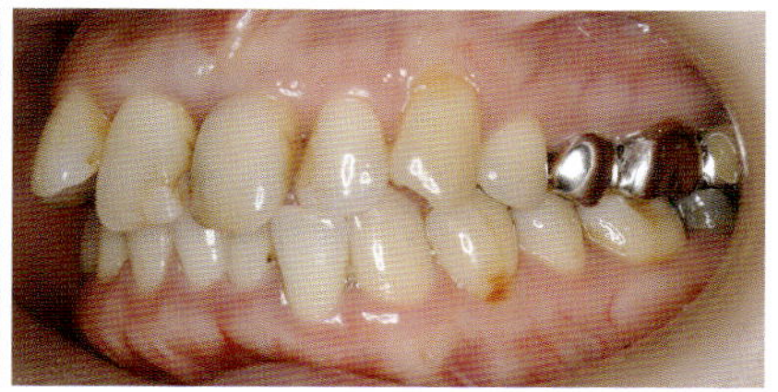

図❾　反省症例：術前

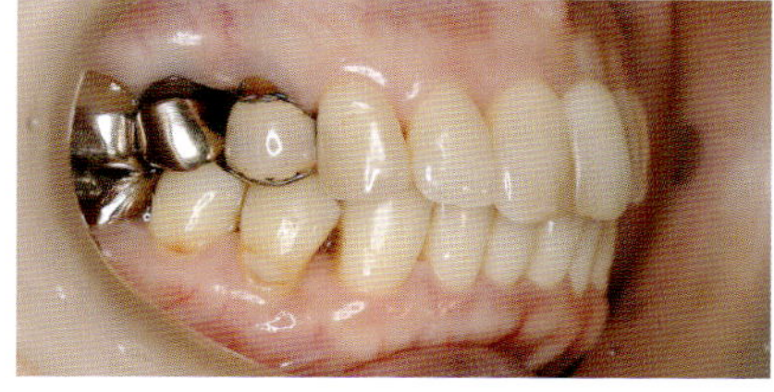
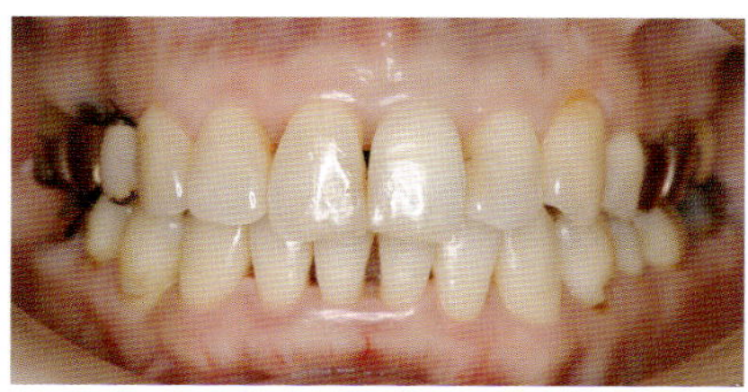
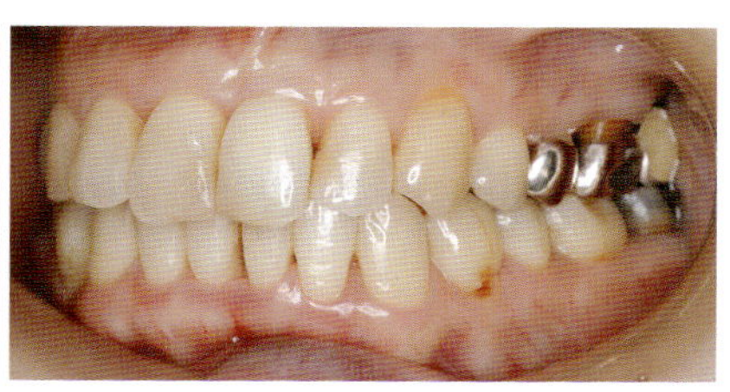

図❿　反省症例：術後

◆ ブラックトライアングルに対する矯正的なアプローチ：叢生ディスキング症例

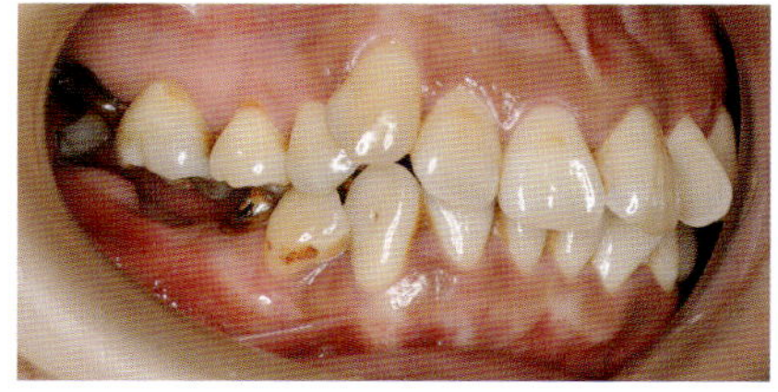
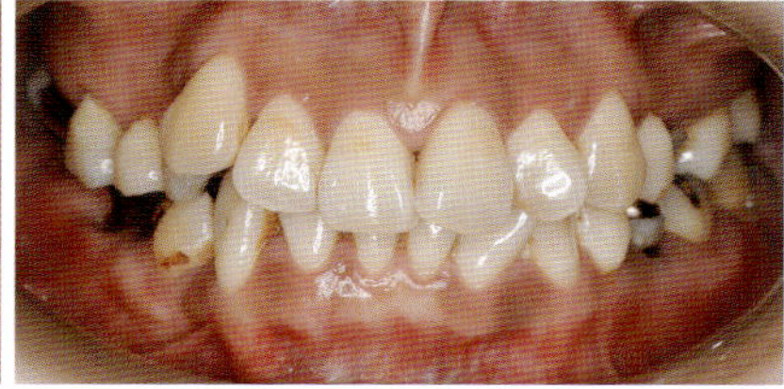
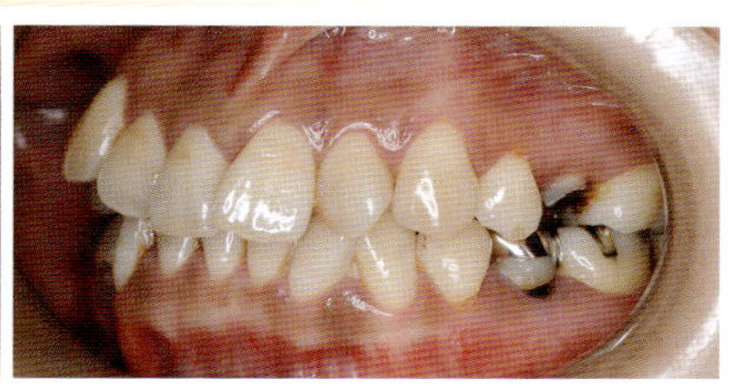

図⓫　叢生ディスキング症例：術前

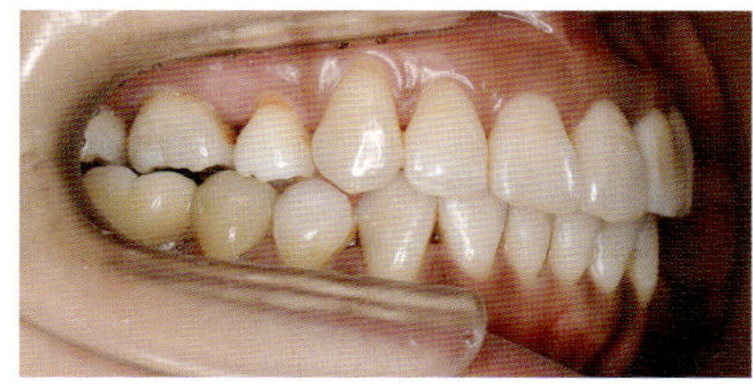
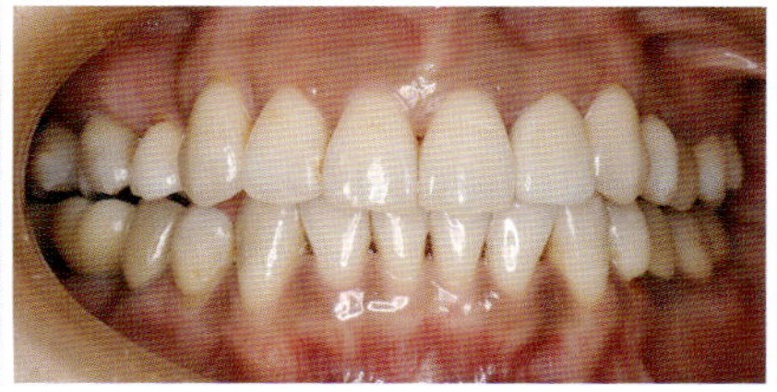
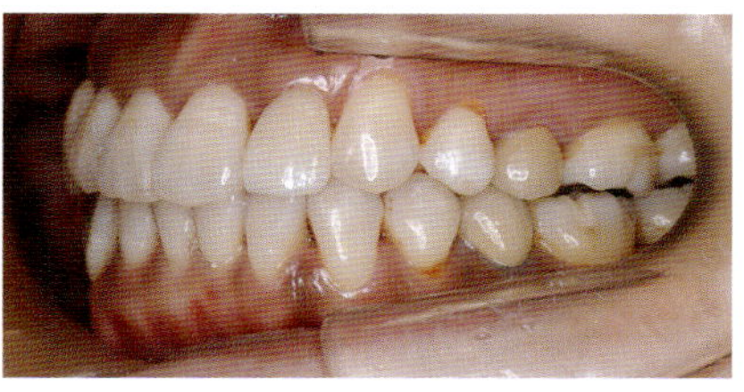

図⓬　叢生ディスキング症例：術後

超えてくると、ブラックトライアングルができる（Tarnow の分類）といわれている。ブラックトライアングルを補綴的にクラウンで空隙をなくそうとすると、吸収した歯肉レベルにマージンを設定することになり、歯質の削除量が極めて多くなる。生活歯であると、歯髄の保存が困難になることも少なくないと思われる。

ブラックトライアングルの改善において、とくに天然歯に対してのディスキングは低侵襲で有効な方法である。一方、留意点としては、一気に行わず、回数を分けて徐々に行うことである。筆者は0.25㎜のディスキング用のタービンバーと隅角をホワイトポイント、手用研磨ストリップスを使用して行っている。

本症例のように、歯根が少し露出している場合は、ブラックトライアングルを完全になくすことを目標とはせずに、あくまで審美的に目立たないようにすることが大事である。削合しすぎてしまうと、歯冠形態が長方形になり、かえって審美的に不自然になってしまう。

まとめ

正中離開やブラックトライアングルに対して、歯の位置、形態、骨吸収の３点をよく見て、原因が一つなのか、もしくは複合しているのかを適切に診断して、低侵襲に対処することが大切である。

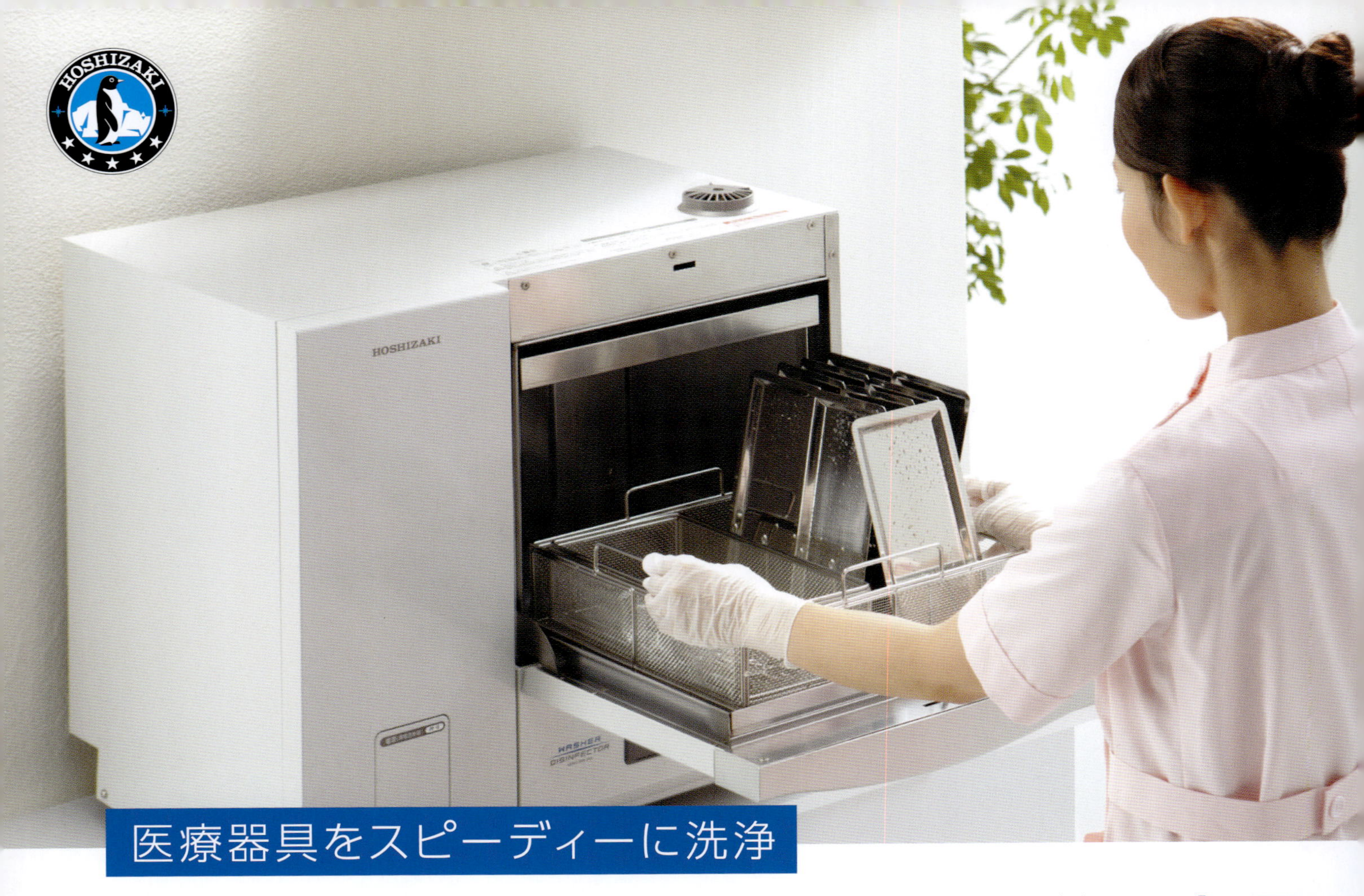

医療器具をスピーディーに洗浄

洗浄から消毒まで 1 サイクル 25 分を実現

医療器具を洗浄から消毒まで1サイクルわずか約25分で洗い上げるホシザキのウォッシャーディスインフェクター。
スピーディーな洗浄時間と確かな洗浄能力でホシザキのテクノロジーが医療の現場を支えます。

卓上設置可能なコンパクトサイズ
幅 630× 奥行450× 高さ 580mm

手洗いでは困難な 80℃の熱湯を
10 分間キープして消毒が可能

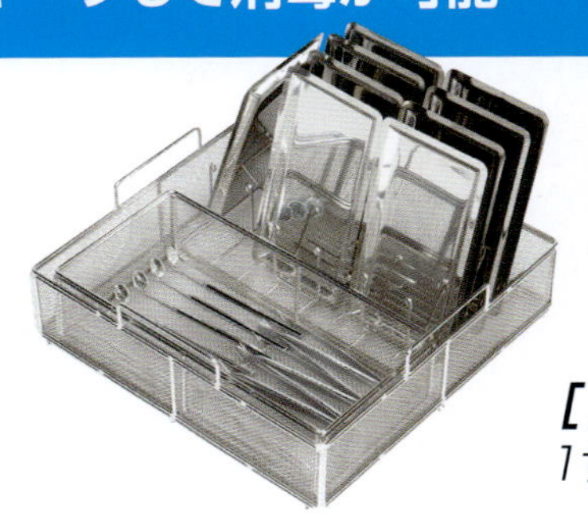

MWD-80UA2
[洗浄・消毒]
1サイクル最短 約 25分

※標準コース、当社指定の酵素系洗剤を使用、初期給湯温度60℃とした場合の洗浄・消毒時間です。
給湯器の設置状況により1サイクル時間が異なる場合があります。
一般医療機器 器具除染用洗浄器 35424000　医療機器製造販売届出番号 32B2X00001000003

ホシザキ株式会社 http://www.hoshizaki.co.jp

お問い合わせ先／営業本部 〒141-0033 東京都品川区西品川 1-1-1 住友不動産大崎ガーデンタワー 21階 ☎03-6275-3210

詳しくは
ウォッシャーディスインフェクター

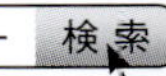

リグロス®情報サイト 映像コンテンツ追加のお知らせ

リグロス情報サイトに新たなコンテンツとして「手術動画ライブラリ」を追加しました

regroth.jp

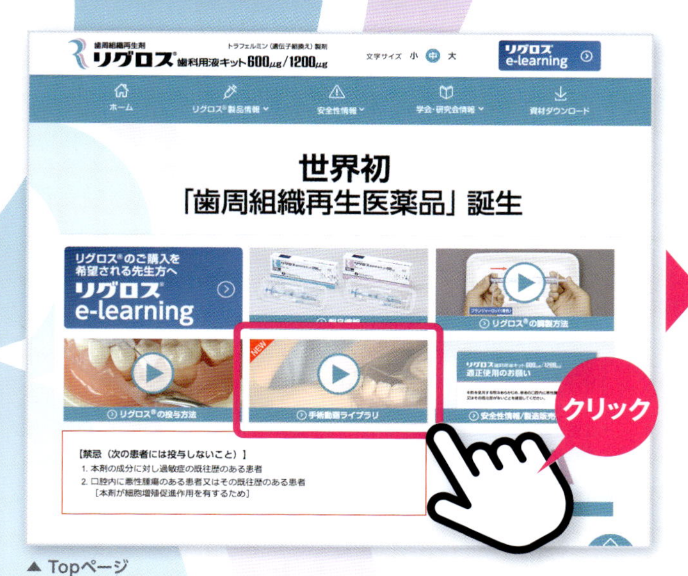

▲ Topページ

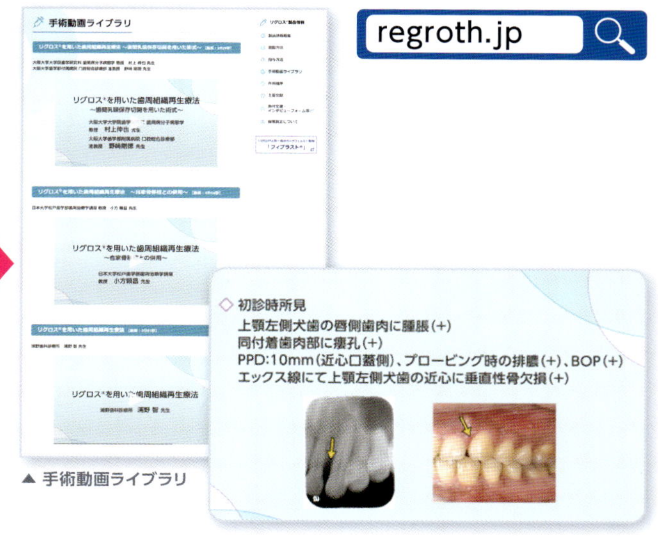

▲ 手術動画ライブラリ

歯周組織再生剤

薬価基準収載

リグロス®歯科用液キット600µg/1200µg

REGROTH® Dental Kit 600µg/1200µg トラフェルミン（遺伝子組換え）製剤

処方箋医薬品（注意－医師等の処方箋により使用すること）

【禁忌（次の患者には投与しないこと）】
1. 本剤の成分に対し過敏症の既往歴のある患者
2. 口腔内に悪性腫瘍のある患者又はその既往歴のある患者
［本剤が細胞増殖促進作用を有するため］

効能・効果

歯周炎による歯槽骨の欠損

〈効能・効果に関連する使用上の注意〉
1. 本剤は、歯周ポケットの深さが4mm以上、骨欠損の深さが3mm以上の垂直性骨欠損がある場合に使用すること。
2. 本剤は、インプラント治療に関する有効性及び安全性は確立していない。

用法・用量

歯肉剥離掻爬手術時に歯槽骨欠損部を満たす量を塗布する。

〈用法・用量に関連する使用上の注意〉
本剤の使用にあたっては【臨床成績】の項を参照し適切な量を用いること。

使用上の注意

1. 重要な基本的注意
(1)本剤は歯周外科手術の経験のある歯科医師又は医師が使用すること。
(2)術後に歯肉弁の著しい陥凹を生じると予想される骨欠損部位に対しては、他の適切な治療法を考慮すること。

2. 副作用
本剤が投与された安全性評価対象症例429例中3例（0.7%）に副作用が認められた。その内訳は、適用部位における歯肉白色化、歯肉紅斑、歯肉腫脹および頭痛が各1例（0.2%）であった。臨床検査値異常は429例中51例（11.9%）に認められ、その主なものは尿中アルブミン陽性27例（6.3%）、尿中β_2ミクログロブリン上昇17例（4.0%）、尿中NAG上昇16例（3.7%）、CRP上昇6例（1.4%）等であった。（承認時）

分類＼頻度	1%以上	1%未満
適用部位		歯肉白色化、歯肉紅斑、歯肉腫脹
精神神経系		頭痛
臨床検査	尿中アルブミン陽性、尿中β_2ミクログロブリン上昇、尿中NAG上昇、CRP上昇	AST（GOT）上昇、ビリルビン上昇、CK（CPK）上昇、ALT（GPT）上昇、LDH上昇、尿糖陽性、リンパ球増多、好中球減少、単球増多、白血球減少、総蛋白上昇

3. 妊婦、産婦、授乳婦等への投与
妊婦又は妊娠している可能性のある婦人には、治療上の有益性が危険性を上回ると判断される場合にのみ投与すること。［妊娠中の投与に関する安全性は確立していない。］

4. 小児等への投与
低出生体重児、新生児、乳児、幼児又は小児に対する安全性は確立していない（使用経験がない）。

5. 適用上の注意
(1)適用部位
歯科用にのみ使用すること。
(2)投与時
1）凍結乾燥品を溶解液で用時溶解し、調製後は速やかに使用する。
2）スケーリング及びルートプレーニング等により、歯槽骨の骨内欠損部に付着した肉芽組織を除去し、歯根面に付いた歯垢や歯石を十分に除去する。
3）滅菌生理食塩液で十分に洗浄する。最終洗浄後は歯根面を唾液又は血液で汚染しないように注意する。
4）本剤は欠損底部を起点にし、歯槽骨欠損部を満たす量を塗布する。
5）広範囲を安定して縫合するのに適した縫合材を用いて縫合を行う。縫合時、歯間部を歯肉弁で完全に覆い、隙間なく緊密に密着させる。その際、本剤塗布後の創面は歯肉弁によりできる限り被覆する。縫合時に本剤が溢れ出た場合には、速やかに除去すること。なお、縫合後に本剤の漏出が懸念される場合には、歯周包帯（非ユージノール系）を使用してもよい。
(3)その他
1）添付の貼薬針を注射又は穿刺に使用しないこと。
2）本剤は1回限りの使用とし、複数の患者に使用せず、残った薬液は廃棄すること。

承認条件

医薬品リスク管理計画を策定の上、適切に実施すること。

製造販売元〔資料請求先〕

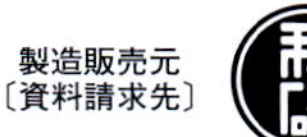

科研製薬株式会社
東京都文京区本駒込2丁目28-8
医薬品情報サービス室

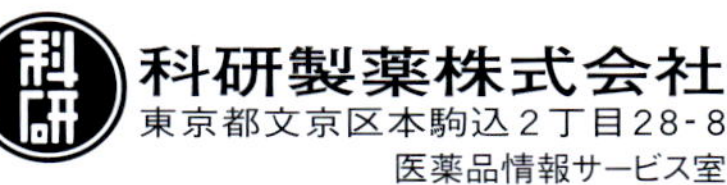

2018年8月作成 REG04AC

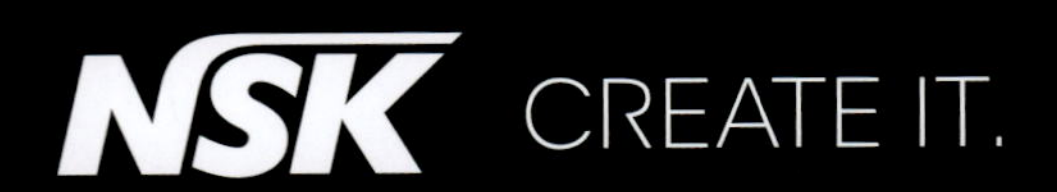

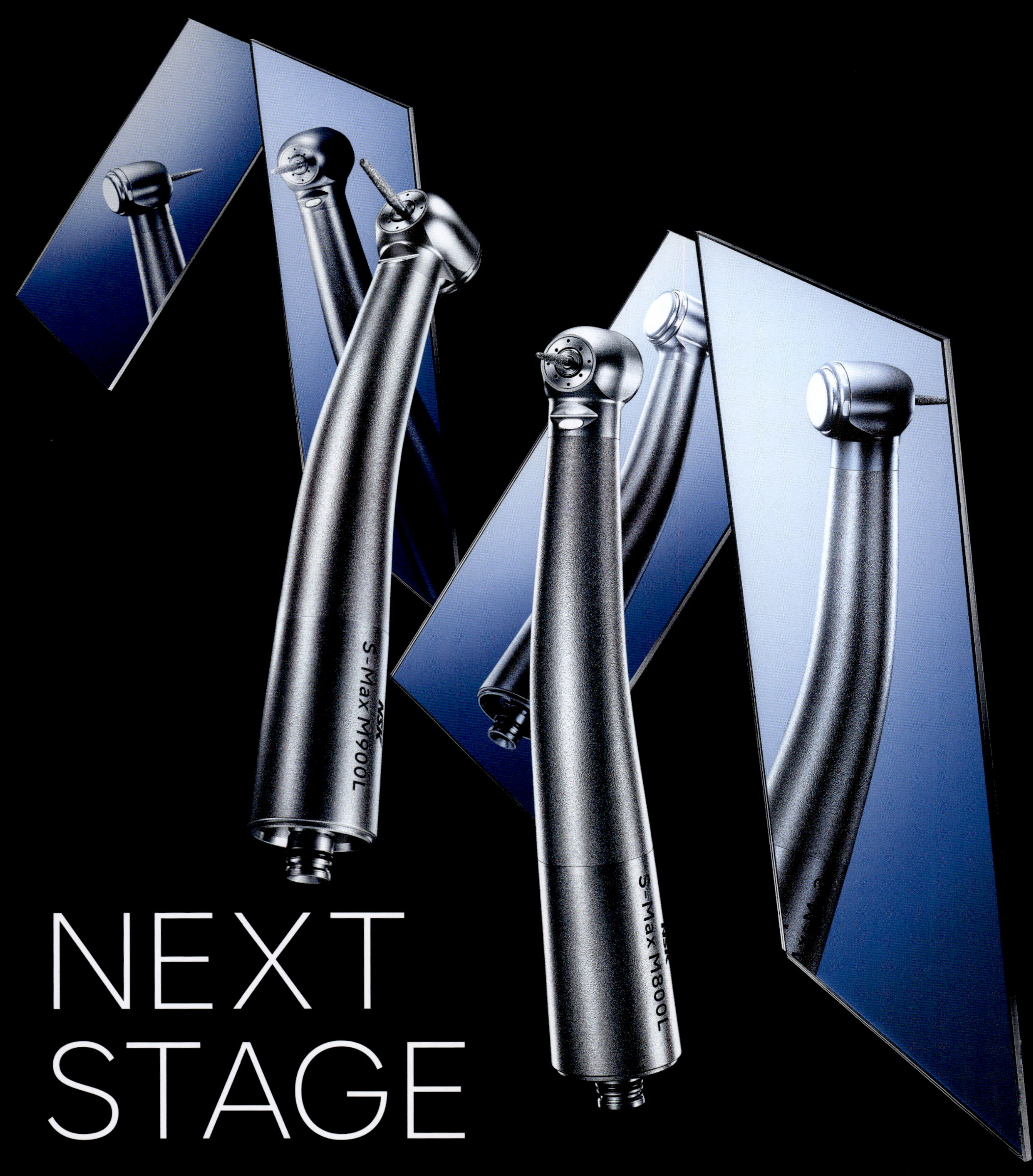

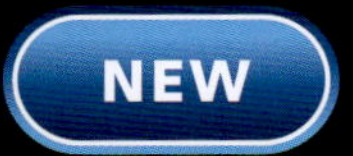

S-Max M Air Turbine Series

株式会社ナカニシ　www.nsk-nakanishi.co.jp

販売名:エスマックス　MT　　認証番号:221ALBZX00001000　一般的名称:歯科用ガス圧式ハンドピース　管理医療機器　特定保守管理医療機器　標準価格 ¥78,000～

Dentronics

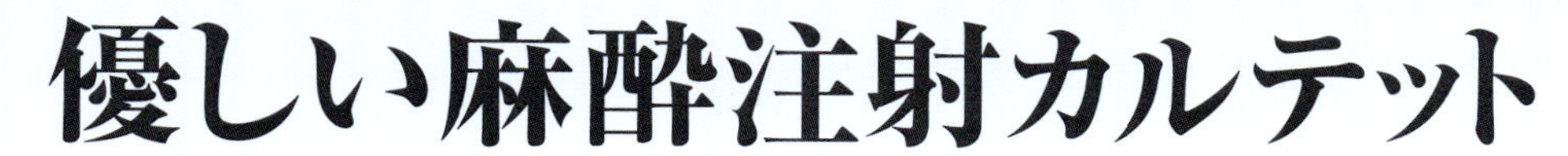

優しい麻酔注射カルテット

安全性が高く疲れにくいので、ドクターに優しい。
痛みが少ないので、患者さんに優しい。
4人でがんばる、カルテット。

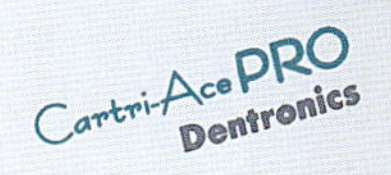

《歯科麻酔用電動注射器》
カートリーエース・プロ

押圧の変動や手振れが少ないので、
注入時の痛みが減少します。
手圧では困難な33G/31G注射針が、
無理なく使えます。
バック機能により、伝麻にも対応します。
1.8mlと1mlカートリッジが使えます。

●歯科麻酔用電動注射筒
●管理医療機器/特定保守管理医療機器
●医療機器承認番号21600BZZ00280000
標準価格 75,000円(税別)

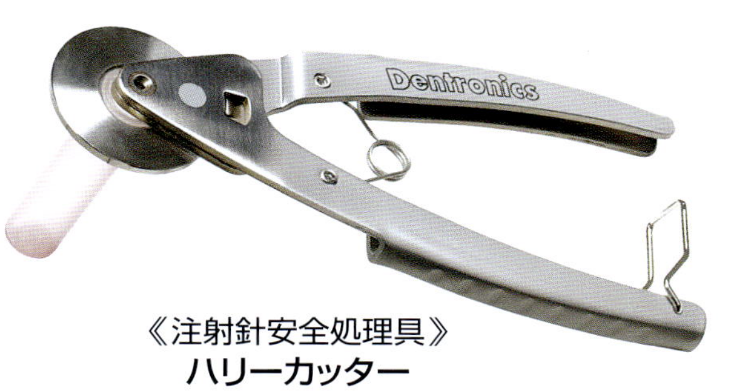

《注射針安全処理具》
ハリーカッター

使用した注射針をその場でカットして、安全に収納します。
年間1万件を超えるともいわれる誤穿刺事故を防ぎます。
標準価格 8,500円(税別)
別売品カートリッジ 1,500円(栓付き5個、税別)

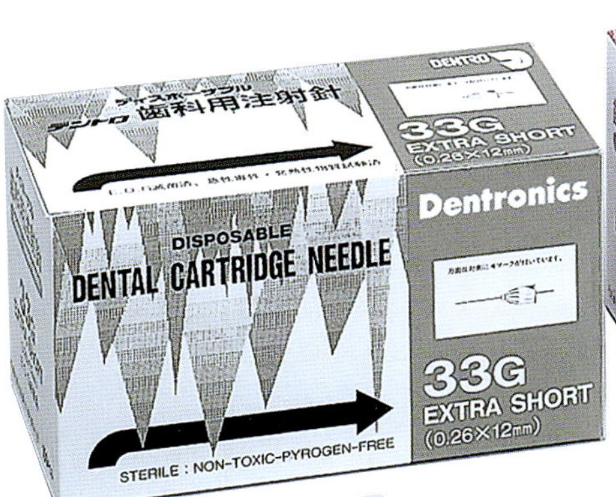

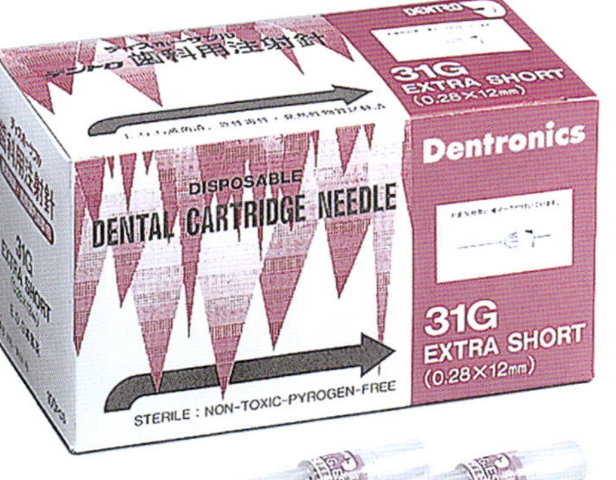

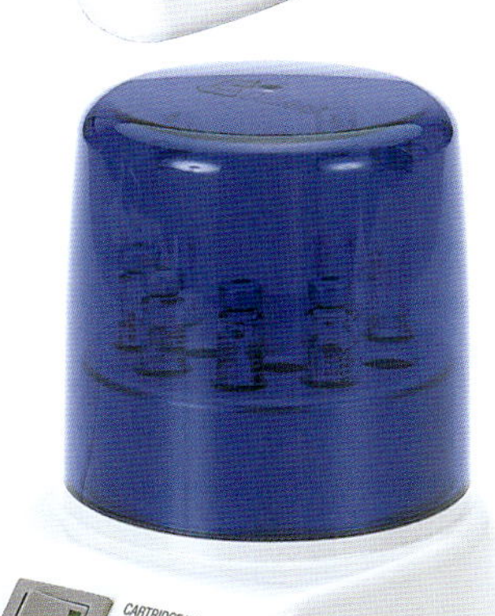

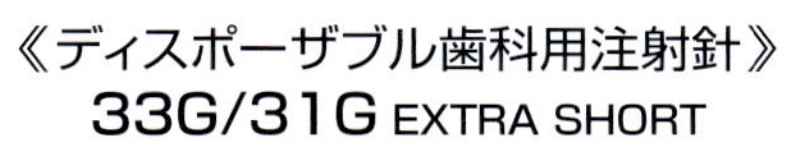

《ディスポーザブル歯科用注射針》
33G/31G EXTRA SHORT

麻酔カートリッジ用。30Gにほぼ匹敵する内径による、快適な注射スピード。
画期的に細い外径(φ0.26/φ0.28)が、患者さんの痛みを大幅に軽減します。
剛性十分な12mmエクストラショートタイプで、カートリーエース・プロに最適です。

●歯科用注射針 ●管理医療機器 ●医療機器認証番号16000BZZ00641000
33G/31G標準価格 3,000円/2,500円(100本入り、税別)

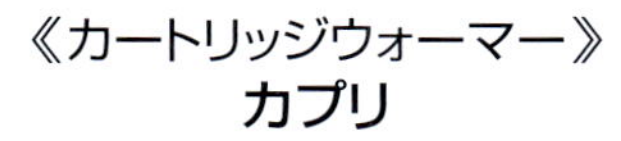

《カートリッジウォーマー》
カプリ

麻酔液カートリッジを、痛みの少ない温度とされる37℃に温めて保温します。
カートリーエース・プロの真価を、最大限に引き出してくれます。
標準価格 55,000円(税別)

発売元 株式会社 デントロニクス
〒169-0075東京都新宿区高田馬場1-30-15 TEL(03)3209-7121 FAX(03)3232-6764

www.dentronics.co.jp

カートリーエース・プロ製造販売元 城田電気炉材株式会社(製造販売業13B2X00051) 〒165-0033東京都中野区若宮2-55-3 TEL(03)3330-6370
33G/31G注射針製造販売元 ミサワ医科工業株式会社(製造販売業08B2X10007) 〒309-1717 茨城県笠間市旭町351 TEL(0296)77-8804

ASO for the Next

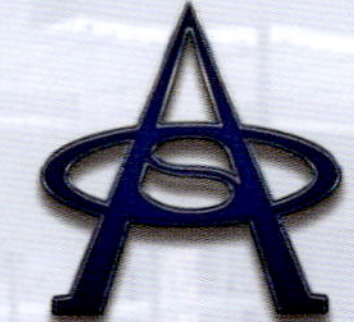

ASO Digital Service

アソデジタルサービス

ASO は最新の高性能デジタル機器・CAD/CAM システムを導入。
デジタルのメリットを活かし、クオリティの高いサービスをご提供します。

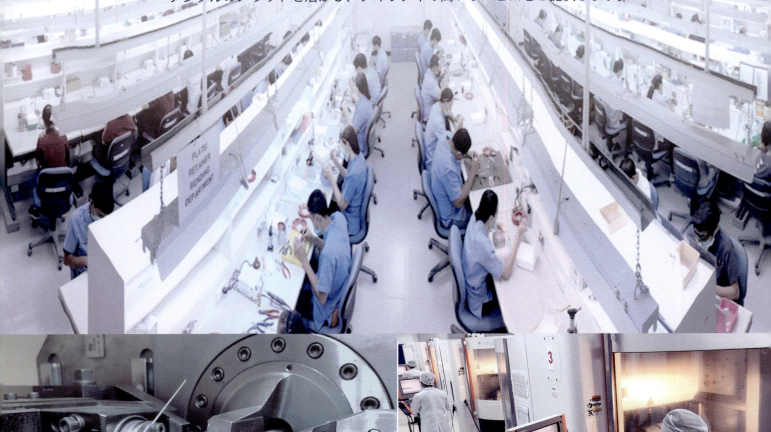

3D スキャニングサービス

石膏模型を 3D スキャン。STL 形式のデータに。

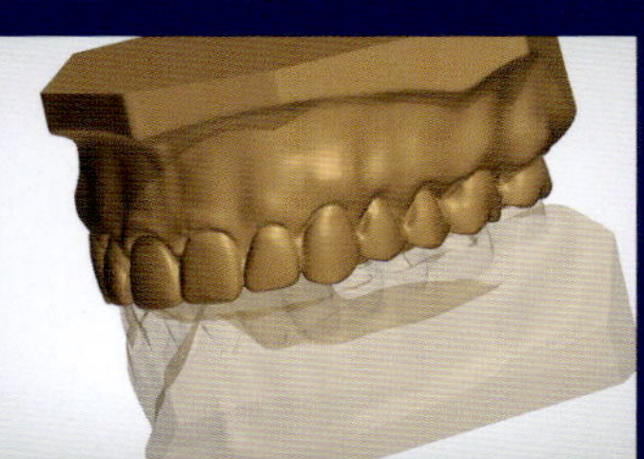

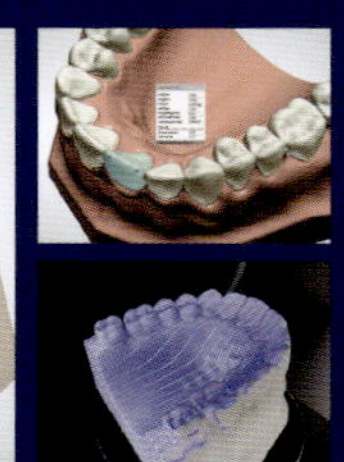

■データなので保管スペースが不要。
■汎用性の高いデータなので閲覧ソフトを選びません。
■スキャンデータ（STL データ）は様々なアプリケーションでご活用いただけます。
■復元（造形）模型のご依頼も容易にできます。

3D プリンティングサービス（造形サービス）

イントラオーラルスキャナー・ラボスキャナー（各メーカー対応）からの造形データ（STL データ）でご依頼いただけます。

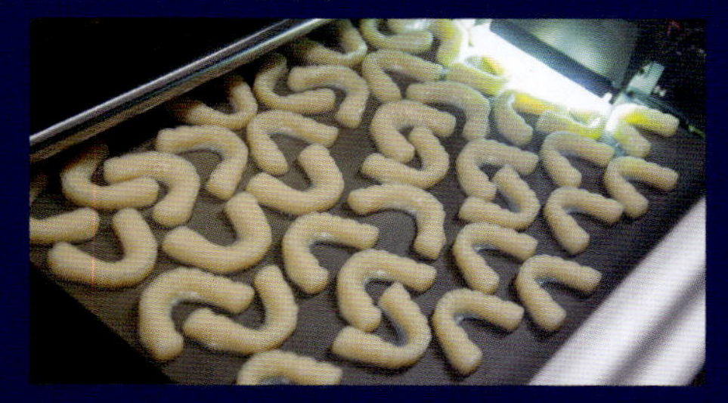

■ASO が所有する高性能 3D プリンターで高精度で造形します。
■バーチャルセットアップなど様々な矯正装置の製作が可能です。

A.S.O. 東京都中央区銀座 2-11-8 TEL:03-3547-0471 URL : http://www.aso-inter.co.jp E-mail : aso@aso-inter.co.jp

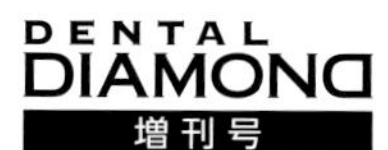

安心・信頼を生み出す

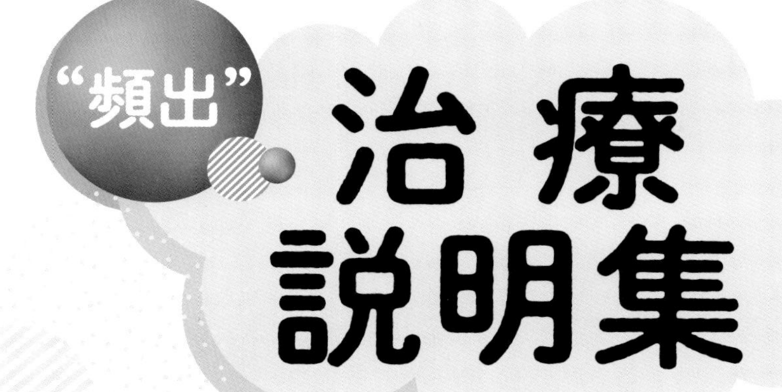

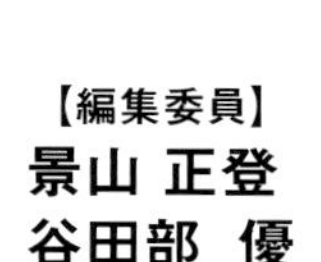

【編集委員】
景山 正登
谷田部 優

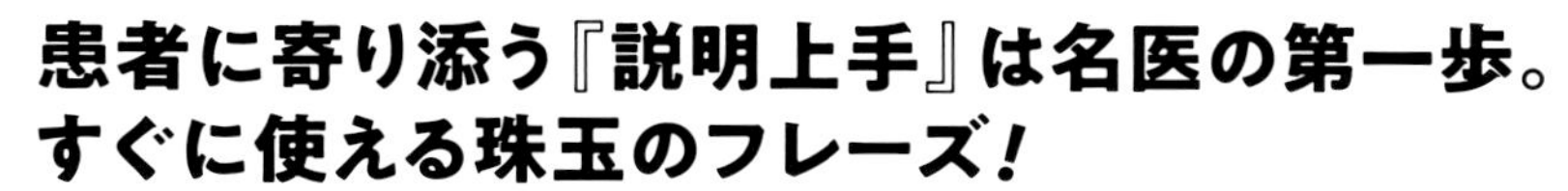

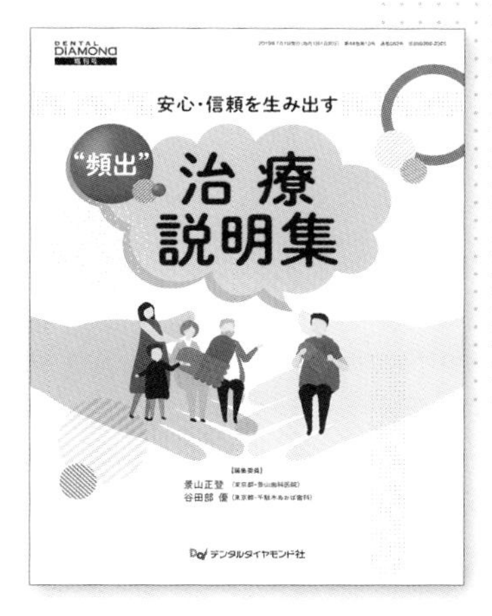

歯科治療について患者に正しく理解してもらうことは、「インフォームド・コンセント」といった言葉を出すまでもなく重要であり、患者対応の基本です。不安を抱えて来院する患者の心を解きほぐし、ラポールを形成するため、治療説明を通して患者に「安心・信頼」を実感してもらう必要があります。情報過多の時代だからこそ、誤解を招かないように「正しく伝える能力」が医療従事者には求められています。本増刊号では、一般開業医で頻繁に行われる治療内容をピックアップし、各分野の先生方が、普段どのような治療説明を行い信頼関係を構築しているか、患者との会話例を通して具体的に示しています。

《A4判変型・140頁・オールカラー　本体5,400円+税》

CONTENTS

第1章 保存

❶う蝕治療関連
- う蝕治療を始める前の治療説明
- う蝕の検査では何を行うのか?
- 臨床症状のない深いう蝕 ステップワイズエキスカベーションとシールドレストレーション　他

❷歯内療法関連
- 歯内療法を始める前の治療説明
- 歯髄検査
- 強い痛みを伴う冷・温熱刺激　他

❸歯周治療関連
- 歯周治療を始める前の治療説明
- 歯周病のリスクファクター　喫煙　他

第2章 補綴

❶補綴の選択
- 歯を失った後の治療選択

❷義歯関連
- パーシャルデンチャーによる欠損修復を始める前の治療説明
- パーシャルデンチャーの種類　他

❸クラウン・ブリッジ関連
- 歯冠修復を始める前の治療説明
- さまざまなセラミック歯冠修復材料の選択　他

❹インプラント関連
- インプラント修復を始める前の治療説明
- 抜歯してからインプラントが入るまでの流れ　他

株式会社デンタルダイヤモンド社
〒113-0033　東京都文京区本郷3-2-15　新興ビル
TEL 03-6801-5810(代) / FAX 03-6801-5009
URL：https://www.dental-diamond.co.jp/

●編集委員略歴

藤澤政紀（ふじさわ まさのり）

1984年　岩手医科大学歯学部卒業
1988年　岩手医科大学大学院歯学研究科修了　歯学博士
1988年　岩手医科大学歯学部　歯科補綴学第二講座　助手
1990年　カリフォルニア大学ロサンゼルス校（UCLA）客員研究員
1997年　岩手医科大学歯学部　歯科補綴学第二講座　嘱託講師
2007年　明海大学歯学部　機能保存回復学講座　歯科補綴学分野　教授
現在に至る

日本補綴歯科学会　専門医、指導医
日本歯科審美学会　認定医
日本歯科心身医学会　認定医、指導医
日本顎関節学会　専門医、指導医

渡辺隆史（わたなべ たかし）

1982年　城西歯科大学（現・明海大学歯学部）卒業
1984年　城西歯科大学（現・明海大学歯学部）口腔診断学講座　助手
1987年～ 福島県いわき市にて小滝歯科医院開業
2010年～ 明海大学歯学部　臨床教授
2012～2015年　特定非営利活動法人　日本顎咬合学会　理事長
2015年～ 学校法人　明海大学　評議員
2017年～ 特定非営利活動法人　日本顎咬合学会　監事
現在に至る

特定非営利活動法人　日本顎咬合学会　指導医
一般社団法人　日本歯内療法学会　専門医
一般社団法人　日本口腔診断学会　認定医
American Academy of Esthetic Dentistry（アメリカ審美歯科学会）会員

新海航一（しんかい こういち）

1981年　日本歯科大学新潟歯学部卒業
1987年　日本歯科大学新潟歯学部　歯科保存学教室第2講座　講師
1989年　日本歯科大学新潟歯学部　歯科保存学教室第2講座　助教授
1992～1993年　米国アラバマ大学バーミングハム校歯学部　客員講師
2011年　日本歯科大学新潟生命歯学部　歯科保存学教室第2講座　教授
2015年　日本歯科大学大学院新潟生命歯学研究科　科長
現在に至る

日本歯科保存学会　理事、専門医・指導医
日本歯科審美学会　常任理事、認定医
日本接着歯学会　常任理事、認定医
日本レーザー歯学会　専務理事、専門医・指導医
日本歯科色彩学会　会長、認定士

DENTAL DIAMOND 増刊号

患者満足度を高める審美歯科のQ&A32
美しさと機能性の共存を目指して

発 行 日――2019年10月1日　通巻第656号
編集委員――藤澤政紀｜新海航一｜渡辺隆史
発 行 人――濵野 優
発 行 所――株式会社デンタルダイヤモンド社
〒113-0033
東京都文京区本郷3-2-15　新興ビル
TEL　03-6801-5810㈹
https://www.dental-diamond.co.jp/
振替口座　00160-3-10768
印 刷 所――株式会社エス・ケイ・ジェイ

・本書の複製権・翻訳権・上映権・譲渡権・公衆送信権（送信可能化権を含む）は㈱デンタルダイヤモンド社が保有します。
・<JCOPY ㈳出版者著作権管理機構 委託出版物>
本書の無断複写は著作権法上での例外を除き禁じられています。複写される場合は、そのつど事前に、㈳出版者著作権管理機構（電話 03-3513-6969、FAX 03-3513-6979、e-mail : info@jcopy.or.jp）の許諾を得てください。